国家卫生健康委员会"十四五"规划教材

全国高等学校教材

供八年制及"5+3"一体化临床医学等专业用

医学免疫学
Medical Immunology

第4版

主　　编　曹雪涛

副 主 编　姚　智　张　烜

数 字 主 编　曹雪涛

数字副主编　姚　智　张　烜　张保军

人民卫生出版社
·北京·

图书在版编目（CIP）数据

医学免疫学 / 曹雪涛主编. -- 4 版. -- 北京 ：人民卫生出版社，2025.6. --（全国高等学校八年制及"5+3"一体化临床医学专业第四轮规划教材）. -- ISBN 978-7-117-38022-5

I. R392

中国国家版本馆 CIP 数据核字第 2025LP6796 号

人卫智网	www.ipmph.com	医学教育、学术、考试、健康，购书智慧智能综合服务平台
人卫官网	www.pmph.com	人卫官方资讯发布平台

医学免疫学
Yixue Mianyixue
第 4 版

主　　编：曹雪涛
出版发行：人民卫生出版社（中继线 010-59780011）
地　　址：北京市朝阳区潘家园南里 19 号
邮　　编：100021
E - mail：pmph @ pmph.com
购书热线：010-59787592　010-59787584　010-65264830
印　　刷：天津市光明印务有限公司
经　　销：新华书店
开　　本：850×1168　1/16　　印张：21
字　　数：621 千字
版　　次：2005 年 8 月第 1 版　　2025 年 6 月第 4 版
印　　次：2025 年 7 月第 1 次印刷
标准书号：ISBN 978-7-117-38022-5
定　　价：99.00 元

打击盗版举报电话：010-59787491　E-mail：WQ @ pmph.com
质量问题联系电话：010-59787234　E-mail：zhiliang @ pmph.com
数字融合服务电话：4001118166　E-mail：zengzhi @ pmph.com

编　委

（按姓氏笔画排序）

于益芝（海军军医大学）

马　骊（南方医科大学）

王青青（浙江大学）

田志刚（中国科学技术大学）

孙凌云（南京大学）

吴　励（清华大学）

吴玉章（陆军军医大学）

余　平（中南大学）

沈　南（上海交通大学）

沈关心（华中科技大学）

张　烜（北京医院）

张　毓（北京大学）

张利宁（山东大学）

张保军（西安交通大学）

陈丽华（空军军医大学）

郑利民（中山大学）

姚　智（天津医科大学）

曹雪涛（北京协和医学院）

储以微（复旦大学）

熊思东（苏州大学）

编写秘书

邓为民（天津医科大学）

数字编委

（数字编委详见二维码）

数字编委名单

3

融合教材阅读使用说明

　　融合教材即通过二维码等现代化信息技术，将纸书内容与数字资源融为一体的新形态教材。本套教材以融合教材形式出版，每本教材均配有特色的数字内容，读者在阅读纸书的同时，通过扫描书中的二维码，即可免费获取线上数字资源和相应的平台服务。

本教材包含以下数字资源类型

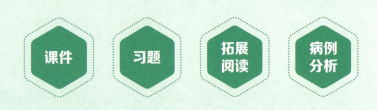

本教材特色资源展示

获取数字资源步骤

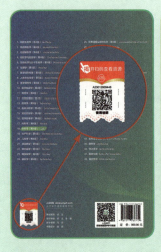 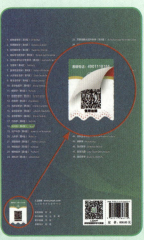 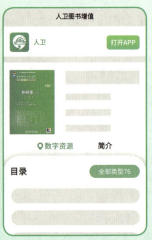 

①扫描封底红标二维码，获取图书"使用说明"。

②揭开红标，扫描绿标激活码，注册/登录人卫账号获取数字资源。

③扫描书内二维码或封底绿标激活码随时查看数字资源。

④登录 zengzhi.ipmph.com 或下载应用体验更多功能和服务。

APP 及平台使用客服热线　　**400-111-8166**

读者信息反馈方式

　　欢迎登录"人卫e教"平台官网"medu.pmph.com"，在首页注册登录(也可使用已有人卫平台账号直接登录)，即可通过输入书名、书号或主编姓名等关键字，查询我社已出版教材，并可对该教材进行读者反馈、图书纠错、撰写书评以及分享资源等。

全国高等学校八年制及"5+3"一体化临床医学专业
第四轮规划教材 修订说明

为贯彻落实党的二十大精神,培养服务健康中国战略的复合型、创新型卓越拔尖医学人才,人卫社在传承20余年长学制临床医学专业规划教材基础上,启动新一轮规划教材的再版修订。

21世纪伊始,人卫社在教育部、卫生部的领导和支持下,在吴阶平、裘法祖、吴孟超、陈灏珠、刘德培等院士和知名专家亲切关怀下,在全国高等医药教材建设研究会统筹规划与指导下,组织编写了全国首套适用于临床医学专业七年制的规划教材,探索长学制规划教材编写"新""深""精"的创新模式。

2004年,为深入贯彻《教育部 国务院学位委员会关于增加八年制医学教育(医学博士学位)试办学校的通知》(教高函〔2004〕9号)文件精神,人卫社率先启动编写八年制教材,并借鉴七年制教材编写经验,力争达到"更新""更深""更精"。第一轮教材共计32种,2005年出版;第二轮教材增加到37种,2010年出版;第三轮教材更新调整为38种,2015年出版。第三轮教材有28种被评为"十二五"普通高等教育本科国家级规划教材,《眼科学》(第3版)荣获首届全国教材建设奖全国优秀教材二等奖。

2020年9月,国务院办公厅印发《关于加快医学教育创新发展的指导意见》(国办发〔2020〕34号),提出要继续深化医教协同,进一步推进新医科建设、推动新时代医学教育创新发展,人卫社启动了第四轮长学制规划教材的修订。为了适应新时代,仍以八年制临床医学专业学生为主体,同时兼顾"5+3"一体化教学改革与发展的需要。

第四轮长学制规划教材秉承"精品育精英"的编写目标,主要特点如下:

1. 教材建设工作始终坚持以习近平新时代中国特色社会主义思想为指导,落实立德树人根本任务,并将《习近平新时代中国特色社会主义思想进课程教材指南》落实到教材中,统筹设计,系统安排,促进课程教材思政,体现党和国家意志,进一步提升课程教材铸魂育人价值。

2. 在国家卫生健康委员会、教育部的领导和支持下,由全国高等医药教材建设研究学组规划,全国高等学校八年制及"5+3"一体化临床医学专业第四届教材评审委员会审定,院士专家把关,全国医学院校知名教授编写,人民卫生出版社高质量出版。

3. 根据教育部临床长学制培养目标、国家卫生健康委员会行业要求、社会用人需求,在全国进行科学调研的基础上,借鉴国内外医学人才培养模式和教材建设经验,充分研究论证本专业人才素质要求、学科体系构成、课程体系设计和教材体系规划后,科学进行的,坚持"精品战略,质量第一",在注重"三基""五性"的基础上,强调"三高""三严",为八年制培养目标,即培养高素质、高水平、富有临床实践和科学创新能力的医学博士服务。

4. 教材编写修订工作从九个方面对内容作了更新：国家对高等教育提出的新要求；科技发展的趋势；医学发展趋势和健康的需求；医学精英教育的需求；思维模式的转变；以人为本的精神；继承发展的要求；统筹兼顾的要求；标准规范的要求。

5. 教材编写修订工作适应教学改革需要，完善学科体系建设，本轮新增《法医学》《口腔医学》《中医学》《康复医学》《卫生法》《全科医学概论》《麻醉学》《急诊医学》《医患沟通》《重症医学》。

6. 教材编写修订工作继续加强"立体化""数字化"建设。编写各学科配套教材"学习指导及习题集""实验指导/实习指导"。通过二维码实现纸数融合，提供有教学课件、习题、课程思政、中英文微课，以及视频案例精析（临床案例、手术案例、科研案例）、操作视频/动画、AR模型、高清彩图、扩展阅读等资源。

全国高等学校八年制及"5+3"一体化临床医学专业第四轮规划教材，均为国家卫生健康委员会"十四五"规划教材，以全国高等学校临床医学专业八年制及"5+3"一体化师生为主要目标读者，并可作为研究生、住院医师等相关人员的参考用书。

全套教材共48种，将于2023年12月陆续出版发行，数字内容也将同步上线。希望得到读者批评反馈。

全国高等学校八年制及"5+3"一体化临床医学专业
第四轮规划教材　序言

"青出于蓝而胜于蓝",新一轮青绿色的八年制临床医学教材出版了。手捧佳作,爱不释手,欣喜之余,感慨千百位科学家兼教育家大量心血和智慧倾注于此,万千名医学生将汲取丰富营养而茁壮成长,亿万个家庭解除病痛而健康受益,这不仅是知识的传授,更是精神的传承、使命的延续。

经过二十余年使用,三次修订改版,八年制临床医学教材得到了师生们的普遍认可,在广大读者中有口皆碑。这套教材将医学科学向纵深发展且多学科交叉渗透融于一体,同时切合了"环境 - 社会 - 心理 - 工程 - 生物"新的医学模式,秉持"更新、更深、更精"的编写追求,开展立体化建设、数字化建设以及体现中国特色的思政建设,服务于新时代我国复合型高层次医学人才的培养。

在本轮修订期间,我们党团结带领全国各族人民,进行了一场惊心动魄的抗疫大战,创造了人类同疾病斗争史上又一个英勇壮举!让我不由得想起毛主席《送瘟神二首》序言:"读六月三十日人民日报,余江县消灭了血吸虫,浮想联翩,夜不能寐,微风拂煦,旭日临窗,遥望南天,欣然命笔。"人民利益高于一切,把人民群众生命安全和身体健康挂在心头。我们要把伟大抗疫精神、祖国优秀文化传统融会于我们的教材里。

第四轮修订,我们编写队伍努力做到以下九个方面:

1. 符合国家对高等教育的新要求。全面贯彻党的教育方针,落实立德树人根本任务,培养德智体美劳全面发展的社会主义建设者和接班人。加强教材建设,推进思想政治教育一体化建设。

2. 符合医学发展趋势和健康需求。依照《"健康中国 2030"规划纲要》,把健康中国建设落实到医学教育中,促进深入开展健康中国行动和爱国卫生运动,倡导文明健康生活方式。

3. 符合思维模式转变。二十一世纪是宏观文明与微观文明并进的世纪,而且是生命科学的世纪。系统生物学为生命科学的发展提供原始驱动力,学科交叉渗透综合为发展趋势。

4. 符合医药科技发展趋势。生物医学呈现系统整合/转型态势,酝酿新突破。基础与临床结合,转化医学成为热点。环境与健康关系的研究不断深入。中医药学守正创新成为国际社会共同的关注。

5. 符合医学精英教育的需求。恪守"精英出精品,精品育精英"的编写理念,保证"三高""三基""五性"的修订原则。强调人文和自然科学素养、科研素养、临床医学实践能力、自我发展能力和发展潜力以及正确的职业价值观。

6. 符合与时俱进的需求。新增十门学科教材。编写团队保持权威性、代表性和广泛性。编写内容上落实国家政策、紧随学科发展,拥抱科技进步、发挥融合优势,体现我国临床长学制办学经验和成果。

7. 符合以人为本的精神。以八年制临床医学学生为中心,努力做到优化文字:逻辑清晰,详略有方,重点突出,文字正确;优化图片:图文吻合,直观生动;优化表格:知识归纳,易懂易记;优化数字内容:网络拓展,多媒体表现。

8. 符合统筹兼顾的需求。注意不同专业、不同层次教材的区别与联系,加强学科间交叉内容协调。加强人文科学和社会科学教育内容。处理好主干教材与配套教材、数字资源的关系。

9. 符合标准规范的要求。教材编写符合《普通高等学校教材管理办法》等相关文件要求,教材内容符合国家标准,尽最大限度减少知识性错误,减少语法、标点符号等错误。

最后,衷心感谢全国一大批优秀的教学、科研和临床一线的教授们,你们继承和发扬了老一辈医学教育家优秀传统,以严谨治学的科学态度和无私奉献的敬业精神,积极参与第四轮教材的修订和建设工作。希望全国广大医药院校师生在使用过程中能够多提宝贵意见,反馈使用信息,以便这套教材能够与时俱进,历久弥新。

愿读者由此书山拾级,会当智海扬帆!

是为序。

中国工程院院士
中国医学科学院原院长　　刘德培
北京协和医学院原院长

二〇二三年三月

主 编 简 介

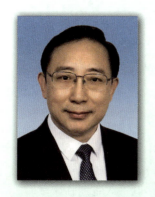

曹雪涛

男，1964年7月出生于山东济南市。教授，中国工程院院士。现任国家卫生健康委员会副主任、中国医学科学院免疫治疗研究中心主任、南开大学免疫学研究所所长、海军军医大学免疫与炎症全国重点实验室学术委员会主任，中国工程院主席团成员，全国政协教科卫体委员会副主任，创新药物研发国家科技重大专项技术总师，中国免疫学会名誉理事长。曾任中国医学科学院院长、北京协和医学院校长、南开大学校长、第二军医大学副校长，全球慢性疾病合作联盟主席、亚洲－大洋洲免疫学会联盟主席、中国免疫学会理事长、中国生物医学工程学会理事长、中国科协生命科学学会联合体主席、医学免疫学国家重点实验室创始主任。德国科学院院士、美国国家医学科学院院士、美国人文与科学院院士、法国医学科学院院士、英国医学科学院院士。

以第一完成人获国家自然科学奖二等奖（2003年），曾获科技部何梁何利基金科学与技术进步奖、教育部长江学者成就奖、中国工程院光华工程科技奖、中国科学院陈嘉庚科学奖。从事免疫与炎症的基础研究、肿瘤等重大疾病的免疫治疗转化应用研究。以通信作者发表 SCI 收录论文 300 余篇，其中包括 *Nature*（2 篇）、*Science*（3 篇）、*Cell*（4 篇）等论文。获得国家发明专利 30 余项、国家 II 类新药证书 2 个。任 *Cellular & Molecular Immunology* 共同主编、*Immunity & Inflammation* 共同主编、《中国肿瘤生物治疗杂志》主编、《中华医学杂志》主编。

副主编简介

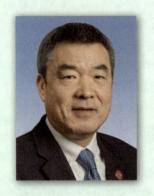

姚　智

男,1962年1月生于天津市,教授。现任国务院学位委员会学科评议组成员,教育部高等学校基础医学类专业教学指导委员会副主任委员,天津市人民政府参事,天津市科学技术协会副主席,免疫微环境与疾病教育部重点实验室主任,中国免疫学会副理事长,天津市免疫学研究所所长,天津市免疫学会名誉理事长,天津医科大学原党委书记。

从事免疫学教学与研究近40年,主要研究方向为免疫微环境与疾病。近年来聚焦于黏膜免疫以及微生物与宿主间的相互作用,以通信作者及共同通信作者在 Journal of Experimental Medicine,Journal Clinical Investigation,Nature Communications 等期刊发表论文70余篇。研发的免疫多肽进入Ⅲ期临床试验。担任 Cellular & Molecular Immunology 等国内外学术期刊编委。作为主编、副主编及编委参编八年制、五年制及研究生医学免疫学统编教材。2018年获中国免疫学会杰出学术奖。

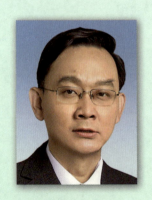

张　烜

男,1969年7月出生,北京协和医学院长聘教授和博士生导师。现任中国医学科学院临床免疫研究中心主任、北京医院(国家老年医学中心)副院长、"十三五""十四五"国家重点研发计划首席科学家、风湿免疫病国家临床重点专科学科带头人。被聘为 Aging Medicine、临床免疫学会联合会(FOCIS)旗舰期刊 Clinical Immunology 等多本 SCI 期刊主编/副主编。

从事风湿免疫病机制和诊治研究30余年,解析风湿病免疫失衡机制、创建新诊断体系等临床和基础研究,取得系列原创性成果,以第一/通信作者在 Nature Medicine、Nature Biomedical Engineering、Nature Immunology、Science Translational Medicine 等一区期刊发表论文逾百篇,连续入选 Elsevier 中国高被引学者榜单。先后被评为新世纪优秀人才、新世纪百千万人才工程国家级人选、国家有突出贡献中青年专家、享受国务院政府特殊津贴专家,是国家杰出青年科学基金获得者、长江学者特聘教授,首批万人计划领军人才。作为第一完成人获第十届中国青年科技奖、两次中华医学科技奖一等奖、北京市科学技术进步奖一等奖和吴杨奖等。

前　言

作为免疫学工作者，多年来有幸与医学界不同领域的同仁们深入探讨我国医学教育改革与发展的理念、路径及实践，亲身见证了教育现代化进程与教育强国、科技强国、健康中国建设的丰硕成果。在此背景下，如何遵循医学人才成长规律，整合优质教学资源，优化培养模式，从而切实推进医学教育改革与临床医学人才培育，是我们肩负的重要使命。

免疫学作为医学与生命科学领域的前沿支柱学科，其教材不仅是知识传承的载体，更是临床思维与医学创新的纽带。此前，我曾与免疫学界同行们共同编写了多部免疫学教材与专著，包括面向五年制、八年制临床医学专业及研究生的《医学免疫学》教材，助力青年学者成长的《免疫学前沿进展》，以及普及公众免疫知识的"人体健康与免疫科普丛书"。这些教材的编写始终响应医学教育变革需求，致力于提升免疫学理论向实践的教学转化成效，为培养兼具科研能力与临床思维的复合型医学人才提供支撑。每一次编写都凝聚着深刻思考，而此次任务尤为特殊。自承接本版《医学免疫学》教材编写工作以来，编委会始终聚焦一个核心问题：如何在已有基础上实现教材的再定位与再提升？

八年制临床医学专业的培养目标不同于五年制与研究生教育，其核心在于培养既能精准临床诊疗、又能指导疾病预防，既掌握现代医学前沿理论、又能在临床实践中创新诊疗方案的高层次医学人才。因此，本版教材绝非五年制与研究生教材的简单叠加，而是以临床需求为导向，系统阐述疾病发生发展、诊断治疗及预防的免疫学理论与实践，充分结合免疫学理论与技术的最新进展，为医学生成长赋能。基于这一共识，编委会在第3版基础上进一步强化临床关联性：提炼与临床实践紧密结合的知识点，增设典型病例分析模块，优化基础篇与临床篇的互动架构。通过三次全体会议确立教材框架，并经过二十余次线上研讨逐章打磨内容，与上版相比删减文字33%以实现精练表达；成立专题小组，研讨并确立临床知识点的融入方案。此外，本版教材还增设了章下要点，点明知识重点；节下设立不同层级标题，提升内容脉络清晰度；增加和重绘部分图片，提升内容易读性。

值得一提的是，本版教材采用新形态模式，数字内容实现全面升级：包含课件、习题、思考题解析和拓展阅读模块，临床章节还增加了病例分析模块。对于病例分析，编委会成立专题小组遴选临床案例，确保临床篇每章均配有典型病例，旨在通过真实临床场景引导学生思考免疫学本质，强化核心知识点的理解与应用。各数字模块均经过精心打磨，数字资源与纸质教材形成有机整体，为培养具有扎实免疫学专业基础和临床创新潜力的高层次医学人才提供支撑。

历经一年多的反复修订，终将此书呈现于读者面前。我们期待本教材能切实服务于我国长学制医学人才培养，更盼师生们在教学实践中检验其价值，并提出宝贵建议。

本书的出版凝聚了全体编委的智慧与心血，在此谨向参与编写的专家学者、教材工作团队及编辑同仁致以诚挚谢意！医学免疫学发展日新月异，加之我们对医学教育改革的理解仍有局限，书中难免存在疏漏与不足，恳请广大师生不吝指正，以期不断完善，使教材在医学教育中发挥更大作用。

曹雪涛

2025 年 1 月于北京

目 录

第三篇　临床免疫学

第一篇
绪　论

第一章　绪论

第一章
绪　论

【学习要点】

● 免疫学的发展历程是一部人类与疾病的抗争史,其理论和技术进步为疾病的预防、诊断和治疗作出了突出贡献。

● 免疫学是医学和生命科学领域重要的前沿性、支柱性学科。免疫的本质在于识别"自己"和"非己",执行免疫防御、免疫监视和免疫自稳功能。

● 免疫学基本理论的突破与技术体系的创新深化了人类对健康与疾病的认知。免疫学与多学科的交叉融合显著推动了肿瘤、感染性疾病、自身免疫性疾病等重大疾病的临床诊治。

● 以临床疾病的诊治需求为牵引、以免疫学理论革新和前沿技术创新应用为驱动,免疫学的发展持续推进了创新药物研制与生物技术产业化,为医学与健康事业发展提供了重要支撑。

人类对免疫的认知始于与传染性疾病不断抗争中的经验积累。从1 000多年前人类经验性地应用免疫学原理防治疾病,到1980年人类首次通过疫苗接种根除传染病——天花;从19世纪中叶抗传染病疫苗的初步尝试和探索,到现今多种类型的疫苗在全世界范围的推广和普及;从抗血清的发现到单克隆抗体的问世及应用,再到抗体药物占据全球生物制药前十名中的近半数席位,免疫学研究成果为人类医学进步和发展作出了重大贡献。历经两个多世纪的科学探索,免疫学基础理论体系日臻完善,技术方法持续创新,学科交叉融合不断深化。作为生命科学与医学领域的前沿性、支柱性学科,免疫学在阐明疾病机制、研发诊疗方法等方面发挥了重要作用,为人类健康事业作出了卓越贡献。

免疫(immunity)一词源于拉丁文 *immunitas*,其原意指"免除赋税或徭役",引入医学领域则引申为"免除瘟疫",指机体抵御传染病的能力。执行免疫功能的器官、组织、细胞和分子构成了免疫系统(immune system)。免疫系统不仅能够抵御外源病原体(如细菌、病毒、真菌等)的侵袭,还能清除内源性产生的突变、衰老和死亡的细胞,维持内环境稳态。免疫细胞和分子对上述外源性或内源性物质产生的反应统称为免疫应答(immune response)。免疫学(immunology)是研究免疫系统的结构和功能及其应答机制的学科。医学免疫学(medical immunology)作为免疫学的核心分支,是研究人体免疫系统结构与功能、免疫相关疾病发生发展机制以及免疫学诊断与防治手段的生物医学学科。

第一节　免疫学在人类与疾病抗争中的历史贡献

免疫学的发展历程是人类与疾病不断抗争的历史,历经了经验免疫学、实验免疫学和科学免疫学三个重要发展阶段。医学免疫学不仅揭示了人体免疫应答的基本规律,深化了对疾病本质的认识,更在疾病预防、诊断和治疗领域发挥重要价值,对现代医学理论的形成与发展产生了极其重要的深远影响。自1901年诺贝尔生理学或医学奖设立以来,已有32位免疫学家因其开创性贡献而获此殊荣,获奖次数达19次之多(表1-1),充分彰显了免疫学在生物医学发展中的核心地位和卓越贡献。

表 1-1 免疫学相关的诺贝尔奖

年份	获奖者	国籍	成果
1901	Emil von Behring	德国	发现抗毒素,开创血清治疗
1905	Robert Koch	德国	发现结核分枝杆菌导致肺结核
1908	Ilya Ilyich Mechnikov	俄国	吞噬细胞理论(细胞免疫)
	Paul Ehrlich	德国	抗体生成侧链学说(体液免疫)
1913	Charles Richet	法国	发现过敏反应
1919	Jules Bordet	比利时	发现补体
1930	Karl Landsteiner	奥地利	发现人红细胞血型
1951	Max Theiler	南非	发明黄热病疫苗
1957	Daniel Bovet	意大利	抗组胺药
1960	Macfarlane Burnet	澳大利亚	获得性免疫耐受
	Peter Medawar	英国	获得性免疫耐受
1972	Rodney Porter	英国	抗体的结构
	Gerald Edelman	美国	抗体的结构
1977	Rosalyn Yalow	美国	创立放射性免疫检测法
1980	Baruj Benacerraf	美国	发现免疫应答基因 Ir
	Jean Dausset	法国	发现人 MHC(HLA)
	George Snell	美国	发现小鼠 MHC(H-2)
1984	Cesar Milstein	英国	单克隆抗体技术
	Georges Kohler	德国	单克隆抗体技术
	Niels Jerne	丹麦	抗体的独特性网络学说
1987	Susumu Tonegawa	日本	抗体多样性的遗传学机制
1990	Joseph Murray	美国	第一例肾移植
	Donnall Thomas	美国	开创骨髓移植
1996	Peter Doherty	澳大利亚	MHC 限制性
	Rolf Zinkernagel	瑞士	MHC 限制性
2008	Harald zur Hausen	德国	发现人乳头瘤病毒(HPV)导致宫颈癌
	Françoise Barré-Sinoussi	法国	发现人类免疫缺陷病毒(HIV)
	Luc Montagnier	法国	发现 HIV
2011	Ralph Steinman	加拿大	发现树突状细胞
	Bruce Beutler	美国	发现 Toll 样受体
	Jules Hoffmann	法国	发现 Toll 样受体
2018	James Allison	美国	鉴定 CTLA-4 功能并提出免疫检查点概念
	Tasuku Honjo	日本	发现并鉴定免疫检查点 PD-1
2023	Katalin Karikó	美国	mRNA 疫苗研发
	Drew Weissman	美国	mRNA 疫苗研发

系统梳理免疫学的发展历史，追寻免疫学家揭示免疫应答规律并应用于疾病诊断和防治的科学探索轨迹，将有助于我们从经典研究以及前沿突破中领悟到科学发现和技术创新的智慧，为开展创新性免疫学研究、开发新型疾病防治策略提供重要启示和实践指导。

一、经验免疫学时期（19世纪中叶之前）

在医学科学诞生之前，人类对疾病预防的认知源于与传染病（特别是困扰人类数千年的烈性传染病天花）的长期斗争经验。基于这些实践经验，16世纪我国史实记载的人痘接种术取得初步效果，18世纪英国医学家詹纳（Edward Jenner）发明的牛痘接种成功预防天花，最终促成该烈性传染病的全球根除。这些开创性实践标志着免疫学经验时期的开端。

（一）免疫预防思想在与疾病抗争中逐渐萌芽

中国传统医学中的"治未病"思想是古代医学实践经验的精髓。早在《黄帝内经》中就提出"上医治未病"之说，强调应当通过预防疾病的发生来维持健康。此后，中医在不断发展和完善中形成了一整套的健康预防理念，并得到广泛传播和应用。在与传染病的长期抗争中，古代医学家观察到传染病患者在痊愈之后可以免遭该种传染病再次侵袭，由此开始尝试通过人工轻度感染或模拟感染某种传染病来获得对于该种传染病的抵抗力。例如，我国东晋时期的医药学家葛洪所著的《肘后备急方》（公元4世纪中叶）和隋唐时期医药学家孙思邈所著的《千金要方》（约公元652年），均有取咬伤人的狗的大脑敷于伤口上预防狂犬病的文字记载（图1-1）。这些开创性的医学实践表明，我国古代医学家在国际上首次提出了"预防接种"的免疫学概念，为现代免疫学的发展奠定了重要的实践基础。

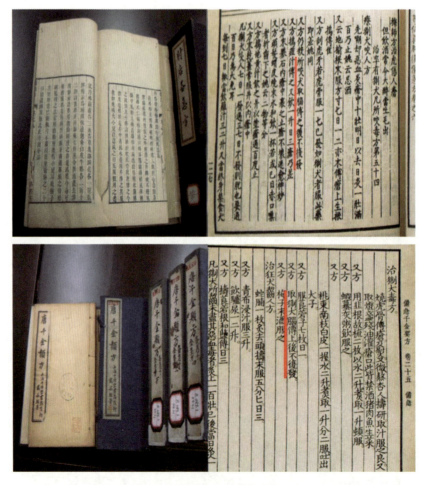

图1-1　中国古代预防狂犬病的记载

天花是一种通过呼吸道传播的烈性传染病。作为易感宿主,人类极易遭受天花感染,且患者的死亡率极高。然而,感染后的幸存者却不会再次患天花。早在公元 11 世纪的宋朝,我国已有了关于吸入天花痂粉可预防天花的传说。至公元 16 世纪,我国已有明确史实记载:将沾有患者皮损疱浆的衣服给正常儿童穿戴,或者将天花愈合后的痂皮磨粉经鼻腔给正常儿童吸入,可有效预防天花(图 1-2A)。这些人痘接种法在清朝得以推广,并在今北京地区尤为流行。康熙帝曾设立"防痘科"专门防治天花。人痘接种法经过丝绸之路西传至欧亚各国,又经过海上丝绸之路东传至朝鲜、日本及东南亚各国。然而,人痘接种法预防天花虽有一定效果,但仍存在传播天花的风险,因其"以毒攻毒"策略所用之"毒"可能含有活性天花病毒。这一风险在一定程度上限制了人痘接种法的广泛应用。但是,这种方法在早期为人类预防天花这种恶性传染病作出了巨大贡献,也为现代科学疫苗的诞生提供了重要的实践经验。

(二)牛痘接种是经验性疫苗免疫的划时代成就

18 世纪末,英国乡村医师 Edward Jenner(1749—1823)观察到,患有牛痘的奶牛,其牛痘疹酷似人类的天花。在为患牛痘的牛挤奶时,挤奶女工手臂上也因接触病牛脓疱物质而感染"牛痘",可是这些患"牛痘"的女工从不感染天花。由此,Jenner 推测人类接种"牛痘"后可能预防天花。1796 年,他进行了一项开创性实验:从一名患牛痘的牛奶女工 Sarah Nelmes 身上取少许脓疱液,注射到一个 8 岁男孩 James Phipps 的臂内。注射后,男孩仅手臂出现局部疱疹,但无全身症状。随后,Jenner 给他接种了天花患者脓疱液,发现该男孩确实没有感染天花,表明他获得了对天花的抵抗力(图 1-2B)。Jenner 根据收集的病例和取得的经验,于 1798 年出版专著《探究》(Inquiry),将此项技术命名为 vaccination(种痘),取自拉丁字 vacca(牛)。相较于人痘预防天花,Jenner 发明的牛痘接种预防天花的方法更为安全,避免了感染天花的危险,因此在短短几年间便获得了全世界广泛的认可和应用。Jenner 发明的牛痘接种法预防天花是一项划时代的医学发明与成就,不仅为人类预防并消灭天花作出了极其重要的贡献,拯救了无数生命,更为应用疫苗防治其他传染病提供了重要的启示,是经验免疫学时期的里程碑成果。

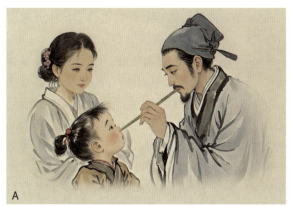
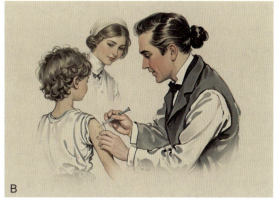

图 1-2　种痘与预防天花
A. 中国古代人痘接种术;B. Jenner 发明牛痘接种法。

二、实验免疫学时期(19 世纪中叶—20 世纪 70 年代)

在这一关键发展时期,病原菌的陆续发现和疫苗的研制共同推动了免疫学的发展。19 世纪 70 年代,随着多种致病菌陆续被成功分离,德国细菌学家 Robert Koch 提出病原菌致病学说,极大深化了人类对传染病(俗称瘟疫)的科学认识。法国微生物学家和化学家 Louis Pasteur 的实验研究标志着免疫学开始成为一门系统的实验科学。Louis Pasteur 对细菌(炭疽杆菌、鸡霍乱弧菌)和病毒(狂犬病毒)的减毒或无毒疫苗的研制开创了科学免疫接种和主动免疫的新篇章,赋予"以毒攻毒"传统思想以科学内涵,即真正达到了以"无毒"来"攻毒"的功效。如果说 Jenner 开创了经验免疫学新纪元,那么 Louis Pasteur 则是实验免疫学的奠基人。相较于早前的经验积累,这个时期的免疫学发展呈现出鲜明的实验科学特征,通过动物模型构建等实验手段研究免疫系统的基本组成和功能,解析免疫相关疾病和免疫系统功能异常的机制。

(一)病原微生物的发现和鉴定推动了疫苗研制与疾病预防

19 世纪中叶,人类认识到病原微生物感染人体是造成瘟疫即传染病产生的根源。微生物学家们相继发现细菌等病原微生物及其产物如细菌毒素对人体有致病作用,而显微镜的问世使医学工作者们能够直接观察到细菌的存在。1850 年,Casimir Davaine 与 Pierre François Olive Rayer 首次在病羊的血液中观察到炭疽杆菌的存在。其后,德国细菌学家 Robert Koch 发明了固体培养基,成功分离培养结核分枝杆菌,提出了病原菌致病的概念,Koch 也因此于 1905 年获得诺贝尔生理学或医学奖。在此基础上,Koch 进一步观察到感染康复者可以获得抵御同种病原体再次感染的能力,而将减毒的病原体给动物接种可预防有毒病原体的感染。微生物学开创者 Louis Pasteur 证明实验室培养的炭疽杆菌可使动物感染致病,而经 40~43℃较高温度下培养后其毒力明显降低,由此研制出人工减毒活菌苗接种牲畜用于预防炭疽病。基于相同原理,他通过长期传代培养获得减毒鸡霍乱弧菌疫苗,并将狂犬病病原体经过兔脑传代获得减毒株制备减毒狂犬病活疫苗。将这些疫苗接种给牲畜,成功预防了牲畜的严重传染病,避免了人畜共患疾病的发生。Pasteur 的研究指引人们关注宿主在病原微生物感染后所获得的特异性免疫力。他的工作不仅证实了 Jenner 牛痘接种预防天花的科学原理和重大医学价值,更直接推动了疫苗的研制和广泛使用,促进了疫苗接种发展成为人类征服传染病的强大防治手段。为纪念 Jenner 的贡献,Pasteur 沿用"vaccination"(疫苗接种)这一术语。为表彰 Pasteur 在狂犬病研究领域作出的贡献,法国政府于 1888 年在巴黎建立了巴斯德研究所,该机构后发展成为世界著名的生物医学研究中心。此后 20 余年间,随着病原学研究的深入,针对多种传染病的疫苗相继问世,实现了人类主动预防重大传染病的医学理想。

(二)抗血清的发现及抗体疗法的发明推动了体液免疫学的发展

1. Behring 发现了抗毒素,开创人工被动免疫先河 19 世纪前,白喉曾是导致儿童死亡的重要传染病。1888 年,法国细菌学家 Emile Roux 和 Alexandre Yersin 从白喉棒状杆菌培养上清中分离出一种可溶性毒素,该毒素能够单独引起实验动物出现白喉的典型症状。德国医学家 Emil von Behring 及其同事北里柴三郎(Kitasato Shibasaburo)、Paul Ehrlich 等提出了"抗毒素免疫"的新概念,并在豚鼠实验中证明了白喉抗毒素确实存在于耐受白喉棒状杆菌的动物血清中。1891 年,Behring 等首次尝试用动物白喉抗毒素血清治疗白喉病患儿,患儿奇迹般地恢复了健康,证实了白喉抗毒素的确切临床疗效。Behring 等关于抗毒素的发现不但在理论上为后续抗体的发现奠定了重要的实验基础,同时也在应用白喉抗毒素治疗白喉方面开创了人工被动免疫临床治疗的先河。其后 Paul Ehrlich 等将血清中多种不同的特异性反应物质统称为抗体(antibody),而将能诱导抗体产生的物质统称为抗原(antigen),开启了以抗原与抗体为核心的体液免疫学研究。鉴于 Behring 在抗毒素血清预防和治疗白喉、破伤风等疾病方面的突出贡献,他获得了 1901 年首届诺贝尔生理学或医学奖。

2. Ehrlich 提出了抗体产生的侧链学说 1897 年,德国科学家 Paul Ehrlich 提出了抗体产生的侧链学说(side chain theory)。该学说认为抗体分子是细胞表面预先存在的一种受体,抗原进入机体后可与这种受体发生互补性的特异性结合反应,刺激细胞产生更多的抗体;当受体大量产生并脱落到血液中便成为循环抗体。由此,Ehrlich 成为受体学说的首创者。抗体产生的侧链学说是免疫学发展史上的重大学说之一,对免疫学的发展产生了深远影响。

3. Jerne 和 Burnet 分别提出了抗体生成的自然选择学说和克隆选择学说 1955 年,丹麦免疫学家 Niels Jerne 首次提出抗体生成的自然选择学说。该学说认为,宿主预存多样化的抗体分子。当抗原进入体内后,可选择性地与相应的抗体结合,从而刺激细胞产生大量相同特异性的抗体。这一学说为后来的单克隆技术的发明提供了理论基础,为理解免疫系统的复杂性和动态性提供了重要框架,

Jerne 也因此获得了 1984 年的诺贝尔生理学或医学奖。1957 年,澳大利亚免疫学家 Macfarlane Burnet 基于分子遗传学的发展和实验观察,提出免疫细胞的克隆选择学说。该理论认为:抗体作为天然产物存在于免疫细胞表面。体内存在众多的免疫细胞克隆,每一个免疫细胞克隆表达针对某一个特定抗原的特异性受体。抗原与相应克隆的受体结合后,可选择性激活该克隆增殖,活化的细胞克隆产生遗传性状一致的子代细胞和特异性抗体。未成熟的淋巴细胞接触相应抗原后导致细胞死亡,形成对该抗原的免疫耐受。Burnet 的学说发展了 Ehrlich 的侧链学说,修正了 Jerne 的自然选择学说,推动免疫学研究重心从体液抗体转向抗体产生细胞。克隆选择学说不仅解释了抗体生成的机制,而且为理解免疫记忆、免疫耐受和自身免疫等生物学现象提供了重要理论框架。克隆选择学说至今仍是免疫学的基石性理论,对于揭示免疫系统的复杂原理和机体防御疾病的机制具有不可替代的指导价值。

4. Bordet 发现了补体系统 1899 年比利时医生 Jules Bordet 发现,在可以溶解细菌的新鲜免疫血清中,除了含有抗毒素即抗体外,还存在一种热不稳定的物质。该成分在抗体存在的条件下,具有溶菌或溶细胞的作用。Bordet 将这种非特异性、能补充和增强抗体溶菌、溶细胞作用的物质称为补体(complement)。这一发现具有重要理论和应用价值,阐明了特异性免疫应答清除抗原的补体依赖性机制,同时被应用于血清学诊断中,建立了可对抗原抗体进行定性和定量分析的补体结合试验。为此,Bordet 荣获 1919 年诺贝尔生理学或医学奖。

5. Richet 开创了过敏反应研究 法国生理学家 Charles Richet 在过继血清疗法和过敏反应研究中取得两项重要突破。他首次证实免疫动物的血清可将免疫特性转移至正常动物体内。Richet 更重要的贡献是发现异常免疫应答可导致病理性反应。当机体对外来物质产生过度免疫应答,可引发过敏性鼻炎、哮喘等过敏性疾病。早在 20 世纪初,医学界已发现应用动物来源的血清进行临床治疗可导致血清病,严重者可致休克。Richet 把这类由于免疫应答所致的疾病称为过敏症(anaphylaxis)。1906 年,Clemens von Pirquet 首创了变态反应(allergy)的概念,用于描述包括过敏反应在内的不同类型的异常免疫反应,又称为超敏反应(hypersensitivity)。基于这些开创性研究,Richet 于 1913 年获得诺贝尔生理学或医学奖。

6. Landsteiner 发现了血型抗原 免疫化学的研究使人们在分子水平上对抗原决定簇和抗原抗体结合的特异性有了初步认识。20 世纪初,奥地利科学家 Karl Landsteiner 发现抗原特异性是由抗原表面的化学结构所决定的,其结构差异导致抗原性的不同。在此基础上,Landsteiner 进一步发现人红细胞表面的糖蛋白末端寡糖性质差异是决定其抗原性的重要因素。依据这一特点,Landsteiner 发现并且鉴定了人类 ABO 血型,通过实施同型输血有效避免了溶血反应的发生。Karl Landsteiner 因此获得了 1930 年诺贝尔生理学或医学奖。此外,Landsteiner 于 1904 年与 Julius Donath 共同鉴定出导致阵发性睡眠性血红蛋白尿症的自身抗体,该病是最早发现的自身免疫性疾病;他还于 1909 年最早建立了脊髓灰质炎的血清学诊断方法;于 1926 年与 Philip Levine 发现了 M 和 N 两种新的人红细胞抗原;于 1940 年与 Alexander Wiener 发现了 Rh 血型系统,该发现显著降低了 Rh 血型不合导致的胎儿溶血性疾病死亡率。为纪念 Landsteiner 的卓越贡献,2001 年世界卫生组织等国际组织联合倡议,将其诞辰 6 月 14 日定为世界献血者日,该纪念日自 2004 年起正式实施。

7. Tiselius 等鉴定了免疫球蛋白及其结构 1937 年瑞典生物化学家 Arne Tiselius 和美国免疫化学家 Alvin Kabat 利用电泳方法将血清蛋白区分成为白蛋白、α_1、α_2、β 和 γ 球蛋白等组分。其后他们发现动物在接种某种抗原后,其血清中 γ 球蛋白的水平显著升高,并且 γ 球蛋白具有明显的抗体活性,可与抗原产生特异性结合。因此,他们认为 γ 球蛋白就是抗体。在相当一段时间内,抗体被称为 γ 球蛋白。事实上,后续研究证实 α 和 β 球蛋白也有抗体活性。1959 年,英国生物化学家 Rodney Porter 和美国生物化学家 Gerald Edelman 开展了免疫球蛋白的分子结构研究。他们发现:免疫球蛋白的单体是由一对轻链和一对重链通过二硫键连接组成,其中分子的氨基端形成抗原结合片段——Fab 或 F(ab')$_2$ 片段,羧基端为不能结合抗原的可结晶片段——Fc 段。通过研究免疫球蛋白分子重链和轻链氨基酸组成特点,首次鉴定了抗体的可变区和恒定区,为后续抗体多样性形成机制的研究奠定了理论基础。

上述科学家的研究及贡献基本是围绕抗体和抗感染免疫开展的。由于抗体作为蛋白质分子广泛存在于血液、组织液和外分泌液之中,故将抗体介导的免疫功能称为体液免疫。

(三) 体液免疫与细胞免疫的学术争论推动了免疫学理论体系的建立

在 20 世纪中叶前,以抗体为核心的体液免疫研究在免疫应答机制研究领域占据主导地位,由此引发了体液免疫学派与细胞免疫学派的激烈论战。19 世纪后叶,俄国学者 Ilya Ilyich Mechnikov 在研究中发现,即便是海星这样的无脊椎动物也存在可以摄取和破坏外源物质、消除入侵细菌的巨噬细胞,和脊椎动物的吞噬细胞执行相似的保护性功能。基于此,他于 1883 年提出了细胞免疫假说,即吞噬细胞理论。其后,Mechnikov 等在巴斯德研究所继续从事吞噬细胞的免疫理论研究,形成了以法国为中心的细胞免疫学派阵营。尽管细胞免疫学理论很快遭到了体液免疫学派的反对,Mechnikov 仍用大量的实验证明了吞噬细胞摄入病原体的能力在机体抗感染中的关键作用,包括发现富含活化巨噬细胞的腹腔渗出液可保护宿主抵抗致死剂量病原菌感染。1908 年,诺贝尔生理学或医学奖同时授予细胞免疫学派的创始人 Mechnikov 和体液免疫学派的代表人物 Ehrlich。

20 世纪后半叶,随着淋巴细胞的发现,细胞免疫在免疫学中的重要地位得以确立。免疫学家们开始认识到细胞免疫和体液免疫同等重要,共同构成了免疫系统复杂而又精密的体系。1957 年 Bruce Glick 发现切除鸡的法氏囊(bursa)导致抗体产生缺陷,为 B 细胞的发现奠定了基础。1961 年 Jacques Miller 和 Robert Good 发现小鼠新生期切除胸腺(thymus)或新生儿先天性胸腺缺陷,都可引起严重的细胞免疫和体液免疫的功能障碍,因此认为胸腺衍生的淋巴细胞是执行细胞免疫功能的主要细胞成分,将其称为胸腺衍生细胞,简称 T 淋巴细胞或 T 细胞。1965 年,Max Cooper 证实来源于法氏囊的淋巴细胞负责产生抗体,将该细胞称为法氏囊衍生细胞,简称为 B 淋巴细胞或 B 细胞,并在后续研究中证实哺乳动物的 B 细胞来源于骨髓。1967 年,Henry Claman 和 Graham Mitchell 等发现,T 细胞和 B 细胞在功能上具有协同作用,T 细胞可辅助 B 细胞产生 IgG,从而科学地解释了胸腺切除后抗体产生缺陷的原因。此后,Avrion Mitchison 等证明 T 细胞和 B 细胞相互协作的分子基础是 T 细胞和 B 细胞分别识别同一抗原大分子上的不同抗原决定簇(表位),T 细胞识别 T 细胞表位,而 B 细胞识别 B 细胞表位。借助单克隆抗体技术,免疫学家进一步鉴定出免疫细胞表面表达的特征性标志分子,Harvey Cantor 和 Ellis Reinherz 等分别将小鼠和人类 T 细胞群体分类成辅助性 T 细胞(helper T cell,Th)和细胞毒性 T 细胞(cytotoxic T lymphocyte,CTL)功能亚群。1976 年 T 细胞生长因子(现在称为白细胞介素-2)的发现和应用,实现了 T 细胞的体外培养。这些突破确立了免疫系统的细胞与分子基础,揭示了 T/B 细胞协同作用的精密机制,为现代免疫学理论体系构建和免疫治疗临床应用奠定了基石。

(四) 免疫耐受及组织相容性抗原的系列发现推动了移植免疫学及器官移植的发展

器官移植的临床实践与移植免疫学理论的完善相互促进并取得巨大突破。1945 年,Ray Owen 报道了在子宫内异卵双生牛之间的免疫耐受现象——它们体内同时拥有双方的红细胞,但是并没有产生针对来自对方红细胞的抗体。这是人类首次发现天然免疫耐受现象,奏响了器官移植理论的序曲。1949 年,Burnet 提出获得性免疫耐受假说:胚胎期免疫系统遇到的任何抗原将被认为是自身成分而产生免疫耐受。1951 年,英国生物学家 Peter Medawar 证明了异卵双生小牛对来自对方的皮肤移植不会产生排斥现象。1953 年,Medawar 证明小鼠胚胎期接受了另一种品系小鼠的脾细胞刺激,成年后移植该品系小鼠皮肤,皮肤能长期存活。免疫耐受的发现不仅对移植医学有着重要的理论意义,而且对于开发新的治疗策略和提高移植成功率具有实际的应用价值。Medawar 被誉为移植免疫之父,因提出和完善免疫耐受理论与 Burnet 分享了 1960 年诺贝尔生理学或医学奖。

在对移植排斥反应机制和应用的研究中,免疫学家提出了另一个重要科学问题:器官移植排斥反应中宿主免疫系统识别的抗原本质是什么? 1935 年,George Snell 通过研究小鼠器官组织移植中的免疫学和遗传学现象,提出将影响移植器官存活的基因命名为"组织相容性基因"。Snell 培育了 69

种纯品系的小鼠,在小鼠的染色体上找到了 11 个位点与组织相容性相关联,其中一个位点为组织相容性 H-2,并鉴定出 10 对不同的等位基因,证明了组织相容性基因具有多态性。他发现 H-2 并不是一个单纯的位点,而是由紧密相连的多态性位点所组成的复合体。在其他动物,包括人类的染色体中都存在这种复合体。因此,Snell 提出了"主要组织相容性复合体"(major histocompatibility complex,MHC)的概念。

20 世纪 50 年代,法国医学和免疫学家 Jean Dausset 在对抗原抗体在输血及组织器官移植中作用的研究中取得重要进展。Dausset 针对患者输 O 型血产生剧烈反应的现象,发现有些 O 型血血浆中含有高浓度的抗 A 抗体。这些抗体可使 A 型、AB 型血的患者产生严重的反应。Dausset 不仅证实了患者的白细胞和血小板表面含有与 ABO 血型系统相似的抗原系统,还首次发现白细胞上的第一种白细胞抗原,命名为 MAC 抗原(现命名为 HLA-A2)。1965 年,Dausset 发现约有 10 种不同的抗原,称之为 Hu-I 系统,后来改称为 HLA,即人类白细胞抗原(human leukocyte antigen,HLA)。目前人类已经发现和描述了近百种 HLA。此外,Dausset 于 1967 年提出 HLA 抗原与急性淋巴细胞白血病有密切关系。现已明确,HLA 与人体免疫相关疾病关系十分密切,包括 1 型糖尿病、强直性脊柱炎、多发性硬化、类风湿关节炎等 30 多种疾病与特定的 HLA 分型密切相关,其中最典型的就是强直性脊柱炎与 HLA-B27 的相关性已被用于临床诊断。1980 年,Dausset 与 Snell 和 Benacerraf(发现了免疫应答基因,Ir 基因)分享了该年度诺贝尔生理学或医学奖。总之,移植实践促进了组织相容性抗原系统的发现,而组织相容性抗原系统的发现有力推动了免疫学理论的发展,也为器官移植走向临床奠定了理论基础。

(五) 单克隆抗体技术的突破引领了医学诊疗和生命科学研究的变革

随着免疫学理论体系的初步建立,免疫学新技术不断取得突破,共同推动了医学和生命科学研究的变革。1975 年,Georges Kohler 和 Cesar Milstein 通过将抗体产生细胞与骨髓瘤细胞融合,实现了抗体产生细胞的永生化,由此开发了一套制备单克隆抗体(monoclonal antibody,McAb)的新技术。该技术通过将具有体外无限增殖能力的小鼠骨髓瘤细胞与免疫小鼠脾脏中产生抗体的 B 细胞融合,获得杂交瘤细胞。经克隆化培养筛选后,建立能稳定分泌 McAb 的杂交瘤细胞株。通过体外大规模培养或小鼠腹腔接种,即可从培养上清或小鼠腹水中获取大量高纯度的 McAb。单克隆抗体技术对生命科学及医学的几乎所有领域都产生了深远的影响。利用抗原与抗体高度特异性结合的特点,McAb 能够实现对极微量抗原物质(蛋白质、酶、激素、糖类等)的高特异性检测和分离,为生命科学及医学研究提供了极大的便利。在临床方面,McAb 显著提高了疾病诊断的精确性,推动了恶性肿瘤等重大疾病的靶向治疗。通过将单克隆抗体技术与基因工程技术结合,开发的人源化单克隆抗体或基因工程抗体片段,为肿瘤、自身免疫性疾病和其他多种免疫相关疾病的免疫治疗提供了新的手段。Kohler 和 Milstein 因此获得了 1984 年诺贝尔生理学或医学奖。

免疫技术广泛应用于生命科学研究及临床检测,带来了医学诊疗和生命科学研究的革命。1959 年,Solomon Berson 和 Rosalyn Yalow 发明了放射免疫测定法(radioimmunoassay,RIA)。该方法通过定量的放射性同位素标记抗原和待测样品中的抗原竞争性结合抗体的原理,实现对生物体内的激素和其他生物分子的灵敏、精确测量,被广泛应用在内分泌学、药理学研究和临床诊断中。Rosalyn Yalow 因其在放射免疫技术方面的开创性工作获得了 1977 年诺贝尔生理学或医学奖。1971 年,Peter Perlmann 和 Eva Engvall 开发了酶联免疫吸附试验(enzyme linked immunosorbent assay,ELISA)技术。该方法基于抗原-抗体的特异性结合原理,通过将可溶性的抗原或抗体固定在固相载体上,结合酶标技术,实现了生物分子的高效、灵敏检测。现代 ELISA 技术已成为生命科学研究和临床诊断的重要工具。

三、科学免疫学时期(20 世纪 70 年代至今)

20 世纪 70 年代中后期,随着分子生物学等学科的发展,免疫学进入科学免疫学时期。免疫学家进一步阐明了免疫应答的机制和规律,解析了抗原受体和抗体分子多样性机制、免疫识别和免疫细胞相互作用的分子基础与机制、免疫细胞发育、分化与活化的机制等。免疫学从深度和广度两个方面迅速发展,成为医学与生命科学的前沿学科,并且在应用领域取得一系列重要的成就。

(一) 抗体多样性产生机制的阐明

日本分子生物学家利根川进(Susumu Tonegawa)在抗体多样性机制研究上作出了卓越贡献。20世纪 70 年代中期,他证明了编码抗体的抗原结合区的基因由 3 到 4 个独立的 DNA 片段组装而成。抗体轻链的可变区(V 区)和恒定区(C 区)分别独立编码然后组合到一起,抗体基因是由被非编码DNA 序列隔开的多个独立基因片段组成的。另一个令人惊奇的发现是:V 区基因在编码抗体蛋白的98 位氨基酸后终止。而 V 区含有大约 110 个氨基酸,那么完整的 V 区从何而来? 不久,他们在基因的下游找到了"丢失"的 DNA 片段,并将其称为"J",意为连接。此外他们发现,编码抗体重链的基因也以类似的方式排列,只是在 V 和 J 片段之间多了第三个称为"D"的基因片段,意为多样性,3 个分开的 DNA 片段连接到一起形成一个完整的重链可变区编码序列。轻链的 V、J 和重链的 V、D、J 均含有不同数量的功能性基因片段,任何 V-J 或 V-D-J 组合都是可能的,意味着基因重排能产生成千上万的轻链和重链;轻链又可以与重链随机组合成一个抗体分子,因此,使组合数量进一步扩大,这一理论称为组合多样性机制。利根川进等人首先揭示了抗体多样性产生的基本原理,后续研究证明该系统中的基因重排、多拷贝基因片段和体细胞突变都与产生抗体的多样性形成有关。1987 年利根川进被授予诺贝尔生理学或医学奖。

(二) MHC 限制性的发现

1954 年,英国免疫学家 Avrion Mitchison 推测,只有当皮肤致敏抗原存在于自体细胞的表面时,才能被 T 细胞识别,移植抗原亦是如此。1974 年,澳大利亚免疫学家 Peter Doherty 和瑞士免疫学家 Rolf Zinkernagel 合作研究淋巴细胞性脉络丛脑膜炎病毒干扰小鼠模型中细胞毒性 T 细胞(CTL)所引起的损伤机制。当时已有研究报道,特定抗原的免疫反应由 Ir 基因控制,该基因是主要组织相容性复合体的一部分,而且对淋巴细胞性脉络丛脑膜炎病毒的易感性也与特定的 MHC 型别有关。Doherty 和 Zinkernagel 建立了一个体外实验系统,用于检测效应细胞(CTL)杀伤病毒感染靶细胞的能力。他们发现,某一品系小鼠产生的 CTL 只能杀伤同品系小鼠的病毒感染细胞,但当 CTL 与靶细胞的 MHC 型别不同时(来自不同品系小鼠),CTL 则无法有效杀伤。由此,Doherty 和 Zinkernagel 得出结论,CTL 必须同时识别病毒感染细胞表面的两种标志——病毒抗原和自身 MHC 分子,方能发挥杀伤效应。这就是著名的 T 细胞双重识别和 MHC 限制性的免疫学理论。

此后,Doherty 和 Zinkernagel 的研究结果被充分证实:T 细胞受体(T cell receptor,TCR)可与存在于 MHC 分子表面的特殊的抗原肽结合凹槽中的多肽(病毒抗原蛋白降解产物)发生特异性结合。在T 细胞发生免疫应答时,T 细胞表面的 TCR 一方面识别靶细胞表面表达的自身 MHC 分子(自我识别),另一方面识别由 MHC 分子结合的抗原肽(特异性抗原识别)。特异性 T 细胞只是对自体细胞表面MHC 分子提呈的抗原肽(表位)产生应答。1996 年,Doherty 和 Zinkernagel 因阐明了 MHC 限制性而共享当年诺贝尔生理学或医学奖。

(三) 分子免疫学的发展推动了系列免疫学成果涌现

随着免疫学研究的不断深入以及与分子生物学等学科的交叉融合,免疫学家们对免疫分子结构与功能的认识日趋系统和全面,推动了分子免疫学的蓬勃发展。学科发展呈现出以下特征:其一,1975 年后分子生物学异军突起,成为生命科学的引领学科之一。基因克隆和基因工程等先进技术使得研究人员能够快速解析新型免疫分子的结构,并获得其重组表达产物,对分子免疫学的发展起到了巨大的推动作用。其二,现代技术实现了免疫分子的结构与功能的整合系统研究。研究者可从 DNA复制、转录和蛋白翻译等多个层面深入探究免疫分子结构与功能的关系,为阐释免疫应答的整体性和网络性提供精确的依据。其三,分子免疫学研究的主要对象包括免疫细胞内结构性蛋白分子、免疫细胞膜表面的蛋白分子和免疫细胞所分泌的蛋白多肽类分子。其中,胞内结构性蛋白分子与免疫细胞信号转导、物质转运以及蛋白合成密切相关;膜表面蛋白分子与免疫识别、免疫细胞之间受体与配体相互作用等密切相关;而分泌的蛋白多肽类分子则与免疫细胞之间的功能协调密切相关。

1957 年,英国病毒学家 Alick Isaacs 和瑞士微生物学家 Jean Lindenmann 在流感病毒研究中首次发现了干扰素(interferon,IFN)的抗病毒作用。从 20 世纪 60 年代开始,免疫学家观察到免疫细胞可分泌多肽类分子,根据其来源命名为淋巴因子(来源于淋巴细胞)、单核因子(来源于单核细胞)。1979 年,将这类来自单核/巨噬细胞、T 淋巴细胞的非特异性免疫调节分子称为白细胞介素(interleukin,IL)。1974 年,美国生物化学家 Stanley Cohen 正式提出"细胞因子"(cytokine)的概念,定义为由多种细胞分泌的能够调节免疫细胞生长分化、调节免疫功能、参与炎症反应和创伤愈合等的小分子多肽。细胞因子主要通过自分泌或旁分泌等方式发挥生物学作用,并通过与其靶细胞表面的相应受体结合启动胞内信号转导。细胞因子的研究极大地推动了免疫学理论的应用和发展。例如,IL-2 及其受体的基因是最早被克隆的免疫分子。作为 T 细胞活化的重要标志,IL-2 通过作用于与其高亲和力受体调节免疫应答的强度和持续时间。另外,在临床应用方面,重组细胞因子已成为生物治疗的重要领域。目前全球已批准多种基因工程细胞因子用于疾病治疗,包括 IL-2、IFN、粒细胞-巨噬细胞集落刺激因子(granulocyte-macrophage colony-stimulating factor,GM-CSF)、粒细胞集落刺激因子(G-CSF)和红细胞生成素(erythropoietin,EPO)等,广泛用于治疗感染性疾病、肿瘤、器官移植排斥、血细胞减少症、超敏反应和自身免疫性疾病等。

免疫细胞膜表面分子及其功能的研究也不断深入。这些分子大致可分为以下三类。其一,抗原识别相关分子。以 T 细胞受体(TCR)为代表,其特异性识别抗原提呈细胞(antigen presenting cell,APC)表面表达的 MHC Ⅰ类和 MHC Ⅱ类分子与抗原肽的复合物(pMHC)。TCR 识别机制的发现是细胞免疫学发展中的重要里程碑。1982 年,美国免疫学家 James Allison 等在蛋白质水平鉴定了 TCR,发现其以异源二聚体的形式存在;1984 年,加拿大免疫学家和肿瘤学家 Tak Mak 和美国免疫学家 Mark Davis 分别克隆了编码人类和小鼠的 TCR 基因,为理解 T 细胞特异性识别机制奠定了基础。其二,信号转导相关分子。如 TCR 复合物中的 CD3,BCR 复合物中的 CD79a 和 CD79b 可直接将 TCR 或 BCR 识别的抗原信号传递至细胞内,导致细胞活化;T 细胞表面的 CD28、CD40L 与 APC 表面的 CD80、CD40 等,通过受体-配体相互作用(CD28-CD80、CD40-CD40L)传递第二信号,协同激活 T 细胞和 B 细胞,调控适应性免疫应答。其三,细胞黏附分子。黏附分子主要介导细胞-细胞之间的相互接触与黏附,如 CD4 与 MHC Ⅱ类分子,CD8 与 MHC Ⅰ类分子等的结合,稳定 T 细胞-APC 相互作用,其中整合素家族(如 LFA-1)参与淋巴细胞迁移及免疫突触形成。

除了活化信号外,免疫系统还存在着抑制信号,防止免疫系统过度激活,其中,免疫检查点(immune checkpoint)分子发挥着关键作用。1987 年,法国免疫学家 Pierre Golstein 鉴定到细胞毒性 T 淋巴细胞相关抗原 4(cytotoxic T lymphocyte-associated antigen-4,CTLA-4),当时将其视作潜在的 T 细胞激活分子。后续,美国免疫学家 Jeffrey Bluestone 发现 CTLA-4 是 T 细胞活化的负向调控分子,随后 Tak Mak 和 James Allison 等进一步证实 CTLA-4 能够通过竞争性结合 B7 分子抑制 T 细胞活化。1996 年,James Allison 发现,利用抗体阻断 CTLA-4 活性能抑制荷瘤小鼠的肿瘤生长。此外,日本免疫学家本庶佑(Tasuku Honjo)率先克隆了另一个重要的免疫检查点分子程序性死亡受体 1(programmed death-1,PD-1)。后续研究发现,PD-1 与其配体 PD-L1 结合,抑制 T 细胞的免疫应答。2011 年和 2014 年,抗 CTLA-4 单克隆抗体与抗 PD-1 单克隆抗体分别被批准用于肿瘤免疫治疗,标志着肿瘤免疫治疗新时代的开启。免疫检查点的发现与抑制剂的临床应用是现代免疫学和肿瘤治疗领域的重要里程碑,不仅揭示了免疫系统识别和抵抗肿瘤的核心机制,并且对于开发新的肿瘤治疗策略产生了深远的影响。James Allison 和 Tasuku Honjo 也因此获得了 2018 年诺贝尔生理学或医学奖。

第二节　免疫的本质特征与功能

一、免疫理论的核心：识别"自己"和"非己"

免疫的本质特征是识别"自己"（self）和"非己"（non-self）。免疫的"自己"和"非己"理论是理解免疫反应的核心，揭示了免疫系统如何在保护机体免受外来病原体侵害的同时，维持对自身成分的耐受。这一理论不仅奠定了基础免疫学的核心框架，也为临床疾病防治提供了关键科学依据。正常情况下，机体免疫系统会将"自己"成分识别为无害物质，从而维持免疫耐受（immune tolerance），避免对其产生攻击；而将"非己"的成分视作威胁，通过启动免疫应答（immune response）来清除异物。例如，当外源的病原微生物侵入机体后，机体的免疫系统就会将它们识别为"非己"物质，从而产生免疫应答反应，清除致病微生物。

免疫学中的"自己"和"非己"不能简单地理解为自身体内的组织细胞就是自己，体外来源物质都是非己。其核心在于：在机体发育的早期，免疫系统接触过的抗原会被认定是"自己"，而未接触的抗原则可能被视为"非己"。某些自身抗原比如脑、眼球和睾丸内的某些成分，由于特殊的解剖学原因在机体发育的早期未能与免疫系统接触，机体的免疫系统就将它们视为"非己"。当这些"隐蔽抗原"因病理或外伤等原因暴露时，就会诱导自身免疫反应，甚至引起自身免疫性疾病。反之，如果在发育早期接触到了某些外源抗原，免疫系统就会将这些抗原视为"自己"，导致机体成熟后对该抗原产生特异性免疫耐受。因此，判断某种抗原是"自己"还是"非己"的标准是机体免疫系统在发育的早期是否接触过这种抗原。

随着免疫学的发展，"自己"与"非己"的理论得到不断的拓展和深化。1989 年，美国免疫学家 Charlie Janeway 提出了感染性非己理论（infectious-nonself model）。该理论认为固有免疫系统作为适应性免疫应答的调控者，可辨别"感染性非己"和"非感染性非己"。Janeway 首次提出模式识别受体（pattern recognition receptor，PRR）的概念，这些受体能够识别病原体相关分子模式（pathogen associated molecular pattern，PAMP），从而激活免疫系统。1996 年，法国免疫学家 Jules Hoffmann 在果蝇中发现 Toll 蛋白在抗真菌免疫中的重要作用。1997 年，Charles Janeway 和 Ruslan Medzhitov 鉴定了人 Toll 样受体（Toll-like receptor，TLR），该受体的激活能够诱导与适应性免疫相关的基因表达。Bruce Beutler 发现小鼠 TLR4 能够识别细菌组分脂多糖（lipopolysaccharides，LPS），为 TLR 在天然免疫中的核心作用提供了决定性证据。目前已有报道的 TLR 家族成员已达十余种。Hoffmann、Beutler 与树突状细胞的发现者 Ralph Steinman 共同获得了 2011 年诺贝尔生理学或医学奖。

1994 年，美国免疫学家 Polly Matzinger 提出著名的危险模式理论（danger model）。该理论认为：首先，机体无须对所有外源物质产生免疫应答；其次，由于"自己"在个体生命周期中处于不断变化状态，若免疫系统始终维持不变，将难以应对持续变化的"自己"。因此，危险模式理论强调，免疫应答的启动取决于危险信号，而非单纯的"非己"信号。当机体正常组织细胞受到感染、应激、损伤、坏死等信号的刺激时，会向抗原提呈细胞（APC）释放"危险"和"预警"信号，从而活化局部的 APC。基于该假说，学术界提出了损伤相关分子模式（damage associated molecular pattern，DAMP）的概念，即机体自身细胞所释放的内源性危险信号。DAMP 来源于受损或坏死组织以及某些激活的免疫细胞，如高迁移率组蛋白 B1、热休克蛋白等。TLR 能够识别外源性 PAMP 或内源性 DAMP，向 APC 传递危险信号，进而调控适应性免疫应答。这些研究成果不仅揭示了模式识别在机体抵御微生物感染和维持自身稳态中的重要作用，更推动了免疫学核心理论的完善和发展。

二、免疫系统的组成与结构

免疫系统是机体执行免疫功能的生物学基础。深入认识免疫系统的组成结构（包括免疫器官、组织、细胞及分子）、免疫应答的类型特征以及免疫功能的调控机制，对于阐明疾病的发生发展机制及推动临床诊治具有重要的理论与实践意义。

（一）免疫器官与组织

免疫器官分为中枢免疫器官（central immune organ）和外周免疫器官（peripheral immune organ），前者又称为初级淋巴器官（primary lymphoid organ），后者又称为次级淋巴器官（secondary lymphoid organ）。人类和哺乳动物的中枢免疫器官由骨髓和胸腺组成；外周免疫器官由脾脏、淋巴结组成。外周免疫组织还包括非包膜化弥散性的淋巴组织（三级淋巴结构、黏膜相关淋巴组织和皮肤免疫组织）。中枢免疫器官是免疫细胞特别是淋巴细胞分化发育的场所。在中枢免疫器官内发育成熟的淋巴细胞迁移到外周免疫组织内，定居并行使免疫功能。

免疫组织（immune tissue）常称为淋巴组织（lymphoid tissue），广泛分布在机体各个部位。在消化道、呼吸道、泌尿生殖道等黏膜下有大量非包膜化弥散性的淋巴组织和淋巴小结，构成了黏膜相关淋巴组织（mucosal-associated lymphoid tissue，MALT），在抵御黏膜部位微生物侵袭方面发挥重要的作用。此外，皮肤免疫组织在抵御微生物经皮肤入侵、产生局部免疫方面也起到重要作用。淋巴组织构成了胸腺、脾脏、淋巴结等包膜化淋巴器官（lymphoid organ）的主要成分。

1. 骨髓是所有免疫细胞的发源地以及 B 细胞分化、发育和成熟的场所 骨髓（bone marrow）是机体的造血器官，含有多能造血干细胞（hemopoietic stem cell，HSC），是各种血细胞（包括免疫细胞）的发源地，是人类和哺乳动物 B 细胞分化、发育、成熟的场所。骨髓位于骨髓腔中，分为红骨髓和黄骨髓，其中红骨髓具有活跃的造血功能。骨髓是由骨髓基质细胞（stromal cell）、造血干细胞和毛细血管网络构成的海绵状组织。骨髓基质细胞包括网状细胞、成纤维细胞、血窦内皮细胞、巨噬细胞和脂肪细胞，这些细胞可分泌多种细胞因子共同构成造血诱导微环境（hemopoietic inductive microenvironment）。在造血诱导微环境的调控下，造血干细胞定向分化为髓样干细胞和淋巴样干细胞，其中髓样干细胞可进一步分化为中性粒细胞、嗜酸性粒细胞、嗜碱性粒细胞、单核/巨噬细胞、红细胞及血小板等；而淋巴样干细胞则分化为祖 T 细胞（pro-T）以及成熟的 B 细胞和 NK 细胞。祖 T 细胞又经血流迁移进入胸腺，继续分化发育为成熟 T 细胞。骨髓也是树突状细胞（包括髓系和淋巴系来源）的重要生成部位。此外，骨髓内还分布大量由外周 B 细胞分化而来的浆细胞（plasma cell，PC），这些细胞在骨髓内可存活多年，持续地产生抗体，是维持机体体液免疫的重要成分。

2. 胸腺是 T 细胞分化、发育和成熟的场所 胸腺（thymus）是 T 细胞分化、发育和成熟的场所。胸腺位于胸腔纵隔上部、胸骨后方。胸腺在胚胎 20 周发育成熟，其体积和功能随年龄增加而萎缩退化，在老年期主要被脂肪组织取代。哺乳动物的胸腺分为左右两叶，表面由结缔组织被膜包裹，其被膜向内伸入胸腺实质，将其分为若干小叶。每个小叶又可区分为外层的皮质（cortex）区和中央的髓质（medulla）区，其中皮质区根据细胞密度差异可进一步分为浅皮质（outer cortex）和深皮质（inter cortex）。胸腺血液供应丰富，其淋巴液通过输出淋巴管引流至纵隔淋巴结（图 1-3）。

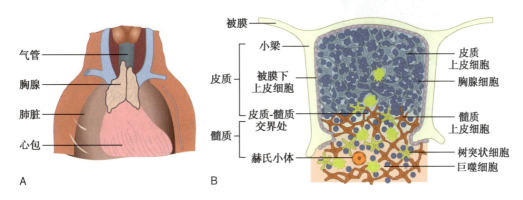

图 1-3 胸腺的组成与结构

A. 胸腺位于胸腔纵隔上部、胸骨后方，腺体后面附于心包及大血管前面；B. 胸腺的组织结构示意图。

皮质-髓质交界处富含血管,祖 T 细胞由此处进入胸腺后,首先迁移至被膜下皮质,再由皮质向髓质迁移。祖 T 细胞在胸腺微环境作用下,历经增殖和分化,最终变为功能成熟的 T 细胞离开胸腺。该过程中,胸腺内的淋巴细胞,即胸腺细胞(thymocyte),需经历复杂的阳性选择(positive selection)和阴性选择(negative selection)过程发育成熟。阳性选择由胸腺基质细胞(上皮细胞)所介导,即 CD4⁺CD8⁺双阳性 T 细胞与胸腺上皮细胞所表达的自身 MHC Ⅰ类或Ⅱ类分子结合,进而分化为 CD8 或者 CD4 单阳性细胞,并获得自身 MHC 限制性。阴性选择则主要发生在深皮质、皮质-髓质交界处和髓质区,通过清除能够识别自身抗原肽的 T 细胞克隆,建立中枢免疫耐受。经过严格筛选后存活的成熟 T 细胞最终离开胸腺,进入外周免疫器官发挥免疫功能。

胸腺基质细胞(thymic stromal cell)是构成胸腺微环境的核心成分,主要由上皮细胞(epithelial cell)组成,同时包含少量的骨髓来源的巨噬细胞和树突状细胞(表达 CD8α)。这些细胞散布在胸腺,组成了胸腺细胞发育的微环境,通过分泌细胞因子、细胞表面受体-配体相互作用等多种方式调控胸腺细胞增殖与发育。

3. 脾脏是对血源抗原产生免疫应答的主要场所和 B 细胞的主要定居地　脾脏(spleen)在胚胎期具有造血功能,随着骨髓造血功能的建立,脾脏演变为机体最大的外周免疫器官。脾脏是淋巴细胞的定居地,其中 B 细胞占脾脏淋巴细胞总数的 60%,T 细胞占 40%。脾脏主要对血源抗原产生免疫应答。病原微生物进入血液循环后,流经脾脏可刺激 T 细胞和 B 细胞活化,产生效应 T 细胞和抗体,清除微生物。

脾脏外层为结缔组织被膜,伸入脾实质形成小梁,并与网状结构一起构成了脾脏的两类组织:白髓和红髓。红髓部分居多,围绕白髓,两者交界的狭窄区域称为边缘区(marginal zone)(图 1-4)。白髓(white pulp)由致密淋巴组织组成,包括动脉周围淋巴鞘和淋巴滤泡。脾脏由一条脾动脉维持血液供应,在脾门穿入,分为许多小分支,随小梁分布,称为小梁动脉。小梁动脉的分支进入脾实质,称为中央动脉。中央动脉周围有厚层淋巴组织所围绕,称为中央动脉周围淋巴鞘(periarteriolar lymphoid sheath,PALS),由 T 细胞区和 B 细胞区组成。T 细胞围绕在中央动脉周围,形成 T 细胞区,内含少量树突状细胞和巨噬细胞。PALS 的旁侧有淋巴滤泡(lymphoid follicle),又称为脾小结(splenic nodule),为 B 细胞区,含有大量 B 细胞以及少量的巨噬细胞和滤泡树突状细胞(follicular dendritic cell,FDC)。淋巴滤泡可分为初级滤泡(primary follicle)和次级滤泡(secondary follicle)。未受抗原刺激时为初级

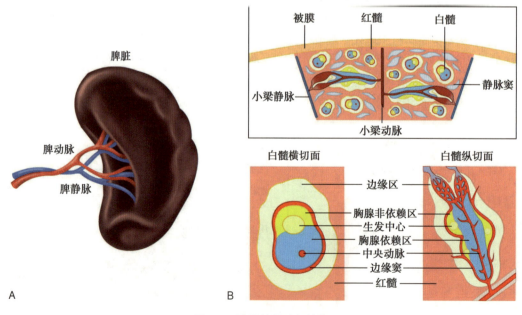

图 1-4　脾脏的组成与结构
A. 脾脏的形态;B. 脾脏的组织结构示意图。

滤泡,受抗原刺激后发展为次级滤泡,内含有生发中心(germinal center),由抗原活化处于增殖状态的B细胞、记忆B细胞、FDC和巨噬细胞组成。

红髓(red pulp)分布在被膜下、小梁周围和边缘区外侧的广大区域,由脾索(splenic cord)和脾血窦(splenic sinus)组成。某些中央动脉止于白髓,为生发中心提供血液供应;大多数进入边缘区;某些进入红髓,止于静脉血窦。血窦汇入髓静脉。血液经过髓静脉、小梁静脉进入脾静脉。血窦之间是由大量的红细胞、巨噬细胞、树突状细胞、血小板、粒细胞、少量的淋巴细胞及浆细胞构成的脾索。除了执行免疫功能外,脾脏还是血小板、红细胞和粒细胞的储藏器官。衰老的血小板和红细胞在脾红髓中被处理与清除,称为血液过滤作用。

4. 淋巴结是免疫应答发生的主要场所和T细胞的主要定居地　淋巴结(lymph node)是机体重要的外周免疫器官,呈小结状包膜化结构。人类淋巴结沿淋巴管道遍布全身,成群分布在浅表的颈部、腋窝、腹股沟以及深部的纵隔和腹腔内。淋巴结中T细胞约占75%,B细胞约占25%,为T细胞的主要定居地。在功能上,淋巴结是产生免疫应答的场所,并通过淋巴细胞再循环与整体免疫系统发生功能联系;同时淋巴结内的巨噬细胞还可吞噬、清除抗原异物,发挥过滤作用。

淋巴结的实质分为皮质和髓质两部分(图1-5)。皮质(cortex)为近被膜的外层区域,是B细胞定居部位。大量B细胞在区内集聚形成淋巴滤泡(也称淋巴小结),也含有FDC和少量巨噬细胞。与脾脏类似,淋巴滤泡分为初级滤泡和次级滤泡。某些可产生高亲和力抗体的B细胞迁移到髓质后,进一步分化为浆细胞或记忆B细胞。副皮质区(paracortex)为B细胞区与髓质之间的部分,主要由T细胞(80%为CD4$^+$T细胞)组成。胸腺依赖性(Thymus depedent,TD)抗原进入机体可引起该区T细胞的活化增殖。区内还富含并指状细胞(interdigitating cell)及少量巨噬细胞。并指状细胞属于来自皮肤和黏膜的树突状细胞,表面表达高水平的MHCⅡ类分子,可将来自机体内外表面的抗原传递到淋巴结内。髓质(medulla)位于中心,由髓索和髓窦组成。髓索由B细胞、浆细胞、T细胞和大量巨噬细胞组成。随血流而来的T细胞和B细胞穿过高内皮微静脉或其间隙,分别进入副皮质区和皮质区,再迁移至髓窦,经输出淋巴管返回血流,称为淋巴细胞再循环(lymphocyte recirculation)。

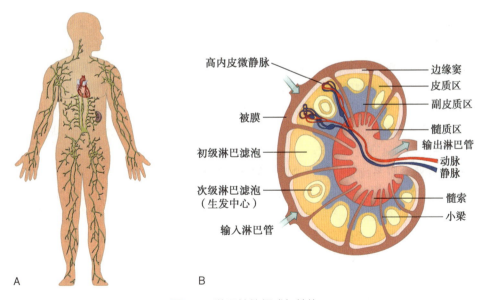

图1-5　淋巴结的组成与结构
A. 人体淋巴管系统分布图;B.淋巴结的组织结构示意图。

淋巴细胞再循环过程中,某些淋巴细胞亚群可选择性迁移并定居在外周淋巴组织和器官的特定区域,称为淋巴细胞归巢(lymphocyte homing)。此种现象的分子基础是淋巴细胞表面的归巢受体(homing receptor)与相应配体分子相互作用,包括初始T淋巴细胞表达的L-选择素(L-selectin)与高内皮微静脉（high endothelial venules，HEV）内皮细胞表达的配体 CD34 和 GlyCAM-1 的结合，以及趋化因子信号（如 CCR7 及其配体）的定向引导，将淋巴结与全身免疫系统紧密联系为有机整体。

5. **三级淋巴结构是疾病状态下免疫与炎症反应的局部微环境** 三级淋巴结构（tertiary lymphoid structure，TLS）是非淋巴组织中后天形成的、具有明确组织结构的免疫细胞聚集体。TLS 常见于由自身免疫性疾病、慢性感染及肿瘤引发的慢性炎症微环境中，其形成机制和组成特征因疾病类型和局部组织环境而异。TLS 主要由 B 细胞、T 细胞、树突状细胞（DC）、HEV、滤泡网状细胞（FRC）和 FDC 等组成。通常，TLS 与淋巴结具有相似的结构和功能，包括 T 细胞区和 B 细胞区（图 1-6）。T 细胞区主要由 T 细胞、成熟的树突状细胞和成纤维网状细胞等组成。B 细胞区主要由 B 细胞、滤泡辅助性 T 细胞、巨噬细胞和滤泡树突状细胞等组成。这种病理条件下形成的类淋巴器官结构为局部免疫炎症反应提供了独特的微环境，在疾病发生发展中扮演着重要角色。

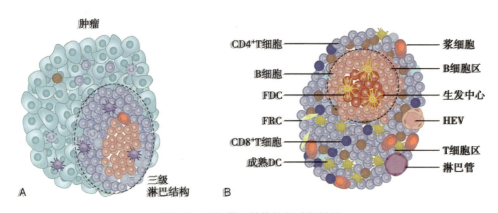

图1-6 三级淋巴结构的组成与结构
A. 肿瘤内形成的三级淋巴结构；B. 三级淋巴结构的组织结构示意图。

TLS 在疾病的诊断、治疗及预后判断中具有重要的应用价值。在肿瘤微环境中，TLS 是肿瘤局部免疫微环境的重要组成部分，与抗肿瘤免疫反应、免疫治疗的疗效和患者预后密切相关。在免疫检查点抑制剂（immune checkpoint inhibitor，ICI）治疗中，治疗应答者的肿瘤组织富含 TLS 成分，尤其是记忆 B 细胞和浆母细胞样细胞。TLS 的数量和组成特征可作为预测 ICI 疗效的生物标志物。而另一方面，在特定条件下 TLS 也可能促进肿瘤部位免疫细胞的浸润和肿瘤的转移。在多种肿瘤中发现 TLS 内部存在肿瘤细胞簇，与肿瘤的淋巴结转移和更高的肿瘤分期密切相关。TLS 的临床意义存在肿瘤类型和分期的特异性差异，可能与 TLS 的大小、成熟度、位置和组成多样性等有关。因此，深入解析炎症环境下调节 TLS 形成的信号以及阐明 TLS 内免疫细胞的动态互作机制，对于揭示肿瘤发生发展规律和开发新型治疗策略具有重要意义。

6. **皮肤和黏膜免疫系统是机体的免疫屏障及局部免疫应答发生部位** 皮肤作为机体的重要免疫屏障，通过多种机制参与免疫防御。许多病原微生物通过皮肤侵入机体，因此，皮肤的局部免疫功能十分重要。皮肤免疫系统主要由淋巴细胞和抗原提呈细胞组成。在表皮中，含有角质形成细胞（keratinocyte）、黑色素细胞（melanocyte）、朗格汉斯细胞和表皮间淋巴细胞（intraepidermal lymphocyte）。其中，表皮朗格汉斯细胞形成了几乎连续的网状结构，可高效捕获侵入皮肤的外源性抗原。在促炎性细胞因子的作用下，表皮朗格汉斯细胞回缩突触，失去对表皮细胞的黏附特性，并迁移至真皮，继而经淋巴管迁移至淋巴结。

皮肤相关淋巴细胞（skin-associated lymphocyte）中有 2% 为表皮间淋巴细胞，其余定居在真皮。这些淋巴细胞以 CD8$^+$ T 细胞为主，表达有限多样性的 TCR 并以 TCRγδ 居多，但其具体识别和功能机制尚不明确。真皮中包含 CD4$^+$ 和 CD8$^+$ T 细胞，主要分布在血管周围，常表达活化或记忆的标志。这些 T 细胞的来源（局部定居或再循环迁移进入）仍需进一步研究。许多皮肤 T 细胞表达皮肤淋巴细胞抗原-1（cutaneous lymphocyte antigen-1，CLA-1），该分子对其归巢至皮肤发挥重要作用。真皮还可见散在分布的巨噬细胞、树突状细胞等髓系细胞,其分化来源和功能特征尚待进一步揭示。

黏膜免疫系统(mucosal immune system),又称黏膜相关淋巴组织(mucosal-associated lymphoid tissue,MALT),由呼吸道、消化道、泌尿生殖道黏膜上皮中的淋巴细胞、黏膜固有层中非包膜化的弥散淋巴组织,以及扁桃体(tonsil)、肠道的派尔集合淋巴结(Peyer patch)及阑尾(vermiform appendix)等包膜化的淋巴组织所组成。该系统针对经黏膜表面入侵的抗原物质产生免疫应答,在局部免疫中发挥重要作用。近年来,黏膜免疫因其独特的免疫机制和广泛的生理病理意义备受关注,成为免疫学研究的热点领域。

如同皮肤,黏膜上皮是机体内外环境之间的重要屏障结构。目前对黏膜免疫的认识主要基于消化道黏膜免疫的研究。在胃肠道黏膜中,淋巴细胞大量存在,并主要集中在上皮层、黏膜固有层和器官化的派尔集合淋巴结。不同部位的淋巴细胞具有不同的细胞表型和功能特征。位于黏膜上皮细胞之间的淋巴细胞称为上皮内淋巴细胞(intraepithelial lymphocyte,IEL)。IEL 主要为 T 细胞,其表达的TCR 仅具备有限的抗原特异性。小肠黏膜固有层含有大量 CD4⁺T 细胞,这些细胞表达活化标志。黏膜固有层还含有大量活化的 B 细胞(浆细胞)、巨噬细胞、树突状细胞、嗜酸性粒细胞和肥大细胞。小肠黏膜固有层中分布着派尔集合淋巴结,其中心区域为 B 细胞聚集区,形成淋巴滤泡,并伴有生发中心。淋巴滤泡之间含有少量 CD4⁺T 细胞。IEL 和固有层 T 细胞多为记忆 T 细胞(表达 CD45RO)。某些派尔集合淋巴结表面的上皮细胞特化成为膜上皮细胞(membranous epithelial cell),简称 M 细胞。M 细胞是一种特化的抗原转运细胞,可通过吸附、胞饮和内吞等方式摄取肠腔内抗原分子,并转运至黏膜固有层内的 APC。此外,扁桃体等器官化淋巴组织通常含有次级淋巴滤泡和 T 细胞区。黏膜相关淋巴组织中的 B 细胞多产生分泌型 IgA,经黏膜上皮细胞分泌到黏膜表面,抵御病原微生物的入侵。

(二)免疫细胞

免疫细胞是免疫系统结构和功能的基本单元。绝大多数免疫细胞由造血干细胞分化而来,其不同谱系的发育与分化受细胞间相互作用及细胞因子微环境的调控(图 1-7)。各类细胞类型表达特定的生物标志分子,形成其独特的表型。根据功能特性,免疫细胞可分为固有免疫细胞和适应性免疫细胞两大类。其中,固有免疫细胞包括中性粒细胞、单核/巨噬细胞、嗜酸性粒细胞、嗜碱性粒细胞、肥大细胞、树突状细胞、NKT 细胞、MAIT 细胞、γδT 细胞、B1 细胞和固有淋巴样细胞(ILC1、ILC2、ILC3、LTi 和 NK 细胞)等。而适应性免疫细胞包括 T 淋巴细胞和 B 淋巴细胞。此两大类免疫细胞的功能并非完全独立。如固有免疫细胞中的树突状细胞和巨噬细胞具有抗原提呈功能,可启动和调控适应性免疫;而某些表达抗原受体的 T 细胞,在免疫防御中则发挥固有免疫的作用(如 γδT 细胞)。

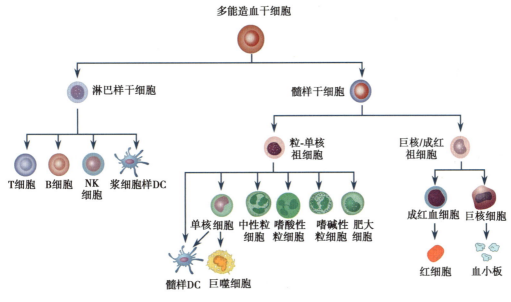

图 1-7 免疫细胞的分化发育和类型

吞噬细胞（phagocyte）是一类具有吞噬杀伤功能的细胞，主要由中性粒细胞和单核/巨噬细胞组成。根据细胞形态与染色，可将血液中的粒细胞（granulocyte）分为中性粒细胞、嗜酸性粒细胞和嗜碱性粒细胞三类。中性粒细胞为外周血白细胞（leukocyte）的主要组分。

1. 中性粒细胞吞噬和杀灭细菌，参与急性炎症反应　中性粒细胞（neutrophil）来源于骨髓干细胞，呈球形，胞核呈分叶状，为主要的多形核白细胞，约占成人外周血白细胞总数的 50%~70%。中性粒细胞寿命较短，存活时间不超过 24 小时。其可黏附于血管内皮细胞表面，并通过内皮细胞间隙进入病原微生物入侵的组织部位。在该迁移过程中，中性粒细胞表面的受体和血管内皮细胞表面的配体相互作用，同时 IL-8 也发挥重要作用。中性粒细胞主要通过酶解、氧依赖性和氧非依赖性机制等杀灭细菌，该过程与其胞内溶酶体颗粒等密切相关。主要参与急性炎症反应过程，发挥吞噬杀灭细菌的作用，作用可因抗体与补体的参与而增强。

2. 单核/巨噬细胞发挥吞噬杀菌和抗原加工提呈的双重作用　单核/巨噬细胞系统（mononuclear phagocyte system，MPS）包括外周血中的单核细胞（monocyte）和遍布机体各组织器官的巨噬细胞（macrophage）。外周血的单核细胞来源于骨髓干细胞，胞核不分叶。单核细胞具有进一步分化潜能，迁入组织后能够进一步分化为巨噬细胞或树突状细胞。组织中的巨噬细胞主要通过两种途径分化，其中骨髓依赖途径中巨噬细胞由外周血单核细胞分化而来；胚胎起源途径中巨噬细胞在出生前就已定植于外周组织，并具有自我更新能力。单核/巨噬细胞具有三种功能特性：一是通过酶解、氧依赖性和氧非依赖性机制等吞噬杀菌；二是作为抗原提呈细胞（APC）摄取、加工和提呈抗原给 T 细胞，诱导特异性免疫应答；三是分泌多种细胞因子和生物活性物质，调控免疫应答的强度和类型。

3. 自然杀伤细胞是机体抗感染和抗肿瘤免疫的第一道防线　自然杀伤细胞（natural killer cell，NK cell）是一种既不表达 TCR、也不表达 BCR 的淋巴细胞，来源于骨髓，属于固有免疫细胞。NK 细胞的识别受体包括两类：免疫球蛋白超家族和 C 型凝集素超家族，其中每一类又各包含抑制性受体和活化性受体。NK 细胞杀伤靶细胞没有 MHC 限制性，以"丢失自己"（missing self）模式识别病毒感染靶细胞和突变细胞（肿瘤细胞）。正常情况下，NK 细胞表面抑制性受体可识别正常细胞表面 MHC Ⅰ类分子，从而抑制其细胞毒活性，避免攻击正常细胞。当细胞被病毒感染或发生恶性突变时，其表面的 MHC Ⅰ类分子表达下调或缺失，抑制性受体所介导的细胞毒抑制效应消失，NK 细胞即被激活并杀伤靶细胞。因此，NK 细胞在抗感染和抗肿瘤免疫中发挥着重要的早期防御作用。

4. 抗原提呈细胞启动特异性 T 细胞免疫，连接固有免疫和适应性免疫　抗原提呈细胞（APC）能够摄取、加工并提呈抗原至 T 淋巴细胞，同时提供 T 细胞活化所需的共刺激信号，从而介导特异性免疫应答。专职性 APC 包括树突状细胞（dendritic cell，DC）、单核/巨噬细胞和 B 细胞。免疫学家 Ralph Steinman 于 1973 年发现并命名树突状细胞（DC），证明它们是功能最强的抗原提呈细胞（APC），在激活 T 细胞免疫中起关键作用，并因此荣获 2011 年诺贝尔生理学或医学奖。DC 分布在上皮下的结缔组织和固有层以及器官间质内，可快速捕获抗原，并将其转运到外周淋巴器官内。髓样 DC 来源于骨髓的单核细胞和树突状细胞祖细胞（monocyte-DC progenitor，MDP）；MDP 进一步分化为单核细胞和共同树突状细胞祖细胞（common DC progenitor，CDP）；CDP 从骨髓经外周血迁入外周组织后分化为经典树突状细胞（conventional DC，cDC）。浆细胞样树突状细胞（plasmacytoid DC，pDC）来源于淋巴样干细胞。此外，组织的巨噬细胞将抗原提呈给已致敏的效应 T 细胞或记忆 T 细胞。而 B 细胞向抗原已致敏的 CD4+Th 提呈抗原，介导 CD4+Th 的进一步活化，并从活化 CD4+Th 获得共刺激信号以促进自身激活及抗体产生。

5. 嗜酸性粒细胞参与抗寄生虫感染和调节 Ⅰ 型超敏反应　嗜酸性粒细胞（eosinophil）来源于骨髓，呈圆形，直径约 10~15μm，胞内富含嗜酸性颗粒，含有过氧化物酶、酸性磷酸酶等多种酶类。其主要分布于呼吸道、消化道和泌尿生殖道黏膜组织中，在外周血含量较少。其寿命较短，在血液循环中的半衰期为 6~12 小时。嗜酸性粒细胞具有一定吞噬能力，可吞噬和消化微生物，该作用可被补体和抗体加强。在 IgG 和补体介导下，嗜酸性粒细胞对寄生虫有杀伤作用，参与抗寄生虫感染。在 Ⅰ 型超敏反应中，嗜酸性粒细胞可分泌某些酶类等活性物质，发挥负向调节作用。此外，嗜酸性粒细胞还能释放白三烯等炎性介质参与炎症过程(如支气管哮喘等)。

6. 嗜碱性粒细胞和肥大细胞参与I型超敏反应 嗜碱性粒细胞(basophil)来源于骨髓,呈圆形,体积较小,是正常人外周血中含量最少的白细胞。炎症时,嗜碱性粒细胞受趋化因子诱导迁移至血管外。其细胞膜表面表达补体受体和IgE的Fc受体(FcεR),胞质内含有嗜碱性颗粒,这些颗粒含有多种生物活性介质,可介导I型超敏反应的发生与发展。

肥大细胞(mast cell)仅存在于组织中,虽然形态与嗜碱性粒细胞相似,但属于不同的细胞谱系。肥大细胞分为两种类型:黏膜肥大细胞(mucosal mast cell,MMC)和结缔组织肥大细胞(connective tissue mast cell,CTMC)。其中,MMC的增殖依赖于T细胞,而CTMC的增殖则与T细胞无关。

当变应原(allergen)(即引起I型超敏反应的抗原)与已结合在嗜碱性粒细胞和肥大细胞表面FcεRI上的特异性IgE抗体结合,可引发FcεR的交联反应,启动嗜碱性粒细胞和肥大细胞脱颗粒,释放出多种生物活性介质,最终导致I型超敏反应的发生。此外,嗜碱性粒细胞在机体抗寄生虫免疫应答和抗肿瘤免疫应答中亦发挥一定作用。

7. B淋巴细胞介导体液免疫应答 淋巴细胞负责针对抗原的特异性免疫应答,可分为T淋巴细胞和B淋巴细胞两大类。所有淋巴细胞均起源于骨髓造血干细胞,其中T细胞在胸腺内发育成熟,而哺乳动物的B细胞在骨髓内发育成熟。

B淋巴细胞(简称B细胞)表面表达特异性抗原受体,即B细胞受体(B cell receptor,BCR),其本质为膜型免疫球蛋白(Ig),可特异性识别抗原分子表面的B细胞表位(epitope)。B细胞识别抗原后,会发生细胞增殖与活化,进而分化成为浆细胞(也称为抗体产生细胞,AFC),后者能够合成并分泌可溶性Ig。这些分泌型抗体在体液中发挥多种作用,包括中和病原体、激活补体、介导调理吞噬,以及参与抗体依赖细胞介导的细胞毒作用(antibody-dependent cell-mediated cytotoxicity,ADCC)等。

8. T淋巴细胞介导细胞免疫应答 T淋巴细胞(简称T细胞)根据其表达的TCR(TCRαβ和TCRγδ)可相应分为αβT细胞和γδT细胞两类。γδT细胞属于固有免疫细胞,主要分布在黏膜和皮肤免疫组织,可直接识别特定抗原并杀伤靶细胞。αβT细胞可特异性识别由APC加工并由其表面MHC分子提呈的抗原多肽(T细胞表位)。T细胞识别抗原后发生增殖活化,并分化成为效应T细胞,主要通过分泌细胞因子(cytokine)和细胞毒(cytotoxicity)作用发挥效应。根据其表面标志和功能特征,αβT细胞又可分为CD4⁺T细胞和CD8⁺T细胞两类。CD8⁺T细胞通过细胞毒作用特异性杀伤病毒等胞内感染病原体所感染的靶细胞和体内突变的细胞,故称为细胞毒性T细胞(CTL)。CD4⁺T细胞主要通过分泌细胞因子对免疫应答起辅助和调节作用,在功能上将其称为辅助性T细胞(Th)。Th可以进一步分为Th1、Th2、Th17、Th9和滤泡辅助性T细胞(follicular helper T cell,Tfh)等亚型。Th1和Th2是两类经典的辅助性T细胞,Th1细胞主要分泌γ干扰素(IFN-γ),辅助细胞免疫,比如促进单核/巨噬细胞杀灭细胞内病原体以及CTL的杀伤功能;Th2细胞分泌IL-4、IL-5和IL-13等,主要辅助体液免疫,比如促进B细胞增殖、分化和产生抗体。Th17细胞主要分泌IL-17,与自身免疫性疾病的发生关系密切;而Tfh细胞分泌IL-21等,主要分布在淋巴组织滤泡,辅助B细胞产生抗体。调节性T细胞(regulatory T cell,Treg)表型特征为CD4⁺CD25⁺Foxp3⁺,通过细胞接触或分泌免疫抑制性细胞因子来下调免疫应答,其功能异常与多种免疫性疾病相关。Th17、Tfh和Treg等新型T细胞亚群因其在免疫调节和疾病中的重要作用成为研究的热点。

(三)免疫分子

免疫应答过程涉及大量蛋白分子的参与,包括免疫细胞产生的抗体和细胞因子、免疫细胞表面的抗原受体和其他黏附分子、参与固有免疫识别和应答的模式识别受体,以及体液中正常存在的其他分子等。免疫分子是免疫应答发生与发展的重要物质基础。

1. 抗原及其免疫识别是特异性免疫应答的基础 "抗原"(antigen)一词最初产生是与"抗体"相对应的概念。然而,这一术语已广泛用于指代可被T细胞和/或B细胞表面抗原受体所识别的任何分子。抗体不会与整个病原微生物结合,而是一种抗体仅与微生物表面的某一个特定抗原发生特异性结合。因此,对于一个既定的病原体而言,可能有许多抗体与其发生特异性结合,而每一种抗体

NOTES

结合一个特定的抗原。此外,抗体仅与抗原的某一特定部位结合,该部位称为抗原决定簇(antigenic determinant)或表位(epitope)。一个抗原分子可能含有若干个表位。抗体与抗原表位的特异性结合取决于抗体的特异性。

T细胞识别抗原需满足特定的条件。T细胞只能识别由宿主细胞或抗原提呈细胞(APC)表面自身分子所提呈的抗原多肽片段。这些自身分子由主要组织相容性复合体(MHC)基因所编码,称为MHC分子。MHC分子主要有两类:MHC Ⅰ和MHC Ⅱ。MHC Ⅰ类分子在所有有核细胞表面表达;MHC Ⅱ类分子多表达在APC表面。当宿主细胞受病毒感染后,可表达某些病毒蛋白。这些蛋白在细胞内被处理,其中的表位多肽与MHC Ⅰ类分子形成MHC Ⅰ-抗原肽复合物,并表达在受感染细胞的表面,被CTL表面的TCR所识别。

2. 抗体与抗原结合介导多种免疫效应　抗体(antibody)是由B细胞分化形成的浆细胞所产生的免疫球蛋白,以游离型和膜型两种形式存在,其中膜型即为BCR。所有抗体都具有相同的基本结构,但其抗原结合区域因特异性不同而存在差异。通常,每种抗体只能与一种特定抗原发生特异性结合。抗体可分为两部分,Fab段(抗原结合片段)负责与抗原发生特异性结合,Fc段(可结晶片段)可与免疫系统其他成分结合,如吞噬细胞、补体等。中性粒细胞、巨噬细胞表面表达Fc受体,可与抗体的Fc段结合。在此过程中,抗体发挥调理素作用,通过调理作用促进吞噬细胞对微生物的吞噬。针对特定靶细胞时,抗体还可使效应细胞对靶细胞产生细胞毒作用,如通过抗体依赖细胞介导的细胞毒作用(ADCC)杀伤靶细胞。

3. 补体介导炎症反应调控　补体系统(complement system)是由30余种蛋白组成的复杂体系,其中包括20余种血清蛋白,其主要功能是介导和调控炎症反应。补体活化是一个级联反应,其主要的终末产物是攻膜复合物(membrane attack complex,MAC)。在靶细胞膜上形成的MAC能够直接导致靶细胞裂解死亡,这是补体最主要的效应功能。除此之外,补体系统还具有多种生物学效应:①调理作用(opsonization):吞噬细胞通过表面的补体受体或抗体的Fc受体等与覆盖于微生物表面的补体或抗体结合,来增强其捕获和吞噬微生物的能力。参与调理的抗体、补体成分C3b及其衍生物称为调理素(opsonin)。②趋化作用(chemotaxis):补体活化中间产物可招募吞噬细胞进入感染部位。③毛细血管通透性调节:补体活化产物能增强局部毛细血管通透性,促进免疫细胞和效应分子的渗出。④炎性介质释放:补体系统可通过多种途径诱导炎性介质的释放,放大炎症反应。

4. 细胞因子协调免疫细胞功能网络　细胞因子(cytokine)是由免疫细胞和某些非免疫细胞经刺激后合成和分泌的一类具有广泛生物学活性的小分子蛋白质(部分为糖蛋白)。作为细胞间信号传递分子,细胞因子广泛参与调节免疫应答、免疫细胞分化发育、组织修复、炎症反应等过程。

细胞因子在免疫细胞间发挥信号联络作用,可诱导靶细胞产生特定的生物学效应,实质上构成了免疫细胞功能联络的"语言"。主要的细胞因子包括:①干扰素(IFN):IFN具有抗病毒作用。IFN-α和IFN-β是Ⅰ型IFN,主要由病毒感染细胞产生;IFN-γ是Ⅱ型干扰素,由活化T细胞和NK细胞产生;IFN-λ是Ⅲ型干扰素。②白细胞介素(IL):IL是细胞因子的一个大家族,已发现IL-1~IL-41等多个成员,主要由免疫细胞产生,部分由非免疫细胞,如内皮细胞、基质细胞等产生。IL具有多样化的生物学功能,如调控细胞的增殖、分化、功能、死亡等。③集落刺激因子(CSF):CSF可促进多能造血干细胞和各阶段的造血祖细胞增殖、分化和存活。某些CSF对骨髓外的细胞分化发育也有调节作用。④趋化因子(chemokine):主要功能为趋化循环中的免疫细胞进入感染部位或归巢至特定组织。某些趋化因子也可发挥细胞功能调控作用。此外,其他细胞因子,如肿瘤坏死因子(TNF)、转化生长因子-β(transforming growth factor-β,TGF-β)等也具有多种多样化的免疫调控功能。

5. 白细胞分化抗原是免疫细胞的身份标志和功能分子　白细胞分化抗原(leukocyte differentiation antigen)是不同谱系的白细胞在分化成熟的不同阶段以及活化过程中出现或者消失的细胞表面抗原分子。这些分子不仅可作为细胞谱系和分化阶段的标志物,还具有广泛的生物学功能。应用单克隆抗体鉴定技术,国际统一将不同实验室鉴定的同一分化抗原归类为分化群(cluster of differentiation,

CD）。目前人类 CD 分子的编号已从 CD1 命名至 CD371。CD 分子是免疫细胞的"身份标志"，可区分各类免疫细胞。比如，T 细胞表达 CD3，B 细胞表达 CD19 和 CD20，NK 细胞表达 CD56，单核细胞表达 CD14，树突状细胞表达 CD11c，浆细胞表达 CD138，人初始 T 细胞表达 CD45RA，人记忆 T 细胞表达 CD45RO，活化的免疫细胞表达 CD25 或者 CD69。

6. 黏附分子介导细胞黏附与通信 黏附分子（adhesion molecule，AM）是通过配体-受体特异性结合方式，介导细胞与细胞间、细胞与细胞外基质间的相互接触和结合的膜表面分子。AM 不仅参与细胞黏附过程，还能调节多种细胞功能，在胚胎发育和分化、组织结构的维持、免疫应答调控、凝血和血栓形成、创伤修复、肿瘤侵袭与转移等许多生理和病理过程中发挥重要的生物学作用。根据结构和功能特征，AM 主要分为整合素家族（integrin family）、选择素家族（selectin family）、Ig 超家族（Ig superfamily，IGSF）、黏蛋白样家族（mucin-1ike family）和钙黏蛋白家族（cadherin family）五大类。

7. 模式识别受体是识别内/外源危险信号、启动固有免疫应答的重要分子 模式识别受体（PRR）是免疫系统中负责识别和响应外源性 PAMP（如细菌、病毒、真菌等病原体）或内源性 DAMP 的关键受体，在固有免疫应答的启动中发挥关键作用。PRR 的发现和功能研究极大地推动了固有免疫识别理论的发展，阐明了固有免疫细胞识别病原体的分子机制，揭示了免疫应答启动的原理，深化了对机体免疫防御与免疫自稳机制的认识。

三、免疫应答的功能与调控

免疫系统通过对外源性或内源性抗原物质产生反应（也称为免疫应答），抵御外源病原体的侵袭，清除突变、衰老或死亡的细胞，维持内环境稳态，发挥免疫功能。

（一）免疫应答的类型

根据免疫系统的进化起源、发育特征及效应机制，机体免疫应答可分为两大类型：固有免疫（innate immunity）和适应性免疫（adaptive immunity）（图 1-8）。

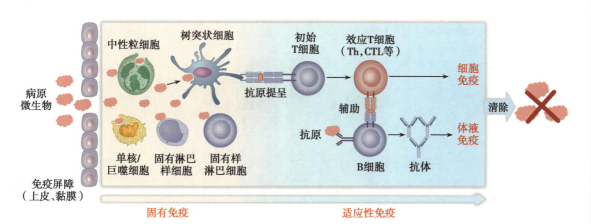

图 1-8 固有免疫与适应性免疫应答过程

病原微生物突破上皮和黏膜等免疫屏障后，固有免疫细胞（如中性粒细胞、单核/巨噬细胞、固有样淋巴细胞和固有淋巴样细胞等）迅速识别并清除病原微生物。树突状细胞将抗原加工、提呈给初始 T 细胞，诱导 T 细胞活化、增殖、分化为效应 T 细胞（包括 Th 和 CTL 等），执行细胞免疫功能；B 细胞识别抗原，并在 Th 细胞辅助下活化并分化为浆细胞，产生特异性抗体，执行体液免疫功能，最终清除病原微生物。

1. 固有免疫是机体抵御病原微生物入侵的第一道防线，并启动和调控适应性免疫应答 固有免疫，又称为天然免疫（natural immunity）或非特异性免疫（nonspecific immunity），是机体在长期种系发育与进化过程中逐渐形成的一种天然免疫防御功能。其特点为经遗传获得，与生俱来，针对病原微生物的入侵可迅速应答，其应答模式和强度不因与病原微生物的反复接触而改变。固有免疫系统由物理和生物化学屏障、固有免疫细胞和分子组成。物理屏障即为组织屏障，位于机体内外环境界面上，包括体表的皮肤以及呼吸道、消化道、泌尿生殖道的黏膜组织,对微生物入侵起到机械阻挡作用。局部屏障结构是特殊的物理屏障,它们是器官、组织内血液与组织细胞之间进行物质交换时所经过的多层屏障性结构,包括血-脑屏障、血-胎屏障、血-胸腺屏障等,起到防御病菌入侵和维持内环境稳定的作用。生物化学屏障主要由皮肤和黏膜的分泌物组成,包含各种杀菌、抑菌物质,如皮脂腺分泌的不饱和脂肪酸,汗腺分泌的乳酸,胃酸,呼吸道、消化道、泌尿生殖道分泌液中的溶菌酶、抗菌肽等。

当病原体突破这些物理和化学屏障后,固有免疫系统通过模式识别受体(PRR)识别病原体相关分子模式(PAMP),迅速启动炎症反应来控制感染。这一过程不仅能有效限制病原体的扩散,还能激活后续的适应性免疫应答。因此,固有免疫不仅是机体抵抗病原体入侵的第一道防线,还在整个免疫应答过程中发挥着关键的调控和桥梁作用。

2. 适应性免疫是机体兼具获得性、抗原特异性、记忆性的高效防御机制 适应性免疫,又称为获得性免疫(acquired immunity)或特异性免疫(specific immunity),是由抗原诱导的具有抗原特异性的免疫应答。其特征为抗原特异性、应答多样性和免疫记忆性。依据其参与成分和效应机制的不同,适应性免疫应答可分为两种类型:体液免疫(humoral immunity)和细胞免疫(cellular immunity)。

体液免疫主要由抗体(antibody)介导。抗体是 B 细胞合成和分泌的免疫效应分子,广泛存在于血液和黏膜分泌液中,可特异性识别病原微生物的抗原分子,中和和清除携带抗原分子的病原微生物。具有抗体活性和与抗体结构类似的球蛋白称为免疫球蛋白(immunoglobulin, Ig)。Ig 有分泌型和膜型,分泌型即为各种抗体,膜型即为 BCR。体液免疫主要执行抗细胞外微生物(extracellular microbe)感染及中和其毒素的防御功能。

细胞免疫主要由 T 细胞介导。细胞内微生物,如病毒和某些细胞内感染细菌(如结核分枝杆菌等),可在吞噬细胞和其他宿主细胞内生存和繁殖,抗体不能与其结合。针对此种情形,T 细胞可发挥促进吞噬细胞杀灭细胞内微生物的作用,或直接杀伤受感染细胞,从而清除细胞内感染的病原体。

(二) 免疫功能及其生理、病理意义

免疫系统具有三大功能,分别是免疫防御(immune defense)、免疫监视(immune surveillance)和免疫自稳(immune homeostasis)(图 1-9)。

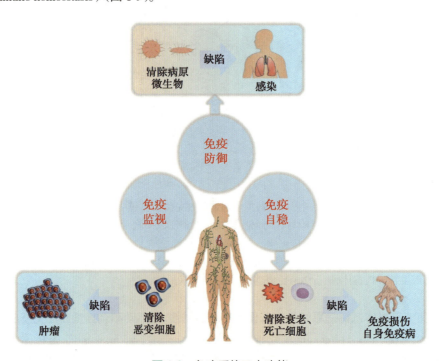

图 1-9 免疫系统三大功能

免疫防御:抵御病原微生物入侵、保障机体抗感染能力。免疫监视:识别并清除异常细胞(如恶变细胞),发挥抗肿瘤作用。免疫自稳:清除衰老和死亡细胞,维持内环境的稳态,防止免疫损伤和自身免疫性疾病的发生。

免疫防御的对象是外源的病原微生物,包括细菌、病毒、真菌、寄生虫等。当这些外源的病原体侵入机体后,会诱导机体的免疫系统产生免疫应答。首先引发非特异性的固有免疫应答;若固有免疫应答未能完全清除这些病原体,则启动特异性的适应性免疫应答,在彻底清除病原体的同时形成免疫记忆,使机体再次遇到相同的病原体时能产生更快、更强的应答反应。若适应性免疫应答仍无法有效清除入侵的病原体,则可能导致慢性感染甚至危及生命。

免疫监视的对象主要是体内突变的细胞或肿瘤细胞,这些细胞会因表面的 MHC I 类分子表达下调、异常表达某些自身抗原或者肿瘤特异性抗原而被机体的免疫系统识别而清除。肿瘤免疫编辑(cancer immunoediting)理论认为,肿瘤与免疫系统的相互作用可以分为三个阶段:清除期(免疫系统有效杀伤肿瘤细胞)、平衡期(免疫系统与肿瘤细胞形成动态平衡)和逃逸期(肿瘤细胞逃避免疫监视)。免疫监视功能的异常是肿瘤免疫逃逸以及肿瘤发生发展的重要机制。

免疫自稳主要通过清除机体内衰老、凋亡、坏死的细胞和免疫复合物等,以维持机体自身内环境的稳定。比如,脾脏中的巨噬细胞能够吞噬清除外周血中衰老的红细胞。脾功能亢进导致贫血,就是红细胞在脾中被病理性地过度吞噬清除所致。免疫自稳的异常会导致多种疾病,包括自身免疫疾病和慢性炎症等。

第三节 免疫学理论与实践

医学免疫学的显著特征是基础理论探索性强、临床疾病结合紧密、实际应用价值重大。免疫学理论和技术的突破往往带来临床应用方面的重大进展,而临床疾病诊治的需求变化和方法突破又推动了以免疫学为代表的生命科学和基础医学理论的发展,两者之间互为导向、互相促进。

一、免疫学核心理论及其临床意义

免疫识别、免疫应答、免疫记忆、免疫调节和免疫耐受构成免疫学的核心理论,既是免疫系统实现免疫防御、免疫监视、免疫自稳三大功能的基础要素,也为揭示疾病发生机制、研发防治手段提供依据与支撑(图 1-10)。

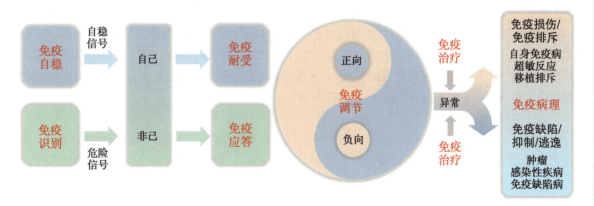

图 1-10 免疫学核心理论与临床疾病

免疫的本质是识别"自己"和"非己"。通过识别"自己"成分,诱导免疫耐受和免疫自稳;通过识别"非己"成分,触发免疫应答。免疫调节网络调控免疫耐受、免疫应答等过程的平衡与强度。免疫调节失衡可导致免疫病理,应答过强会导致自身免疫性疾病、超敏反应和免疫排斥等;应答过弱会导致肿瘤、感染性疾病和免疫缺陷病等。免疫学的核心理论为疾病机制的解析和防治策略的研发提供了理论基础。

(一)免疫识别

免疫识别是启动免疫应答的起点,决定了免疫应答的发生、强度、特性及方向,是免疫学领域的关键科学问题。

针对适应性免疫(T 细胞与 B 细胞)中免疫识别机制的研究主要集中在抗原结构特征的影响,包括蛋白抗原、多肽抗原及抗原表位等的特征。根据其识别特征的不同,抗原表位包括 B 细胞表位、Th 细胞表位、CTL 细胞表位、MHC 限制性表位等;根据其免疫效应的差异,又分为保护性表位和非保护性表位(如毒性表位、抑制性表位、非中和性表位、与自身抗原交叉反应的致病性表位等);根据免疫刺激能力则可分为优势表位和弱势表位。同一抗原分子可包含多种表位,不同表位之间存在着相互作用,弱势表位在一定条件下可转变为优势表位,而不同表位的组合直接影响免疫应答的性质和持续时间。这些研究为新一代分子疫苗的设计和开发提供了理论基础。

固有免疫的识别主要是通过 PRR 识别 PAMP 和 DAMP 而介导的,其具体分子机制是当前免疫学领域的热点。研究较多的三类 PRR 分别为 TLR、视黄酸诱导基因 I 样受体(RIG-I like receptor,RLR)与核苷酸结合寡聚结构域样受体(NOD-like receptor,NLR)。TLR 主要识别细菌胞壁成分和核酸;RLR 主要包括细胞内的病毒 RNA 识别受体 RIG-I 和 MDA5(melanoma differentiation-associated gene 5),通过识别不同病毒 RNA 结构触发抗病毒免疫。此外,环鸟苷酸-腺苷酸合成酶(cyclic GMP-AMP synthase,cGAS)是细胞质中识别双链 DNA(如病原体感染、自身 DNA 损伤和肿瘤 DNA)的关键受体,cGAS-干扰素基因刺激因子(stimulator of interferon gene,STING)触发干扰素介导的固有免疫应答,在抗病毒感染、自身免疫疾病发病以及肿瘤免疫中发挥重要的功能,可能成为潜在的治疗靶点。

不同的天然免疫识别受体之间存在着交叉或者互补的复杂信号网络,与蛋白信号转导、转录因子激活、表观修饰调控、免疫代谢重编程等多种机制相互作用,协同调控天然免疫和炎症反应。然而,现有研究尚未完全阐明所有模式识别受体,尤其是能够直接识别外源 DNA 的新型识别受体仍有待进一步发掘。这些潜在受体的细胞表达谱、亚细胞定位、病原体识别方式及其在宿主防御、炎症和疾病中的效应机制尚需深入研究。

(二)免疫应答

免疫应答是免疫系统识别和清除抗原的动态过程,分为固有免疫和适应性免疫两大类。以病原微生物感染为例,二者的主要区别在于:固有免疫可非特异性地防御各种入侵的病原微生物,而适应性免疫则高度特异性地针对某一特定病原微生物发生应答。值得注意的是,固有免疫不随同种病原微生物的反复感染而改变,而适应性免疫则可产生记忆性应答,从而产生特异性免疫保护。深入解析免疫应答的发生机制,不仅能够揭示机体清除病原体实现免疫防御、清除衰老及死亡细胞实现免疫自稳以及清除恶变细胞实现免疫监视的机制,更为理解自身免疫病、过敏反应、肿瘤等免疫相关疾病的发病机制提供了理论框架,进而推动针对性防治策略的开发。

(三)免疫记忆

免疫记忆(immunological memory)是适应性免疫的重要特征,是疫苗研发与应用的理论基础。免疫记忆形成的机制研究一直是免疫学研究的关键问题之一。免疫记忆主要由记忆 B 细胞与记忆 T 细胞介导。虽然大多数临床疫苗以诱导 B 细胞记忆为主,但针对胞内病原体(如胞内菌和病毒)感染,T 细胞记忆的诱导仍是疫苗设计的重点和难点。关于记忆 T 细胞的分化模式存在着不同观点:一种观点认为所有的 T 细胞都经历了效应阶段,在应答后期,由于存活信号的减少以及死亡信号的调控,效应 T 细胞仅少部分存活下来成为记忆细胞;另一种观点认为 T 细胞活化初始就通过不对称分裂具备了不同的特性,使其子代细胞一部分成为效应细胞,一部分成为记忆细胞。这两种观点均存在各自的实验证据,但也都有未能解释的问题,因而记忆 T 细胞的确切生成机制还没有定论。另外,CD4$^+$Th 细胞具有高度异质性,这些 Th 细胞的免疫记忆又是如何形成、维持以及发挥作用的仍未阐明。

免疫记忆的形成受到众多外源性因素和内源性因素的影响和调节。外源性因素包括抗原刺激强度、TCR 信号强度和持续时间、细胞因子(IL-7 和 IL-15 等)、共刺激和共抑制分子的相互作用等。内源性因素则涉及 T 细胞自身表达的信号分子及转录因子,尤其是各种关键转录因子,如 Blimp-1、Bcl-6、Id2、Id3、T-bet、Foxo3a 等可能在记忆 T 细胞的产生与维持中占有重要地位。这些内、外源性因素是如何共同调控记忆 T 细胞的形成及其决定因素尚不清楚。另外,代谢因素也被证明参与免疫记忆的形成,其具体机制还有待进一步研究。

此外,有研究者提出固有免疫系统的 NK 细胞也具备一定的记忆性,但其形成机制及在机体疾病发生中的作用尚未明确。总之,深化免疫记忆的细胞与分子机制的研究,对各种预防和治疗性疫苗的研究具有重要的指导意义,将为感染性疾病、肿瘤和自身免疫病的防治提供新思路。

(四) 免疫调节

免疫稳态的维持依赖于精细的免疫调节网络,这一动态平衡过程贯穿免疫应答始终。免疫调节的机制是基础与临床免疫学中关键性科学问题之一。长期以来,对于免疫正向调控机制的研究较为深入,而对于免疫负向调控的机制则认识不足。当前,免疫学领域有关免疫负向调控机制的研究受到极大关注,包括细胞调控和分子调控机制。免疫调节对维持机体内环境稳定具有重要作用,而调节异常可导致对有害抗原不能产生有效应答和清除;或者对自身成分产生不必要的应答而导致免疫损伤及自身免疫性疾病。充分利用免疫调节的细胞和分子机制,可以开发有效的免疫干预手段,推动免疫相关性疾病的预防和治疗。

(五) 免疫耐受

免疫耐受机制分为中枢耐受和外周耐受,其建立和维持与抗原的理化性质、剂量、接种途径、接种方式有关,还受到机体的年龄、免疫功能状态等多重因素的影响,是一个复杂的过程。建立对"自己"的耐受和对"非己"的免疫应答对维持机体稳定和正常功能至关重要。对于移植排斥、超敏反应和自身免疫性疾病而言,建立免疫耐受是防治关键;而对于肿瘤来说,打破机体对肿瘤抗原的耐受是治愈肿瘤的有效途径。因此,深入解析免疫耐受机制,将为相关疾病等的治疗带来突破。

二、免疫学理论突破和技术创新推动下的临床实践重大进展

(一) 抗原筛选及疫苗设计

抗原筛选和疫苗设计是疫苗研发的关键步骤,其核心环节包括基于多组学技术的病原体抗原筛选、免疫原性表位的计算预测与验证、疫苗平台技术的创新应用等。在抗原筛选方面,现代疫苗研发通过整合蛋白质组学、基因组学和生物信息学方法,系统鉴定病原体表面或内部的关键抗原表位。其中,计算机模拟、生物信息学工具与蛋白质微阵列技术的结合,显著提升了抗原筛选的效率和精准度。在疫苗技术方面,当前主要发展出灭活疫苗、减毒活疫苗、亚单位疫苗、重组疫苗、核酸疫苗(如 mRNA 疫苗)等疫苗种类。值得注意的是,mRNA 疫苗技术取得突破性进展:Katalin Karikó 和 Drew Weissman 通过核苷碱基修饰,克服了合成 mRNA 被免疫系统识别促发炎症反应的问题。这一重大发现直接推动了新型冠状病毒感染(COVID-19)mRNA 疫苗的研发,并因此荣获 2023 年诺贝尔生理学或医学奖。

当前疫苗研究仍然面临诸多关键挑战,例如保护性免疫的持久性、广谱抗原的设计及个体化疫苗的研发等。未来,通过整合人工智能辅助设计、大数据分析及合成生物学技术进行抗原筛选与优化,将有望开发出具有广谱持久免疫效应的新型抗原。而高通量测序与多组学分析技术的发展,使得基于个体遗传信息和免疫特征谱的个性化疫苗设计成为可能。此外基因疫苗、亚单位疫苗、纳米颗粒等技术的应用将大幅提高疫苗的精准性、安全性和效果,共同推动疫苗研发进入精准化、智能化、个性化新时代。

(二) 免疫缺陷与免疫缺陷病发病机制

免疫缺陷(immunodeficiency)是免疫系统组分功能异常导致免疫功能受损的病理状态,临床表现为反复感染、恶性肿瘤易感性增加等特征,其所致疾病称为免疫缺陷病(immunodeficiency disease, IDD)。免疫缺陷可以分为原发性(遗传性)和继发性(获得性)两大类。原发性免疫缺陷由遗传因素

导致,多与免疫细胞发育或功能相关基因突变有关。继发性免疫缺陷由获得性因素引发,典型代表为人类免疫缺陷病毒(human immunodeficiency virus,HIV)感染导致的获得性免疫缺陷综合征(acquired immunodeficiency syndrome,AIDS),其特征性病理改变为 CD4$^+$T 淋巴细胞数量进行性减少及相关免疫功能衰竭,临床表现为机会性感染和恶性肿瘤发生率显著上升。

研究免疫缺陷的发生机制对于免疫缺陷病的诊断和治疗至关重要。例如,哪些基因突变或遗传异常导致原发性免疫缺陷病?这些突变如何影响免疫系统的发育和功能?病毒感染(如 HIV)或某些治疗方法(如免疫抑制药物)会引起免疫系统的功能下降,其具体机制是什么?如何通过遗传手段或免疫干预策略治疗免疫缺陷病?上述科学问题的研究将有助于深入解析这些疾病的发病机制,并研发更有效的治疗方案。

(三) 移植排斥与器官移植

器官移植是应用健康供体的器官、组织或细胞植入受体,以维持和重建机体生理功能的治疗方法。其核心科学问题在于移植排斥反应的免疫学机制。同种异型移植排斥分为宿主抗移植物病(host versus graft disease,HVGD)和移植物抗宿主病(graft versus host disease,GVHD)两种类型。HVGD 是指在接受异基因移植(如器官移植)中,由受者免疫系统识别供体异体抗原引发的免疫攻击,常见于组织器官移植。GVHD 是移植物中的免疫细胞对受体正常组织和器官的排斥反应,常见于骨髓移植或外周血干细胞移植等。根据发生时间和病理特征,移植排斥反应主要分为三种类型:超急性排斥、急性排斥和慢性排斥。超急性排斥反应(hyperacute rejection),通常在移植后几分钟到几小时内即可发生,主要是由受体体内存在的针对供体抗原的特异性抗体引起,会导致供体器官的血管迅速堵塞和功能丧失。急性排斥反应(acute rejection)通常发生在移植后的几天到几个月内,主要由受体 T 细胞识别供体 MHC 分子所引发,导致移植器官出现功能的急剧下降、局部炎症和损伤。慢性排斥反应(chronic rejection)通常发生在移植后的几个月到几年内,涉及持续的免疫反应和慢性炎症,最终导致移植器官纤维化和功能丧失。

移植排斥反应的发生是制约器官移植成功率和影响患者长期预后的关键因素。深入探究不同类型排斥反应的免疫学机制及其个体化差异,对于提高移植成功率具有重要意义。临床实践中,需采用多种手段抑制排斥反应,包括术前匹配、术后免疫抑制治疗、定期监测以及早期干预。此外,异种移植(不同物种间的移植)作为解决器官短缺问题的重要突破口,近年来在基因编辑技术的推动下取得显著进展,但仍面临免疫排斥的重点难题。随着对移植免疫机制的深入认识和临床转化应用的持续推进,器官移植领域将迎来更广阔的发展前景。

(四) 肿瘤免疫逃逸机制与免疫治疗

肿瘤免疫逃逸机制是肿瘤免疫学研究的重要领域,其核心在于肿瘤细胞通过各种策略来逃避宿主免疫系统的识别和攻击,以利于肿瘤生长和扩散。在肿瘤微环境中,多种免疫抑制性细胞,如调节性 T 细胞(Treg)、髓源性抑制细胞(myeloid-derived suppressor cell,MDSC)和肿瘤相关巨噬细胞(tumor-associated macrophage,TAM),通过分泌抑制性细胞因子(如 TGF-β、IL-10)或直接抑制其他免疫细胞的功能,来抑制抗肿瘤免疫应答。肿瘤细胞自身则通过多种机制实现免疫逃逸,包括表达免疫抑制分子(如 PD-L1)与免疫细胞受体结合,抑制免疫细胞的激活和功能;通过基因突变和表观修饰减少或改变肿瘤抗原的表达,逃逸免疫系统的识别;降低 MHC 分子的表达以降低抗原提呈。这些复杂的逃逸机制在不同肿瘤类型和个体间存在显著异质性,其精细调控网络仍需深入解析。

针对肿瘤免疫逃逸的免疫治疗策略取得了重要突破。免疫检查点抑制剂(如抗 PD-1/PD-L1 抗体和抗 CTLA-4 抗体)、嵌合抗原受体 T 细胞(chimeric antigen receptor T cell,CAR-T)疗法、肿瘤疫苗等,被应用于增强免疫系统的抗肿瘤能力,克服肿瘤免疫逃逸机制,提高治疗效果。新型免疫检查点(如 TIGIT、LAG-3、TIM-3 等)的发现为肿瘤治疗提供了更多潜在靶点。免疫治疗方法与其他治疗方法(如化疗、放疗、靶向治疗等)的联合应用,基于肿瘤患者的肿瘤特异性抗原(如突变抗原)研发的个性化疫苗,都将为克服肿瘤免疫逃逸、提高治疗效果带来希望。

（五）免疫学技术创新及其在疾病诊断和防治中的应用

免疫学理论、技术与临床医学实践紧密结合是现代免疫学发展的重要特征之一。免疫学技术方法不断发展，为生命科学发展提供了重要的方法学支撑，为临床医学的诊断、治疗和预防提供了重要技术手段。

在临床诊断领域，免疫学技术通过与其他生物学技术的交叉融合，发展形成了众多高灵敏度、高特异性的临床检测体系，可对抗原、抗体、免疫细胞及细胞因子等进行定性或定量检测。这些技术不仅为包括免疫相关疾病在内的各种疾病提供诊断依据，还可用于病情监测与疗效评价。

在疾病预防方面，疫苗技术的迭代创新显著提升了传染病防控的成效。通过全球性疫苗接种，人类已成功消灭天花，基本消除脊髓灰质炎，并使麻疹、白喉、百日咳、乙型肝炎等重大传染病的发病率和死亡率显著降低。这些成就为全球公共卫生事业作出历史性贡献，从根本上提升了人类整体健康水平。

免疫疗法（immunotherapy）是指基于免疫学原理，利用物理、化学和生物学的手段调节机体的免疫功能以达到疾病治疗的目的。该领域取得系列突破性成果。传统免疫疗法如动物血清制剂（包括破伤风抗毒素和抗蛇毒血清）已沿用百余年，其通过免疫动物获得特异性抗体的方法为现代抗体药物研发奠定了基础。近年来，单克隆抗体药物的研发与应用取得显著成就，其中抗人 CD20 单克隆抗体作为全球首个获批用于非霍奇金淋巴瘤治疗的抗体药物，显著提高了患者的总生存率；免疫检查点抑制剂（如抗 CTLA-4 单克隆抗体与抗 PD-1 单克隆抗体）在肿瘤免疫治疗中取得显著的疗效。此外，免疫细胞疗法正在成为新的热点，如基于 DC 的治疗性疫苗（therapeutic vaccine）在抗肿瘤领域显示良好的应用前景；CAR-T 细胞治疗已在部分血液系统肿瘤的临床治疗中取得了良好的效果，在实体肿瘤和自身免疫性疾病治疗领域也展现出广阔前景。这些突破性成果彰显了免疫学在疾病治疗领域的开创性贡献，为现代医学发展注入了新的活力。

三、免疫学在生命科学及医学发展中的重要地位

（一）免疫学是生命科学和医学领域的前沿支柱学科

生命科学的本质在于研究生命现象及其规律，涵盖了生命体的结构、功能、适应和进化等各方面。免疫系统作为生命科学研究的重要对象，对其复杂性和系统性的理解对于揭示生命体如何维持健康和适应环境变化具有重要意义。对免疫应答机制的认识不仅丰富了生命科学中刺激-应答的基本生命反应模式理论，也推动了生命科学基础研究的发展与突破。

免疫学研究不仅深化了对生命现象的理解，也推动了疾病预防、治疗技术的创新，为个体化医疗和公共健康策略的制定提供了科学依据。免疫学为现代医学科学理论体系的构建奠定了重要基础，其理论成果不仅指导了传染病预防与治疗实践，更形成了以疫苗接种为核心的主动免疫干预策略。免疫系统不仅关乎疾病防御，还与心理健康及生活方式密切相关。通过免疫系统的优化和身心健康的管理，联合多学科发展和个体化精准治疗，可实现健康维护与疾病防治的整体目标。

（二）免疫学与多学科的交叉融合推动了生命科学及医学的发展

近年来，免疫学与其他学科的交叉融合已成为推动生命科学和医学发展的重要驱动力。这种交叉融合不仅拓展了免疫学研究的深度和广度，更为解决复杂的生命科学问题和临床治疗困境提供了全新的视角和方法。例如，系统生物学（systems biology）的发展影响了免疫学研究的模式转变，其研究思路与技术的应用，显著提升了免疫学理论和应用研究的效能。免疫学与生物信息学、人工智能等前沿学科的融合，推动了免疫疗法和免疫诊断技术的创新发展，不仅提高了疾病的诊断准确率，更为个体化治疗方案的制订提供了依据。另外，免疫学与化学、药学、材料科学等学科的交叉，使研究者能够更深入地解析免疫系统的工作原理。例如，化学合成的新型免疫分子为免疫应答机制研究提供了新的工具；材料科学在免疫细胞和类器官培养及检测方面的应用显著提高了实验效率与准确性；与药学、生物技术等学科的交叉极大推动了分子靶向药物的设计与开发；与临床医学、神经科学

等学科的交叉研究则有助于更全面地揭示疾病的发病机制和新型潜在靶点。这种多学科交叉融合模式不仅推动了生命科学及医学的理论创新和技术突破,更为解决影响人类健康的重大问题提供了更多的可能性。

(三)免疫学在临床疾病预防、诊断和治疗中发挥了关键作用

免疫学在临床疾病的预防、诊断和治疗领域发挥着不可替代的重要作用。从疫苗接种的普及到疾病标志物检测技术的革新,再到免疫疗法和免疫调节药物的预防,免疫学的每一次创新和突破都极大地推动了临床疾病防治的系统化、个体化进程。

现代医学正经历着由治疗为主到预防优先的模式转变,而免疫学对这一转变产生了重要的影响。其最突出的成就在于通过疫苗接种实现对传染病的有效防控。牛痘疫苗的推广应用最终使得天花这一烈性传染病被彻底消灭,成为人类医学史上具有里程碑意义的贡献;脊髓灰质炎减毒活疫苗的普及使得全球消灭脊髓灰质炎的目标即将实现;重组乙肝疫苗的应用使乙型肝炎发病率得到显著控制;计划免疫的实施极大推动了我国传染病尤其是儿童多发传染病的预防控制。

免疫诊断(immunodiagnosis)是运用免疫学的理论、技术和方法诊断疾病,或准确评估机体的健康和免疫状态。免疫诊断技术包括酶联免疫吸附试验(ELISA)、免疫荧光试验、免疫化学发光试验、免疫组织化学染色等,已成为临床诊断的重要手段,尤其是在病理学及检验医学中得到广泛应用。当前,免疫诊断向着微量、自动、快速和智能化方向不断发展,新的诊断方法层出不穷。同时,免疫学技术的应用已超越临床医学范畴,在法医学的痕迹鉴定、食品科学研究和食品安全质量管理、生物化学的血清成分鉴定、物种进化关系研究、重金属污染检测等领域也发挥着重要作用。

免疫治疗已成为疾病治疗的重要手段之一(图1-11)。单克隆抗体在治疗肿瘤、移植排斥反应以及某些自身免疫性疾病方面已取得突破性进展。多种细胞因子对治疗贫血、白细胞和血小板减少症、病毒性肝炎等取得了良好的疗效。造血干细胞移植已成为治疗白血病等造血系统疾病不可替代的治疗手段。免疫抑制剂的成功应用极大地提高了器官移植的临床成功率。肿瘤免疫治疗已成为最具发展前景的肿瘤治疗方法,其中免疫检查点抑制剂和CAR-T细胞疗法等已取得显著的临床治疗效果。此外,免疫学为过敏性疾病、自身免疫性疾病、免疫缺陷病、肿瘤、器官移植和心脑血管性疾病的治疗提供了重要的理论和技术支撑,可能成为最终攻克这些疾病的关键突破口。

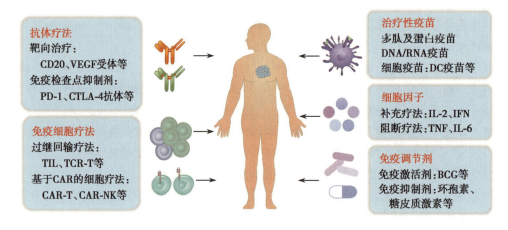

图1-11　免疫治疗类型

VEGF,血管内皮生长因子;PD-1,程序性死亡受体1;CTLA-4,细胞毒性T淋巴细胞相关抗原4;TIL,肿瘤浸润淋巴细胞;CAR-T,嵌合抗原受体T细胞;CAR-NK,嵌合抗原受体NK细胞;TNF,肿瘤坏死因子;BCG,卡介苗。

免疫诊疗技术和药物产业化是免疫学领域的重要实践成果,对临床疾病的预防、诊断、治疗和公共健康的维护产生了深远影响。经过数十年的发展,在免疫诊疗技术和药物领域已形成从基础研究到临床应用、再到商业化生产和市场推广的完整产业链,极大地推动了全球生物医药产业的创新发

展。在全世界销量前十的药物中,治疗肿瘤和自身免疫性疾病的单克隆抗体药物以及免疫调节剂长期以来占据一半以上,充分体现了免疫诊疗技术和药物在生物医药产业和临床疾病治疗中的重要地位。

第四节 免疫学未来展望

随着生物医学新理论与新技术的不断涌现与交叉融合,免疫学作为生命科学的前沿性、支柱性学科在推动上述发展的同时正迎来前所未有的发展机遇。

在基础免疫学研究方面,以前沿技术交叉融合为突破口,推动免疫学理论体系不断革新与进步。免疫学理论的突破往往需要新型引领性甚至颠覆性技术体系的涌现,日新月异的生物医学前沿技术及其交叉应用正持续推动免疫学研究更加深入。例如,单细胞多组学技术的应用,使研究者能够在单细胞水平解析免疫细胞的异质性和功能调控机制,深化了对免疫细胞功能调节机制的深层次理解;高通量测序和筛查技术则为揭示免疫系统的多样性和异质性,发现新的免疫标志物和关键调节因子提供了强大工具,加深了我们对免疫相关疾病的遗传基础和发病机制的认识。未来免疫学研究将呈现多维度、系统化的发展趋势。基础理论研究将更加系统深入,免疫识别、免疫应答、免疫调节的细胞与分子基础以及免疫耐受、免疫记忆形成与维持的机制等关键免疫学问题将不断得以突破,推动多个前沿研究领域的发展。具体包括:免疫细胞分化发育及功能调控的信号机制、新型免疫细胞及其亚群的发现及其功能调节、免疫识别和活化的分子结构基础、特异性免疫应答的细胞与分子机制、免疫效应细胞与效应分子杀伤靶细胞的机制、免疫负向调控的方式及其机制、自身免疫耐受的形成与维持机制、免疫记忆的细胞与分子机制、新型免疫分子的发现及其结构与功能,等等。这些系统性研究将为深入了解生命与健康的本质奠定理论基础,并为相关疾病的防治提供新的思路和方法。

在临床免疫学方面,以疾病诊治需求为牵引,基于已取得的理论突破开展医疗技术创新,推进免疫学基础理论成果向临床转化应用。当前,肿瘤、感染性疾病、自身免疫病、过敏性疾病、器官移植排斥、免疫缺陷病以及诸多炎症性疾病等严重影响人民健康,同时新发突发传染病发病率持续攀升。对这些疾病的防治关键在于深入认识其发生发展的免疫学机制,并在此基础上研发新型有效防治措施。随着系统医学、转化医学和精准医学理念的不断深化,免疫学的临床转化应用呈现蓬勃发展的新局面。聚焦重大疾病早期诊断、预防和治疗中的重要科学问题,通过免疫学与多学科的交叉融合研究,结合大队列多组学分析,将为疾病机制解析、精准分型诊断、防控策略及个性化治疗方案的制订等带来新的希望。

在免疫学技术应用及产业化方面,以新型免疫诊疗技术研发应用和免疫药物产业化为标志,持续支撑生物医药和卫生健康事业发展。围绕基础研究方法所需、临床疾病诊治所需、免疫药物产业化发展所需,研发具有更高特异性、敏感性和普适性的新型免疫学技术,将有效解决临床应用难题、造福患者并促进社会和经济发展。例如,免疫高通量和精准检测技术将在疾病筛查、治疗方法选择和疗效评估预测等方面更广泛应用;检测设备和检验试剂的产业化进程将持续推动智慧诊断和智慧检验的发展;新型免疫诊疗技术的研发应用与免疫药物产业化在推动重大疾病防控中将发挥日益重要的作用;而新型疫苗、抗体等免疫药物和免疫治疗技术的研发和产业化将进一步促进生物医药产业升级。

展望未来,随着免疫学理论和技术的持续创新,免疫学成果在人类健康事业,特别是疾病预防和诊疗中的作用将更加凸显。多学科交叉融合将推动免疫学理论研究向纵深发展,促进免疫诊疗技术实现新的突破。免疫学理论和技术的进步又将反哺医学和生命科学的发展,全面拓展免疫学在医学健康领域的应用广度和深度,为促进人类健康作出更加深远的贡献。

思考题

1. 以疫苗为例,阐述免疫学在人类与疾病抗争中的重要贡献。
2. 简述免疫系统的主要组成及功能。
3. 简述固有免疫与适应性免疫应答过程。
4. 阐述免疫学在疾病防治中的作用及其在生物医学发展中的地位。

(曹雪涛)

第二篇
基础免疫学

第二章

抗　　原

【学习要点】

● 抗原具有免疫原性和反应原性两种基本特性。具有这两种性质的是完全抗原,具有免疫原性的一般也具有反应原性;仅具有反应原性的是半抗原,与蛋白质类大分子结合后可具有免疫原性。

● 抗原表位是抗原分子中决定免疫应答特异性的最小结构与功能单位,可分为线性表位和构象表位。T 细胞仅识别线性表位,B 细胞主要识别构象表位。

● 抗原可根据与宿主的亲缘关系、化学性质、诱导适应性免疫应答时是否需要 T 细胞辅助、是否在细胞内合成等进行分类。

● 抗原作为机体免疫应答的启动者和参与者,在多种免疫相关疾病的发生、发展、诊断、预防和治疗中具有重要价值。

从广义上说,所有能够启动、激发和诱导免疫应答的物质,均可称为免疫原(immunogen),这包括启动固有免疫应答的固有分子模式(innate molecular pattern,IMP)和启动适应性免疫应答的抗原(antigen,Ag)。

抗原为狭义免疫原,是免疫应答的启动者和参与者,指能被 T/B 细胞表面特异性抗原受体(TCR/BCR)识别及结合,激活 T/B 细胞产生相应的免疫应答产物(效应淋巴细胞和特异性抗体),并与免疫应答产物发生特异性反应的物质。IMP 可被固有分子模式受体所感知及识别,诱导固有免疫应答,同时可参与适应性免疫应答,但通常 IMP 不与免疫应答产物相结合。根据抗原物质可诱导机体产生不同的免疫应答结果,将能诱导机体产生速发型超敏反应的抗原称为变应原(allergen),将诱导机体产生免疫耐受(特异性无应答)的抗原称为耐受原(tolerogen)。

第一节　抗原的特性

抗原的基本特性有两种,分别为免疫原性和反应原性。免疫原性(immunogenicity),即能与 TCR/BCR 结合,刺激细胞活化、增殖、分化,产生抗体和致敏淋巴细胞的能力;抗原的免疫原性与抗原异物性及其理化性质等密切相关,其诱导免疫应答的强度与抗原的剂量、抗原接种方式及次数有直接关系,宿主的年龄、性别、健康状态和应激刺激等也可影响机体针对抗原所产生的免疫应答强度。反应原性(reactivity),即能与相应的免疫应答产物抗体或致敏淋巴细胞发生特异性结合的能力;抗原的反应原性主要基于抗原的特异性,其与抗体结合具有特异性和可逆性的特点,亦存在交叉反应。

同时具有免疫原性和反应原性的物质称为完全抗原(complete antigen),即通常所指的抗原,如病原微生物和蛋白质等。具有反应原性而不具有免疫原性的物质称为不完全抗原(incomplete antigen),又称半抗原(hapten),如一些小分子的化学物质及药物等。具有免疫原性的物质一般均为完全抗原;半抗原若与大分子蛋白质或多聚赖氨酸等载体(carrier)交联或结合,可具有免疫原性,即成为完全抗原。如青霉素降解产物青霉烯酸,本身无免疫原性,但其一旦进入机体与血清蛋白结合即可成为完全抗原并诱导特异性 IgE 产生,青霉烯酸与 IgE 结合、交联,可介导 I 型超敏反应发生。

一、抗原的异物性

除自身抗原外,抗原一般均为非己物质。抗原的异物性(foreignness)是指一种物质被机体免疫系统识别为非己的抗原异物的特性。非己的外源性抗原作为异物一般具有免疫原性,可刺激机体产生免疫应答,最终被机体清除,如感染机体的病原微生物。对外源性抗原识别、应答和清除而对自身组织抗原不产生损害性反应是机体免疫系统最显著特征之一。相对于自身免疫系统,自身组织成分在正常情况下不具有免疫原性,不能刺激机体产生免疫应答;其原因在于表达针对自身抗原受体的淋巴细胞在发育过程中被清除,或不能接受自身抗原刺激,表现为无功能活性。但当自身组织成分发生异常,或针对自身抗原的淋巴细胞出现改变时,则会对自身抗原产生免疫应答;在该情况下,正常的淋巴细胞将异常组织成分或异常淋巴细胞将正常组织成分视为抗原异物。因此,抗原的异物性是决定抗原免疫原性的主要条件,也是抗原特异性的重要基础。

抗原的物种来源与人类亲缘关系的远近影响抗原的免疫原性。与人类的亲缘关系越远,其抗原成分与人类之间同源程度越低,免疫原性越强,易被人类淋巴细胞克隆作为抗原异物识别,产生特异性免疫应答。反之,与人类的亲缘关系越近,则免疫原性越弱。这种亲缘关系与免疫原性的相关性也表现在各种系之间,如鸭血清蛋白对兔呈强免疫原性,而对鸡则呈弱免疫原性;灵长类动物(猴或猩猩)组织成分对人是弱抗原,而对啮齿动物则多为强抗原;肿瘤抗原是组织细胞异常分化增殖过程中产生的自身性的抗原成分,与外源性抗原比起来就会弱得多。异物性不仅存在于不同种属间,也存在于同种异体间,同种移植物可具有强免疫原性。

二、抗原的特异性

抗原特异性(specificity)是指抗原与其 TCR/BCR 和免疫应答产物专一结合的性质。一种特定抗原仅能激活特异性识别该抗原的淋巴细胞克隆,所产生的抗体或效应淋巴细胞仅可与该抗原发生特异性结合。

(一)抗原表位

抗原与免疫应答产物共同决定彼此的特异性;即抗原物质进入机体,被淋巴细胞识别,产生的是针对抗原物质不同构成部位的特异性免疫应答。这是因为淋巴细胞膜表面表达的抗原识别受体能精细地区分不同的抗原结构;被抗原识别受体特异性识别的抗原部分称为抗原表位(epitope),亦称抗原决定簇(antigenic determinant),是抗原特异性的物质基础,也是抗原与 TCR/BCR 或抗体特异性结合的最小结构与功能单位。抗原表位通常由 5~15 个氨基酸残基组成,也可由多糖残基或核苷酸组成。

抗原表位的化学基团构成及空间构型的改变会影响其特异性。抗原表位的修饰,如磷酸化等,可形成新表位,改变其特异性。

(二)抗原结合部位

TCR 抗原结合部位是由 Vα 和 Vβ 功能区各自所含的三个互补决定区(CDR)构成,结合 MHC-肽复合物中的肽抗原。抗体分子的抗原结合部位由 V_L 和 V_H 两个功能区,特别是其中所含有的 CDR 构成,是一个平坦的表面,适应抗原肽的空间构型,使得抗体能同抗原表位适宜结合。

有关免疫系统抗原结合分子的抗原结合特性见表 2-1。

表 2-1　抗原结合分子结合抗原的特点

特点	抗原结合分子		
	抗体	TCR	MHC 分子
抗原结合部位	在 V_H 和 V_L 区各有三个 CDR	在 Vα 和 Vβ 区各有三个 CDR	α1 和 α2 组成的肽结合槽(Ⅰ类分子);α1 和 β1 组成的肽结合槽(Ⅱ类分子)

续表

特点	抗原结合分子		
	抗体	TCR	MHC 分子
结合抗原的性质	大分子(蛋白质、脂类、多糖)和一些小的化学物质	肽-MHC 复合物	肽类
识别的抗原表位的性质	各种大分子和化学物质的线性或构象表位	肽的线性表位;结合在 MHC 分子沟槽的肽的 2 至 3 个氨基酸残基	肽的线性表位;仅是肽的几个氨基酸残基
结合抗原的亲和力	K_d $10^{-7}\sim10^{-11}$M;在应答中 Ig 的亲和力逐渐增加	K_d $10^{-5}\sim10^{-7}$M	K_d 10^{-6}M
结合速率及分离速率	结合快,分离受多种因素影响	结合慢,分离也慢	结合慢,分离更慢

(三) 抗原的多价性

一个蛋白分子中能与抗体结合的抗原表位总数称为抗原结合价(antigenic valence)。天然蛋白质大分子一般含有多个不同的抗原表位,属多价抗原,可与多个抗体分子结合。大分子蛋白质抗原免疫机体后,可产生针对不同表位的多种不同特异性抗体,即多克隆抗体。

典型的大分子抗原通常含有多个抗原表位,其中有些是相同的,与同一种抗体结合。一种抗原分子有多种相同抗原表位的存在被称为抗原的多价性(poly-valency)。抗原抗体之间的多价作用具有生物学意义,因为许多抗体效应分子生物学功能的发挥需要两个或两个以上抗体分子共同与一种多价抗原分子结合。在适当浓度下,大多数或全部抗体分子与抗原分子结合,形成大的免疫复合物,易被机体清除。但有些免疫复合物可以在组织内形成或沉积,引发炎症反应及免疫复合物病。

(四) 抗原结合的交叉反应

不仅同一种抗原分子可存在相同的表位,不同种抗原分子(两种或两种以上)之间也可存在相同或相似的表位,后者称为共同抗原。共同抗原具有分子模拟效应,即外源性共同抗原可模拟机体自身抗原,诱发自身免疫应答,严重者可引起自身免疫性疾病。由于共同抗原的存在,其中一种抗原刺激机体产生免疫应答的产物抗体或致敏淋巴细胞可以与其他的不同抗原发生特异性结合,此种现象称为交叉反应。例如,应用牛痘病毒与人天花病毒之间存在共同抗原及其可刺激机体产生免疫交叉反应的原理,给人接种牛痘苗预防天花,使天花这种烈性传染病在全世界范围内被消灭。

(五) 抗原结合的可逆性

抗体对抗原的识别是非共价键的可逆性结合;这些非共价键结合包括静电力、氢键、范德华力和疏水作用。抗体的单一抗原结合部位与抗原表位结合的强度称为亲和性(affinity);亲和性与抗体的 CDR 的氨基酸序列相关,通常用解离常数(dissociation constant,K_d)表示;K_d 值小,意味着亲和性强。典型体液免疫应答所产生的抗体的 K_d 通常是大约 $10^{-7}\sim10^{-11}$M。

三、抗原的理化特性

抗原分子量的大小与抗原物质的免疫原性强弱有关,高分子量化合物抗原的免疫原性较强。抗原的分子量通常在 10kDa 以上,低于 4kDa 者一般无免疫原性;常常是分子量越大免疫原性越强。这可能是由于分子量越大的抗原,其抗原表位越多,越有利于刺激机体免疫系统产生免疫应答。介于两种分子量之间的某些物质也可具有免疫原性,如人胰岛素的分子量为 5 734Da,具有免疫原性。对于高分子量的化合物来说,免疫原性也有例外,如明胶的分子量高达 100kDa,因其是由氨基酸组成的直链,易在体内降解为低分子量物质,致使免疫原性减弱。这说明免疫原性的强弱除与抗原的分子量有关外,尚与抗原的化学结构相关。

抗原的理化复杂性（physico-chemical complexity）也决定其免疫原性的强弱。抗原的结构越复杂免疫原性就越强；反之，免疫原性就越弱。多数大分子量的蛋白质是强抗原，含有芳香族氨基酸的蛋白质免疫原性更强；由单一的氨基酸组成的聚合物，即使相对分子量较大，仍缺乏免疫原性。多糖也是重要的抗原物质；纯化的多糖、糖蛋白及脂多糖等物质中糖分子可具有免疫原性；自然界许多微生物有富含多糖的荚膜或胞壁，细菌内毒素是脂多糖，一些血型（如 ABO 血型）抗原也是多糖。核酸分子多无免疫原性，但与蛋白质结合之后可具有免疫原性；在自身免疫性疾病中可发现抗 DNA 或 RNA 抗体。

四、抗原的易接近性

抗原易接近性（accessibility）是指抗原表位与 T/B 细胞识别受体相接触的难易程度。一种抗原分子可含有多个相同的和不同的抗原表位，存在于抗原分子的表面和内部。存在于表面的抗原表位可直接被淋巴细胞表达的相应抗原受体所识别或与特异性抗体结合；存在于抗原分子内部的抗原表位则依赖于大分子抗原在体内被加工、处理，进而暴露相应抗原表位，方可被 T/B 细胞识别受体识别或与特异性抗体结合；这体现出识别或结合抗原表位的难易程度不同。

（一）线性表位与构象表位

根据抗原表位的构成不同，可将其分成线性表位（linear epitope）和构象表位（conformational epitope）（图 2-1）。线性表位亦称顺序表位（sequential epitope），是由序列上相连接的一些氨基酸残基通过共价结构形成，大多位于抗原分子的内部，主要是 T 细胞识别受体识别的表位，B 细胞识别受体亦可识别。构象表位亦称非线性表位（non-linear epitope），是由序列上不相连的氨基酸残基在空间上通过折叠构成，一般位于抗原分子的表面，被 B 细胞识别受体识别。

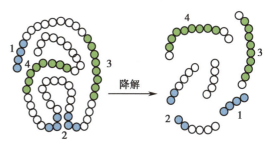

● B细胞表位：1. 分子表面的线性表位 2. 构象表位
● T细胞表位：3、4. 线性表位

图 2-1　抗原分子中的构象表位和线性表位
天然抗原分子除含有 T 细胞和 B 细胞的线性表位外，还含有 B 细胞构象表位，但降解后 B 细胞构象表位消失。

蛋白质类物质的抗原表位可通过上述两种方式构成，既有线性表位又有构象表位；而糖类和磷脂类物质的抗原表位通常是通过共价结构形成，即线性表位。抗体结合的表位一般是由约 6 个氨基酸残基构成的线性表位；位于天然蛋白质表面的线性表位易接近抗体，与之结合；但大多数的线性表位位于天然蛋白质的内部，不易接近抗体，只有蛋白质变性后，才能与抗体结合。

（二）T 细胞表位和 B 细胞表位

根据 TCR 和 BCR 对表位识别的不同，抗原表位又可分为 T 细胞表位（T cell epitope）和 B 细胞表位（B cell epitope）。被 TCR 所识别的表位称为 T 细胞表位；被 BCR 所识别以及与特异性抗体分子相结合的表位是 B 细胞表位。

T 细胞表位与 B 细胞表位之间的区别见表 2-2。

表 2-2　T 细胞表位和 B 细胞表位的比较

项目	T 细胞表位	B 细胞表位
识别受体	TCR	BCR
表位成分	蛋白质降解后的多肽	各种天然抗原分子
表位类型	线性表位	构象表位，线性表位
MHC 分子	需要，具有 MHC 的限制性	不需要，无 MHC 的限制性
表位存在	多在抗原分子内部	多在抗原分子表面
表位的大小	MHC Ⅰ类分子提呈含 8~12 个氨基酸残基的表位；MHC Ⅱ类分子提呈 13~17 个氨基酸残基的表位	5~15 个氨基酸、5~7 个单糖或核苷酸

五、抗原的 MHC 限制性

机体产生免疫应答的强度受遗传因素决定;同一个体对不同抗原,不同个体对同一抗原均可产生不同强度的免疫应答。控制这种对肽抗原免疫应答的基因被命名为免疫应答基因(immune response gene,Ir 基因),定位于主要组织相容性复合体(major histocompatibility complex,MHC);后者分为 MHC Ⅰ 和 MHC Ⅱ类分子。

T 细胞表位是通过 MHC 分子提呈的,CD4⁺T 细胞 TCR 识别的表位由 MHC Ⅱ类分子提呈,CD8⁺T 细胞 TCR 识别的表位由 MHC Ⅰ类分子提呈。病原体感染或异种蛋白质进入体内,被抗原提呈细胞(antigen presenting cell,APC)摄取,经酶类降解成短肽片段后,与 MHC Ⅱ类分子结合成 MHC-抗原肽复合物,运送到 APC 膜表面,才能被 CD4⁺T 细胞 TCR 特异性识别。病毒等病原体感染后在细胞内合成的病原体蛋白和肿瘤细胞内合成的抗原成分,也需要酶降解产生短肽片段,并与 MHC Ⅰ类分子组成复合物运送到细胞表面,才能被 CD8⁺T 细胞 TCR 所识别,作为抗原表位诱导免疫应答。

不同的 MHC 分子之间所结合的肽的大小相似,但所结合的肽的氨基酸残基及其在肽内的位置有所不同,这影响 T 细胞抗原受体的识别,产生不同特异性的免疫应答。

第二节   抗原的分类

抗原的种类繁多,来源广泛,化学组成不一,物理性状不同,诱导免疫应答所需的细胞也不同。依据不同的标准,可有不同的分类原则,现介绍如下几种抗原分类法。

一、根据抗原与宿主的亲缘关系分类

根据抗原与宿主的亲缘关系可将抗原分为异嗜性抗原、异种抗原、异体抗原、自身抗原和独特型抗原。

(一)异嗜性抗原(heterophilic antigen)

异嗜性抗原为一类存在于人、动物及微生物等不同种属之间的共同抗原。此类共同抗原首先由 Forssman 发现,故亦称为 Forssman 抗原。例如,溶血性链球菌表面成分与人肾小球基底膜及心肌组织具有共同抗原;所以链球菌感染可诱发交叉反应,导致肾小球肾炎或心肌炎。

(二)异种抗原(xenogeneic antigen)

异种抗原指来自不同种属的抗原,如病原微生物及其代谢产物、植物蛋白、治疗用动物抗血清(含抗体)及异种器官移植物等,对人而言均为异种抗原。微生物结构虽然简单,但其化学组成却相当复杂,对于人均有较强免疫原性。

临床治疗所用动物免疫血清(如马血清抗毒素)既含特异性抗毒素抗体以中和毒素,同时又是异种抗原,可刺激机体产生抗马血清抗体,反复使用可致超敏反应。

(三)异体抗原(allogenic antigen)

异体抗原指在同一种属不同个体间存在的特异性抗原,亦称同种抗原或同种异体抗原。人类重要的同种异体抗原有组织相容性抗原、免疫球蛋白遗传标志抗原和血型抗原等。

组织相容性抗原是指不同个体间进行器官或组织移植时诱导产生移植排斥反应的抗原。除同卵孪生同胞外,不同个体间很难表达完全一致的组织相容性抗原,这也是组织移植成功的障碍所在。

免疫球蛋白的遗传标志抗原由每个个体的遗传基因所决定,如在人类发现免疫球蛋白 γ 链(IgG 的重链)有 30 个,Gml-30 因子;α 链(IgA 的重链)有 2 个,Am1 和 Am2。

血型抗原是指每个个体红细胞上表达的不同抗原成分。如上述,根据红细胞表达 A 抗原物质和 B 抗原物质的不同,将人类分成 A、B、AB 和 O 四种血型群体。所以,在临床输血时需进行血液配型。

（四）自身抗原（autoantigen）

自身抗原指自身组织细胞所表达的抗原。一般在 T 细胞和 B 细胞发育成熟过程中，通过阴性选择，针对自身抗原的细胞克隆被清除或功能受到抑制。因此，正常情况下，机体免疫系统对自身组织细胞不会产生免疫应答，即形成自身耐受。但在某些特殊情况下，自身成分可以成为抗原物质，引发免疫应答，如释放的隐蔽性自身抗原、被修饰出现新表位的自身抗原。

脑组织、精子、甲状腺球蛋白及眼晶状体蛋白等，在正常情况下，由于与免疫系统相对隔绝，因此不能激发免疫应答。当相关部位的屏障结构被感染、外伤或手术等因素破坏后，这些成分可进入血液，即隐蔽的自身抗原被释放，暴露于免疫系统，引起自身免疫应答。

自身组织成分的结构在感染、烧伤、电离辐射或化学药物等因素的作用下，也可发生改变，形成新的抗原表位，成为被修饰的自身抗原，也能刺激机体产生免疫应答，引起自身免疫性疾病。如长期服用甲基多巴后，可使红细胞发生改变，产生新的免疫原性，引起自身免疫性溶血性贫血。

（五）独特型抗原（idiotype antigen）

独特型抗原是一种特殊的自身抗原，存在于抗体分子的超变区。用同源抗体（如单克隆抗体）作为免疫原，可刺激同种动物产生与抗体单一超变区发生反应的抗体，说明该部位抗原表位的存在。此种表位通常在任何动物都是极少量存在，不能诱导自身产生耐受性。

存在于抗体分子上的单一表位称为独特位（idiotope），带有相同独特位的全部抗体分子即属于相同的独特型。独特型抗原所诱生的抗体（即抗抗体，或称 Ab1）称抗独特型抗体（anti-idiotype antibody，AId）。Ab1 作为抗原以 Ab1→Ab2→Ab3…的形式诱生次级的特异性 AId，从而形成独特型网络并调节免疫应答。

二、根据抗原的化学性质分类

根据抗原的化学性质不同可将抗原分成以下几类。

（一）蛋白质及多肽类抗原

常见于异种动物血清、细菌蛋白、病毒蛋白、移植抗原（即为 MHC Ⅰ类分子和 MHC Ⅱ类分子）、Rh 抗原、肿瘤抗原和基因工程抗原等。

临床上应用的抗毒素，如破伤风抗毒素、白喉抗毒素等为异种动物血清制品，一般是用其类毒素免疫马匹分离血清制备的，这些抗毒素血清对于人类来说具有良好的免疫原性，在中和相应的外毒素的毒性作用的同时，本身又可作为抗原刺激机体产生免疫应答；患者若再次接受马血清的预防或治疗，可发生血清过敏性休克等，严重者可以致死。如果将抗毒素血清用胃蛋白酶降解，可降低抗毒素的分子量，使免疫原性下降，减少应用者超敏反应的发生。

细菌产生的外毒素的化学成分为蛋白质，免疫原性强，对机体的毒性作用也强。外毒素经过甲醛处理后，失去毒性而保留免疫原性和反应原性，即为类毒素。外毒素和类毒素都是良好的天然抗原，用类毒素免疫机体产生的抗体仍可识别外毒素；所以，类毒素作为免疫原常用于免疫预防接种。

病毒蛋白是病毒重要成分，具有较强免疫原性，能够刺激机体产生免疫应答。病毒感染后在细胞内合成病毒蛋白，被蛋白酶水解后产生的抗原肽，可通过 MHC Ⅰ类分子提呈给 CD8$^+$T 细胞识别，诱导细胞免疫应答，清除病毒感染细胞。B 细胞可识别病毒的多种蛋白成分，产生抗各种病毒蛋白抗原的抗体。如果病毒抗原发生变异，或病毒摧毁免疫细胞，或病毒潜伏在神经组织等，则可导致机体缺乏有效的免疫应答，引起机体持续性病毒感染。

（二）糖类抗原

多糖抗原可独立存在，如细菌的荚膜多糖；也可与肽类或脂类化合，如肽聚糖、脂多糖和 ABO 血型的多肽寡糖等。

细菌的荚膜多糖，如肺炎链球菌的荚膜多糖，有多个重复的 B 细胞表位，可直接激活 B 细胞，产生抗体。

脂多糖(常称为内毒素)是革兰氏阴性细菌细胞壁主要成分,由脂质 A、核心多糖和特异性多糖组成。B 淋巴细胞表面有其受体,与其结合可直接活化 B 细胞,产生抗体应答。因此,脂多糖为 B 细胞多克隆激活剂,常用于 B 淋巴细胞转化试验,通过计数活化 B 淋巴细胞数量,以间接地反映体液免疫功能。

肽聚糖主要见于革兰氏阳性细菌,是细菌细胞壁主要组分,免疫原性较强。

(三) 脂类抗原

脂类抗原常见于病原体的细胞膜、外膜、病毒包膜和脂多糖。

脂类一般为半抗原,是 B 淋巴细胞识别的表位,如果与多肽或多糖化合可获得免疫原性。

(四) 核酸抗原

核酸抗原包括 DNA 和 RNA,一般免疫原性较弱。

核酸抗原通常可有效激活固有免疫模式识别受体信号,启动固有免疫应答。然而,核酸抗原与核酸结合蛋白结合后可获得强免疫原性,诱导机体适应性免疫应答。如系统性红斑狼疮患者体内可出现较高水平的抗 DNA 抗体。

(五) 小分子化学物质

小分子化学物质为半抗原,进入机体与蛋白质结合后获得免疫原性,刺激机体产生免疫应答,引起超敏反应。临床最常见的是青霉素以及化学治疗药物。

三、根据诱导适应性免疫应答时是否需要 T 细胞辅助分类

根据抗原刺激机体产生适应性免疫应答时是否需要 T 细胞辅助而将抗原分成两类,一类为胸腺依赖性抗原(thymus dependent antigen,TD-Ag);另一类为胸腺非依赖性抗原(thymus independent antigen,TI-Ag)。

TD-Ag 是指在刺激机体 B 细胞产生抗体时需 T 细胞辅助的抗原;主要为蛋白质抗原。B 细胞通过 BCR 识别抗原的 B 细胞表位,内吞并将抗原降解成短肽,通过与 MHC Ⅱ类分子结合,提呈给 T 细胞识别,后者为 B 细胞活化提供刺激信号,诱导 B 细胞活化可产生 IgM、IgG 和 IgA 同种型抗体,并可产生免疫记忆。TD-Ag 可刺激 T 细胞产生细胞免疫应答。

TI-Ag 是指可直接激活 B 细胞,产生抗体应答,无须 T 细胞的辅助;主要为多糖类抗原。TI-Ag 刺激 B 细胞产生体液免疫应答一般不发生抗体同种型转换,仅产生 IgM 类抗体,且无免疫记忆。而且,TI-Ag 不刺激 T 细胞产生细胞免疫应答。

有关 TD-Ag 与 TI-Ag 的区别见表 2-3。

表 2-3　TD-Ag 与 TI-Ag 的区别

区别要点	TD-Ag	TI-Ag
化学组成	蛋白质及其化合物	多糖
化学结构	结构复杂 多种不同表位	结构简单 重复表位
应答特点	刺激 B 细胞产生抗体需 Th 细胞辅助 有 MHC 限制性 可产生 IgM、IgG 和 IgA 等抗体 可刺激细胞免疫和体液免疫应答 有免疫记忆 大剂量引起 T、B 细胞免疫耐受 小剂量引起 T 细胞免疫耐受	刺激 B 细胞产生抗体不需 Th 细胞 无 MHC 限制性 只产生 IgM 类抗体 只刺激体液免疫应答 无免疫记忆 大剂量引起 B 细胞免疫耐受 小剂量不引起 B 细胞免疫耐受

四、根据抗原是否在细胞内合成分类

根据抗原是在细胞内合成的还是来自外源的可将抗原分为内源性抗原（endogenous antigen）和外源性抗原（exogenous antigen）。

内源性抗原是指在细胞内合成的，存在于胞质内的蛋白质抗原。此类抗原在胞质内被酶降解成短肽后，通过 MHC I 类分子提呈给 CD8⁺T 细胞识别。病毒感染细胞和肿瘤细胞等靶细胞也可以同样方式将病毒抗原和肿瘤抗原提呈给 CD8⁺T 细胞识别，并刺激 CD8⁺T 细胞活化杀伤靶细胞。因此，常称该类抗原为 MHC I 类分子提呈的抗原；抗原识别受 MHC I 类分子限制。

外源性抗原是指细胞从外部摄取的，存在于细胞囊膜系统内的蛋白质抗原。此类抗原在被溶酶体酶降解成短肽后，通过 MHC II 类分子提呈给 CD4⁺T 细胞，诱导 CD4⁺T 细胞免疫应答。经专职 APC 摄取、处理、提呈的外源蛋白质均属此类；抗原识别受 MHC II 类分子限制。

五、根据抗原的其他性状分类

根据抗原产生方式的不同，可将抗原分为天然抗原和人工抗原；根据物理性状不同，可分为颗粒性抗原和可溶性抗原；根据抗原来源及其与疾病相关性，可分为移植抗原、肿瘤抗原、自身抗原等。

第三节　抗原的临床意义及应用

抗原作为机体免疫应答的启动者和参与者，在感染性疾病、肿瘤、自身免疫性疾病、器官移植和过敏性疾病等免疫相关疾病的发生发展、诊断、预防和治疗中有重要价值，在生物制药产业亦得到普遍应用。

一、抗原在疾病发生发展中的意义

抗原可作为致病要素，直接参与疾病的发生与发展。

（一）抗原可诱导疾病发生

抗原可以是诱发临床疾病的关键病因。病原体成分可作为抗原诱导机体产生免疫应答，导致感染性疾病发生；比如乙肝病毒感染诱发乙型肝炎、疟原虫感染导致疟疾。自身抗原异常暴露或抗原抗体交叉反应可诱导自身免疫应答，诱发自身免疫性疾病。在器官移植患者体内，移植抗原是驱动组织器官排斥反应及移植物抗宿主病的关键原因。食物蛋白如鱼、虾、牛奶和蛋类等抗原物质则可在一些特应症（atopy）个体引起病理性免疫应答，诱发过敏性疾病。

血型抗原是引发临床输血反应及新生儿溶血病的关键要素。一是 Rh 抗原，这是表达于人类红细胞上的一种跨膜蛋白，由于与恒河猴（rhesus）红细胞上的跨膜蛋白分子同源而命名为 Rh 抗原；Rh 抗原免疫原性较强，进入 Rh 血型阴性的机体可引起免疫应答，其抗体类型为 IgG，可通过孕妇的胎盘并引起严重的新生儿溶血病。二是 ABO 血型抗原，这是表达于红细胞表面的多肽寡糖抗原；A 型血的个体血清中含有抗 B 抗原的抗体，称抗 B 凝集素；B 型血有抗 A 凝集素；O 型血则有抗 A 和抗 B 两种凝集素；AB 型血既没有抗 A 也没有抗 B 凝集素；ABO 血型不符的个体间相互输血可引起严重的输血反应。

（二）抗原可促进疾病进展

抗原可参与加重临床疾病进展。比如，在肿瘤患者体内，肿瘤细胞可通过抗原缺失或突变实现免疫逃逸，促进肿瘤恶性生长和侵袭迁移。

二、抗原在疾病诊断中的价值

抗原不仅参与疾病发生发展，其在临床疾病诊断中亦有重要价值。

肿瘤抗原是一种广谱肿瘤标志物,临床上可用于常见肿瘤的辅助诊断。比如,癌胚抗原(CEA)是传统的非特异性肿瘤标志物,普遍用于肿瘤筛查;甲胎蛋白(AFP)是辅助诊断原发性肝癌的重要指标;前列腺特异性抗原(PSA)用于前列腺癌筛查。

乙肝病毒(HBV)抗原在乙型肝炎临床诊断中有重要参考价值。乙型肝炎病毒表面抗原(hepatitis B surface antigen,HBsAg)是HBV外膜蛋白主要成分,是HBV感染标志之一;乙型肝炎病毒e抗原(hepatitis B e antigen,HBeAg)是HBV复制产生的分泌型蛋白,是HBV DNA复制的标志之一;乙型肝炎病毒核心抗原(hepatitis B core antigen HBcAg)可反映HBV DNA转录活性,并在一定程度上预测慢性乙型肝炎患者临床疗效与预后等。

三、抗原在疾病预防和治疗中的作用

基于抗原的免疫疗法,在临床疾病预防和治疗中具有举足轻重的作用。

疫苗(vaccine)对保护人类健康、预防和治疗疾病有重要意义,可分为预防性疫苗和治疗性疫苗。抗原的选择、抗原体内呈现方式以及保护效力评价是疫苗研制的三个关键环节;其中,抗原是疫苗的核心,决定疫苗的特异性和靶向性,对疫苗的预防或治疗效果有根本性作用。预防性疫苗的作用对象是未感染的健康人群,以人工主动免疫的方式使机体对特定疾病产生抵抗力。治疗性疫苗则需重新构建新的抗原分子,打破患者体内免疫耐受,重建或增强免疫应答,用于病毒感染、肿瘤等慢性疾病的治疗。比如,肿瘤疫苗主要通过引入肿瘤抗原或肿瘤新抗原来激活患者体内T细胞,进而诱导免疫反应以杀伤肿瘤细胞。

基于TCR识别抗原的特异性,筛选肿瘤抗原特异性CD8+T细胞克隆,对肿瘤患者免疫治疗有重要价值。肿瘤细胞特异性新抗原的筛选、鉴定、设计,进而用于细胞治疗、肿瘤疫苗和抗体研制,释放了临床免疫治疗更多潜力。

四、抗原在生物制药中的应用

生物制药基本分为小分子药物和抗体性药物;后者以其高特异性、高有效性、长半衰期以及低不良反应的特点,已成为主要一类新药,用于肿瘤、自身免疫性疾病、代谢及感染性疾病等的临床治疗。而抗原是所有抗体性药物研制的基础和前提,用于开发单克隆抗体药物和双特异性抗体药物。另外,抗体性药物自身的免疫原性对患者的安全性和药物的有效性均可产生重要影响。

(一)单克隆抗体药物

单克隆抗体药物是由单一B淋巴细胞分化产生、仅针对某一特定抗原表位的具有高度均一性的抗体;比如针对如程序性死亡受体1(programmed death-1,PD-1)及其配体PD-L1、细胞毒性T淋巴细胞相关抗原4(cytotoxic T lymphocyte-associated antigen-4,CTLA-4)、表皮生长因子受体(epidermal growth factor receptor,EGFR)、血管内皮生长因子(vascular endothelial growth factor,VEGF)、人表皮生长因子受体2(human epidermal growth factor receptor 2,HER2)、CD19、CD20等的抗体药物。

(二)双特异性抗体药物

双特异性抗体药物,是指通过化学偶联、重组DNA或细胞融合的方式制备的能同时特异性结合两种抗原分子或同一抗原两个不同表位的抗体;比如,抗-CD19/CD3、抗-CD20/CD3、抗-BCMA/CD3等抗体药物。

(三)抗体药物偶联物

抗体药物偶联物(ADC)是利用靶向肿瘤抗原的特异性抗体和小分子细胞毒性药物连接形成的,可在体内识别并结合肿瘤细胞的特异性靶抗原,进而将药物直接输送至肿瘤细胞,实现杀死肿瘤细胞的目的。

思考题

1. 叙述抗原的基本特性。
2. 简述抗原主要分类方法及其种类。
3. 试述抗原的临床意义及应用价值。

（熊思东）

扫码获取
数字内容

第三章

抗 体

【学习要点】

● 抗体是 B 细胞在抗原刺激下产生的介导体液免疫应答的特异性产物，可与相应抗原发生特异性结合，主要分布在血清、组织液、外分泌液。

● 抗体的基本结构是由两条完全相同的重链和轻链通过二硫键连接的单体分子，根据氨基酸组成和排列的变化程度，重链和轻链均分为可变区和恒定区。

● 抗体是体液免疫应答中最重要的效应分子，主要通过中和作用、调理作用和激活补体等方式发挥生物学功能。

● 抗体在临床疾病的诊断、治疗和预防中具有广泛的应用，人工制备抗体成为大量获得特异性抗体的重要途径。

早在 1890 年，德国学者 Emil von Behring 及其同事北里柴三郎（Kitasato Shibasaburo）发现，被灭活的白喉棒状杆菌或破伤风梭菌免疫过的动物血清具有中和毒素的作用，将免疫血清过继转移给其他正常动物会使它们产生针对白喉棒状杆菌或破伤风梭菌的免疫力。同时还发现这种抗毒素（antitoxin）的作用是特异性的，即抗破伤风毒素的血清对白喉没有作用，反之亦然。此后，陆续发现了一大类可与病原体结合并引起凝集、沉淀或中和反应的体液因子，将它们命名为抗体。

抗体（antibody，Ab）是免疫系统在抗原刺激下，由 B 细胞增殖分化成的浆细胞产生的介导体液免疫的重要效应分子，可与相应抗原发生特异性结合。抗体主要分布在血清、组织液、外分泌液中，也可存在于某些细胞（如 B 细胞）膜表面，即膜型抗体。1968 年和 1972 年世界卫生组织和国际免疫学会联合会的专门委员会先后决定，将具有抗体活性或化学结构与抗体相似的球蛋白统称为免疫球蛋白（immunoglobulin，Ig），其中也包括一些特殊疾病（如骨髓瘤蛋白和巨球蛋白血症）患者血清中的异常免疫球蛋白。免疫球蛋白是一种化学结构的概念，而抗体则是生物学概念，一般认为这两个概念可互换使用。从抗体研究的历史来看，每一阶段的重要发现都推动了相关的技术进步，使得抗体在临床疾病的诊断、治疗和预防中发挥了极为重要的作用。Behring 因发现从感染动物提取的血清赋予个体防病能力而获得 1901 年第一届诺贝尔生理学或医学奖。

第一节 抗体的结构

尽管抗体与相应抗原的特异性结合导致聚集、沉淀或中和反应等现象早已为人们熟知，但是直到 20 世纪 50 年代末才由 Gerald Edelman 与 Rodney Porter 共同阐明抗体的结构特征，发现抗体含有重链（heavy chain，H）和轻链（light chain，L）；Rodney Porter 用木瓜蛋白酶将抗体切割成小片段，发现抗体由抗原结合片段（fragment of antigen binding，Fab）和可结晶片段（crystallizable fragment，Fc）组成。他们由于在解析抗体结构上的贡献，共同获得了 1972 年的诺贝尔生理学或医学奖。

一、抗体的基本结构

抗体的基本结构是由两条完全相同的重链和两条完全相同的轻链通过二硫键连接的呈"Y"形的

单体分子。

(一) 重链和轻链

所有抗体的单体结构均非常类似,由两种不同的多肽链组成。一种分子量约为 50kDa,称为重链;另一种分子量约为 25kDa,称为轻链。每一个天然的抗体单体都由两条重链和两条轻链组成。重链之间、重链和轻链之间由二硫键连接,形成四肽链结构(图 3-1)。

1. 重链 抗体的重链由 450~550 个氨基酸残基组成,分子量约 50~75kDa,分为 μ、δ、γ、α 和 ε 链,据此可将 Ig 分为 5 类(class)或 5 个同种型(isotype),即 IgM、IgD、IgG、IgA 和 IgE。每类 Ig 根据其铰链区氨基酸残基的组成和二硫键数目、位置的不同,又可分为不同亚类(subclass)。IgD、IgE 和 IgG 只有单体形式,IgA 和 IgM 具有由数个相同单体组成的多聚体形式。

2. 轻链 抗体的轻链含约 210 个氨基酸残基,分子量约 25kDa,分为 κ 和 λ 链两种,据此可将 Ig 分为 κ 和 λ 两型(type)。一个天然抗体分子两条轻链的型别总是相同的,但同一个体内可存在分别带有 κ 或 λ 链的抗体分子。不同种属的个体内两型轻链的比例不同,正常人血清免疫球蛋白 κ:λ 约为 2:1,小鼠则为 20:1。根据 λ 链恒定区个别氨基酸残基的差异,又可将 λ 分为 λ1、λ2、λ3 和 λ4 四个亚型(subtype)。在 5 种类型的抗体中都会出现这两种轻链,这两种链未发现有功能上的差别。

(二) 可变区和恒定区

通过分析不同抗体分子重链和轻链的氨基酸序列发现,重链和轻链靠近 N 端约 110 个氨基酸的序列差异很大,其他部分的氨基酸序列则相对恒定。抗体分子中轻链和重链靠近 N 端的氨基酸序列变化较大,形成的结构域称为可变区(variable region,V 区),分别占重链和轻链的 1/4 和 1/2;靠近 C 端的氨基酸序列相对恒定的结构域称为恒定区(constant region,C 区),分别占重链和轻链的 3/4 和 1/2。抗体的轻链恒定区(C_L)长度基本一致,但不同类抗体重链恒定区(C_H)的长度不一样,可包括 C_H1~C_H3 或 C_H1~C_H4。重链和轻链可变区(V_H 和 V_L)各有 3 个区域的氨基酸组成和排列顺序高度可变,称为高变区(hypervariable region,HVR)或互补决定区(complementary determining region,CDR),分别为 CDR1、CDR2 和 CDR3。CDR 以外区域的氨基酸组成和排列顺序相对不易变化,称为骨架区(framework region,FR)。V_H 和 V_L 各有 FR1、FR2、FR3 和 FR4 四个骨架区(图 3-1)。V_H 和 V_L 的 3 个 CDR 共同组成抗体的抗原结合部位,负责特异性识别及结合抗原,在抗原检测和疾病靶向治疗中具有决定性的作用,C 区可与细胞表面的相应受体结合,发挥激活补体等各种免疫效应。

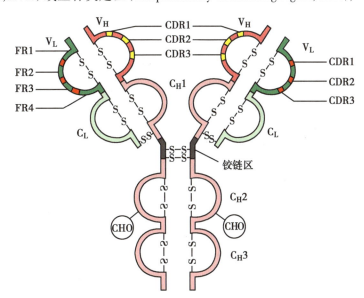

图 3-1 抗体 V 区、C 区结构示意图

(三) 铰链区

抗体分子的构象具有灵活性,使其能够与不同距离的抗原分子结合。这种灵活性在很大程度上是由位于 C_H1 和 C_H2 之间的铰链区(hinge region)赋予的,IgA、IgG 和 IgD 重链的 C_H1 和 C_H2 两个区域之间由铰链区相连,铰链区的长度可以是 10 到 60 多个氨基酸残基,铰链区之间一

典型的抗体分子基本结构呈"Y"形,由两条相同的重链和两条相同的轻链通过二硫键连接而成。重链和轻链近氨基端的 1/4 或 1/2 氨基酸序列的变化很大,为可变区;其他部分氨基酸序列则相对恒定,为恒定区;位于 C_H1 与 C_H2 之间、富含脯氨酸的区域为铰链区。V_H 和 V_L 分别代表重链和轻链的可变区,C_H 和 C_L 分别代表重链和轻链的恒定区,重链和轻链折叠形成的环形功能区为结构域,CDR 为互补决定区,FR 为骨架区。

般由一或数个二硫键连接,该区富含脯氨酸而易伸展弯曲,能改变抗体的两个Y形臂之间的距离,有利于两臂同时结合两个抗原表位。Ig不同类或亚类的铰链区不尽相同,例如IgG1、IgG2、IgG4和IgA的铰链区较短,而IgG3和IgD的铰链区较长,IgM和IgE则无铰链区。

二、抗体的结构域

抗体的重链和轻链均可折叠为数个球形结构,称为结构域(domain)。每个结构域由反向平行的β股(β strand)形成两个β片层(β sheet),两个片层内部通常由紧密接触的氨基酸疏水侧链组成,两个片层之间由一个链内二硫键连接,使结构域更加稳定。由此形成一个β扁桶状(β barrel)或β三明治状(β sandwich)结构(图3-2)。

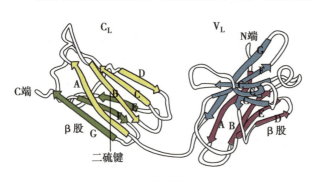

图3-2　抗体的折叠

图所示为一条轻链可变区和恒定区功能域的折叠方式和β链的走向。每个结构域为球状结构,由反向平行的多肽链组成两个β片层,两个片层之间由一个链内二硫键链接,形成β三明治状结构。恒定区由7条肽链折叠而成,可变区的C股肽链分成C、C′和C″三段,形成的β片层由9条肽链组成。

抗体可变区和恒定区结构域的折叠方式稍有不同。恒定区由A、B、C、D、E、F和G共7条β股折叠而成,所形成的β片层分别由3条和4条β股组成。可变区的β片层也由A、B、C、D、E、F和G β股组成,只不过其C股肽链分成C、C′和C″三段,因此可变区形成的β片层由4条和5条β股组成。

对抗体结构域进行氨基酸序列分析,发现其中有许多保守的氨基酸序列,这些序列构成了抗体的折叠,对其结构的稳定性起关键作用。这些保守序列不仅存在于抗体中,免疫系统中的许多其他蛋白质如T细胞受体(TCR)、CD4、CD8、大部分免疫球蛋白的Fc受体、一些细胞因子及其受体以及一些非免疫系统的分子也存在着结构同源的保守序列,并形成折叠,提示这些分子是由共同的祖先基因进化而来的。因此,将它们称为免疫球蛋白超家族(immunoglobulin superfamily,IgSF)。

三、抗体分子的水解片段

在一定条件下,抗体分子肽链的某些部分易被蛋白酶水解为各种片段,木瓜蛋白酶(papain)和胃蛋白酶(pepsin)是最常用的两种蛋白水解酶。用这些蛋白酶进行的水解实验证明了抗体分子的抗原识别功能(V区)和效应功能(C区)在空间上是分离的。

(一)木瓜蛋白酶的水解片段

木瓜蛋白酶可以在铰链区的二硫键氨基侧将IgG裂解成大小基本相等的三个片段(图3-3),其中两个结构完全一样,含有抗原结合活性的片段称为Fab(fragment of antigen binding)。Fab由完整的轻链和重链的 V_H 和 C_H1 结构域组成,是识别和结合抗原的片段,可用于靶向表达抗原的细胞。另一个木瓜蛋白酶裂解片段不含抗原结合活性,很容易形成晶体,称为Fc段。Fc段可与效应分子或效应细胞结合,由抗体两条重链的 C_H2 和 C_H3 结构域组成,之间由二硫键相连。

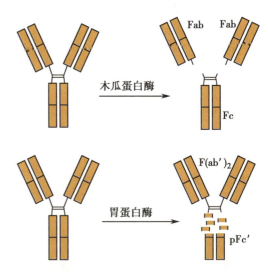

图3-3　抗体经木瓜蛋白酶和胃蛋白酶作用后水解片段示意图

胃蛋白酶作用于铰链区二硫键所连接的两条重链近C端,将抗体水解为一个大片段F(ab′)₂和多个小片段pFc′。木瓜蛋白酶作用于铰链区二硫键所连接的两条重链近N端,将抗体裂解为两个完全相同的Fab段和一个Fc段。

（二）胃蛋白酶的水解片段

胃蛋白酶在铰链区二硫键的羧基一侧裂解 IgG，由此获得 IgG 的 F（ab'）₂ 片段，抗体的两个臂通过二硫键仍然连在一起（图 3-3）。F（ab'）₂ 具有与完整抗体一样的抗原结合活性，但是却无法与效应分子结合，用胃蛋白酶进行酶切一般得不到完整的 Fc 段，大部分 Fc 段被切成数个小片段 pFc'。

四、抗体结构的其他成分

除上述基本结构外，某些类型的抗体还含有其他成分，如 J 链和分泌片。

（一）J 链

不同类型的抗体存在形式不同，IgG、IgD 和 IgE 常为单体，而 IgA 为二聚体，IgM 为五聚体，多聚体的形成由 J 链（J chain）介导。J 链是富含半胱氨酸的多肽链，由浆细胞合成，主要功能是将单体分子连接为多聚体。多聚体 IgA 和多聚体 IgM 均由相同的单体组成。在 IgA 和 IgM 重链恒定区的羧基末端多出 18 个氨基酸，其中所含的半胱氨酸残基可与另一个单体上的半胱氨酸残基形成二硫键，一个 15kDa 大小的 J 链，通过 IgA 或 IgM 尾巴上的 C-末端半胱氨酸将其连接起来形成多聚体（图 3-4）。

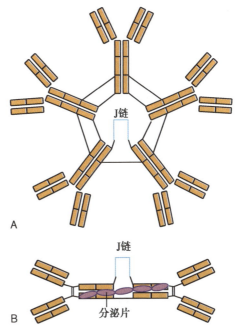

（二）分泌片

IgA 是一种主要分泌到黏膜组织的抗体，也称为分泌型 IgA（secretory IgA，sIgA）。分泌片（secretory piece，SP）是分泌型 IgA 的组成成分，介导分泌型 IgA 分泌至外分泌液中。分泌片为含糖肽链，是多聚免疫球蛋白受体（poly Ig receptor，pIgR）的胞外段，由黏膜上皮细胞合成和分泌。二聚体 IgA 与 pIgR 结合并转运到黏膜表面。只有带有 J 链的 IgA 多聚体才能和 pIgR 特异地结合。在 pIgR 结合了 IgA 后，细胞将其吞噬，再在转运小体里将其转到黏膜表面，之后 pIgR 裂解（图 3-5），发挥黏膜免疫作用，并可保护分泌型 IgA 铰链区，使其免受蛋白水解酶的降解。

图 3-4　J 链和分泌片
A. 五聚体 IgM 示意图；B. 二聚体 IgA 示意图。

五、抗体与抗原的相互作用

抗体与抗原的识别和结合是特异性的，即针对 A 抗原的 A 抗体只能识别和结合 A 抗原，而不能结合其他特异性的 B 抗原，这种结合或相互作用有其特定的结构特点。

（一）抗原抗体结合的作用力

抗体以非共价键形式与抗原相互作用。参与抗原抗体结合的非共价键作用力有多种，包括静电吸引、范德华力、疏水力、氢键等。对某些抗原来说，疏水力可能在抗原抗体的相互作用中贡献最大。疏水力是疏水基团在水环境中出于避开水的需要而被迫接近。当两个疏水表面接触的时候会产生疏水相互作用将水排除，疏水力的大小与疏水表面积成比例。在一些情况下，水分子可能陷入

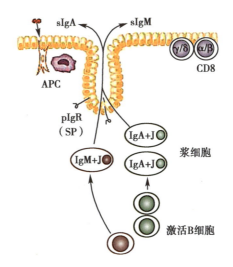

图 3-5　分泌型 IgA（sIgA）经肠道上皮细胞分泌至黏膜表面
抗原激活黏膜相关淋巴细胞中抗原特异性 B 细胞，分化为分泌型 IgM（胞内由 J 链组装为五聚体）和 IgA（二聚体）的浆细胞。在经由黏膜上皮细胞分泌的过程中，由上皮细胞表达的多聚免疫球蛋白受体（pIgR）负责将 sIgA 和 sIgM 转运到肠腔。pIgR 的胞外段即分泌片（SP），可随 sIgA 和 sIgM 转运和分泌，而 pIgR 的跨膜段可再循环使用。

在抗原抗体接触界面内,这些水分子可能对极性基团的结合起一定作用。

抗体的抗原结合部位有许多芳香族氨基酸,这些氨基酸主要参与疏水力和范德华力的形成,有时也参与氢键形成。一般来说,疏水力和范德华力仅在非常近的距离起作用,它们使两个具有互补形状的表面靠近,在某个表面部位的凸起必须与另一表面凹进的部位结合。在带电荷的侧链上的静电吸引和使氧/氮原子桥连的氢键强化了上述相互作用。表面的结构互补,加上静电和氢键之间的相互吸引共同决定了抗体与抗原的作用力。

与共价键相比,参与抗原抗体相互作用的力的键能都较弱,但由于有多个基团参与,它们之间的总作用力仍然可以很强,抗体对抗原表面很小的抗原表位的结合就足以将整个巨大的抗原吸引住。

(二) 抗体的亲和力和亲合力

抗体和抗原之间作用力的大小可用抗体的亲和力常数来量化。抗体的亲和力(affinity)是指抗体的一个抗原结合部位与抗原决定簇以非共价键相互作用的强度。

一般的抗体单体由两条一样的轻链和两条一样的重链组成,由此形成两个 Fab,可以结合两个相同的抗原表位,Ab 结合抗原表位的个数称为抗原结合价。实际上抗体在生理条件下是多价的,单体 Ab 可结合 2 个抗原表位,为 2 价;分泌型 IgA 为 4 价;五聚体 IgM 理论上为 10 价,但由于立体构型的空间位阻,一般只能结合 5 个抗原表位,故为 5 价。

抗体以多价形式结合抗原时,对抗原的结合力明显要比单价时高很多。如 2 价抗体比单价抗体对某个抗原的结合强度可以高一千倍。抗体多价情况下对抗原的结合力称为亲合力(avidity)。亲合力与单价抗体的亲和力、抗体的价数、抗原决定簇的数目以及空间位阻均有关。

第二节 抗体的血清型和生物学功能

作为 B 细胞介导的特异性体液免疫应答的效应分子,抗体能特异性识别并结合抗原分子,在结合到抗原分子上后,还能够吸引其他的效应细胞或分子来清除抗原。抗体的功能与其结构密切相关,所有的抗体虽然均由 V 区和 C 区组成,但不同抗原刺激 B 细胞所产生的抗体在特异性以及类型等方面均不尽相同。抗体分子的 V 区和 C 区的氨基酸组成及顺序的不同,决定了其功能上的差异。

一、抗体的血清型

抗体具有同为抗体和抗原的两重特性。抗体本身也是抗原,可刺激不同个体甚至同一个体的 B 细胞产生抗抗体,其结构基础在于抗体分子中包含抗原表位。这些抗原表位呈现三种不同的血清型:同种型(isotype)、同种异型(allotype)和独特型(idiotype)(图 3-6),而针对这些不同的抗原表位产生的抗体即为抗同种型抗体、抗同种异型抗体和抗独特型抗体。

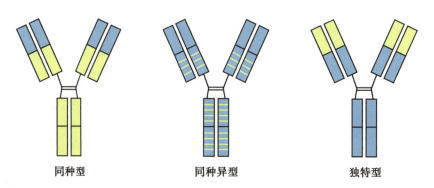

同种型   同种异型   独特型

图 3-6 抗体的同种型、同种异型和独特型
抗体的同种型和同种异型的抗原性标志主要集中在恒定区,抗体的独特型标志主要集中在可变区。

（一）同种型（isotype）

如果用抗体免疫异种动物,将诱导产生针对该抗体的同种型抗体。抗体的同种型是同一种属内所有健康个体所共有的抗原性标志,主要集中在抗体的 C 区。

（二）同种异型（allotype）

如果用抗体免疫同一种属不同个体的动物,通常会诱导产生针对该种抗体的抗体,即同种异型抗体。这种存在于同一种属不同个体抗体中的抗原表位为同种异型,是同一种属不同个体间抗体分子所具有的不同抗原特异性标志,为个体型标志,存在于抗体的 C 区。

（三）独特型（idiotype,Id）

在抗体的形成过程中会产生各种各样的 V 区基因组合,在抗体的亲和力成熟（affinity maturation）过程中也会使可变区发生多种变化,导致生成的各个抗体均有其特有的结构,成为该抗体独特的抗原特异性标志。不同个体甚至机体自身可能会对这些特有的结构产生免疫应答,生成抗独特型抗体。这些独特型的抗原标志主要集中在抗体的 V 区。抗体的独特型既反映了抗体的免疫原性和血清型,又是体内免疫调节的重要机制,被称为抗体的网络理论。

二、抗体的生物学功能

抗体是体液免疫应答中最重要的效应分子,在清除侵入机体的病原和防御感染等过程中发挥着极其重要的功能。抗体分子的 V 区和 C 区的结构不同,决定其具有功能性上的差异（图 3-7）。同时,抗体是一把双刃剑,并非机体产生的所有抗体都对机体有利。在一些病理条件下,抗体不是针对外

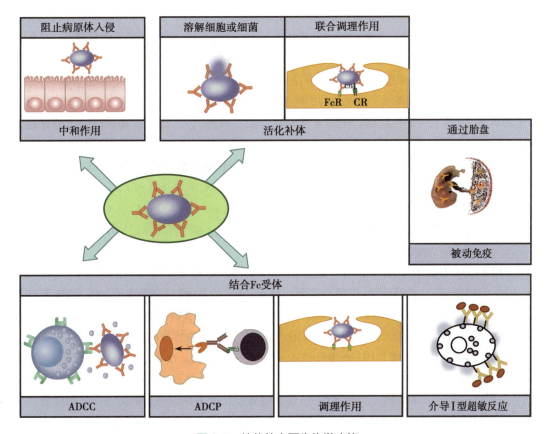

图 3-7 抗体的主要生物学功能

抗体可变区（V 区）和恒定区（C 区）的功能各异:V 区主要功能是特异性结合抗原,从而阻断病原入侵,发挥中和作用;C 区则在 V 区与特异性抗原结合后,通过激活补体及与靶细胞表面 Fc 受体结合后,发挥调理作用、产生抗体依赖细胞介导的细胞毒作用（ADCC）、抗体依赖的细胞吞噬作用（ADCP）效应、介导超敏反应和通过胎盘等。

来抗原发起进攻,而是针对自身组织发起进攻,如在许多自身免疫病中机体会产生针对自身组织的抗体,激活机体的补体系统和效应细胞参与反应,造成自身组织损伤。在一些感染性疾病中产生的抗体并不足以对机体产生保护作用,相反这些抗体帮助细胞通过补体受体或者Fc受体将病原体摄入从而促进感染,即所谓的感染增强性抗体(enhancing antibody),产生抗体依赖性增强(antibody-dependent enhancement,ADE)效应。

(一) 抗体 V 区的功能

抗体本身并不能直接清除病原微生物。识别并特异性结合抗原是抗体分子的主要功能,执行该功能的结构是抗体 V 区,在体内结合病原微生物及其产物,发挥中和毒素、阻断病原入侵等免疫防御功能,其中 CDR 在识别和结合特异性抗原中起决定性作用。

在机体启动抗感染机制时,机体产生的某些抗体可通过 V 区识别病原体上能与宿主细胞相互作用的位点,将其封闭,使得病原体不能够再与宿主细胞结合,无法进入细胞进行繁殖。这种能够封闭病原体的结合位点使其不再感染细胞的效应称为中和作用(neutralization)。具有中和作用的抗体称为中和抗体(neutralizing antibody)。中和抗体在疾病的治疗和预防中发挥非常重要的作用,可以有效地抵御病原体的感染。在黏膜表面和分泌液中有大量的抗体,其主要成分为 IgA,这些抗体能够阻止附着在黏膜表面的病原体穿过黏膜进入机体。流感病毒表面的血凝素具有膜融合活性,对病毒侵入宿主细胞是必需的。针对流感病毒血凝素的 IgA 和 IgG 可以中和流感病毒的感染。破伤风和白喉的临床症状是由作用非常强烈的外毒素引起的,中和抗体可以提供对这些外毒素的保护性预防作用。

(二) 抗体 C 区的功能

抗体 C 区是抗体分子结构的重要组成部分,介导抗体的多种生物学效应。C 区是抗体和其他免疫细胞(如巨噬细胞和自然杀伤细胞)相互作用的关键部位,C 区参与了抗体与这些细胞表面受体的结合,可以激活免疫细胞,介导免疫应答过程中的信号转导,引发炎症反应,促进病原清除。C 区还参与抗体的结构稳定性和半衰期调控,具有较长半衰期的抗体对抗原的清除能力更强。

1. 激活补体　抗体与相应抗原结合后,可因构型改变而使其 C_H2 和 C_H3 结构域内的补体结合位点暴露,从而通过经典途径激活补体系统,产生多种补体的效应功能。其中 IgM、IgG1 和 IgG3 激活补体的能力较强,IgG2 较弱。IgA、IgE 和 IgG4 本身难以激活补体,但形成聚合物后可通过旁路途径激活补体系统。

2. 结合 Fc 受体　IgG、IgA 和 IgE 抗体可通过其 Fc 段与表面具有相应 Fc 受体(FcR)的细胞结合,产生不同的生物学作用。IgG、IgA 和 IgE 的 Fc 受体分别称为 FcγR、FcαR 和 FcεR。

(1)调理作用(opsonization):细菌特异性的 IgG(特别是 IgG1 和 IgG3)以其 Fab 段与相应细菌的抗原表位结合,以其 Fc 段与巨噬细胞或中性粒细胞表面的 FcγR 结合,通过 IgG 的"桥联"作用,促进吞噬细胞对细菌的吞噬。

(2)抗体依赖细胞介导的细胞毒作用(antibody-dependent cell-mediated cytotoxicity,ADCC):抗体的 Fab 段结合病毒感染的细胞或肿瘤细胞表面的抗原表位,其 Fc 段与杀伤细胞(NK 细胞、巨噬细胞等)表面的 FcR 结合,介导杀伤细胞直接杀伤靶细胞。NK 细胞是介导 ADCC 的主要细胞。抗体与靶细胞上的抗原结合是特异性的,而表达 FcR 细胞的杀伤作用是非特异性的。

(3)抗体依赖的细胞吞噬作用(antibody-dependent cellular phagocytosis,ADCP):抗体与靶细胞表面的抗原特异性结合,随后抗体 Fc 片段与效应细胞(如巨噬细胞)表面 FcγR(FcγRⅢ、FcγRⅡ、FcγRⅠ)结合,诱导巨噬细胞吞噬靶细胞例如肿瘤细胞,通过吞噬体酸化作用导致靶细胞的内在化和降解。

(4)介导Ⅰ型超敏反应:IgE 为亲细胞抗体,可通过其 Fc 段与肥大细胞和嗜碱性粒细胞表面的高亲和力 IgE Fc 受体(FcεRⅠ)结合,并使其致敏。若相同变应原再次进入机体与致敏靶细胞表面特异性 IgE 结合,即可促使这些细胞合成和释放生物活性物质,引起Ⅰ型超敏反应。

3. 穿过胎盘和黏膜　IgG 能通过胎盘,母体一侧的滋养层细胞表达一种 IgG 输送蛋白,称为新生儿 Fc 受体(neonatal FcR,FcRn)。IgG 可选择性与 FcRn 结合,转移到滋养层细胞内,并主动进入胎儿血液循环中。IgG 穿过胎盘是一种重要的自然被动免疫机制,对于新生儿抗感染具有重要意义。分泌型 IgA 可被转运到呼吸道和消化道黏膜表面,在黏膜局部免疫中发挥重要作用。sIgA 可随血液循环转运到乳腺,并通过乳腺分泌经乳汁传递给新生儿,在保护新生儿和婴儿黏膜防御系统中发挥重要作用,同时也能预防母亲泌乳期的乳腺感染。

第三节　各类抗体的特性

　　自然界中抗原种类繁多,这些抗原刺激机体产生的抗体总数是巨大的,包括针对各抗原表位的特异性的抗体,以及针对同一抗原表位的不同类型的抗体。抗体的类型(class)包括 IgG、IgM、IgA、IgE、IgD,而 IgG、IgM、IgA 包含各种亚类,各类抗体都有 κ 和 λ 两型轻链分子,λ 型轻链又分为若干亚型。不同类型的抗体可以具有相同的可变区和不同的恒定区。具有相同的可变区就意味着这些不同的抗体具有相同的抗原识别和结合能力;具有不同的恒定区,意味着它们介导的免疫生物效应不尽相同。同样,具有相同恒定区的抗体,也可具有不同的可变区,意味着这些抗体的抗原特异性是不同的。抗体的这些差异,使其发挥的免疫学效应不同(表 3-1)。在不同部位的抗体各司其职,在同一部位不同种类的抗体协同发挥作用,最终将病原清除。

表 3-1　各种抗体的理化和生物学性质

项目	IgG1	IgG2	IgG3	IgG4	IgA1	IgA2	IgM	IgE	IgD
分子量/kDa	146	146	165	146	160（单体）	160（单体）	970	188	184
重链	γ1	γ2	γ3	γ4	α1	α2	μ	ε	δ
正常成人血清浓度/(mg·ml⁻¹)	9	3	1	0.5	3	0.5	1.5	5×10^{-5}	0.03
血清中半衰期/天	21	20	7	21	6	6	10	2	3
跨胎盘转运	+++	+	++	±	–	–	–	–	–
跨黏膜上皮转运	–	–	–	–	+++（二聚体）	+++（二聚体）	+	–	–
扩散至血管外	+++	+++	+++	+++	++（单体）	++（单体）	±	+	–
结合肥大细胞和嗜碱性粒细胞	–	–	–	–	–	–	–	+++	–
结合巨噬细胞和其他吞噬细胞	+	–	+	–	+	+	–	+	–
激活补体经典途径	++	+	+++	–	–	–	+++	–	–
激活补体旁路途径	–	–	–	–	+	–	–	–	–
中和作用	++	++	++	++	++	++	+	+	–
调理作用	+++	+	++	+	+	+	–	–	–

一、IgG

(一) 基本性质

　　1. 含量　IgG 是人体含量最高的抗体,是存在于血液和组织液的主要抗体,妊娠期母体还可以通过 FcRn 将 IgG 传递给胎儿。

　　2. 亚类　IgG 仅有单体形式,其重链含三个恒定区结构域。人类 IgG 可以分为 IgG1、IgG2、IgG3 和 IgG4 四个亚类,小鼠也有四个亚类,分别为 IgG1、IgG2a、IgG2b 和 IgG3。不同亚类的 IgG 主要在铰链区的长度和二硫键的位置上存在差别(图 3-8),它们的氨基酸序列十分相似,95% 的氨基酸完全一

NOTES

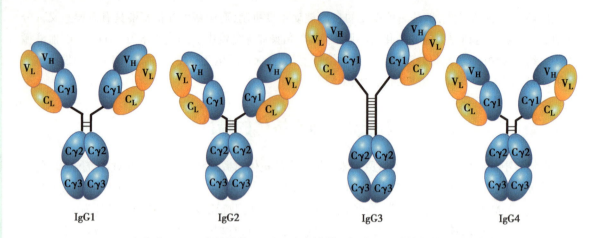

图 3-8　各类人 IgG 亚类的结构，不同亚类在铰链区长度和二硫键的位置上存在差别

致。人类 IgG1、IgG2 和 IgG4 的分子量为 146kDa，IgG3 由于铰链区较长，分子量为 165kDa。不同亚类 IgG 的含量差别很大。血液中 IgG1 的含量最高，为 9mg/ml。IgG2 其次，为 3mg/ml。IgG3 和 IgG4 的含量很低，分别为 1mg/ml 和 0.5mg/ml。IgG1、IgG2 和 IgG4 在体内的半衰期较长，为 3 周左右，而 IgG3 的半衰期仅为 1 周左右，这可能是 IgG3 的长铰链区容易受到蛋白酶水解的缘故。

（二）主要功能特点

IgG 是再次免疫应答产生的主要抗体，对抗原的亲和力要比 IgM 高很多。IgG 具有活化补体的功能，又有很强的调理作用，能够促进吞噬细胞吞噬病原体。尽管四种亚类 IgG 的结构相似，但生物学功能却差别很大。IgG 通过 Cγ2 区与 C1q 结合启动补体经典途径的活化，IgG1 和 IgG3 是非常强烈的补体激活剂，IgG2 次之，而 IgG4 几乎没有激活补体的能力。四种 IgG 亚类与 Fc 受体结合的能力也不一样，FcγRⅠ、FcγRⅡ和 FcγRⅢ均对 IgG1 和 IgG3 具有较高的亲和力，而对 IgG2 和 IgG4 的亲和力较低。IgG1 和 IgG3 是参与蛋白质抗原抗体反应的主要亚类，IgG2 主要结合糖类抗原。随着对 IgG 亚类的研究不断深入，将逐步认识其在自身免疫性疾病、免疫缺陷病等疾病中发挥的重要作用。

二、IgM

（一）基本性质

1. 含量　IgM 主要存在于血液中，浓度为 1.5mg/ml，仅为 IgG 的十分之一。IgM 可以像 IgA 一样通过 pIgR 的跨细胞转运的方式输送到黏膜表面。

2. 结构特点　IgM 单体的分子量为 180kDa，由两条一样的重链（μ 链）和两条一样的 κ 或 λ 轻链组成，含糖量为 10%~12%。IgM 没有铰链区，分子柔韧性较差，每条重链含四个恒定区结构域，其中的 Cμ2 取代了铰链区的位置，Cμ1、Cμ3 和 Cμ4 对应于 IgG 的 Cγ1、Cγ2 和 Cγ3。

（二）主要功能特点

机体初次免疫应答时最初产生 IgM 抗体，IgM 在机体免疫防御特别是早期应答中发挥非常重要的作用。由于此时 B 细胞的体细胞高频突变尚未发生，形成的 IgM 的亲和力较低，与仅有单个表位的抗原结合较差。不过 IgM 是五聚体，有 10 个抗原结合位置，具有较高的亲合力，对大多数具有重复表位的细菌等病原体仍有很强的结合作用。IgM 可通过激活补体来杀死病原微生物。在 IgM 的 Cμ3 上有 C1q 的结合位点，IgM 与抗原结合后发生构象变化，暴露出与 C1q 结合的位点，由此激活补体的经典途径。作为五聚体结构，一个 IgM 分子即可为 C1q 提供多个结合位点，因此 IgM 激活补体的能力很强。

IgM 的单体主要以膜蛋白的形式和膜结合型 IgD 一起在初始 B 细胞上表达，构成了初始 B 细胞的抗原受体库。健康人血液中也含有极少量的 IgM 单体，在 Waldenström 巨球蛋白血症、系统性红斑狼疮、类风湿关节炎和毛细管扩张失调症患者中常可检测到 IgM 单体。

三、IgA

(一) 基本性质

1. 含量 人类每天合成 IgA 的量大约为 66mg/kg 体重,比所有其他免疫球蛋白加在一起的总和还要多。由于 IgA 的代谢速度很快,半衰期仅有 6 天,使得其在血液中的含量要少于 IgG,在黏膜表面和分泌液中 IgA 是主要的抗体。

2. 亚类 人类 IgA 单体的分子量为 160kDa,有 IgA1 和 IgA2 两种亚类。人体表达的 IgA 可以是单体形式,也可在 J 链帮助下形成二聚体、三聚体和四聚体。血液和黏膜组织的 IgA 不同。黏膜表面的 IgA 以 IgA2 二聚体为主,主要由胃肠淋巴组织的浆细胞合成。呼吸道上皮组织下和其他许多外分泌腺也含 IgA 分泌细胞,每天黏膜 IgA 的分泌量约为 3.2g。血液中的 IgA 以 IgA1 单体为主,主要由骨髓产生,每天可以产 1.2g。还有一部分血液 IgA 是在胃肠淋巴组织合成的,进入淋巴循环后经胸导管入血。

(二) 主要功能特点

IgA 在黏膜局部免疫中发挥重要作用,它们帮助机体抵御病原体经由黏膜上皮特别是呼吸道、肠道以及泌尿生殖道所致的感染。在哺乳期间,乳腺中会有大量分泌型 IgA 进入乳汁,通过乳汁将 IgA 送到新生儿肠道中起保护作用。IgA 在黏膜表面阻止微生物附着形成菌落,IgA 可以发挥中和作用,防止病原体和毒素进入细胞。结合了病原体的 IgA 具有调理作用,与黏膜局部的单核细胞和中性粒细胞表面的 Fc 受体结合使之吞噬病原体。血液中的 IgA 对病原体的结合有助于吞噬细胞经由 Fc 受体将其清除。在病理情况下 IgA 可介导组织损伤,例如 IgA 肾病以肾小球内出现 IgA 异常沉积为主要特点,导致肾脏损害。

四、IgE

(一) 基本性质

1. 含量 IgE 是正常人血清中含量最少的抗体,血清浓度极低,约为 5×10^{-5}mg/ml。血液中 IgE 的半衰期只有 2 天,与细胞结合的 IgE 的半衰期可以延长至数个星期。

2. 结构特点 IgE 的分子量为 188kDa,仅有单体形式,其重链有 4 个恒定区(图 3-9)。它的 Cε2 恒定区相当于 IgG 的铰链区,Cε3 和 Cε4 对应于 IgG 的 Cγ2 和 Cγ3。IgE 的糖基化程度很高,糖基占其分子量的 13%,有 7 个潜在的糖基化位点,其中 3 个在 Cε1 区,4 个在 Fc 区。Cε3 位置上的 Asn397 糖基埋藏在两条 ε 链之间,具有与 IgG Cγ2 的 Asn297 糖基相同的作用,其他的几处 IgE 糖基暴露在分子表面。

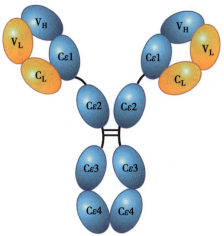

图 3-9 IgE 的结构示意图

(二) 主要功能特点

IgE 是一类亲细胞抗体,能与 IgE 结合的 Fc 受体有两种,即 FcεR I 和 FcεR II。FcεR I 对 IgE 的亲和力很高,可以结合游离的 IgE,在组织中的肥大细胞和血液里的嗜碱性粒细胞上表达。FcεR II 是低亲和力受体,在 B 细胞、单核/巨噬细胞、树突状细胞、嗜酸性粒细胞、血小板等多种细胞上表达,具有免疫调节作用。IgE 是介导 I 型超敏反应的主要介质,也与机体抗寄生虫免疫有关。

五、IgD

(一) 基本性质

1. 含量 人类血清 IgD 的含量为 0.03mg/ml,半衰期很短,约为 3 天。

2. 结构特点　IgD 是分子量为 184kDa 的糖蛋白,糖基占其分子量的 9%。IgD 只有单体形式,其重链由一个可变区结构域和三个恒定区结构域组成,在 Cδ1 和 Cδ2 之间有一个长的铰链区,五类 Ig 中 IgD 的铰链区较长,易被蛋白酶水解。

(二) 主要功能特点

IgD 分为两种:分泌型 IgD 和膜结合型 IgD(mIgD)。分泌型 IgD 在黏膜免疫监视和免疫调节中发挥作用,能够分泌 IgD 的细胞数量很少,存在于脾脏和扁桃体中。mIgD 是 B 细胞分化发育成熟的标志,现已知骨髓中带有膜结合型 IgM(mIgM)的 B 细胞是尚未成熟的细胞,从骨髓出来后迁移到外周淋巴器官中并进一步分化,表面共表达膜结合型 IgM 和膜结合型 IgD,成为成熟的 B 细胞(初始 B 细胞),B 细胞活化或转变为记忆细胞后其表面 mIgD 的表达量下降,直至消失(图 3-10)。膜结合型 IgD 和膜结合型 IgM,二者具有相同的抗原结合部位,二者的表达比例可高可低,可能控制 B 细胞的活化和抑制,并与 B 细胞的耐受诱导有关。

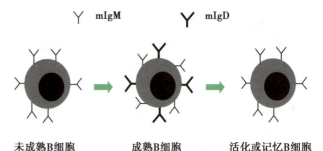

图 3-10　B 细胞分化发育过程中 mIgD 的表达
mIgD 可表达于 B 细胞膜表面,构成 BCR,是 B 细胞分化成熟的标志。未成熟 B 细胞膜表面仅能检出 mIgM,但成熟 B 细胞可同时检出 mIgM 和 mIgD。B 细胞活化后其表面 mIgD 逐渐消失。

第四节　抗体在疾病防治中的应用

抗体是机体免疫系统中最重要的发挥抵抗感染和防御功能的体液免疫分子。抗体针对特定病原体的特异性和治疗的有效性使得人们对抗体的需求日益增大,人工制备抗体成为大量获得特异性抗体的重要途径。抗体技术在临床疾病的诊断、预防和治疗中发挥极其重要的作用,并成为生命科学研究中不可或缺的工具。

一、人工制备抗体

(一) 多克隆抗体

早年人工制备抗体的方法主要是利用抗原免疫小鼠、驴和马等动物,获得抗血清(antiserum)。由于这些抗原中常常含有多种不同的抗原表位,以此获得的抗血清实际上是含多种抗体的混合物,即多克隆抗体(polyclonal antibody)。不同动物对同一种抗原的反应会有个体差异,导致抗体的质量不易控制。多克隆抗体是针对某一抗原上各个抗原表位反应的,若某一抗原与其他抗原具有相同的抗原表位,则多克隆抗体会与其他抗原产生交叉反应,影响测定结果的特异性。

(二) 单克隆抗体

1975 年,Georges Kohler 和 Cesar Milstein 将有抗原特异性但短寿的浆细胞与无抗原特异性但长寿的骨髓瘤细胞融合,建立了可分泌针对该抗原的均质的高特异性抗体(单克隆抗体)的杂交瘤细胞和单克隆抗体技术,并被授予 1984 年的诺贝尔生理学或医学奖。单克隆抗体在结构和组成上高度均一,具有纯度高、特异性强、效价高、少或无血清交叉反应等特点,易于体外大量制备和纯化。

制备单克隆抗体,首先要免疫动物,待免疫的动物产生高滴度的特异性血清抗体后,取其脾脏用于单克隆抗体的制备。一般利用聚乙二醇(polyethylene glycol,PEG)将脾细胞和骨髓瘤细胞融合。融合反应后可以得到三种细胞,一种是大量未融合的 B 细胞,一种是大量未融合的骨髓瘤细胞,还有少量已融合的杂交瘤细胞。B 细胞不能在体外长期存活,但是骨髓瘤和杂交瘤细胞都能够长期存活,为了挑选出杂交瘤细胞,必须使用选择性培养基。

常用的选择性培养基为 HAT,即次黄嘌呤(H)、氨基蝶呤(A)与胸腺嘧啶核苷(T)的混合物。骨髓瘤细胞多为 HGPRT(次黄嘌呤-鸟嘌呤磷酸核糖转移酶)缺陷株,或者是 TK(胸苷激酶)缺陷株。HGPRT 和 TK 是细胞合成 DNA 和 RNA 旁路途径上的两个重要的酶,缺乏这两种酶的任意一种,在正常途径受阻的情况下,细胞将由于不能利用旁路途径而死亡。HAT 中的氨基蝶呤是正常途径的阻断剂,次黄嘌呤和胸腺嘧啶核苷分别是 HGPRT 和 TK 的底物。具备 HGPRT 和 TK 的细胞在正常途径受阻时,能够利用 H 和 T 依靠旁路途径合成 DNA 和 RNA 继续生存。在杂交瘤中,B 细胞含有 HGPRT 和 TK,与骨髓瘤细胞融合后可以弥补骨髓瘤细胞的缺陷,因此只有杂交瘤细胞可以在 HAT 选择性培养基中长期存活,不是杂交瘤的细胞均死亡。杂交瘤细胞通过克隆化培养,就可以得到分泌单克隆抗体的细胞(图 3-11)。

(三) 基因工程抗体

鼠源性的单克隆抗体作为异源蛋白进入人体,会使人体免疫系统产生应答,即产生人抗鼠抗体(human anti-mouse antibody,HAMA)反应,诱导超敏反应或导致鼠抗体的作用被抗鼠抗体中和,使得鼠源性单克隆抗体的应用存在局限性。20 世纪 80 年代 DNA 重组技术快速发展,出现了基因工程抗体(genetic engineering antibody),可对鼠抗体进行人源化改造,并不断根据需要对抗体的功能加以改进,更大地拓展了抗体的应用(表 3-2)。

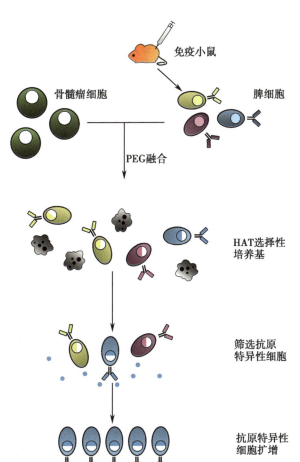

图 3-11 制备单克隆抗体的流程

首先用抗原免疫小鼠,数次免疫后检测抗血清,若小鼠对抗原反应良好,用抗原做再次免疫。三天后取脾细胞与骨髓瘤细胞在 PEG 的帮助下融合。在 HAT 选择性培养基存在的情况下,只有杂交瘤细胞存活,脾细胞和骨髓瘤细胞死亡。将存活细胞用抗原筛选,挑选出的阳性细胞经克隆化培养后获得分泌单克隆抗体的细胞株。

表 3-2 基因工程抗体的种类及其特性

种类	基本结构	相对分子量/kDa	鼠源性成分
人-鼠嵌合抗体	鼠源 V 区或 Fab 人源 C 区或 Fc	150	25%~30%
改型抗体	以鼠源 CDRs 替换人源 CDRs 区	150	15%
双特异性抗体	异源性 H_2/L_2	150	–
小分子抗体			
Fab	完整 L 和部分 H	50	15%
Fv	V_H 和 V_L	25	15%
单链抗体	V_H-连接肽-V_L	26	15%
单域抗体	V_H	12.5	7.5%
最小识别单位	单一 CDR	<2	<1.5%

通过基因工程手段降低鼠抗体免疫原性的方法很多。一种比较简单的方法是制备人-鼠嵌合抗体（chimeric antibody），即保留鼠抗体的可变区部分，将其恒定区用人抗体取代（图 3-12）。这种抗体的亲和力保持得很好，但是由于其仍然保留了鼠抗体可变区的异源性，因此易引起人体的免疫应答。为进一步降低鼠抗体的免疫原性，又制备了改型抗体（reshaped antibody）。改型抗体仅保

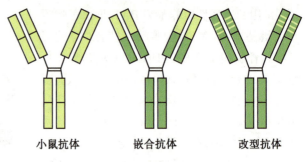

小鼠抗体　　　嵌合抗体　　　改型抗体

图 3-12　小鼠抗体的人源化改造示意图

留鼠抗体可变区的 CDR 部分，而将抗体的其他区域都用人抗体取代，更大程度地降低了鼠抗体的免疫原性。

1989 年，Gregory Winter 和 Richard Lerner 用 PCR 方法克隆出机体全部抗体基因，并重组于原核表达载体中，构成组合抗体库，继而用标记的抗原筛选相应的抗体。后来这一技术有了进一步发展，将抗体基因与单链噬菌体的外壳蛋白基因融合，使抗体表达于噬菌体表面，以固相化的抗原吸附相应的噬菌体抗体，经过几轮"吸附-洗脱-扩增"即可获得所需抗体。该技术称为噬菌体抗体库技术，可以不经免疫制备抗体，为制备人源化抗体开辟了新途径。通过核糖体、噬菌体展示抗体库、酵母表面展示、转基因鼠等技术制备人源化程度至 100% 的基因工程抗体为完全人源化抗体。根据需求可以制备双特异性抗体，如使其一端与肿瘤细胞结合，另一端与 T 细胞上的分子如 CD3 结合，将 T 细胞激活并杀伤肿瘤细胞。也可以制备小分子抗体，主要包括 Fab 抗体、scFv 抗体（单链抗体，V_H 和 V_L 之间由一连接肽连接而成）、单域抗体（仅由 V_H 组成）等。

二、抗体在疾病防治中的应用

根据疾病防治的需要，可提取机体感染病原体后的血清，也可以制备单克隆抗体和基因工程抗体，将其用于疾病的诊断、治疗和预防。

（一）抗体用于疾病诊断和疗效观察

抗体在临床疾病的诊断和传染病流行病学调查中发挥不可替代的作用。抗原和相应抗体在体外可发生特异性结合，因此可用已知的抗原或抗体来检测未知的抗体或抗原。抗体被广泛应用于体外诊断试剂盒，包括酶联免疫法、化学发光法、胶体金法、免疫比浊法等。例如，利用抗体从标本中直接检测到病原体，用于协助诊断感染性疾病，测定人类免疫缺陷病毒（HIV）的抗体是诊断艾滋病的重要依据，自身免疫病中自身抗体的检出是诊断疾病的重要依据。针对恶性肿瘤、心肌损伤或炎症、肾损伤等标志物分子的抗体，应用于筛选、检测、诊断疾病或者排除疾病，在某些疾病中检测这些抗体也是观察疗效及预后的指标。

（二）抗体用于疾病的临床治疗

将抗血清输给其他个体，受者即会对该抗原获得短期的免疫力。人用马免疫血清制品，是指用毒素、类毒素、细菌、病毒或其他特异性抗原免疫马匹后，采集高效价血浆，经酶解、提取和纯化后制备而成的免疫球蛋白制品。这种人工被动免疫（passive immunization）的方式在临床上可以让患者快速中和体内的毒素，如破伤风毒素、白喉毒素、蛇毒等，用于这些感染性疾病和毒蛇咬伤的治疗和预防。针对目前尚无疫苗及特效药的病原，分离康复者血清可用于治疗感染该病原的重症患者。

利用基因工程技术将抗体的 Fab 片段与一些具有杀伤功能的分子如酶、毒素、细胞因子、放射性同位素或药物相连时就形成了"生物导弹"，其中抗体 Fab 段主要起导向作用，它们能够定向结合靶细胞，并通过所连接的效应分子杀伤靶细胞，更有效地发挥活性并减少其副作用。将抗体的 Fc 片段和其他蛋白融合而成的抗体融合蛋白往往可以改善药物动力学性质，增长其半衰期。将抗体的可变区与某些细胞表面膜蛋白分子融合，所形成的融合蛋白可以表达于细胞表面，称为嵌合受体，例如用

NOTES

于嵌合抗原受体 T 细胞（CAR-T）的研发。

第一个应用于临床治疗的单克隆抗体是 1982 年批准的抗 B 细胞淋巴瘤单克隆抗体。1986 年美国 FDA 批准抗 CD3 单抗 OKT3 用于器官移植的抗移植排斥反应。1994 年第一个人-鼠嵌合抗体药物——抗血小板糖蛋白（GP）Ⅱb/Ⅲa 单抗在美国上市。1997 年第一个人源化改型单抗药物——抗 IL-2Rα 单克隆抗体在美国上市。临床常用的治疗性抗体药物包括：①特异性靶向 HER2/neu 的人源化 IgG 单克隆抗体，主要用于 HER2 阳性乳腺癌的治疗。②用于治疗非霍奇金淋巴瘤的、针对 CD20 抗原的人-鼠嵌合抗体，与化疗药物联合应用显示很好的治疗效果，对于其他淋巴造血系统肿瘤也有一定疗效。③抗 TNF-α 的人源抗体，可结合和中和 TNF-α 活性，主要用于对高表达 TNF-α 的类风湿关节炎、炎症性肠病、强直性脊柱炎等自身免疫病的治疗。④EGFR（表皮生长因子受体）的 IgG1 型人-鼠嵌合抗体，主要用于转移性结直肠癌的治疗。⑤针对免疫检查点 CTLA-4、PD-1、PD-L1 的单抗，在恶性肿瘤的免疫治疗中用于活化 T 细胞来达到杀伤肿瘤的目的。

（三）抗体用于预防传染性疾病

在传染性疾病的预防中，抗体和疫苗在功能上具有互补性，因此抗体在疾病预防中也发挥着重要的作用，利用生物医学科技研制更多传染性疾病的预防性抗体具有重大的意义。新生儿免疫接种是阻断乙型肝炎病毒（HBV）垂直传播的最重要的措施，对母亲是乙肝表面抗原（HBsAg）阳性孕妇的新生儿，新生儿乙肝疫苗结合乙肝免疫球蛋白的接种，能够进一步降低 HBV 垂直传播发生率。WHO 狂犬病专家咨询委员会建议，对于狂犬病毒Ⅲ级暴露者，应在接种疫苗的同时对伤口进行彻底清洗并在周围浸润注射被动免疫制剂，即人狂犬病免疫球蛋白或马源抗狂犬病血清，以阻止病毒进入神经组织从而获得快速保护作用。对于免疫功能严重低下的暴露者，即使是Ⅱ级暴露，也应联合应用被动免疫制剂。预防狂犬病的重组人源抗狂犬病毒单抗注射液已获得批准上市，用于成人狂犬病毒暴露者的被动免疫。

思考题

1. 抗体的基本结构和成分有哪些？ V 区和 C 区发挥什么生物学功能？
2. 各类抗体分子结构和功能的特点有哪些？
3. 人工制备抗体有哪些方法？分别有什么优缺点？
4. 抗体在疾病防治中的应用有哪些方面？

（王青青）

第四章

补 体 系 统

【学习要点】

- 补体是存在于人和动物血清或组织液中的一组不耐热、正常情况下多呈无活性状态、经不同途径活化后产生生物学活性的蛋白质分子。
- 补体的激活主要分为经典途径、旁路途径和凝集素途径。补体激活受一系列调节机制严格控制,使之反应适度,既能有效杀灭入侵的病原体,又可防止对自身组织产生损伤。
- 补体被激活后具有多种生物学功能,是固有免疫的重要组成部分,并参与适应性免疫,补体缺陷、功能障碍或异常活化参与多种疾病的发生和发展。
- 基于补体相关疾病的治疗策略不断涌现,部分补体靶向药物已获准用于临床治疗。

19 世纪末 Jules Bordet 发现人和动物新鲜免疫血清中存在一种不耐热成分,可辅助抗体介导的溶菌作用。Paul Ehrlich 认为,该因子是抗体发挥溶细胞作用的必要补充条件,故称之为补体(complement,C)。补体是存在于人和动物血清或组织液中的一组不耐热、经活化后具有酶活性、可介导免疫应答和炎症反应的蛋白质,包括 30 多种可溶性蛋白和膜结合蛋白。正常情况下,大多数补体以酶原的形式存在,在特定情况下,补体可通过 3 条既独立又交叉的途径被活化。补体激活后可介导溶菌/溶细胞作用,增强吞噬细胞的吞噬功能,增强免疫黏附,清除免疫复合物,介导炎症反应,以及免疫调节等生物学效应。补体不仅是固有免疫的重要组成部分,而且参与适应性免疫,是固有免疫和适应性免疫的重要桥梁。补体缺陷、功能障碍或异常活化参与多种疾病的发生和发展。

第一节　补体系统的组成与理化特性

一、补体系统的组成与命名

(一) 补体系统的组成

根据补体成分的作用和功能可将补体成分分为三类:补体固有成分、补体调节蛋白和补体受体。

1. **补体固有成分**(complement intrinsic components)　指存在于体液中、直接参与补体激活级联反应的成分,包括:①参与经典激活途径的 C1q、C1r、C1s、C2、C4;②参与凝集素途径的甘露糖结合凝集素(MBL)、纤维胶原素(FCN)和 MBL 相关丝氨酸蛋白酶(MASP);③参与旁路激活途径的 B 因子、D 因子和 P 因子;④参与 3 条激活途径的共同成分 C3 及 C5、C6、C7、C8、C9。

2. **补体调节蛋白**(complement regulatory protein,CRP)　指调控补体激活途径中的关键酶进而控制补体激活强度和范围,以及生物学效应的成分,包括:①体液中可溶性调节蛋白,如备解素(P 因子)、H 因子、I 因子、C1 抑制物、C4 结合蛋白、S 蛋白等;②细胞膜结合蛋白,如衰变加速因子(DAF)、膜辅蛋白(MCP,即 CD46)、同源限制因子和膜反应性溶解抑制物(MIRL,即 CD59)等。

3. **补体受体**(complement receptor,CR)　指存在于不同细胞膜表面,能与某些补体活化裂解片段结合,介导多种生物效应的受体分子,各片段的受体一般以数字命名,其他补体成分的受体通常在其名称后加"R"表示,已发现的补体受体有 CR1~CR4 及 C3aR、C4aR、C5aR 受体等。补体系统激活的级联反应产生的多种生物学效应,如调理吞噬作用、免疫黏附作用、清除免疫复合物、免疫调控及炎症作用等,都是通过补体受体介导的。

(二) 补体成分的命名

一般遵循如下规则:①参与补体经典激活途径的固有成分通常以符号"C"表示,按其发现先后,依次命名为 C1(q、r、s)、C2~C9;②补体旁路激活途径成分多命名为"因子",并以英文大写字母表示,如 B 因子、D 因子、P 因子、H 因子、I 因子等;③凝集素途径成分按生物学特征命名,如甘露糖结合凝集素、纤胶凝蛋白和 MBL 相关丝氨酸蛋白酶等;④补体调节蛋白一般按其功能命名,如 C1 抑制物、C4 结合蛋白、衰变加速因子、膜辅蛋白等;⑤补体受体一般以数字命名,如 CR1、CR2、CR3、CR4、C3aR、C5aR 等;⑥补体裂解片段以该成分符号后面附加小写英文字母表示,如 C3a、C3b 等,其中 a 为裂解后的小片段,b 为大片段。但 C2 例外,通常 C2a 表示大片段,C2b 表示小片段,对于此片段的命名仍未统一,有资料也使用 C2b 表示大片段。灭活的补体片段在其符号前加英文字母 i 表示,如 iC3b。

二、补体的理化特性与代谢

1. 补体的理化特性 补体系统各组分均为糖蛋白,但肽链结构各异。多数补体分子属 β 球蛋白,少数属 α 球蛋白(C1s、D 因子)及 γ 球蛋白(C1q、C8)。各组分分子量变化范围很大,最低者仅 25kDa(D 因子),高者达 400kDa(C1q)。血清补体蛋白总量相对稳定,约占总蛋白 5%~8%,在某些疾病情况下可有波动。各组分中以 C3 含量最高,达 1 200mg/L;D 因子最低,仅 1~2mg/L。大部分以无活性的酶原形式存在,某些补体固有成分对热不稳定,经 56℃孵育 30 分钟即灭活;室温下很快失活;0~10℃条件下其活性仅保持 3~4 天,故补体应存放在−20℃或冷冻干燥环境中。此外,紫外线照射、机械振荡或某些添加剂均可能破坏补体。

2. 补体的代谢 人类胚胎发育早期即可合成补体成分,出生后 3~6 个月达到成人水平。机体多种组织细胞均能合成补体蛋白,包括肝细胞、单核/巨噬细胞、造血细胞、成纤维细胞、角质细胞、内皮细胞、肠道上皮细胞、生殖细胞、脂肪细胞、神经胶质细胞和肾小球细胞等。肝细胞和巨噬细胞是产生补体的主要细胞,大部分血浆补体组分由肝细胞分泌。炎症应答的局部组织中,巨噬细胞是补体的主要来源。补体生物合成具有如下特点:①补体基因表达存在组织差异,不同细胞各自调控其补体生物合成,如家族性 C3 缺乏症患者肝细胞产生 C3 明显减少(低于正常的 1%),但巨噬细胞产生 C3 超过正常水平;②补体生物合成受局部组织特异性因子或某些激素调节,如补体属"急性期反应物"(acute phase reactant,APR),应激所产生的细胞因子(IL-1、IL-6、TNF、IFN-γ 等)可调节补体组分生物合成。与其他血浆蛋白相比,补体代谢率极快,每天约有 50% 血浆补体被更新。疾病状态下,补体代谢发生更为复杂的变化。

第二节 补体的激活及其调节

生理情况下,血清中的多数补体组分均以无活性的酶原形式存在。特定条件下,如某些活化物作用或在特定反应表面,补体各成分依次通过级联酶促反应而被激活,进而发挥生物学作用。补体的激活过程因激活物质、参与的补体成分以及被激活的顺序不同主要分为经典途径、旁路途径和凝集素途径。在进化和抗感染免疫过程中,最先出现并发挥效应的依次是不依赖抗体的旁路途径和凝集素途径,最后才是依赖抗体的经典途径。旁路途径和凝集素途径主要参与固有免疫的效应阶段,经典途径则在适应性体液免疫的效应阶段发挥作用。三条通路的启动机制各异,但具有共同的末端通路,最后均产生攻膜复合物(membrane attack complex,MAC)。

一、补体激活的经典途径

补体激活的经典途径(classical pathway,CP)是指以抗原-抗体复合物为主要激活物,与 C1q 结

NOTES

合依次活化 C1r、C1s、C4、C2、C3，形成 C3 转化酶（C4b2a）与 C5 转化酶（C4b2a3b），继而依次激活 C5~C9 的级联酶促反应过程。经典途径是体液免疫应答的主要效应机制之一。

1. 参与成分与激活物　参与经典激活途径的补体固有成分为 C1~C9。C1 是多聚体分子复合物，其包括 1 个 C1q、2 个 C1r 和 2 个 C1s 分子。C1q 为六聚体蛋白，其氨基端呈束状，共同构成该分子中心部分。每个亚单位羧基端由异源三聚体组成的球形结构呈放射状排列，构成 C1q 分子头部，此即 C1q 与 Ig 结合的部位。

C1r 和 C1s 均为单链蛋白质，两者结构相同，其羧基端为丝氨酸蛋白酶和补体 C1q 调控蛋白区域，氨基端为 Ca^{2+} 依赖的头部 C1r 与 C1s 相互结合部位，以 C1r2s2 紧密连接成四聚体（图 4-1），是 C1s 活化的前提。

抗原与 IgG 或 IgM 分子结合形成的免疫复合物（immune complex，IC）是经典途径主要激活物质。C1q 与 IC 的结合条件与特点如下：①抗体与抗原结合形成免疫复合物后，抗体 Fc 段发

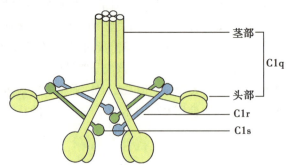

图 4-1　C1 复合体结构示意图

生构象改变并暴露 C1q 结合位点，才能激活补体，游离抗体无此活性；②IgM 的 C_H3 区或 IgG1~IgG3 的 C_H2 区都具有 C1q 的结合位点，且激活能力依次为 IgM>IgG3>IgG1>IgG2，IgG4 无激活经典途径的能力；③每个 C1q 分子须同时与 2 个或 2 个以上抗体 Fc 段"桥联"结合才能被活化。因 IgG 是单体，故只有 2 个或 2 个以上 IgG 分子与多价抗原结合形成 IC 时，才能被 C1q 结合。IgM 分子为五聚体，含 5 个 Fc 段，故单个 IgM 分子即可结合 C1q 并有效启动经典途径（图 4-2）。

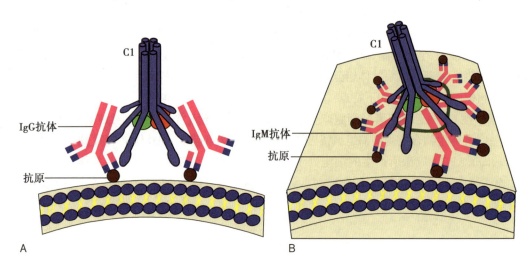

图 4-2　C1q 与抗原-抗体复合物的结合
A. C1q 与 IgG-抗原复合物的结合；B. C1q 与 IgM-抗原复合物的结合。

2. 活化过程　以细胞膜上的抗原与相应抗体结合为例，整个反应过程在细胞膜上进行，活化过程如图 4-3 所示。补体经典途径激活过程包括识别启动活化、级联酶促反应和攻膜复合物形成三个阶段。

（1）识别启动 C1 的活化：识别阶段始于 C1 与抗原-抗体复合物的结合。病原体等细胞性抗原与抗体结合后，抗体重链铰链区发生构型改变，暴露补体结合部位。C1 多聚体借助 C1q 与靶细胞或靶分子结合，2 个以上 C1q 头部被 IC 中 IgM 或 IgG 的 Fc 段固定，C1q 6 个亚单位构象即发生改变，导致 C1r 激活并裂解为 2 个片段，小片段即活化的 C1r，活化的 C1r 裂解 C1s 为 2 个片段，其中小分子片段（C1s）具有蛋白酶活性，启动经典激活途径。

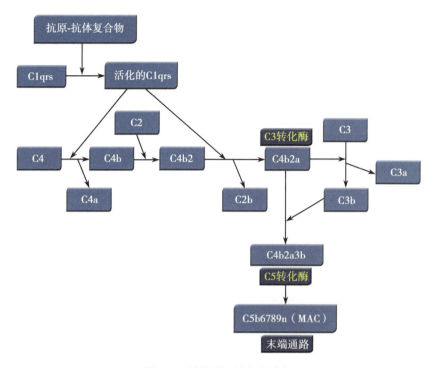

图 4-3　补体激活的经典途径

C1 与 IC 结合后被活化后依次裂解 C4 和 C2 形成 C4b2a，C4b2a 裂解 C3，形成 C4b2a3b，后者裂解 C5，并在 C6、C7、C8、C9 参与下，通过共同的末端通路，形成攻膜复合物（MAC）。

（2）级联酶促反应：活化的 C1s 作用于 C4，将其裂解为小片段 C4a 和大片段 C4b。C4a 释入液相，C4b 可与 IC 或抗体所结合的细胞表面成分（蛋白质、糖）形成共价酰胺键或酯键，附着于 IC 或抗体结合的细胞表面。C2 分子为单链多肽，其 Mg^{2+} 依赖性地与附有 C4b 的细胞表面结合，继而被 C1s 裂解为小片段 C2b（释入液相）和大片段 C2a。C2a 可与 C4b 形成 C4b2a 复合物，即经典途径 C3 转化酶。

C3 分子是由 α 和 β 链借二硫键连接的异二聚体，是体内最丰富的补体蛋白。C3 转化酶中的 C4b 可与 C3 结合，C2a 可水解 C3 为小片段 C3a 和大片段 C3b，此即补体活化级联反应的枢纽性步骤。C3a 释放至液相，大部分 C3b 与液相中蛋白酶相互作用被灭活，不再参与补体级联反应，仅 10% 左右 C3b 可与细胞表面结合有 C4b2a 的 Ig 分子以共价键结合，形成 C4b2a3b 复合物，即经典途径的 C5 转化酶。此外，在不同蛋白酶作用下，C3b 又可被依次裂解为 iC3b、C3f、C3c、C3dg、C3d 等片段，其中某些片段具有重要的生物学功能。

（3）攻膜复合物形成：指 C5 转化酶裂解 C5，在 C6、C7、C8、C9 参与下，于靶细胞膜表面形成 C5b6789n 大分子攻膜复合物的过程，此通路为三条补体激活途径所共有。

C4b2a3b 将 C5 裂解为 C5a 和 C5b，C5a 游离于液相。C5b 可与 C6 稳定结合为 C5b6，后者自发与 C7 结合成 C5b67，暴露膜结合位点，与靶细胞膜非特异性结合。初步插入膜上的 C5b67 与 C8 高亲和力结合，形成稳定的、深插入细胞膜的 C5b678，该复合物可促进 12~18 个 C9 分子聚合，并与之结合形成 C5b6789n 复合物，此即攻膜复合物（MAC）（图 4-4）。电镜下观察，

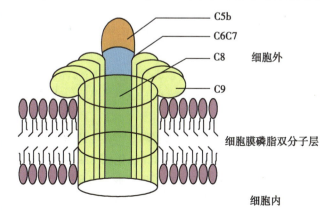

图 4-4　攻膜复合物结构示意图

MAC 为中空的管状结构,穿越靶细胞膜脂质双层,形成内径约 11nm 的亲水性通道,可容许水、离子及可溶性小分子等跨膜自由流动。由于胞内胶体渗透压较胞外高,故大量水分内流,导致胞内渗透压降低、细胞逐渐肿胀并最终破裂(即细胞"溶破")。

由于经典途径有赖于特异性抗体产生激活补体,故成为体液免疫效应机制之一,在感染后期(或恢复期)发挥作用,或抵抗相同病原体的第二次入侵。

二、补体激活的凝集素途径

补体激活的凝集素途径(lectin pathway,LP)指甘露糖结合凝集素(mannose-binding lectin,MBL)或纤胶凝蛋白(ficolin,FCN)直接识别病原体表面糖结构,活化 MBL 相关丝氨酸蛋白酶(MBL-associated serine proteinase,MASP)、C4、C2、C3,形成 C3 转化酶与 C5 转化酶,从而激活补体级联酶促反应的过程,亦称为 MBL 途径。

1. **参与成分与激活物**　包括除 C1 以外的所有补体固有成分,MBL 为 Ca^{2+} 依赖的 C 型凝集素,成熟的 MBL 其肽链从 N 端到 C 端依次为信号肽区、胶原样区、茎区和糖识别区(carbohydrate recognition domain,CRD)(图 4-5)。2~6 个亚单位相连而成的寡聚体是血清 MBL 的存在形式,结构和功能具有同源性,其球形头部可识别病原体糖结构,纤维状尾部则与 MASP 结合。MBL 相关的 MASP 主要有两类。①MASP1:可直接裂解 C3,形成旁路途径 C3 转化酶(C3bBb),参与并加强旁路途径正反馈环;②MASP2:能以类似于 C1s 的方式依次裂解 C4 和 C2,形成经典途径 C3 转化酶(C4b2a)。

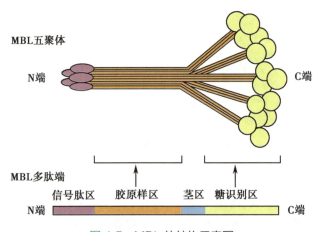

图 4-5　MBL 的结构示意图

此外,血清中 FCN 的纤维蛋白原样区与 MBL 的 CRD 类似,能直接识别 N-乙酰葡糖胺,通过激活 MASP 而启动凝集素途径。

病原微生物表面的糖结构是 MBL 途径主要激活物,参与固有免疫的效应过程。病原微生物感染机体后,诱导机体产生 MBL,MBL 识别并结合微生物表面的糖结构(如甘露糖、岩藻糖及 N-乙酰葡糖胺等),启动补体的活化。由于脊椎动物细胞表面的相应糖结构均被其他成分覆盖,不能启动 MBL 途径,因此机体可以借 MBL 途径识别"自身细胞"和"非己病原微生物"。

2. **活化过程**　MBL 或 FCN 直接识别病原体表面的糖结构,通过活化 MASP、C4、C2、C3 而形成 C3 转化酶(C4b2a 或 C3bBb)与 C5 转化酶(C4b2a3b 或 C3bBb3b),从而激活补体级联酶促反应过程。

在病原体感染早期,血清中 MBL 和 FCN 水平明显升高。MBL 或 FCN 与病原体表面糖结构结合后,发生构象改变,使与之结合的 MASP1 和 MASP2 分别被激活。活化的 MASP2 具有丝氨酸蛋白酶活性,裂解 C4,所产生的 C4b 片段共价结合于病原体表面,随后与 C2 结合,后者也被 MASP2 裂解,生成与经典途径相同的 C3 转化酶 C4b2a,继而裂解 C3 形成 C5 转化酶 C4b2a3b,最后进入补体激活的末端通路(图 4-6)。

活化的 MASP1 可直接裂解 C3 产生 C3b,在 B 因子、D 因子和 P 因子参与下,形成旁路途径 C3 转化酶 C3bBb,裂解 C3 并形成 C5 转化酶 C3bBb3b,之后激活末端通路(图 4-7)。同时,此过程中产生的 C3b 参与并加强旁路途径正反馈放大环路。

因此,凝集素途径活化过程兼具经典途径和旁路途径的特点,对两条途径有交叉促进作用。

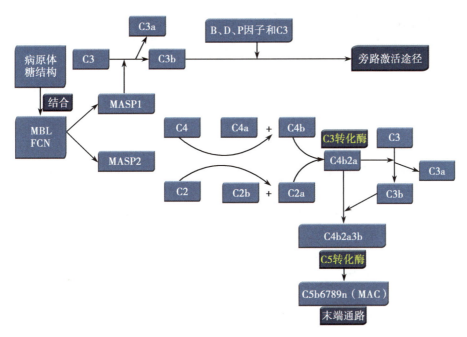

图 4-6　补体激活的凝集素途径

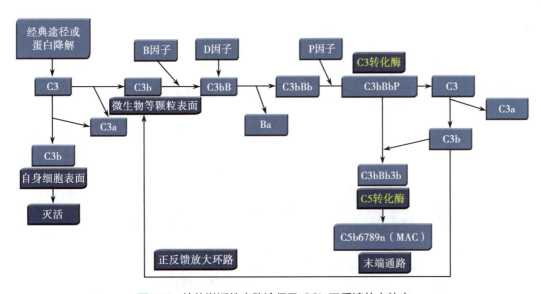

图 4-7　补体激活的旁路途径及 C3b 正反馈放大效应

微生物等颗粒表面 C3b 与 B 因子结合形成 C3bB，在 D 因子作用下生成 C3bBb，裂解 C3 后生成 C3bBb3b，然后裂解 C5 进入末端通路。C3b 既是 C3bBb 的裂解产物，又是新的 C3bBb 组成成分，构成了旁路途径的正反馈放大环路。

三、补体激活的旁路途径

补体激活的旁路途径（alternative pathway，AP）亦称替代激活途径，不依赖于抗体，不经 C1、C4、C2，由 B 因子（factor B，Bf）与固相（如微生物或外源性异物）表面 C3b 结合为 C3bB，在 D 因子（factor D，Df）、备解素（properdin，P 因子，Pf）参与下，并通过 C3 正反馈放大环路，产生更多 C3 转化酶和 C3b，多个 C3b 与 C3 转化酶结合形成 C5 转化酶（C3bBb3b），并激活末端通路的过程。该途径在感染早期参与机体防御功能。

1. 参与的成分与激活物　旁路途径不经过 C1、C4 和 C2，由 C3、C5~C9，以及 B 因子、D 因子、P 因子等补体成分参与。

旁路途径的"激活"与抗原-抗体复合物无关,病原微生物是补体旁路途径的主要激活物(如某些细菌、真菌、病毒感染的细胞)。此外脂多糖、磷壁酸、酵母多糖、葡聚糖、凝聚的 IgA 和 IgG4 等均可为补体激活提供接触表面和保护性环境,使后续级联反应得以进行。

2. 活化过程   生理条件下,血清 C3 受蛋白酶等作用可发生缓慢而持久的水解,此为 C3 慢速运转(C3 tick over)产生低水平 C3b。绝大多数 C3b 在体液中被快速灭活,并不发生明显的下游补体成分激活,也不会对机体造成损伤。少数 C3b 与附近的膜表面结构共价结合,产生不同的结果:①结合于自身组织细胞表面的 C3b,可被多种调节蛋白(如 H 因子、I 因子、DAF、MCP、CR1 等)降解而灭活,从而避免了对自身组织细胞的损伤,可见旁路途径可识别"自己"与"非己";②若与缺乏调节蛋白的微生物表面结合,激活物表面的 C3b 不易被 I 因子等灭活,在 Mg^{2+} 存在下,血清 B 因子可与 C3b 结合为 C3bB,活性 D 因子将此复合物中的 B 因子裂解为 Ba 和 Bb。Ba 释放入液相,Bb 仍与 C3b 结合,形成 C3bBb,即旁路途径的 C3 转化酶。

C3bBb 极不稳定,易被血清 H 因子和 I 因子迅速灭活,血清 P 因子可与 C3bBb 结合使之稳定。C3 转化酶可裂解 C3 为 C3a 和 C3b,C3b 与 C3bBb 结合为 C3bBb3b 复合物,即旁路途径的 C5 转化酶,其功能与经典途径的 C5 转化酶类似,启动末端通路,导致靶细胞溶破。

C3b 既是 C3 转化酶作用所生成的产物,又是 C3 转化酶的组成部分。旁路途径激活所产生的 C3b 可再与 B 因子结合,在 D 因子作用下产生更多 C3 转化酶 C3bBb,从而形成旁路途径的 C3b 正反馈放大效应(图 4-7)。

四、补体三条激活途径的特点

三条补体激活途径有共同特点,共同的末端通路,最后均产生攻膜复合物(MAC)。但其前端反应启动机制各异,即活化反应开始至生成 C5 转化酶的过程,三条激活途径各异。

三条补体激活途径既有各自的特点,又相互联系。在生物物种进化中,三条激活途径出现的顺序依次为旁路途径、凝集素途径、经典途径。三条激活途径的激活物质、参与成分各异,但相互联系,并具有共同的 C3 枢纽和末端通路(图 4-8),活化过程既彼此交叉,又互相促进,从而使补体系统成为体

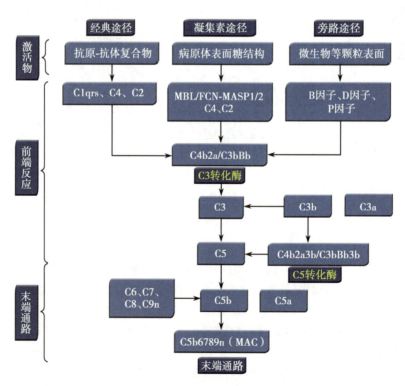

图 4-8   补体三条活化途径之间的关系

内具有重要生物学作用的功能系统和放大系统。参与三条激活途径的某些组分彼此对应，如 C1q 与 MBL、C1r/C1s 与 MASP、C2 与 B 因子等，补体三条激活途径的特点见表 4-1。

在机体感染早期或初次感染，旁路途径和凝集素途径可使补体激活发挥非特异性防御作用，给予机体抵御病原体感染的能力。在感染后期或再次感染，机体已产生相应抗体，可启动经典途径发挥特异性抗感染作用，成为体液免疫效应的重要机制之一。

表 4-1　三条补体激活途径作用特点比较

	经典途径	旁路途径	凝集素途径
激活物质	IC、C 反应蛋白、DNA、血清淀粉样蛋白 P 成分、β 淀粉蛋白多肽及 LPS 等	微生物颗粒或脂多糖、磷壁酸、酵母多糖、葡聚糖、凝聚的 IgA 和 IgG4 等	病原体表面以甘露糖、甘露糖胺、岩藻糖、N-乙酰葡糖胺等为末端糖基的糖结构
识别分子	C1q	无	MBL 或 FCN
参与成分	C1~C9	C3、C5~C9、B 因子、D 因子、P 因子	除 C1 外所有补体固有成分
丝氨酸蛋白酶	C1r、C1s 和 C2	B 因子、D 因子	MASP、C2、B 因子和 D 因子
所需离子	Ca^{2+}、Mg^{2+}	Mg^{2+}	Ca^{2+}、Mg^{2+}
C3 转化酶	C4b2a	C3bBb	C4b2a/C3bBb
C3b 正反馈环	无	有	有
C5 转化酶	C4b2a3b	C3bBb3b	C4b2a3b/C3bBb3b
进化	出现于脊椎动物软骨鱼	出现于棘皮动物海胆	出现于尾索动物海鞘
作用	参与体液免疫	参与固有免疫	参与固有免疫
意义	后期或再次感染防御	早期抗感染	早期抗感染

五、补体激活的调节

补体激活受一系列调节机制严格控制，使之反应适度，既能有效杀灭入侵的病原体，又可防止对自身组织产生损伤。

1. **补体激活的自身调节**　补体激活过程中形成的某些活性成分（如 C4b、C3b、C5b、C4b2a 和 C3bBb 等）均不稳定，若未及时与靶细胞膜发生结合，极易自行衰变失活，成为级联反应的重要自限因素，通过控制后续的酶促反应发挥调节作用。

2. **补体调节蛋白的调节作用**　体内存在多种可溶性和膜结合的补体调节蛋白（complement regulatory protein，CRP），它们以特定方式与不同补体成分相互作用，使补体激活与抑制维持精细的平衡状态，从而既防止对自身组织造成损害，又能有效杀灭外来微生物。补体调节蛋白可通过调节补体活化通路的关键步骤而调控补体的强度，如针对 C1 活化的调控、针对 C3 转化酶和 C5 转化酶形成的调控以及针对 MAC 形成的调控（图 4-9）。

（1）针对 C1 活化的调节：C1 抑制物（C1 inhibitor，C1INH）可与 C1r、C1s 或 MASP2 结合抑制其活性，使之不能裂解 C4 和 C2，从而阻断 C3 转化酶的形成。另外，C1INH 还能抑制凝血因子Ⅻa 和Ⅺa 因子、激肽释放酶和纤溶酶，从而在调节凝血、激肽及纤溶系统中发挥重要作用。

（2）针对 C3 转化酶和 C5 转化酶的调控：C4b2a 是经典途径和凝集素途径的 C3 转化酶。针对 C4b2a 的调节蛋白均发挥负调控作用，主要是阻断 C4b2a 形成，或分解已形成的 C4b2a，使之灭活。同时，C5 转化酶 C4b2a3b 也受此机制调控。在该环节起作用的补体调节蛋白有 C1 抑制物、C4 结合蛋白（C4 binding protein，C4bp）、膜辅蛋白（membrane co-factor protein，MCP，即 CD46）、I 因子（factor I，If）、衰变加速因子（decay accelerating factor，DAF，即 CD55），以及补体受体（如 CR1 与 C3b 或 C4b 结合，可抑制经典或旁路途径 C3 转化酶形成，还可作为 I 因子的辅助因子，促进 C3b 或 C4b 裂解）等。

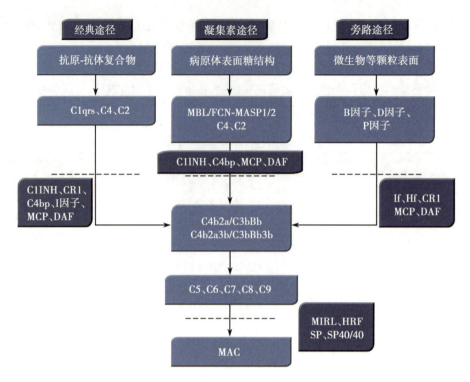

图 4-9　补体调节蛋白作用的关键环节

C3bBb 是旁路途径和凝集素途径的 C3 转化酶。针对 C3bBb 的调节主要依赖负调控因子,如 I 因子、H 因子(Hf)、CR1、MCP、DAF 等,它们通过抑制 C3bBb 形成或抑制已形成 C3bBb 的活性而发挥调控作用。

(3)针对 MAC 的调节作用:多种调节蛋白可抑制 MAC 形成和活性,从而保护自身正常细胞免遭补体攻击。这些因子包括膜反应性溶解抑制物(membrane inhibitor of reactive lysis,MIRL,即 CD59)、同源限制因子(homologous restriction factor,HRF)亦称 C8 结合蛋白(C8 binding protein,C8bp)、S 蛋白(S protein,SP)亦称玻连蛋白(vitronectin)、簇集素(clusterin,SP40/40)等。

第三节　补体的生物学作用

补体作为固有免疫和适应性免疫的组成部分,在机体防御机制中起重要作用。经典途径由 IC 激活,是体液免疫的主要效应机制。MBL 途径和旁路途径由病原体直接激活,在固有免疫中发挥重要的防御作用。补体激活的共同终末效应是在细胞膜上组装 MAC,导致细胞溶解。同时,补体激活过程中产生多种活性片段,它们可与表达于不同细胞表面的相应受体结合,从而介导多种生物学效应。此外,H 因子、MCP、DAF 等与相应补体成分结合调节补体级联反应。补体系统的生物学作用如下(表 4-2)。

表 4-2　补体系统的生物学作用

功能	参与成分	作用机制
细胞毒作用	C5~C9	形成 MAC
调理作用	C3b、C4b、iC3b	与吞噬细胞表面相应受体结合而促进吞噬
炎症介质作用	C5a>C3a>>C4a	刺激肥大细胞或嗜碱性粒细胞脱颗粒,释放生物活性物质,引起血管扩张、毛细血管通透性增高、平滑肌收缩等;C5a 趋化中性粒细胞并刺激其氧化代谢
清除免疫复合物	C3b	免疫黏附作用、抑制 IC 形成并解离 IC

续表

功能	参与成分	作用机制
参与适应性免疫应答	主要是 C3 各片段及相应受体	①C3b/C4b-CR1 相互作用,促进 APC 的调理与抗原捕获、加工,刺激 B 细胞增殖、分化或诱导和维持耐受;②C3d-CR2 相互作用,刺激 B 细胞表达共刺激分子、促进或抑制 B 细胞活化;③C3b/C3d-CR1/CR2 相互作用,可促进抗原特异性 T 细胞增殖

1. 细胞毒作用　补体系统激活,最终在细菌或靶细胞表面形成 MAC,导致细菌或细胞溶破,即发挥补体依赖的细胞毒作用(complement dependent cytotoxicity,CDC)。该效应的意义为:①参与宿主抗细菌(主要是 G^- 菌)、抗病毒(有包膜病毒,如流感病毒、HIV 等)及抗寄生虫等防御机制,是机体抵御病原生物感染的重要机制;②参与机体抗肿瘤免疫机制,即特异性抗体与肿瘤细胞膜表面相应抗原结合,进而激活补体经典途径,形成 MAC 溶解肿瘤细胞;③某些病理情况下引起机体自身细胞破坏,导致组织损伤与疾病(如血型不符输血后的溶血反应及自身免疫病)。

2. 调理作用　补体激活过程所产生的 C3b、C4b、iC3b 等均为重要的调理素(opsonin),它们结合于细菌或其他颗粒物质表面,可通过与吞噬细胞表面 CR1(C3b/C4bR,CD35)、CR3(iC3bR,CD11b/CD18)或 CR4(iC3bR,CD11c/CD18)结合而促进吞噬细胞的吞噬作用(图 4-10),可增强 Fc 受体介导的吞噬作用,此作用被称为调理作用(opsonization)。这种补体介导的调理作用可能是机体抵御

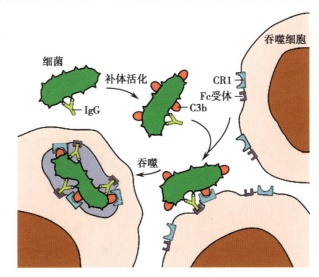

图 4-10　C3b/CR1 的调理作用

病原体被 IgG 或补体 C3b、C4b 包被,可分别通过与吞噬细胞表面 Fc 受体或 CR1 结合而被吞噬。

全身性细菌感染和真菌感染的主要机制之一;抗体与肿瘤细胞表面抗原结合后,激活补体产生的 C3b 可与巨噬细胞表面的补体受体(CR1)结合,促进巨噬细胞对肿瘤细胞的吞噬作用。

3. 清除免疫复合物与维持免疫自稳　补体某些成分可参与清除循环 IC,其机制包括:①可溶性 IC 活化补体,所产生的 C3b 可与 IC 共价结合,且 C3b 可与 $CR1^+$ 血细胞黏附,从而将 IC 运送至肝和脾被巨噬细胞吞噬、清除,此作用被称为免疫黏附(immune adherence)(图 4-11),由于血液循环中红细胞数量巨大,故成为清除 IC 的主要参与者,此外,中性粒细胞、单核细胞也具有此功能;②C3b 与抗体共价结合,可在空间上干扰抗体 Fab 段与抗原结合,或干扰抗体 Fc 段间的相互作用,从而抑制新的 IC 形成,或使已形成的 IC 解离。

此外,生理条件下,机体经常产生大量凋亡细胞,这些细胞表面表达多种自身抗原,若不能及时有效清除,可能引发自身免疫病。多种补体成分(如 C1q、C3b 和 iC3b 等)可识别和结合凋亡细胞,并通过与吞噬细胞表面相应受体相互作用进而促进清除凋亡细胞,发挥自身免疫稳定功能。

4. 炎症介质作用　补体活化过程产生的多种活化片段,均可发挥炎症介质作用。①激肽样作用:C2b 具有激肽样活性,能够使小血管扩张,增强血管通透性,引起炎症性充血或水肿;②过敏毒素样作用:C3a、C4a 和 C5a 又被称为过敏毒素(anaphylatoxin),可与肥大细胞或嗜碱性粒细胞表面相应受体结合,触发靶细胞脱颗粒,释放组胺和其他生物活性物质,引起毛细血管通透性增高、平滑肌收缩等,从而介导局部炎症反应。三种过敏毒素中,以 C5a 的作用最强;③趋化作用:C5a 对中性粒细胞有很强趋化活性,还可诱导中性粒细胞表达黏附分子,刺激其产生氧自由基、前列腺素和花生四烯酸等。此外,C3a、C5b67 片段也具有趋化作用;④C3a、C5a 是重要的炎症介质,可促进免疫细胞活化并释放

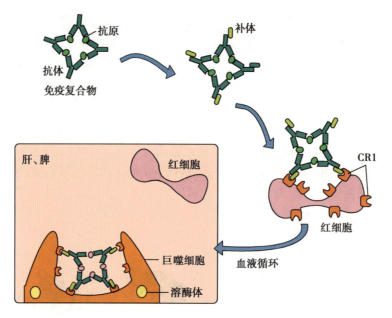

图 4-11 免疫黏附作用

可溶性 IC 体积小,难以被吞噬细胞捕获,但其可激活补体经典途径产生 C3b,IC-C3b 黏附于 CR1⁺红细胞和血小板,形成较大的复合物并随血液流经肝和脾,可被巨噬细胞吞噬、清除。

炎症介质,使炎症反应进一步放大,从而导致组织损伤。iC3b 与中性粒细胞和单核细胞表面的 CR3 结合也促使这些细胞与内皮细胞黏附,导致炎症细胞在组织损伤部位积聚,导致肾脏疾病、呼吸系统疾病、某些自身免疫病等的发生与发展。

5. 参与适应性免疫应答 作为固有免疫的重要组分,补体不仅在机体早期抗感染机制中发挥重要作用,还参与适应性免疫应答的启动、效应和维持。借此,有助于机体形成完善的免疫应答机制,并有效发挥免疫系统的功能。

(1)补体参与适应性免疫应答的启动:C3b 介导的调理作用,有利于抗原提呈细胞(APC)摄取和提呈抗原。

(2)补体参与适应性免疫细胞的活化与增殖:①与抗原结合的 C3d 可介导 B 细胞表面 BCR 与 CR2(CD21)交联,启动 B 细胞应答,促进 B 细胞活化;CR2 主要表达于 B 细胞和滤泡树突状细胞(follicular dendritic cell,FDC)表面,C3d 是其主要配体。CR2-C3d 之间的相互作用调控 B 细胞对抗原的应答;②C3b 与 B 细胞表面 CR1 结合,可促使 B 细胞增殖、分化为浆细胞;③补体调节蛋白 DAF、MCP 和 MIRL 能介导细胞活化信号,参与 T 细胞活化。

(3)补体参与适应性免疫应答的效应与调节:①FDC 表面 CR1、CR2 和 CR3 可将 IC 固定于生发中心,有助于记忆 B 细胞的诱导和维持;②C3b 或 C4b 与 MCP 相互作用,可诱导调节性 T 细胞产生抑制性细胞因子。

6. 补体系统与血液中其他级联反应系统的相互作用 补体系统与凝血系统、纤溶系统和激肽系统存在密切关系:①具有共同的激活物,如 IC 或 LPS 可激活补体系统,也能活化凝血因子Ⅻ,进而活化凝血、纤溶及激肽系统;②具有共同的抑制因子,如 C1INH 不仅抑制 C1 和 MASP,也可抑制激肽释放酶、血浆纤溶酶、凝血因子Ⅻ;③具有交互激活作用,补体活化可触发凝血系统,也可激活纤溶系统,反之,纤溶酶、缓激肽等也可激活补体系统;④具有相似的生物学活性,四个系统的活化产物均具有增高血管通透性、扩张血管、趋化吞噬细胞、促使平滑肌痉挛和溶酶体酶释放等活性。因此,以上四个系统的伴行异常活化是介导炎症、休克、弥散性血管内凝血等病理过程发生、发展的重要机制。

第四节 补体相关疾病及干预策略

补体系统各成分正常情况下含量相对稳定,适时、适度激活发挥生物学功能,并受到精密调控,病理情况下,补体异常参与某些疾病发生。基于补体的临床干预策略已成为研究的热点领域。

一、遗传性补体缺陷与相关疾病

几乎所有补体成分均可能发生遗传性缺陷。多数补体成分缺陷属常染色体隐性遗传,少数为常染色体显性遗传,个别成分(如 P 因子)缺陷则是 X 连锁隐性遗传。

1. 遗传性补体成分缺陷 约占原发性免疫缺陷病的 2%,包括 C1q、C1r、C1s、MBL、C4、C2、C3、P 因子、D 因子等缺陷,使补体系统不能激活,导致患者对病原体易感,同时体内 IC 清除障碍,引发相关自身免疫病。如补体经典途径成分缺陷者易发生细菌感染(易感化脓性细菌)和自身免疫病;旁路途径和末端共同通路成分缺陷患者易患奈瑟球菌感染;凝集素途径成分缺陷者易感染各种病原体,伴随自身免疫病发病率增高。C3 遗传性缺陷患者对化脓性有荚膜细菌如金黄色葡萄球菌、肺炎链球菌及奈瑟球菌易感,常反复发生肺炎、菌血症或脑膜炎。

2. 补体调节蛋白或补体受体缺陷 补体调节功能紊乱也会导致多种疾病的发生。例如 C1INH 缺陷,导致 C1 活化失控,C4 和 C2 裂解增多,C2b 具有激肽样活性,使血管扩张、毛细血管通透性增高,可引起遗传性血管神经性水肿;I/H 因子缺陷,常伴肾小球肾炎;膜结合补体调节蛋白(如 DAF、CD59)缺乏,导致细胞溶解加剧,引起阵发性睡眠性血红蛋白尿症;补体受体缺陷,患者红细胞表面 CR1 表达减少,可致循环 IC 清除障碍,从而引发某些自身免疫病(如系统性红斑狼疮);白细胞黏附缺陷症,导致 CR3 与 CR4 缺失,临床表现为反复化脓性感染。

二、非遗传性补体功能异常及相关疾病

1. 补体与异种器官移植 如猪血管内皮细胞表面表达 Galα1-3Gal 糖基表位,可与人体内天然抗体(IgM)结合而激活补体,导致超急性排斥反应。据此,可能的干预策略为:①借助血浆交换法去除 IgM 天然抗体;②应用眼镜蛇毒因子去除补体;③应用 C1INH、可溶性 I 型补体受体(sCR1)、可溶性衰变加速因子(sDAF)和可溶性 CD59(sCD59)、重组人 MCP/FcγRII 嵌合蛋白等抑制补体;④预先用抗 C5 或 C8 单抗灌洗待移植器官,降低补体所致损伤;⑤培育跨膜补体调节蛋白(CRP)的转基因猪,提供转基因动物器官;⑥转基因或基因敲除,改变供者器官表面抗原。

2. 补体与某些感染性疾病 补体系统通过旁路途径和/或凝集素途径识别微生物颗粒或其表面糖结构,从而被活化并产生多个裂解片段和复合物,最终通过调理吞噬、炎症反应和溶解细菌或病毒感染细胞而发挥抗感染作用。特异性抗体产生后,IC 可通过经典途径触发 C3 活化,并与旁路途径 C3 正反馈环路协同作用,形成更为有效的抗感染防御机制。如果补体缺陷可导致机体对病原体易感,如 C1q、C1r 和 C1s 缺陷患者可表现为严重细菌感染;C2 缺陷患者常反复发生由肺炎链球菌、金黄色葡萄球菌、奈瑟球菌和流感嗜血杆菌所致的肺炎、脑膜炎或菌血症;C4 缺陷者可表现为反复发作的严重全身性化脓性细菌感染;MBL 和 MASP2 缺陷者可出现反复发病的各种病原体急、慢性感染,全身各器官系统均可受累;末端成分 C5~C9 缺陷者常反复发生严重的全身感染,表现为球菌性脑膜炎和菌血症,有时可发生淋球菌菌血症造成全身淋球菌感染;某些病原体经长期进化,可借助多种机制逃避补体系统攻击,如某些病毒编码和表达与补体调节蛋白(CRP)功能相似的蛋白,可保护病毒包膜或病毒感染细胞膜免遭补体系统攻击。

多种病原体可利用补体受体或调控蛋白作为受体或辅助受体而感染靶细胞,如 EB 病毒以 CR2 为受体,麻疹病毒以 MCP 为受体,柯萨奇病毒和大肠埃希菌以 DAF 为受体。

3. 补体与肿瘤免疫 补体在肿瘤免疫中具有双重作用,一方面参与抗肿瘤免疫,另一方面参与

肿瘤的免疫逃逸。如：①肿瘤细胞可高表达 DAF，通过抑制 C3 转化酶或 C5 转化酶的形成，使肿瘤细胞免遭补体介导的溶细胞效应，并能抑制 C3b 在细胞表面沉积而阻止吞噬作用；②肿瘤细胞高表达的 CD59，可阻止 C8、C9 分别与 C5b67、C5b678 结合，从而抑制 MAC 形成，抑制补体对肿瘤细胞的细胞毒效应；③补体激活和释放 C5a 可促进免疫细胞亚群分化和/或血管生成，形成利于肿瘤生长的微环境；④CR2 是 EB 病毒受体，可介导人体感染 EB 病毒，并终身潜伏在 B 细胞和鼻咽部黏膜上皮细胞中，参与 Burkitt 淋巴瘤（一种恶性 B 细胞肿瘤）、鼻咽癌等恶性疾病的发生。

4. 补体与母胎免疫

（1）母胎耐受：精子和胎盘滋养层上皮细胞高表达补体调节蛋白，表明补体系统参与母胎免疫，可能与精子和胎儿不被母体排斥有关。如：①精子和精浆高表达 CD59 及 DAF，可保护精子免遭女性生殖道中抗精子抗体和补体的攻击；②胎盘滋养层上皮细胞高表达 CD59、DAF 和 MCP，可保护胎儿免受来自母体或胎血的补体的攻击。已发现补体的异常激活参与妊娠相关疾病的发生。阐明补体在母胎免疫中的作用及其机制，有可能提供干预避孕和不孕的新策略。

（2）妊娠相关并发症：妊娠个体易受补体攻击，相关依据如下。①补体是抗体依赖性（如抗磷脂抗体综合征）和抗体非依赖性流产的主要致病因素，其机制可能涉及 C5a 介导的胎盘血管生成受损；②C5a 信号是先兆子痫发病的决定因素；③早产儿补体活性明显增强，补体活化产物（如 Bb 或 C3a）可作为预测早产的标志物。

此外，补体激活还是Ⅱ、Ⅲ型超敏反应性疾病和相关自身免疫病发生的重要机制。

三、补体相关疾病的治疗策略

1. 遗传性补体缺陷的治疗原则　主要有：①抗感染；②纠正补体缺陷，如输注纯化的补体缺陷成分或输入新鲜血浆，补充所需补体成分；③免疫抑制疗法，用于治疗自身免疫病。

2. 基于抑制补体异常活化的新型干预策略　基本方法为：①补体调节蛋白控制补体系统激活；②阻断性抗体抑制补体激活或中和相应补体片段的活性；③补体受体拮抗剂或阻断性多肽抑制受体功能。

思考题

1. 简述补体三条激活途径及其特点。
2. 补体系统具有哪些主要生物学作用？
3. 举例说明补体系统异常与疾病的关系，简述其相关机制及生物治疗策略。

（沈关心）

第五章

细 胞 因 子

【学习要点】

● 细胞因子是一类低分子量可溶性蛋白质,具有调节固有免疫和适应性免疫、细胞生长分化以及组织修复等多种功能。

● 细胞因子通过旁分泌、自分泌、内分泌和细胞内分泌等方式发挥作用,具有多效性、重叠性、拮抗性、协同性和网络性。

● 重组细胞因子、细胞因子抗体和细胞因子受体拮抗剂已获得了广泛的临床应用,创造了较好的社会效益和经济效益。

细胞因子(cytokine)是由免疫原或其他因子刺激免疫细胞和其他细胞所产生并分泌的低分子量可溶性蛋白质,具有多种调控机体免疫和非免疫系统发育与功能的作用。细胞因子种类繁多,功能多样,其基本作用方式表现为细胞受到刺激后分泌细胞因子,与靶细胞表面相应受体结合,从而启动靶细胞内相关信号转导,调控相关蛋白表达,导致靶细胞功能变化。细胞因子有诱发炎症反应、调节免疫系统发育与免疫应答水平以及促进造血等功能。细胞因子作为生物药物和生物标志物的应用取得良好进展;同时,细胞因子及其受体还是药物作用的重要靶点,在肿瘤、造血功能障碍、自身免疫病等疾病的诊断与治疗中发挥越来越重要的作用。

第一节　细胞因子的共同特点及分类

一、细胞因子的共同特点

在结构、作用方式与生物效应等方面,细胞因子呈现以下共同特点。

(一)生化性质多为小分子多肽

细胞因子属于生物小分子,大部分为低分子量(8~30kDa)单链多肽糖蛋白,少数细胞因子如白细胞介素-5(IL-5)、IL-10、IL-12等为二聚体,而三聚体和四聚体的细胞因子较罕见。

(二)与其受体间的亲和力高

细胞因子与其受体结合的亲和力极高,这一特性为其实现生物学功能提供了重要结构基础。细胞因子一般在 pmol/L 水平就能发挥显著的生物学效应。细胞因子与其受体结合无抗原特异性且不受 MHC 限制。

(三)主要以自分泌、旁分泌或内分泌的方式发挥作用

细胞因子以自分泌方式作用于自身细胞,或以旁分泌方式作用于相毗邻的靶细胞。在生理状态下,绝大多数细胞因子的生物半衰期极短,故其生物学效应仅限于局部。某些细胞因子,如IL-1、IL-6、肿瘤坏死因子-α(TNF-α)等在特定条件下,如病原微生物感染时,其血中浓度可显著升高,作用于远处的靶细胞,呈现为内分泌效应。另外,某些细胞因子还能以细胞内分泌的方式发挥作用,即细胞因子可在其产生细胞内或进入靶细胞内发挥作用,如 IL-1α 和 IL-33 均可产生细胞内分泌作用。IL-1α进入到细胞核内调控基因的转录和 RNA 的剪切。细胞核内的 IL-1α 可刺激成纤维细胞的异常增生并产生胶原,促进病理性纤维化的形成(图 5-1)。

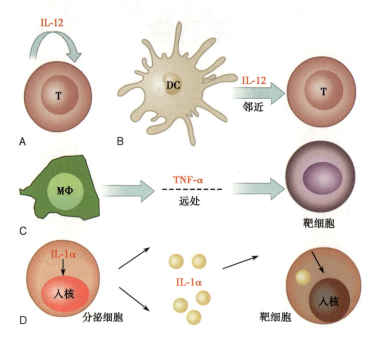

图 5-1　细胞因子的作用方式

A. 自分泌；B. 旁分泌；C. 内分泌；D. 细胞内分泌。

MΦ，巨噬细胞；IL，白细胞介素；TNF，肿瘤坏死因子。

（四）具有产生的多向性与同一性、作用的多效性与重叠性以及效应的拮抗性与协同性的特征

细胞因子产生的多向性指一种细胞可以产生多种细胞因子，而其产生的同一性是指不同的细胞在不同条件下也可以产生一种或几种相同的细胞因子。细胞因子作用的多效性指一种细胞因子可作用于不同的靶细胞，产生不同的生物学效应，如 γ 干扰素（IFN-γ）能刺激多种体细胞上调 MHC Ⅰ类和Ⅱ类分子的表达，也可活化巨噬细胞和 NK 细胞。几种不同的细胞因子可作用于同一种靶细胞，产生相同或相似的生物学效应，这种性质称为细胞因子作用的重叠性，如 IL-2、IL-4、IL-7 和 IL-15 均可刺激 T 细胞增殖。一种细胞因子可抑制其他细胞因子的功能，体现效应的拮抗性，如 IL-4 抑制 IFN-γ 所诱导的 Th0 细胞向 Th1 细胞的分化，而 IFN-γ 可抑制 IL-4 所诱导的 Th0 细胞向 Th2 细胞的分化。一种细胞因子可增强另一种细胞因子的功能，表现出效应协同性，如 IL-3 可协同多种集落刺激因子（CSF）刺激造血干细胞、祖细胞的分化与成熟。上述作用与效应特性是有结构基础的，这与某些细胞因子构成上存在共用亚单位有关。例如，IL-12 为由 p35 和 p40 亚单位组成的异质二聚体，IL-23 为由 p40 和 p19 亚单位组成的异质二聚体，p40 是 IL-12 和 IL-23 所共用的亚单位，从而决定了 IL-12 和 IL-23 在功能上具有某种重叠性。

（五）调控呈网络化表现

除了单独具有多种生物学活性外，细胞因子彼此之间还在诱导生成、受体调节及生物学效应发挥上相互作用，构成了一个组成丰富、关系复杂、效应综合的细胞因子调控网络。

二、细胞因子的分类

有关细胞因子分类体现了医学科学界对细胞因子的认知过程，以分类方式来简化认知过程是其主要出发点。细胞因子的分类方式包括早期的结构结合功能特征分类，后来的按功能分类以及基于细胞因子受体和信号转导通路分类。已经发现的细胞因子有 100 余种。

（一）按结构结合功能特征分类

按结构结合功能特征分类的经典分类方式有利于结构功能类似的细胞因子的发现，并体现疾病相关性的研究导向。

1. **白细胞介素** 白细胞介素主要调节免疫细胞功能。由白细胞分泌并介导白细胞间相互作用的一些细胞因子被命名为白细胞介素（interleukin，IL），并按照发现顺序，以阿拉伯数字排列。后来发现，除白细胞外，其他细胞也可产生 IL，如基质细胞和内皮细胞等。IL 也可作用于除白细胞外其他的靶细胞，如内皮细胞、成纤维细胞和神经细胞等。至 2024 年，IL 的新编号已至 IL-41。

2. **干扰素** 干扰素主要与抗感染免疫和免疫调节有关。干扰素（interferon，IFN）是最早发现的细胞因子，因其具有干扰病毒感染和复制的功能而得名。根据来源和理化性质的不同，干扰素可分为Ⅰ型、Ⅱ型和Ⅲ型干扰素：Ⅰ型干扰素包括 IFN-α、IFN-β、IFN-ε、IFN-κ 和 IFN-ω；Ⅱ型干扰素即 IFN-γ；Ⅲ型干扰素即 IFN-λ。IFN-α、IFN-β 和 IFN-γ 已用于病毒感染等疾病的临床治疗。有关这 3 种干扰素的产生细胞和功能见表 5-1。

表 5-1 干扰素的类型及其主要功能

名称	类型	主要产生细胞	主要功能
IFN-α	Ⅰ型干扰素	浆细胞样树突状细胞,淋巴细胞,单核/巨噬细胞	抗病毒,免疫调节,促进 MHC 分子的表达
IFN-β	Ⅰ型干扰素	成纤维细胞	抗病毒,抑制细胞增殖,免疫调节,促进 MHC 分子的表达
IFN-γ	Ⅱ型干扰素	活化的 T 细胞,NK 细胞	活化巨噬细胞,抗病毒,促进 MHC 分子表达和抗原提呈,诱导 Th1 细胞分化,抑制 Th2 细胞分化

3. **肿瘤坏死因子** 肿瘤坏死因子超家族参与免疫调节和杀伤靶细胞。肿瘤坏死因子（tumor necrosis factor，TNF）是一种能使肿瘤发生出血性坏死的细胞因子，分为 TNF-α 和淋巴毒素（lymphotoxin，LT）。肿瘤坏死因子超家族（TNFSF）至少有 19 个成员，它们在调节适应性免疫、杀伤靶细胞和诱导细胞凋亡等过程中发挥重要作用。

4. **集落刺激因子** 集落刺激因子主要参与调控造血过程。集落刺激因子（colony stimulating factor，CSF）是指能够刺激多能造血干细胞和不同发育分化阶段的造血祖细胞增殖与分化的细胞因子，主要有粒细胞-巨噬细胞集落刺激因子（GM-CSF）、巨噬细胞集落刺激因子（M-CSF）、粒细胞集落刺激因子（G-CSF）、红细胞生成素（EPO）、血小板生成素（TPO）和干细胞因子（SCF）等。上述大多数集落刺激因子命名基本反映了其主要功能。SCF 又称肥大细胞生长因子（MGF），参与诱导造血干细胞和祖细胞增殖。IL-3 可作用于多种早期造血祖细胞，故又称为多集落刺激因子。

5. **趋化因子** 趋化因子主要使免疫细胞发生定向迁移。趋化因子（chemokine）是分子量为 8~12kDa 的多肽，可导致免疫细胞定向迁移、活化与发育。根据其结构特征，已发现的 50 余种趋化因子可分为 4 个亚家族。①CC 亚家族：有 28 个亚家族成员（CC1~CC28），其近氨基端有 2 个相邻的半胱氨酸（CC），主要对单核细胞、巨噬细胞、淋巴细胞、嗜碱性粒细胞和嗜酸性粒细胞等细胞产生趋化和活化作用。②CXC 亚家族：有 16 个亚家族成员（CXC1~CXC16），其氨基端有一个 CXC 基序（C：半胱氨酸；X：任意 1 个其他氨基酸），其趋化作用主要针对中性粒细胞和淋巴细胞。IL-8 是一种 CXC 亚家族趋化因子，可趋化多形核白细胞到达急性炎症部位。③C 亚家族：其近氨基端只有 1 个半胱氨酸（C），主要作用于成熟的 T 细胞，尤其是 CD8⁺ T 细胞。④CX3C 亚家族：其近氨基端有一个半胱氨酸，中间其他 3 个任意氨基酸，羧基端是一个半胱氨酸的序列。CX3CL1 是 CX3C 亚家族的唯一成员，对单核细胞、NK 细胞和 T 细胞有趋化作用。

6. **其他** 除上述常见的几类细胞因子外，机体中还有许多其他的细胞因子，如转化生长因子-β（transforming growth factor-β，TGF-β）、血管内皮细胞生长因子（vascular endothelial growth factor，VEGF）、表皮生长因子（epidermal growth factor，EGF）、成纤维细胞生长因子（fibroblast growth factor，FGF）、血小板衍生生长因子（platelet-derived growth factor，PDGF）等。

（二）按功能分类

随着对细胞因子功能研究的深入，人们逐渐倾向于按细胞因子功能分类，这种分类方式把细胞因子与免疫应答联系起来,更符合我们对机体免疫应答的认知规律。表 5-2 中列举了细胞因子的功能分类。

表 5-2   细胞因子的功能分类

功能类别	细胞因子
促炎	IL-1,TNF-α,IL-6,IL-12,IL-17,IL-18,IL-23,IL-27,IL-32,IL-33
抗炎	IL-4,IL-10,IL-13,TGF-β,IL-21,IL-25,IL-35,IL-37,IL-1Ra
参与固有免疫	TNF-α,IFN-α/β,IL-1,IL-6,IL-10,IL-12,IL-15,IL-18,IL-23,IL-27
参与适应性免疫	IFN-γ,IL-2,IL-4,IL-5,IL-10,IL-12,IL-13,IL-17,TGF-β
抗病毒	IFN-α,IFN-β,IFN-γ
促进 T 细胞生长	IL-2,IL-4,IL-7,IL-9,IL-12,IL-15,IL-21
促进 B 细胞生长	IL-2,IL-4,IL-5,IL-6,IL-7,IL-10,IL-13,IL-14,IL-21
参与造血	IL-3,IL-7,IL-9,IL-11,GM-CSF,M-CSF,SCF
胚胎发育	VEGF,FGF,TGF-β
组织修复	TGF-α,TGF-β,EGF,PDGF,FGF

(三) 按细胞因子受体及信号转导通路分类

细胞因子信号转导通路的研究为人们提供了一种新的分类方法:基于细胞因子结合的受体以及由此引起的细胞内信号转导通路的差异,细胞因子被分为六个家族(表 5-3)。这种分类有助于人们从新的视角来深入研究细胞因子的生物学效应。

表 5-3   细胞因子家族

细胞因子家族	成员	细胞因子特征	受体特征	信号转导通路
I 型细胞因子家族	IL-2 亚家族:IL-2,IL-4,IL-7,IL-9,IL-13,IL-15,IL-21;IL-3,IL-5,GM-CSF IL-6 亚家族:IL-6,IL-11,IL-27,IL-30,IL-31 IL-12 亚家族:IL-12,IL-23,IL-27,IL-35 其他成员:IL-14,IL-16,IL-32,IL-34;G-CSF	三维结构有四个 α 螺旋	跨膜区有 WSXWS 序列特征,胞外区 FN3 型结构域	JAKs/STATs 信号通路;Ras-Raf-MAP;PI3K
II 型细胞因子家族	IFN 亚家族:IFN-α(13 个成员),IFN-β;IFN-γ IL-10 亚家族:IL-10,IL-19,IL-20,IL-22,IL-24,IL-26,IL-28,IL-29		同质二聚体,胞外区 2~4 个 FN3 型结构域	JAKs/STATs 信号通路
TNF 家族	TNF-α,TNF-β,多个 TNF 配体超家族(TNFLS)成员		同质三聚体;胞内 Toll 样/IL-1 受体结构域(TIR)	caspase 蛋白酶;JNK-p38:AP-1,NF-κB
IL-1 家族	IL-1,IL-18,IL-33;IL-36α/β/γ;IL-37	12 链 β 折叠	免疫球蛋白超家族;胞内 Toll 样/IL-1 受体结构域(TIR)	MAPK:NF-κB
IL-17 家族	IL-17A,B,C,D,F,IL-25(IL-17E)	同源二聚体或异源二聚体	胞外区 FN3 型结构域,胞内区 SERIF 结构域	MAPK:NF-κB

续表

细胞因子家族	成员	细胞因子特征	受体特征	信号转导通路
趋化因子家族	CCL 亚家族:CCL1~28 CXCL 亚家族:IL-8;CXCL1~17 CX3CL 亚家族:CX3CL1 XCL 亚家族:XCL1~2	氨基端多含有四个半胱氨酸残基形成两个二硫键,多为二聚体	七次跨膜受体,胞内区与 GTP 结合蛋白相连	G 蛋白介导信号通路 STAT 信号通路

注:PI3K,磷脂酰肌醇 3-激酶;GM-CSF,粒细胞-巨噬细胞集落刺激因子;G-CSF,粒细胞集落刺激因子;MAPK,丝裂原活化蛋白激酶;JNK,c-Jun 氨基端激酶;AP-1,激活蛋白 1;NF-κB,核因子活化 B 细胞 κ 轻链增强子。

第二节 细胞因子受体

细胞因子通过结合相应细胞因子受体发挥生物学作用。细胞因子受体均为跨膜分子,由胞膜外区、跨膜区和胞质区组成。细胞因子和细胞因子受体结合后启动细胞内的信号转导,调节细胞的功能。

一、细胞因子受体的分类

细胞因子受体根据其结构特征可分为免疫球蛋白超家族受体、Ⅰ型细胞因子受体、Ⅱ型细胞因子受体、肿瘤坏死因子受体超家族和趋化因子受体等多种类型(图 5-2)。

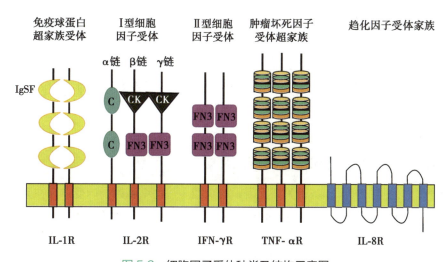

图 5-2 细胞因子受体种类及结构示意图

IL,白细胞介素;IFN,干扰素;TNF,肿瘤坏死因子;IgSF,免疫球蛋白超家族;C,C 型结构域;CK,细胞因子型结构域;FN3,Ⅲ型纤连蛋白型结构域。

(一)免疫球蛋白超家族受体

免疫球蛋白超家族受体(Ig superfamily receptor,IgSFR)在结构上与免疫球蛋白的 V 区或 C 区相似,即具有数个免疫球蛋白超家族结构域。IL-1 和 IL-18 受体、M-CSF 受体、SCF 受体属于此类。

(二)Ⅰ型细胞因子受体

Ⅰ型细胞因子受体家族(type Ⅰ cytokine receptor family)多为白细胞介素和集落刺激因子的受体,包括 IL-2、IL-3、IL-4、IL-5、IL-6、IL-7、IL-9、IL-13、IL-15、GM-CSF 和 EPO 等细胞因子的受体。Ⅰ型细胞因子受体胞膜外区由细胞因子受体结构域和Ⅲ型纤连蛋白型(fibronectin type-Ⅲ,FN3)结构域组成。该家族成员都具有数个保守的半胱氨酸和 1 个 Trp-Ser-X-Trp-Ser(WSXWS)基序。多数Ⅰ型细胞因子受体由 2 个或 3 个受体亚单位组成,其中一种亚单位是细胞因子(即配体)结合亚单位,另一种是信号转导亚单位。在细胞因子受体中,共用亚单位的现象较为普遍,如 IL-2、IL-4、IL-7、IL-9、IL-15 和 IL-21 受体中有相同的信号转导亚单位 γ 链(common γ chain,γc),这部分解释了这些细胞因子为什么具有相似的生物学功能。γc 基因位于 X 染色体上,γc 基因缺陷的个体会发生 X 连锁重症联合免疫缺陷病(X-linked severe combined immunodeficiency,X-SCID)。这类患者由于 IL-2、IL-4、IL-7、IL-9、IL-15 和 IL-21 等多种受体介导的信号转导发生障碍,可出现严重的细胞免疫和体液免疫的联合缺陷。

(三) Ⅱ型细胞因子受体

Ⅱ型细胞因子受体家族(type Ⅱ cytokine receptor family)分子的胞膜外区由 FN3 结构域组成。IFN-α、IFN-β、IFN-γ 以及 IL-10 家族的受体属于此类。Ⅱ型细胞因子受体由 2 个亚单位肽链组成,分别为配体结合链和信号转导链。

(四) 肿瘤坏死因子受体

肿瘤坏死因子受体超家族(TNF receptor superfamily,TNFRSF)多以同质三聚体的形式发挥作用。TNFRSF 有 20 多个成员,其受体细胞外区含有数个富含半胱氨酸的结构域,包括 TNF 受体、CD40 分子和 Fas 分子等。

(五) 趋化因子受体

趋化因子受体家族(chemokine receptor family,CRF)为七次跨膜的 G 蛋白偶联受体。根据其结合的趋化因子 CXC、CC、C 或 CX3C 等的不同,CRF 可分为 CXCR、CCR、CR 和 CX3CR 等亚家族受体。CCR5 和 CXCR4 是 HIV 在巨噬细胞和 T 细胞上的辅助受体。CCR5 的小分子拮抗肽可阻止 HIV 感染巨噬细胞。CCR5 的编码基因为多态性基因,携带缺失了 32 个碱基的 CCR5 等位基因的纯合子个体即使多次接触 HIV 也不发生感染。

二、可溶型细胞因子受体

可溶型细胞因子受体是细胞因子受体在体液中存在的可溶型形式。除了膜型受体外,绝大多数细胞因子受体在体液中能够以可溶型形式存在。可溶型细胞因子受体可通过与相应的膜型受体竞争结合配体的方式抑制细胞因子的功能。检测某些可溶型细胞因子受体的水平有助于某些疾病的诊断及病程发展和转归的监测。

三、细胞因子受体拮抗剂及其临床意义

细胞因子受体的拮抗剂可抑制相关细胞因子的功能。一些细胞因子的受体存在天然拮抗剂,如 IL-1 受体拮抗剂(interleukin-1 receptor antagonist,IL-1Ra)是一种由单核/巨噬细胞产生的、与 IL-1 有一定同源性的多肽,可以竞争结合 IL-1 受体,从而抑制 IL-1 的生物学活性。有些病毒可产生细胞因子结合蛋白,抑制细胞因子与相应受体的结合从而干扰机体的免疫功能。

第三节　细胞因子的生物学功能

尽管细胞因子效应功能多样,所涉及的领域较广泛,但主要研究范围集中在炎症、免疫应答调节和刺激造血三大方面。

一、调控炎症反应

炎症是所有具有血管系统的生命个体的组织与细胞对损伤性因素作用所产生的防御反应,是机体最常见的疾病表现形式,也是典型的多细胞和多因子共同参与的过程。"炎性介质学说"认为白细胞释放的大量细胞因子,形成复杂的炎症级联反应过程,导致炎症反应的发生,而炎症的消解也主要是由细胞因子来调控的。

参与炎症反应的细胞因子从功能上分为两大类,一类为促炎性细胞因子(proinflammatory

cytokine），主要包括 TNF-α、IL-1β、IL-6 等；另一类为抗炎细胞因子（anti-inflammatory cytokine），主要包括 IL-10、TGF-β 等。

有关炎症性细胞因子的研究深化了人们对炎症所引发疾病的发生发展的理解。炎症性细胞因子因其在介导炎症和相关疾病中的关键作用而备受关注，几乎所有重要的炎症性细胞因子都成为药物研究的靶点和临床诊断炎症相关疾病的重要依据。例如，以 TNF-α 为靶点的单克隆抗体药物在临床上已用于类风湿关节炎、强直性脊柱炎、银屑病等自身免疫性疾病的治疗。

二、调节免疫应答

细胞因子参与并直接调节固有免疫应答和适应性免疫应答。参与机体固有免疫应答的细胞主要有树突状细胞（dendritic cell，DC）、单核/巨噬细胞和中性粒细胞等，细胞因子参与调节这些细胞的效应程序。例如，在抗原提呈过程中，IFN-γ 上调 DC 表面 MHC 分子的表达，从而增强 DC 的抗原加工和提呈功能；IFN-γ 在巨噬细胞活化过程中，也有相同的效应，即通过上调 MHC 分子的表达，促进单核/巨噬细胞的抗原提呈作用；在急性炎症发生时，中性粒细胞迁移到急性炎症部位发挥杀伤和清除病原微生物的作用，在此过程中，G-CSF 可激活中性粒细胞，IL-1β、IL-8 和 TNF-α 等细胞因子招募中性粒细胞到炎症部位，因此，这些细胞因子通过中性粒细胞增强炎症反应。

适应性免疫应答的主要参与者是 B 细胞和 T 细胞，细胞因子调控其发育、分化和效应功能。例如，IL-7 促进 B 细胞和 T 细胞发育；IL-12 诱导 Th0 向 Th1 分化，IL-4 促进 Th0 向 Th2 分化，TGF-β 可促进调节性 T 细胞（Treg）的分化，而 TGF-β 与 IL-6 联合作用，则促进 Th0 向 Th17 亚群分化；活化的 Th1、Th2、Treg 和 Th17 分别通过分泌细胞因子 IFN-γ、IL-4、IL-10 和 IL-17 行使效应功能（图 5-3）。

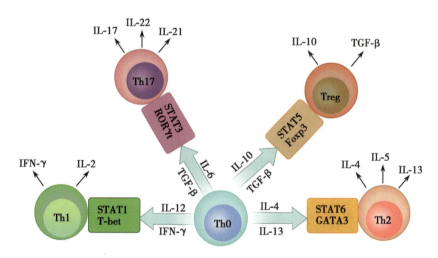

图 5-3　细胞因子对 T 细胞亚群分化的调控

Th，辅助性 T 细胞；Treg，调节性 T 细胞；IL，白细胞介素；IFN，干扰素；TGF，转化生长因子；STAT，信号转导及转录激活因子；T-bet，T-box 基因家族转录因子；GATA3，Gata 结合蛋白 3；Foxp3，叉头框蛋白 P3；RORγt，维 A 酸相关孤核受体 γt。

三、参与造血过程

造血（hematopoiesis）主要在中枢免疫器官骨髓和胸腺中进行。骨髓和胸腺微环境中产生的细胞因子，尤其是 CSF，对调控造血细胞的增殖和分化起着关键作用，在成熟造血细胞的功能活化上也起重要作用。

不同类型的 CSF 作用于造血的不同阶段（图 5-4）。IL-3 和 SCF 等主要作用于多能造血干细胞以及多种定向的祖细胞；GM-CSF 可作用于髓样细胞前体以及多种髓样谱系细胞；G-CSF 主要促进中性粒细胞生成，促进中性粒细胞吞噬功能和 ADCC 活性；M-CSF 促进单核/巨噬细胞的分化和活化；IL-7

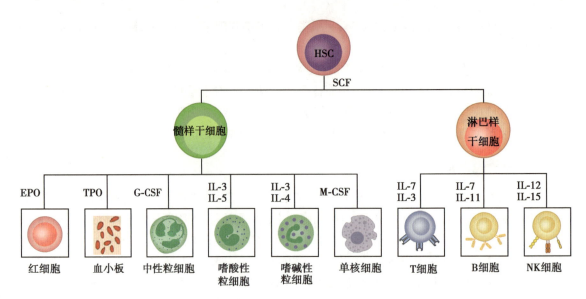

图 5-4   各类细胞因子在造血过程中的作用

HSC,造血干细胞;SCF,干细胞因子;EPO,红细胞生成素;TPO,血小板生成素;G-CSF,粒细胞集落刺激因子;
M-CSF,巨噬细胞集落刺激因子;IL,白细胞介素。

是 T 细胞和 B 细胞发育过程中的早期促分化因子;EPO 促进红细胞生成;TPO 和 IL-11 促进巨核细胞分化和血小板生成;IL-15 促进 NK 细胞的分化。

四、细胞因子的其他功能

细胞因子能直接诱导细胞凋亡,杀伤靶细胞。肿瘤坏死因子超家族中的 TNF-α 和 LT-α 可直接杀伤肿瘤细胞或病毒感染细胞。活化 T 细胞表达的 Fas 配体(FasL)可结合靶细胞上的 Fas,诱导其凋亡。

此外,多种细胞因子在组织损伤的修复中扮演重要角色。如 TGF-β 可通过刺激成纤维细胞和成骨细胞促进损伤组织的修复。VEGF 可促进血管和淋巴管的生成。FGF 可促进多种细胞的增殖,有利于慢性软组织溃疡的愈合。EGF 能促进上皮细胞、成纤维细胞和内皮细胞的增殖,促进皮肤溃疡和创口的愈合。

第四节   细胞因子与临床

一、参与疾病的发生与发展

(一)感染性炎症

临床上,细胞因子多与感染或非感染的炎症反应过程密切相关。严重急性呼吸综合征(SARS)、甲型流感、新型冠状病毒感染(COVID-19)等突发新发传染病给人类健康造成了严重危害。引起上述疾病的相关病毒使部分感染者病重甚至死亡的关键机制涉及一个被称为细胞因子风暴(cytokine storm)的免疫过程,即感染导致机体大量产生多种细胞因子,进入体液,出现系统性整体反应,如引起患者急性呼吸窘迫综合征甚至多器官衰竭与死亡。因此,细胞因子是一把"双刃剑",既有助于免疫系统清除感染,同时在特定条件下也会造成机体严重损害。

(二)自身免疫性炎症

除了与感染导致的炎症反应有关外,细胞因子还与自身免疫病的炎症过程密切相关。TNF-α 和 IL-1 都是类风湿关节炎(RA)的致病因子。TNF-α 主要由类风湿关节炎患者滑膜炎性组织的巨噬细胞产生,刺激 IL-1 和 IL-6 的分泌。TNF-α、IL-1 和 IL-6 刺激趋化因子的产生,趋化因子吸引更多的白细胞到达炎症部位。采用胶原诱导的关节炎(collagen-induced arthritis,CIA)小鼠模型的研究发现,TNF-α 特异性单克隆抗体在关节炎发生后可减轻炎症的强度和关节损害,抑制骨和软骨的退行性变化和吸收破坏。滑膜组织细胞表达的 IL-1α 和 IL-1β 刺激关节成纤维细胞表达基质金属蛋白酶,破坏细胞外基质,激活破骨细胞,引起骨吸收破坏。IL-1 受体拮抗蛋白基因缺陷的小鼠会产生自发性关节炎。

在强直性脊柱炎、银屑病关节炎患者体内均可检测到过高水平的 TNF-α,拮抗 TNF-α 的生物制剂对上述疾病有治疗作用。多种趋化因子促进类风湿关节炎、肺炎、哮喘和过敏性鼻炎的发展。多种肿瘤细胞分泌的 TGF-β 可抑制机体的免疫功能,与肿瘤免疫逃逸有关。IFN-α 是系统性红斑狼疮和银屑病的致病因子。

自身免疫病通常与体内 IL-17 的表达上调有关,同时 IL-17 和 IL-23 的炎性效应与细胞的恶性转化也密切相关。基于这些发现,靶向 IL-17 配体和受体已成为治疗这些疾病的新型策略。但是,需要注意的是,IL-17 在皮肤黏膜免疫系统中发挥抗白念珠菌感染的作用,因此,使用中和抗体治疗所带来的 IL-17 缺乏可能会导致皮肤黏膜慢性白念珠菌感染。

(三)细胞因子相关的遗传病

细胞因子还与一些遗传病相关。如 TNF 受体的突变与常染色体显性遗传的周期性发热症状有关。这些周期性发热患者的 TNFR1 胞外区基因有错义突变,而这些突变的 TNFR1 被认为影响正常 TNFR1 的功能,从而导致 TNFR1 相关的周期性发热综合征。虽然 TNFR1 的确切作用还有待阐明,但是周期性发热综合征患者血清中可溶性 TNFR1 明显较低。临床上尝试使用 TNF 的阻断剂去控制 TNFR1 相关的周期性发热综合征患者的发热症状。

IL-1 的活性受到机体天然存在的 IL-1 受体拮抗剂(IL-1Ra)调控。IL-1Ra 的缺乏会导致系统性自身炎症性疾病。

二、细胞因子药物及相关生物制品

(一)细胞因子类药物

有多种细胞因子作为药物应用于临床。干扰素是第一个为人类所发现并应用的细胞因子,其发现源于人们对流感病毒的研究。在揭示其抗病毒机制后,一些研究者着手其生产工艺研究,借助基因重组技术,大大加速了干扰素产业化进程。IFN-α 成为第一个利用基因工程技术所生产的药物,于 1986 年获美国食品药品监督管理局(FDA)审批上市,用于毛细胞白血病的治疗,这是世界上第一个获得临床应用的商品化细胞因子类药物。此后,重组 IFN-α 的临床适应证又扩展到多种疾病。

IFN-α 的临床应用开启了细胞因子临床应用的新时代。1989 年至 1991 年,重组 EPO、重组 IFN-γ、重组 G-CSF 和重组 GM-CSF 陆续进入临床应用。1993 年,重组 IFN-β 获准治疗多发性硬化。

(二)细胞因子拮抗剂类药物

除了细胞因子本身以外,细胞因子拮抗剂也在临床上得到广泛应用。其中,TNF-α 拮抗剂最令人瞩目。在类风湿关节炎(RA)炎症反应相关细胞因子中,TNF-α 是最重要的促炎性细胞因子,因而,TNF-α 也成为治疗 RA 的药物作用靶点。已上市的 TNF-α 拮抗剂主要有 3 种:TNF-α 受体融合蛋白依那西普(etanercept)和两种单克隆抗体——英夫利西单抗(infliximab)和阿达木单抗(adalimumab)。1998 年,具有中和 TNF-α 作用的 TNF-α 受体融合蛋白依那西普和英夫利西单抗分别获准在美国上市,用于治疗 RA、克罗恩病、银屑病关节炎、溃疡性结肠炎和强直性脊柱炎。2002 年 12 月,阿达木单抗成为第一个抗 TNF-α 的全人源化单克隆抗体。上述 TNF-α 拮抗剂的问世,在风湿疾病治疗中取得明显成效,不仅可有效阻止中晚期 RA 患者的炎症进程,且对早期患者也有根治的疗效。TNF-α 拮抗剂在临床上应用于类风湿关节炎、强直性脊柱炎、银屑病等自身免疫病的治疗,成为该领域划时代的革命,也是生物药物开发与产业化最成功的典范之一。

除 TNF-α 以外,其他细胞因子受体拮抗剂也被应用于临床治疗相关疾病。IL-1 主要来源是激活的单核/巨噬细胞、上皮细胞以及内皮细胞,是促炎性细胞因子。1998 年,重组人白细胞介素-1 受体拮抗剂(IL-1Ra)获批治疗类风湿关节炎。IL-6 与许多常见疾病有关,例如糖尿病、动脉粥样硬化、阿尔茨海默病、自身免疫病(系统性红斑狼疮、类风湿关节炎等),以及多发性骨髓瘤、前列腺癌等。在肿瘤晚期患者常可以检测出外周血 IL-6 高水平表达。抗 IL-6 受体的人源化单克隆抗体药物托珠单抗在 2005 年经 FDA 批准用于类风湿关节炎的治疗。此外,抗 IL-2 受体 α 链(CD25)人源化抗体被用于预防肾移植引起的急性排斥反应;抗 EGFR 嵌合抗体治疗转移性结直肠癌和头颈部肿瘤;抗 VEGF 人源化单克隆抗体治疗转移性结肠癌和与年龄相关的黄斑变性。

IL-4 受体 alpha(IL-4Rα)是 IL-4 和 IL-13 的受体,其转导的信号在特应性皮炎、哮喘等超敏反应介导的炎症中起重要作用。抗 IL-4Rα 的单克隆抗体对这类疾病有显著疗效。有研究显示,抗 IL-4Rα 的疗法对慢性阻塞性肺疾病(chronic obstructive pulmonary disease,COPD)也有一定疗效。

(三) 细胞因子诱导的杀伤细胞

细胞因子诱导的杀伤细胞(cytokine-induced killer cell,CIK cell)是一群在体外经 IL-1α、IL-2、IFN-γ 及抗 CD3 单克隆抗体等活化诱导而成的 T 细胞和 NK 细胞,已成为肿瘤过继免疫治疗的主力军。在体外诱导过程中,细胞因子对 CIK 的分化和功能起着决定作用。

细胞因子的强大生物学活性预示着其巨大的临床应用价值,针对细胞因子的增强、拮抗以及细胞因子作用通路关键节点的靶点都具有潜在药物开发价值。

(四) 以趋化因子受体为靶点的治疗

以趋化因子受体为靶点的治疗策略为一些疾病带来了希望。趋化因子及其受体的临床研究进展主要集中在获得性免疫缺陷综合征、精神疾病、蛋白尿性肾脏疾病及创面愈合等方面。尽管趋化因子受体及其拮抗剂的相关研究很多,但只有少数几个趋化因子受体拮抗剂被许可用于临床治疗,包括马拉韦罗(CCR5 抑制剂)和普乐沙福(CXCR4 抑制剂)。这两种药物阻断 HIV 感染 CD4⁺ T 细胞的辅助受体 CCR5 和 CXCR4,可用于获得性免疫缺陷综合征的治疗。

思考题

1. 简述细胞因子的共同特点及分类。
2. 举例说明细胞因子的作用方式。
3. 举例说明细胞因子(如干扰素、TNF-α、GM-CSF 等)的临床应用并解释其作用机制。

(姚   智)

06章
扫码获取
数字内容

第六章
主要组织相容性复合体及其编码分子

【学习要点】

● 主要组织相容性复合体（MHC）是一组与免疫应答密切相关、决定移植组织是否相容的紧密连锁的基因群，其表达的分子称为主要组织相容性抗原，也称 MHC 分子。

● 人的 MHC 称为人类白细胞抗原（HLA）基因复合体，其编码产物称为 HLA 分子。HLA 基因复合体包括 HLA Ⅰ、Ⅱ、Ⅲ类基因，具有多基因性和多态性的特点。经典 HLA Ⅰ类分子和Ⅱ类分子表达于细胞表面，参与蛋白质抗原的提呈、T 细胞发育成熟和对机体免疫应答的调节。

● MHC 分子是介导移植免疫排斥反应的主要抗原，并与多种免疫性疾病具有关联性，还可作为亲子鉴定和法医学鉴定的个体遗传"标签"。

组织相容性（histocompatibility）是指器官或组织移植时供者与受者间相互接受的程度。20 世纪初就发现同一种属不同个体间进行组织器官或肿瘤移植会发生排斥反应，即组织不相容。随后证实，同种异体间的排斥现象本质上是一种免疫应答。

1937 年 Gorer 发现将近交系小鼠的肿瘤移植到同系小鼠体内会导致排斥，由于小鼠的Ⅱ型红细胞血型抗原激发迅速而强烈的移植排斥反应，因此 Gorer 把这种分子命名为"antigen Ⅱ"。随后，Snell 等采用同类系小鼠发现编码 antigen Ⅱ的基因定位于小鼠 17 号染色体的特定基因位点上，命名为 H-2 基因，H-2 基因编码的分子称为 H-2 抗原。后期研究发现，H-2 基因包含多个相互独立的基因位点，编码不同的细胞表面分子，因此，H-2 基因实际为 H-2 基因复合体。由于 H-2 基因复合体中某些基因编码的分子在介导移植排斥中起关键作用，故将 H-2 系统称为小鼠主要组织相容性复合体（major histocompatibility complex，MHC），其编码产物为小鼠主要组织相容性抗原（major histocompatibility antigen，MHA）。Dausset 等在采用多产妇的血清结合家系的研究中，发现了人类白细胞抗原（human leukocyte antigen，HLA）。编码 HLA 的基因定位于人类 6 号染色体，也由多个紧密连锁的基因构成，被称为 HLA 基因复合体。由于在 MHC 研究中的重要贡献，Snell 和 Dausset 获得了 1980 年的诺贝尔生理学或医学奖。

第一节　MHC 基因结构与遗传特征

MHC 包含了众多基因座相近的基因，具有多基因性的特点。按照基因座的定位和特点，MHC 分为 MHC Ⅰ类、Ⅱ类和Ⅲ类基因。人类的 MHC 被称为 HLA 基因复合体。

需要加以说明的是，无论小鼠还是人类，在整个 MHC 中的绝大多数基因其结构和功能都与经典的 MHC 基因并不相关，我们平时所提及的 MHC（或是 HLA）基因（分子）往往指的是经典的 MHC Ⅰ类和 MHC Ⅱ类基因或分子，并没有包括 MHC 或 HLA 基因复合体中的其他基因。

一、HLA 基因复合体结构

人类 MHC 编码的抗原最早在白细胞表面被发现，因此，人类的主要组织相容性抗原被命名为人类白细胞抗原，人类的 MHC 被称为 HLA 基因复合体。1999 年基因组计划完成后定义的 HLA 基因复合体位于第 6 号染色体短臂 q21.31 上，长约 3 600kb，包含 224 个基因座。随着研究的深入，HLA

79

基因复合体中的基因座数目和包含的基因数目均有所增加,是最复杂的人类基因群。按照 HLA 基因座的定位和特点,可将其分为 HLA Ⅰ类、HLA Ⅱ类和 HLA Ⅲ类 3 个基因区。与移植排斥反应和提呈蛋白质抗原功能有关的经典 HLA 基因位于 HLA 基因复合体的 HLA Ⅰ类和 HLA Ⅱ类基因区内,只占复合体中全部基因的极小部分。HLA Ⅰ类和Ⅱ类基因区分别位于 HLA 基因复合体的两端,HLA Ⅰ类区位于端粒侧,长度约为 2 000kb,HLA Ⅱ类区位于着丝粒侧,长约 1 000kb,介于 HLA Ⅰ类区和 HLA Ⅱ类区之间的是 HLA Ⅲ类区(图 6-1)。

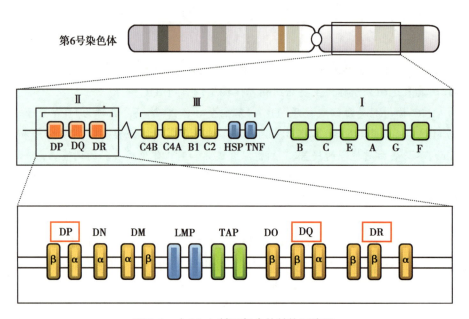

图 6-1　人 HLA 基因复合体结构示意图

(一) HLA Ⅰ类基因

根据编码产物和功能不同,HLA Ⅰ类基因区的基因可分为经典和非经典 HLA Ⅰ类基因。经典 HLA Ⅰ类基因包括 HLA-A、B、C 位点的等位基因,编码经典的 HLA Ⅰ类分子的重链。非经典 HLA Ⅰ类基因包括 HLA-E、F、G、H、K、L 和 MIC 等位点的等位基因,其中 HLA-E、HLA-F 和 HLA-G 位点等位基因编码的分子可以被 NK 细胞识别。HLA Ⅰ类基因区中还包括 *MIC*(MHC classⅠ chain-related)基因家族,包括 *MICA*、*MICB*、*MICC*、*MICD* 和 *MICE*,其中 *MICA* 和 *MICB* 基因表达功能蛋白,并呈现多态性;*MICC*、*MICD* 和 *MICE* 为假基因。

(二) HLA Ⅱ类基因

HLA Ⅱ类基因区的基因可分为经典Ⅱ类基因和抗原加工相关基因。经典的 HLA Ⅱ类基因主要位于 DR、DQ、DP 三个亚区,每个亚区有若干个位点,在 DR 亚区包括一个 *DRA* 和 *DRB1-DRB9* 基因,*DRA* 和从 *DRB1/DRB3/DRB4/DRB5* 中取用的一或两个基因分别编码 DR 分子的 α 链和 β 链,形成完整的 DR 分子;DQ 亚区包括若干个 *DQA* 和 *DQB* 基因,其中 *DQA1* 和 *DQB1* 编码 DQ 分子的 α 链和 β 链,而 *DQA2* 和 *DQB2* 为假基因;DP 亚区的 *DPA1* 和 *DPB1* 编码 DP 分子的 α 链和 β 链。抗原加工相关基因包括参与内源性抗原加工、提呈的 *LMP* 基因和 *TAP* 基因,参与外源性抗原加工、提呈的 *HLA-DM* 基因(包括 *HLA-DMA* 和 *HLA-DMB*,分别编码 HLA-DM 分子 α 链和 β 链)和 *HLA-DO* 基因(包括 *HLA-DOA* 和 *HLA-DOB*,分别编码 HLA-DO 分子 α 链和 β 链)等。

(三) HLA Ⅲ类基因

HLA Ⅲ类基因区位于 HLA Ⅰ类基因区和 HLA Ⅱ类基因区之间,是基因分布密度最为集中的一个区域,而且所编码的已知功能蛋白很大一部分属于分泌蛋白,如编码补体成分(C2、C4、B 因子)、细胞因子(TNF-α、LT)和热休克蛋白 70(HSP70)等的基因,也被称为炎症相关基因区。

二、HLA 基因复合体的特点

(一) 多态性

遗传学上将某一个体同源染色体上对应位置的一对基因称为等位基因(allele);当群体中位于同一位点的等位基因数目多于两种时,称为复等位基因(multiple allele)。多态性(polymorphism)是指正常人群中在某一基因位点上存在着两个或两个以上不同等位基因的现象,且变异型在群体中的基因频率大于1%。基因多态性导致的基因序列变异往往和个体对疾病易感性与抵抗力、疾病临床表现多样性以及不同个体对药物反应性不同等现象有关。

HLA 基因复合体呈现高度的多态性,大多数有功能的 HLA 经典基因位点均存在复等位基因。表6-1 中列出了截至 2024 年 3 月已经发现的人 HLA 复合体等位基因的数量。如表 6-1 所示,经典的 HLA 基因以及部分与免疫应答密切相关的非经典 HLA 基因都存在着不同数量的复等位基因,其中复等位基因数量最多的可达 9 877 个(HLA-B 位点)。因此,尽管对于每一个个体,任何一个 HLA 基因座只能有 2 个等位基因,但是人群中不同的 HLA 基因座上存在的复等位基因的不同组合构成了人群中数量极其庞大的 HLA 基因的组合方式。

表6-1 HLA 区域内主要基因位点的等位基因数(至 2024 年 3 月)

名称	等位基因数目	名称	等位基因数目	名称	等位基因数目
HLA-A	8 288	HLA-DRA	73	MICA	533
HLA-B	9 877	HLA-DRB1	3 671	MICB	247
HLA-C	8 361	HLA-DRB2	1	TAP1	19
HLA-E	353	HLA-DRB3	497	TAP2	106
HLA-F	91	HLA-DRB4	254		
HLA-G	160	HLA-DRB5	203		
HLA-H	72	HLA-DRB6	4		
HLA-J	33	HLA-DRB7	2		
HLA-K	7	HLA-DRB8	1		
HLA-L	6	HLA-DRB9	6		
HLA-P	5	HLA-DQA1	773		
HLA-V	4	HLA-DQB1	2 549		
		HLA-DPA1	678		
		HLA-DPB1	2 569		
		HLA-DMA	59		
		HLA-DMB	82		
		HLA-DOA	93		
		HLA-DOB	63		

(二) 多基因性

HLA 基因复合体的另一特点是具有多基因性(polygeny)。HLA 基因复合体含有多个不同的 HLA Ⅰ类和Ⅱ类基因座,如 HLA-A、HLA-B、HLA-C、HLA-DP、HLA-DQ、HLA-DR 等,因此,每一个体的有核细胞表面均表达一组结构和功能相似、但又各具结合不同抗原肽特性的经典 HLA Ⅰ类和Ⅱ类分子,从而可以结合其一生中可能遇到的绝大多数抗原。

NOTES

三、HLA 基因复合体的遗传特点

HLA 基因复合体除了上述提及的具有多态性和多基因性的特征外,还具有以下遗传特点。

(一) 单倍型(genetic haplotype)遗传

单倍型遗传是指 HLA 基因复合体以单倍型形式向子代传递。单倍型(haplotype)是指一条染色体上 HLA 基因复合体各位点基因紧密连锁组成的基因单位。人体细胞为二倍体型,两个单倍型分别来自父亲和母亲,共同组成个体的基因型(genotype)。由于一条染色体上 HLA 各位点的距离非常近,很少发生同源染色体之间的交换,因此,父母的 HLA 以单倍型为单位将遗传信息传给子代。例如父亲的基因型为 ab,母亲的为 cd,则子代可能有 4 种基因型(ac、ad、bc、bd),某一个体获得任一单倍型的可能性都是 1/4。故两个同胞有完全相同或完全不同 HLA 单倍型的可能性都是 1/4;一个单倍型相同的可能性是 1/2。而子代和亲代总是共有一个单倍型(图 6-2)。所以,相对于在种群中寻找到单倍型相同的供体概率极低而言,在家庭成员中可以找到单倍型相同或至少一半相同的器官供体。

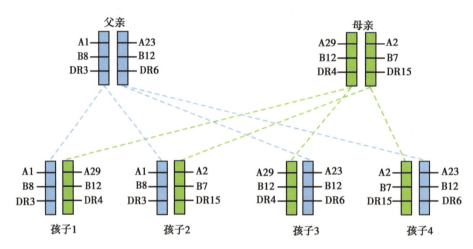

图 6-2　HLA 基因复合体单倍型遗传图示

(二) 共显性(codominance)遗传

共显性是指一个个体同源染色体上的等位基因均能同等表达,共同组成了个体的表型(phenotype)。HLA 基因复合体的表达呈现共显性遗传的特点,在一个个体细胞表面,根据 HLA 等位基因的数量可推测细胞表面表达的 HLA 分子的种类,如一个个体的 HLA Ⅰ类和 HLA Ⅱ类基因 18 个等位基因座上均为不同的等位基因(即杂合子),则在细胞表面表达的 HLA Ⅰ类和 HLA Ⅱ类分子可以达到 18 种,即 6 种 HLA Ⅰ类分子(图 6-3)和 12 种 HLA Ⅱ类分子。

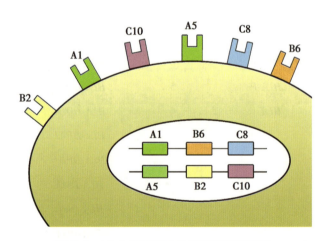

图 6-3　HLA 基因复合体共显性遗传图示

(三) 连锁不平衡(linkage disequilibrium)

在遗传学上,位于同一条染色体(单倍型)上的基因称为连锁(linkage),HLA 基因属于在同一条染色体上紧密连锁的一组基因。通过对大样本人群中的 HLA 进行分析可以获得 HLA 不同基因座的各等位基因在单倍型中出现的频率(frequency)。在人群中,如果 HLA 两个等位基因在所有单倍型中的分布是随机的,那么这两个等位基因在同一个单倍型中出现的频率应该是两个等位基因在单倍型中独自出现频率的乘积,如在白种人中 HLA-A1 的基因频率为 0.12,B8 的基因频率为 0.17,A1 和 B8

基因出现在同一条单倍体上的预期频率为 0.12×0.17=0.02,但实际上在白种人观察到的 A1 和 B8 同时出现的频率为 0.09。这种群体中不同基因座上某两个等位基因出现在同一条单倍型上的频率与预期的随机频率之间存在明显差异的现象,称为连锁不平衡(linkage disequilibrium)。连锁不平衡的现象表明处于连锁不平衡状态的 HLA 的某些等位基因总是较多地出现在同一单倍型中。

HLA 复合体的单倍型分布也具有人种和地域特点,如在中国汉族群体中常见的 A30-B13-DRB1*07 和 A1-B37-DRB1*10 单倍型频率呈北高南低分布,而 A2-B46-DRB1*09、A33-B58-DRB1*17 和 A33-B58-DRB1*13 单倍型频率呈北低南高分布。HLA 单倍型分布特点较单一基因的分布频率更能体现出人种和地域的种群遗传特点,某些连锁不平衡倾向于出现在某些地域、某些人种和某些民族,也为深入探讨连锁不平衡的发生机制及其与某些疾病的发病、诊断和治疗的关系提供新的研究内容。

第二节　MHC 分子

1987 年 Don Wiley 和 Jack Strominger 团队借助 X 射线晶体衍射技术获得了首个 MHC 分子——HLA-A2 分子的晶体结构,随后其他 HLA Ⅰ类和Ⅱ类分子的结构也得到了解析。对 MHC 分子结构及其与抗原肽、TCR 间相互作用的深入研究,特别是 MHC 分子与抗原肽结合特征的解析,为多肽疫苗的设计及其在肿瘤、自身免疫性疾病和感染性疾病中的应用提供了理论依据。本节主要介绍 HLA Ⅰ类和 HLA Ⅱ类分子的结构、分布和功能。

一、HLA Ⅰ类分子

HLA Ⅰ类分子是由非共价键连接的 α 链(重链)和 β2m(轻链)组成的糖蛋白,其中 α 链由 *HLA-A*、*HLA-B* 或 *HLA-C* 基因编码,β2m 由位于第 15 号染色体上的 β2m 基因编码。α 链的分子量为 45kDa,分为胞外区、跨膜区和胞内区,氨基端游离于细胞膜外,羧基端位于胞质内。α 链的膜外区肽段经空间折叠形成三个功能区,即 α1、α2、和 α3 区;每个功能区约含 90 个氨基酸残基,α1 和 α2 区的氨基酸顺序变化较大,是决定 HLA Ⅰ类分子多态性的部位;α3 区结构域较保守,其结构与免疫球蛋白超家族分子相似,具有种属特异性,是与 CD8 分子结合的部位。β2m 既不穿过细胞膜,也不与细胞膜接触,而是以非共价形式附着于 α3 的功能区上。虽然 β2m 不直接参与Ⅰ类分子的抗原提呈,但是它能促进内质网中新合成的 HLA Ⅰ类分子向细胞表面运输,并对 HLA Ⅰ类分子的结构稳定和在细胞表面的表达具有辅助作用,是 HLA Ⅰ类分子组装、表达及功能所必需(图 6-4)。

(一) HLA Ⅰ类分子的晶体结构

HLA Ⅰ类分子的 X 射线结晶衍射图分析结果揭示了Ⅰ类分子和抗原肽结合部位的三维结构。HLA Ⅰ类分子胞外区的 α1 和 α2 结构域共同构成了抗原肽段结合部位,每个结构域折叠成一个 α 螺旋和四个反向平行的 β 片层,来自 α1 和 α2 结构域的 8 条反向平行的 β 片层结构组成了抗原肽结合凹槽的底部;两条 α 螺旋则相互对应、相互平行,共同构成凹槽的侧壁;凹槽的两端封闭,决定了和 HLA Ⅰ类分子结合的抗原肽氨基酸残基数相对较少,一般为 9 肽。组成抗原结合凹槽的 α1 和 α2 结构域具有丰富的多态性,保证了与抗原肽结合的特异性和免疫应答的多样性(图 6-5)。

(二) HLA Ⅰ类分子的分布

经典的 HLA Ⅰ类分子分布于所有有核细胞表面,但在不同组织细胞的表达水平差异很大。淋巴细胞表面 HLA Ⅰ类分子的密度最高,肾、肝、肺、心及皮肤细胞次之,肌肉、神经组织和内分泌细胞上较少,而神经细胞、成熟红细胞、胎盘成熟滋养层细胞上未检出 HLA Ⅰ类分子的表达。在血清、尿液、汗液、脑脊液及初乳等体液中也有可溶性 HLA Ⅰ类分子的存在。

(三) HLA Ⅰ类分子的功能

经典 HLA Ⅰ类分子的生理功能主要是向 CD8⁺T 细胞提呈抗原,即 CD8⁺T 细胞只能识别与自身

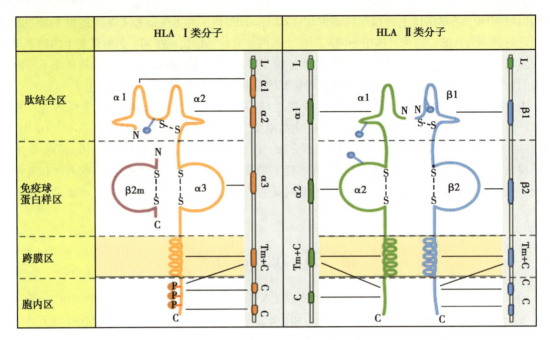

图 6-4 HLA Ⅰ类和Ⅱ类分子结构示意图

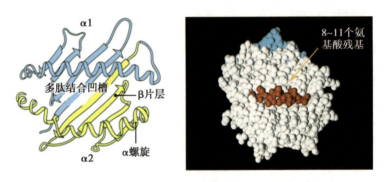

图 6-5 HLA Ⅰ类分子/肽结合立体结构图

HLA Ⅰ类分子结合的抗原肽。这些肽段多来自内源性的蛋白抗原,如病毒抗原、肿瘤抗原等。以病毒抗原为例,当病毒感染了抗原提呈细胞后,病毒蛋白抗原可在细胞内被加工成一些多肽片段,后者在内质网与新合成的Ⅰ类分子结合后表达于抗原提呈细胞表面,被 CD8$^+$T 细胞识别。

二、HLA Ⅱ类分子

HLA Ⅱ类分子是由 α 链和 β 链通过非共价键连接组成的糖蛋白,α 链和 β 链均由 *HLA-DR*、*HLA-DP* 和 *HLA-DQ* 基因区的基因编码(图 6-4)。α 链的分子量约 29kDa,β 链约 30kDa,α 链和 β 链都分为肽结合区(包括约 90 个氨基酸残基长度的 α1 和 β1 结构域)、Ig 样区(α2 和 β2)、跨膜区(含 25 个氨基酸残基)和胞内区(含 10~15 个氨基酸残基,游离在胞质中)。

(一) HLA Ⅱ类分子的晶体结构

HLA Ⅱ类分子的 X 射线晶体衍射图显示(图 6-6),Ⅱ类分子的抗原肽结合凹槽由 α1 和 β1 功能区共同构成,其结构和Ⅰ类分子的槽型非常相似,其中 α1 和 β1 的 α 螺旋形成凹槽的侧壁,而 8 个反向平行的 β 片层则构成凹槽的底部。Ⅱ类分子的多态性也体现在抗原结合凹槽的侧壁和底部,Ⅱ类分子肽结合凹槽的两端呈开放状,能够容纳较长的肽段(10~30 个氨基酸残基),但是抗原肽和 HLA Ⅱ类分子结合较多的部位也只有 8~9 个氨基酸残基,被称为“核心结合序列”。HLA Ⅱ类分子的多态性主要由 α1 和 β1 结构域体现。

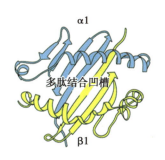
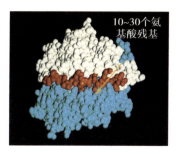

图 6-6 HLA Ⅱ类分子/肽结合立体结构图

(二) HLA Ⅱ类分子的分布

HLA Ⅱ类分子的分布比较局限,主要表达于 B 细胞、单核/巨噬细胞和树突状细胞等专职抗原提呈细胞,精子细胞以及某些活化的 T 细胞表面。此外,在免疫应答过程中,在细胞因子(如 IFN-γ)的作用下,某些细胞也可诱导表达 HLA Ⅱ类分子,并表现出抗原提呈功能,发挥非专职抗原提呈细胞的生物学效应。另外,有些组织细胞在病理条件下也可表达 HLA Ⅱ类分子,如胰岛 β 细胞、甲状腺细胞等。在肿瘤和病毒感染过程中,HLA Ⅱ类分子表达下调是肿瘤细胞或病毒感染细胞逃逸机体免疫监视的主要机制之一。

(三) HLA Ⅱ类分子的功能

HLA Ⅱ类分子的功能主要是在免疫应答中将经过处理的外源性抗原肽提呈给 CD4+T 细胞。正如 CD8+T 细胞只能限制性识别与自身 HLA Ⅰ类分子结合的抗原肽段一样,CD4+T 细胞只能限制性识别与自身 HLA Ⅱ类分子结合的抗原肽段。HLA Ⅱ类分子主要参与外源性抗原的提呈。HLA Ⅱ类分子也是引起移植排斥反应的重要抗原,包括引起宿主抗移植物反应(HVGR)和移植物宿主反应(GVHR)。在免疫应答中,HLA Ⅱ类分子及其提呈的抗原肽还可影响 CD4+T 细胞的分化,进而调节机体的细胞免疫和体液免疫,对机体免疫应答的结果产生影响。表 6-2 对 HLA Ⅰ类分子和 HLA Ⅱ类分子的结构、功能和组织分布特点进行了总结。

表 6-2 HLA Ⅰ类和Ⅱ类分子比较

项目	HLA Ⅰ类分子	HLA Ⅱ类分子
抗原类别	HLA-A、HLA-B、HLA-C	HLA-DP、HLA-DR、HLA-DQ
分子结构	α 链(45kDa) β2m(12kDa)	α 链(29kDa) β 链(30kDa)
抗原肽结合结构域	α1、α2 结构域	α1、β1 结构域
与 CD8、CD4 结合位点	α3 与 CD8 结合	β2 与 CD4 结合
结合的抗原肽特点	8~11 个氨基酸残基	10~30 个氨基酸残基
细胞分布	有核细胞	DC、MΦ、B 细胞等
功能	提呈内源性抗原,启动 CD8+T 细胞应答	提呈外源性抗原,启动 CD4+T 细胞应答

三、HLA 分子与抗原肽结合的特点

经典 HLA 分子的主要功能是与内、外源性抗原肽非共价结合,将抗原肽提呈给 T 细胞,诱导机体的适应性免疫应答。但对具体个体而言,其表达的 HLA 分子有限,如何通过有限的 HLA 分子提呈环境中数量庞大的抗原,并且不同个体为何对同一种抗原会有不同的免疫应答,对这些问题的解答需要明确 HLA 分子与抗原肽结合的特性。

(一) HLA 分子的"口袋"和抗原肽的"锚定残基"结合

HLA/抗原肽复合物的晶体结构研究发现 HLA 分子的抗原结合凹槽底部还有下陷的结构空间,

NOTES

被称为"口袋"（pocket），是抗原肽的特定氨基酸残基与HLA分子氨基酸残基直接相互作用的位点。不同HLA分子其氨基酸残基组成和结构的差异主要体现在"口袋"的大小、形状和电荷各异，并因此决定了特定HLA分子所能结合的抗原肽。而抗原肽上与这些"口袋"结合的氨基酸残基被称为"锚定残基"（anchor residues），抗原肽其他部位的氨基酸残基并不与HLA分子直接相互作用，并有一定程度的隆起，可以作为T细胞识别抗原肽的表位结构（图6-7）。

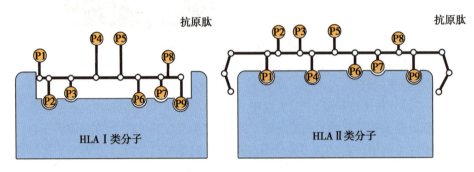

图6-7　HLA I类和II类分子抗原肽结合槽与抗原肽结合示意图

（二）HLA分子与具有特定的共同基序的抗原肽结合

分析洗脱后的与特定HLA分子结合的抗原肽氨基酸残基的序列特征，发现能够与同一HLA分子结合的不同抗原肽，其"锚定残基"通常相同或理化性质相似，我们把与同一HLA分子结合的不同抗原肽具有的相同或相似的锚定残基称为"共同基序"（common motif）。如与HLA-A*0201分子结合的抗原肽的第二位氨基酸残基多是亮氨酸（L）或甲硫氨酸（M），第九位氨基酸残基为缬氨酸（V）或亮氨酸（L），而中间P3~P8的氨基酸残基组成具有较大的任意性，因此，HLA-A*0201分子结合抗原肽氨基酸残基序列特征为xL/MxxxxxxV/L（x代表任意氨基酸残基），其共同基序是第二位的亮氨酸（L）或甲硫氨酸（M）和第九位的缬氨酸（V）或亮氨酸（L）。类似的HLA-B*2705所结合抗原肽的P2和P9位的氨基酸残基也为锚定残基：P2皆为精氨酸（R），而P9为亮氨酸（L）或苯丙氨酸（F），因此HLA-B*2705分子结合抗原肽氨基酸残基的序列特征为xRxxxxxxL/F，其共同基序是第二位的精氨酸（R）和第九位的亮氨酸（L）或苯丙氨酸（F）。这表明HLA分子与抗原肽的结合具有相对专一性，可与具有特定共同基序的抗原肽结合。

尽管HLA II类分子肽结合槽具有较大兼容性，分析其所结合抗原肽锚定残基较为困难，但已发现HLA II类分子与抗原肽结合的特点与HLA I类分子基本相似。如分析能与HLA-DRB1*0405分子抗原结合槽结合的几种抗原肽，发现其长度虽变化于14~17个氨基酸之间，但中段仍有对应于I类分子的九肽结构，其锚定部位为P1、P4、P6和P9。除P9的氨基酸组成（E和D）相对单一外，其他位置的氨基酸种类变化很大，包括了多种氨基酸残基，因此，DRB1*0405分子可以结合的抗原肽要远比I类分子复杂（图6-7）。

（三）HLA分子与抗原肽结合特点的生物学意义

1. 决定了不同个体对同一抗原免疫应答的差异　不同基因座或同一基因座的不同等位基因翻译后的HLA分子结构上的差异主要集中于肽结合槽，从而决定特定型别HLA分子选择性与某一类抗原肽结合，造成不同HLA等位基因编码分子和抗原肽的结合具有一定的选择性。这种选择性造成不同个体对同一抗原出现免疫应答的差异，是HLA以其多态性参与和调控免疫应答的重要机制。

2. 保证了机体可对多种抗原进行免疫应答　HLA分子与抗原肽的结合无严格的专一性，其结合特异性低于抗原与抗体或TCR与MHC/抗原肽结合的特异性，来自不同抗原、但具有共同基序结构的抗原肽，皆可被同一HLA分子所识别，因此一种HLA分子可结合多种抗原肽，活化多种抗原特异性T细胞克隆，从而保证带有特定等位基因的个体对抗原应答的多样性。

3. 为疫苗设计提供了依据　由于HLA分子结合抗原肽的锚定残基，因此，能够被某一HLA分子所识别和提呈的抗原肽,也可被其所属家族中的其他分子所提呈,这为应用多肽疫苗或 T 细胞疫苗进行免疫预防和免疫治疗提供了便利。另外,可以应用计算机软件预测特定 HLA 分子所结合的抗原肽,这为筛选肿瘤疫苗和病毒疫苗提供了重要手段。

第三节　MHC 分子的生物学功能及其与临床医学的关系

MHC 分子最主要的生物学功能是将抗原肽提呈给 T 细胞,参与机体的免疫应答、T 细胞发育和免疫调节等生物学功能,并与器官移植和某些疾病的发生发展密切相关,在医学研究与实践中发挥重要作用。

一、MHC 的生物学功能

MHC 分子具有提呈抗原、参与 T 细胞发育和调节免疫应答的功能。

(一) MHC 分子提呈蛋白质抗原

MHC 分子提呈抗原肽是其参与机体免疫应答的最重要功能。抗原在激发机体免疫应答的过程中,抗原提呈细胞将抗原加工处理成为抗原肽,与细胞内的 MHC 分子结合形成复合体表达于细胞的表面,这一复合体可被 T 淋巴细胞识别,进而激活机体的免疫应答。MHC 等位基因的多态性和 MHC 分子与抗原肽的结合特点,保证了机体的免疫系统能够对绝大多数的非己抗原产生有效的免疫应答。

(二) MHC 分子参与 T 细胞发育

在 T 细胞发育中,胸腺皮质中的胸腺细胞首先与胸腺上皮细胞等细胞表面的 MHC Ⅰ类或Ⅱ类分子结合,经历阳性选择获得 MHC 限制性;随后,在髓质区,经历了阳性选择的胸腺细胞进一步和树突状细胞、巨噬细胞等细胞表面自身抗原肽-MHC Ⅰ类或肽-MHC Ⅱ类分子结合,经历阴性选择获得对自身抗原的免疫耐受,最终发育为具备 MHC 限制性、自身免疫耐受和对非己抗原免疫应答能力的成熟 T 细胞。

(三) MHC 分子调节机体免疫应答

MHC 分子对抗原的提呈可调节机体免疫应答的类别和方向,其机制在于 MHC 分子,特别是Ⅱ类分子将抗原提呈给 CD4⁺T 细胞后,CD4⁺T 细胞的分化决定了免疫应答的类别和方向。如果向 Th1 细胞分化,将以细胞免疫应答为主;如果向 Th2 细胞分化,将以体液免疫应答为主。MHC 分子还可以通过非抗原提呈方式参与对机体免疫应答的调节,如 MHC Ⅱ类分子可作为受体被激活,而 MHC Ⅰ类分子则参与了对自然杀伤细胞功能的调节。

二、MHC 与临床医学的关系

(一) MHC 分子是引起移植排斥反应的主要抗原

MHC 的发现丰富了人们对器官移植的认识。MHC Ⅰ类和 MHC Ⅱ类分子是介导移植排斥反应的主要移植抗原,所以,MHC 与器官移植的关系极为密切。移植供体与受体 MHC 的相似程度直接反映两者的组织相容性,也决定移植物存活的概率;供-受体间的 MHC 相似性越高,移植成功的可能性越大。同卵双胎或多胎兄弟姐妹之间进行移植时几乎不发生排斥反应,移植物存活率接近 100%;HLA 一致的个体间移植物的存活率可达 80%;亲子之间有一个 HLA 单倍型相同,移植成功的可能性约为 70%;而在无任何亲缘关系的个体间进行器官移植时存活率要低得多(仅为 40%)。为了降低移植排斥反应,延长移植物的存活时间,移植前的重要工作之一就是通过检测 HLA 分子进行组织配型,选择 HLA 分子与受者尽量相同的供者。

(二) HLA 与多种疾病的易感性密切相关

不同个体对疾病易感性的差异在很大程度上由遗传因素所决定。在群体中调查比较患者与正常人某些特定等位基因及其产物的频率,是研究遗传基因决定疾病易感性的主要方法。在遗传学上,

NOTES

将两个遗传学性状在群体中同时出现并呈非随机分布的现象称为关联（association），并以相对危险度（relative risk，RR）来评估两个遗传学性状的关联程度。HLA 是第一个被发现与疾病有明确关联的遗传系统。最典型的例子是在美国白种人中 90% 的强直性脊柱炎患者为 HLA-B27 分型，而正常人 HLA-B27 分型仅为 9%。迄今为止，已发现 60 余种疾病与 HLA 有关联，而且这些疾病往往是与免疫应答异常有关、病因或发病机制未知、有家族遗传倾向和环境诱发因素的疾病。表 6-3 列出了与常见疾病关联的 HLA 位点和 RR 数值。

表 6-3   HLA 与疾病的相对危险度

疾病	HLA 型别	相对危险度
强直性脊柱炎	B27	87.4
疱疹性皮炎	DR3	15.4
天疱疮	DR4	14.4
亚急性甲状腺炎	B35	13.7
乳糜泻	DR3	10.8
急性前葡萄膜炎	B27	10.4
特发性血色素沉着症	A3	8.2
特发性艾迪生病	DR3	6.8
胰岛素依赖型糖尿病	DR4	6.4
	DR3	3.3
系统性红斑狼疮（SLE）	DR3	5.8
恶性贫血	DR5	5.4
类风湿关节炎	DR4	4.2
多发性硬化症	DR2	4.1
桥本甲状腺炎	DR5	3.2
重症肌无力	DR3	2.5
	B8	2.7
霍奇金淋巴瘤	A1	1.4

在评估 HLA 与疾病的相关性时，需要说明的是发现 HLA 与某种疾病有关联，并不意味着携带某基因型就一定会患病，HLA 本身并不是病因而仅仅是一种遗传标志。如强直性脊柱炎患者中 90% 为 HLA-B27 分型，但是携带 HLA-B27 的个体不一定会患病。在进行 HLA 和疾病关联分析中，选择合适的正常人群对照非常重要，因为 HLA 的分布与民族、人种和地理环境等有关。研究对象的选择必须遵循随机选择和无亲缘关系等原则，这样获得的结果更有助于疾病的辅助诊断、预测、分类以及预后的判断。

（三）HLA 分子表达异常参与多种疾病的发生发展

HLA 分子在细胞表面表达水平的改变与某些疾病的发生发展有关。在肿瘤细胞表面 HLA 分子表达的缺失可以使肿瘤细胞抗原不能被有效提呈，成为肿瘤细胞逃逸免疫监视的主要机制之一；在一些细胞因子如干扰素、白细胞介素-2 等的作用下，可以上调细胞表面 HLA 分子的表达，增强肿瘤细胞的免疫原性。在许多自身免疫性疾病中，一些原本不表达 HLA 分子的细胞可诱导性表达 HLA Ⅱ类分子，如胰岛素依赖型糖尿病中的胰岛 β 细胞和萎缩性胃炎中的胃壁细胞等。

（四）HLA 是个体鉴定的重要标志

在人类所有基因中，HLA 基因复合体是体内最复杂的具有多态性、多基因性等特点的基因系统，单倍型数以亿计，所以，两个无血缘关系的个体很难具有完全相同的 HLA 等位基因。因此，HLA 检测

NOTES

具有重要意义：一是亲子关系鉴定，由于 HLA 具有单倍型遗传的特点，每个子代均从其父母各得到一个单倍型，因此可以通过比较子女和父母的 HLA 单倍型组成，进行亲子鉴定。二是在人群中极少存在两个 HLA 等位基因完全相同的个体，通过检测标本 DNA 的 HLA 型别，在法医学上可鉴定凶犯身份和无法辨认的死者身份。三是 HLA 基因的多态性及其遗传的连锁不平衡特点为人类学研究提供重要线索，已成为人类学研究中探讨人类起源和迁移的重要依据。

（五）抗原肽/MHC 分子四聚体技术是定量检测抗原特异性 CTL 的有效方法

抗原特异性 CTL 在抗肿瘤免疫、抗感染免疫和移植免疫中发挥重要作用，定量分析抗原特异性 CTL 可为阐明机体免疫应答的状态提供重要信息。可溶性抗原肽/MHC 四聚体复合物法是一种定量检测抗原特异性 CTL 的方法。四聚体抗原肽/MHC 复合物可与一个特异性 T 细胞上的多个 TCR 结合，提高亲合力，结合流式细胞术可检测确定待测样品中抗原特异性 CTL 的细胞频率，为深入分析机体针对特定抗原的免疫应答水平提供依据。

思考题

1. 试述 HLA 分子的结构、分布和功能。
2. 简述 HLA 分子与临床医学的关系。
3. 如何理解 MHC 多态性在疫苗设计中的作用？

（陈丽华）

第七章

固 有 免 疫

【学习要点】

● 固有免疫系统由固有免疫屏障、固有免疫分子和固有免疫细胞组成。

● 固有免疫应答是通过固有免疫识别"危险信号"而启动的。PAMP 是病原体相关的外源性危险信号，DAMP 是自身细胞所释放的内源性危险信号。

● 固有免疫应答过程是机体在免疫应答早期由多细胞、多分子参与的炎症反应过程。

● 固有免疫系统与适应性免疫系统之间存在着紧密的合作和相互调节关系，固有免疫应答启动适应性免疫应答，固有免疫应答影响适应性免疫应答的类型和强度，固有免疫对自身免疫耐受的维持具有调节作用。

固有免疫（innate immunity）也称为天然免疫，是指机体与生俱有的抵抗体外病原体侵袭、清除体内异物的一系列防御能力，是为机体抵御病原微生物入侵的第一道防线，由体内长期进化形成的固有免疫系统（innate immunity system）所执行。固有免疫的特点为经遗传获得、针对病原体及异物的入侵可迅速应答、其应答模式和强度不因与病原微生物的反复接触而改变，是"非特异性免疫"。固有免疫系统由固有免疫屏障、固有免疫分子和固有免疫细胞组成，在机体免疫防御、免疫监视和免疫自稳中的作用越来越受到免疫学家的关注。

第一节　固有免疫系统的组成

一、固有免疫屏障

人体经过漫长的进化和自然选择，形成了能维持内环境稳定和抵御病原菌等有害物质入侵，并保持机体生理平衡的保护性机制。皮肤和黏膜及其附属成分所形成的屏障结构是机体抵御微生物入侵的第一道防线（表 7-1）。

表 7-1　抵抗病原体进入机体形成感染灶的多种屏障

屏障系统	效应机制	皮肤	眼/鼻/口腔	呼吸道	肠道
物理屏障	表皮层机械防护	+	+	+	+
	表面气流和液流	+	−	−	+
	黏液、分泌物	−	+	+	+
	纤毛运动	−	+	+	−
化学屏障	分泌物	脂肪酸	溶菌酶	肺表面活化剂	低 pH、胃蛋白酶
	抗菌物质	β 防御素、片层体、组织杀菌素	组胺素、β 防御素	α 防御素、组织杀菌素	α 防御素、凝集杀菌素、组织杀菌素
微生物屏障	正常菌群	+	+	+	+

（一）皮肤和黏膜屏障

1. 物理屏障 由表皮、黏膜组成。人体的表皮细胞排列紧密，阻止了外源有害物质的入侵。消化道、呼吸道、泌尿生殖道的黏膜上皮细胞可通过多种方式排出入侵黏膜表面的病原菌。

2. 化学屏障 由各种体液中抗微生物成分组成。皮肤和黏膜可产生分泌液，含有多种杀菌和抑菌物质。

3. 微生物屏障 由人体的呼吸道、消化道和泌尿生殖道黏膜上寄生的多种对正常机体有益的菌群组成。这些正常菌群形成一种不利于外来菌群繁殖的微环境，可通过竞争结合上皮细胞、竞争吸收营养、分泌杀菌抑菌物质等方式发挥重要的微生物屏障作用。

（二）体内屏障

人体是一个有机的整体，其中器官、系统内的局部屏障结构在防御病原菌入侵和维持内环境稳定方面又形成了一道特殊的"屏障"。

1. 血-脑屏障 介于血液与脑组织之间，能阻挡血液中病原微生物及其他大分子抗原物质进入脑组织，从而保护中枢神经系统。

2. 血-胎屏障 又称胎盘屏障，由母体子宫内膜的基蜕膜和胎儿的绒毛膜滋养层细胞组成，是胎儿血和母体血在胎盘内进行物质交换所通过的结构，可阻止母体中病原微生物进入胎儿体内，保护胎儿免遭感染。

3. 血-胸腺屏障 位于胸腺皮质，可阻止微生物和大分子物质进入胸腺组织，维持胸腺内环境的稳定。

病原菌或异物入侵人体必须越过各种各样的屏障，当上述屏障受到损伤，机体便会受到病原微生物的侵害。

二、固有免疫分子

固有免疫分子是启动和参与调控固有免疫应答、清除病原体和体内异物的重要分子，包括血液和各种分泌液以及组织液中的补体、溶菌酶、抗菌蛋白和细胞因子等物质，以及固有免疫细胞表面的多种受体分子。

（一）抗菌肽（antimicrobial peptide）

抗菌肽由上皮细胞和吞噬细胞产生，上皮细胞将抗菌肽分泌到黏膜表面的黏液中，吞噬细胞将抗菌肽分泌到组织中。抗菌肽具有广谱杀菌作用，在机体抵抗病原微生物的入侵方面起着重要的作用。哺乳动物中重要的三类抗菌肽家族分别是防御素（defensin）、组织杀菌素（cathelicidin）和组胺素（histatin）。包括防御素在内的抗菌肽由不具活性的多肽原经水解生成。防御素杀菌谱广，能在数分钟内破坏细菌或真菌的细胞膜或某些病毒的包膜，它能结合膜表面的疏水性区域并形成孔洞，使膜破损。组织杀菌素由中性粒细胞、巨噬细胞、表皮角质形成细胞、肺部及小肠上皮细胞产生，采用与防御素相似的机制杀伤细菌。组胺素是一类富含组氨酸、带正电荷的抗菌短肽，由口腔腮腺、舌下腺及下颌下腺分泌，能有效杀死新型隐球菌和白念珠菌等真菌。

（二）溶菌酶（lysozyme）

溶菌酶属低分子量不耐热碱性蛋白质，因具有溶菌活性而得名。根据作用对象，分为细菌胞壁溶菌酶和真菌胞壁溶菌酶。广泛存在于各种体液、外分泌液和吞噬细胞溶酶体中，主要由巨噬细胞和小肠腺潘氏细胞（Paneth cell）产生。溶菌酶直接作用于革兰氏阳性菌，使细胞壁的主要组分肽聚糖破坏，损伤细菌和真菌细胞壁，导致细菌溶解。溶菌酶还可激活补体和促进吞噬作用。

（三）急性期蛋白（acute phase protein，APP）

急性期蛋白是由巨噬细胞产生的细胞因子 TNF-α、IL-1β 和 IL-6 等诱导产生的一组血清蛋白，其产生仅依赖于细胞因子的存在。在病原微生物进入体内的 1~2 天即可诱导急性期反应而发挥作用，在抗感染（尤其是细菌感染）以及组织损伤修复过程中发挥重要作用。急性期蛋白包括血清淀粉样蛋白（serum amyloid protein，SAP，仅见于小鼠）、纤维蛋白原（fibrinogen）、甘露糖结合凝集素（mannose-binding lectin，MBL）和 C 反应蛋白（C-reactive protein，CRP）等。SAP、MBL 和 CRP 可作为调理素，结合于病原体表面并活化补体。

（四）补体（complement）

补体可通过 MBL 途径或旁路途径在机体感染早期发挥作用。抗原-抗体复合物激活补体的经典途径在较迟的时相发挥作用。补体激活后具有细胞毒作用、炎症介质作用、调理作用和免疫黏附作用，能促进对病原体的杀伤和对免疫复合物的清除。过强时可引起免疫病理损伤。

（五）细胞因子和黏附分子（cytokine and adhesion molecule）

病原体感染机体后，可刺激免疫细胞和感染的组织细胞产生多种细胞因子和黏附分子，发挥多种非特异性效应，包括趋化招募免疫效应细胞、诱导急性期反应、引起炎症反应、激活免疫细胞、抑制病毒复制等。

（六）受体分子

受体分子是在固有免疫应答过程中介导固有免疫识别、细胞间信息交流和功能调控的重要分子，包括模式识别受体、调理性受体以及趋化和活化相关的细胞因子受体等。

三、固有免疫细胞

固有免疫细胞是固有免疫应答的主要成分，主要包括吞噬细胞、树突状细胞、固有淋巴样细胞、固有样淋巴细胞、肥大细胞、嗜碱性粒细胞和嗜酸性粒细胞等。

（一）吞噬细胞（phagocyte）

吞噬细胞（phagocyte）是一类具有吞噬杀伤功能的细胞，固有免疫系统中具有强吞噬功能的细胞包括单核/巨噬细胞和中性粒细胞。

1. 吞噬细胞杀伤病原体的机制　吞噬细胞对侵入机体的病原体或者其他异物的应答主要包括识别（recognition）、吞入（ingestion）和消化（digestion）三个阶段，总称为吞噬作用（phagocytosis）。吞噬细胞在噬菌过程中可产生多种毒性物质杀死入侵的病原微生物（表 7-2），包括氧非依赖杀菌系统和氧依赖性杀菌系统（反应性氧中间物、反应性氮中间物）。病原体以膜包结构方式被摄入细胞内形成吞噬体（phagosome），进入吞噬体内的细菌继续生存、代谢，在吞噬体中代谢所产生的乳酸使 pH 下降（低于 4.0），导致大部分病原体死亡。吞噬体向细胞内部运动，与胞质内溶酶体（lysosome）融合形成吞噬溶酶体（phagolysosome），在多种溶酶体水解酶、防御素的作用下发挥杀菌作用（图 7-1）。吞噬细胞吞噬病原体后有氧代谢活跃，在短时间内耗氧量显著增加，这一现象称为呼吸爆发（respiratory burst），可激活细胞膜上和吞噬体内膜的还原型辅酶Ⅰ（NADH）和还原型辅酶Ⅱ（NADPH），催化产生超氧阴离子（O_2^-）、过氧化氢（H_2O_2）、一氧化氮（NO）、羟自由基（·OH）、次氯酸（hypochlorous acid，HClO）等毒性物质，可有效杀伤病原微生物。吞噬细胞活化后诱导产生的一氧化氮合酶（NOS）可催化 L-精氨酸产生 NO，发挥杀菌和细胞毒作用。病原体被杀伤或破坏后，在吞噬溶酶体内被溶菌酶、酸性水解酶

表 7-2　吞噬细胞产生和释放的抗菌因子

抗菌机制	特异性产物
酸性环境	pH 3.5~4.0，抑制细菌或杀菌
抗菌肽	防御素和阳离子蛋白
酶类	溶菌酶、酸性水解酶
竞争结合分子	乳铁传递蛋白、维生素 B_{12} 结合蛋白
毒性氧来源产物	超氧阴离子（O_2^-）、过氧化氢（H_2O_2）、羟自由基、次氯酸
毒性一氧化氮	一氧化氮（NO）

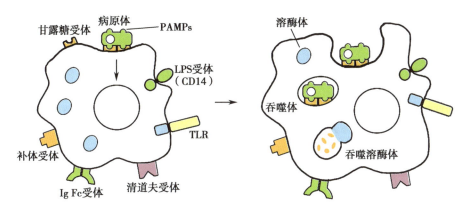

图 7-1　巨噬细胞的识别受体和噬菌作用

巨噬细胞表达多种受体,如甘露糖受体、清道夫受体、脂多糖(LPS)受体、Toll 样受体(TLR)、补体受体、Ig Fc 受体等,可直接或间接识别病原体,发挥生物学效应。PAMP,病原体相关分子模式。

进一步消化,其消化产物通过胞吐(exocytosis)作用被运送至细胞外。具有免疫原性的肽类物质则与 MHC Ⅱ类分子结合形成肽-MHC Ⅱ类分子复合物,表达于细胞表面,提呈给不同的 T 细胞亚群。

2. 单核/巨噬细胞　单核细胞(monocyte,Mo)和巨噬细胞(macrophage,MΦ)具有很强的吞噬能力,是机体固有免疫的重要组成细胞;同时又是一类主要的抗原提呈细胞,在特异性免疫应答的激活与调节中起着关键的作用。

(1)Mo:在多集落刺激因子(multi-colony stimulating factor,multi-CSF)、巨噬细胞集落刺激因子(macrophage-CSF,M-CSF)等刺激下,骨髓干细胞先后发育成为粒-单核祖细胞(granulocyte-monocyte progenitor)、幼单核细胞(promonocyte)和成熟的 Mo。Mo 约占外周血白细胞总数的 3%~8%,在血液中可停留 12~24 小时左右,在穿越毛细血管内皮后迁移到不同的组织,分化成为 MΦ,寿命可达数月以上。此外,Mo 还可分化为树突状细胞(dendritic cell,DC)。

(2)MΦ:包括单核细胞来源的 MΦ 和组织定居型 MΦ。Mo 分化成为 MΦ 的过程中,细胞的体积增加,吞噬能力增强,产生更多的水解酶,分泌大量可溶性因子。组织定居型 MΦ 不参与循环,在胚胎发育阶段形成。组织定居型 MΦ 被赋予特定的名称,例如肺间质和肺泡中的尘细胞(dust cell)、结缔组织中的组织细胞(histiocyte)、肝脏中的库普弗细胞(Kupffer cell)、骨组织中的破骨细胞(osteoclast)、肾脏中的肾小球系膜细胞(mesangial cell)、脑组织中的小胶质细胞(microglia)等,定居在组织中的 MΦ 一般不再返回血液。

MΦ 在免疫防御中发挥重要作用,具有广泛的生物学功能,既可触发固有免疫应答,也能激活适应性免疫应答。主要生物学功能包括噬菌作用、参与和促进炎症反应、抗原加工及提呈、免疫调节作用、清除凋亡细胞、杀伤肿瘤和病毒感染细胞、创伤愈合等。根据功能,可将 MΦ 分为 M1 型和 M2 型两类。IFN-γ 诱导 M1 型 MΦ 的分化,通过产生 IL-12 和 IL-6 等细胞因子,促进 Th1 型免疫应答及对病原体和肿瘤细胞的清除。IL-4 和 IL-13 诱导 M2 型 MΦ 的分化,通过产生 IL-10 等免疫抑制分子,维持组织免疫稳态和组织修复。

3. 中性粒细胞(neutrophil)　来源于骨髓干细胞,是血液中数目最多的白细胞,约占外周血白细胞的 50%~70%。成人外周血中中性粒细胞超过 $5×10^9$/L,骨髓每天产生约 10^{11} 个新细胞。其特点是寿命短(不超过 24 小时)、更新快、数量多。同时,在骨髓中还贮备了约 $2.5×10^{12}$ 个成熟中性粒细胞,应激状态下,机体可立即动员大量中性粒细胞进入血液循环。中性粒细胞的胞质中有大量中性颗粒,这些颗粒多是溶酶体,内含髓过氧化物酶、溶菌酶、碱性磷酸酶和酸性水解酶等丰富的酶类,与中性粒细胞的吞噬和消化功能密切相关。中性粒细胞具有趋化、吞噬、杀菌等多种生物学功能。中性粒细胞表达 IgG Fc 受体,可以通过补体依赖性和抗体依赖性途径发挥吞噬和杀伤效应。除了前面提到的氧非依赖杀菌系统和氧依赖性杀菌系统外,中性粒细胞中 H_2O_2 还能与卤化物、髓过氧化物酶(MPO)组成 MPO 杀菌系统,巨噬细胞不具备此种杀菌系统。而对于未吞噬的胞外病原体,中性粒细胞还可通过释放中性粒细胞胞外诱捕网(neutrophil extracellular traps,NETs)杀伤病原体。NETs 由去浓缩的染色质和多种蛋白颗粒构成,包括 DNA 骨架、组蛋白、中性粒细胞弹性蛋白酶、组织蛋白酶和 MPO 等。在肿瘤中,中性粒细胞可分为 N1 型和 N2 型。TGF-β 促进 N2 型中性粒细胞分化,通过产生基质金属蛋白酶-9、血管内皮生长因子等分子促进肿瘤生长。I 型干扰素促进 N1 型中性粒细胞分化,通过产生 TNF-α、NO 等分子抑制肿瘤生长。

(二) 树突状细胞(dendritic cell,DC)

DC 分布十分广泛,是已知的机体内功能最强的专职抗原提呈细胞,可有效激活初始 T 细胞,启动适应性免疫应答,是连接固有免疫和适应性免疫的桥梁。

(三) 固有淋巴样细胞(innate lymphoid cell,ILC)

ILC 是一类新近定义的细胞家族,在进化上高度保守,具有以下三个主要特征:不经历重组活化基因(RAG)依赖的抗原受体基因重排的过程,不表达特异性抗原受体;不表达髓样细胞和树突状细胞的表型分子;具有淋巴样细胞形态。ILC 包括 ILC1、ILC2、ILC3、淋巴组织诱导(lymphoid tissue-inducer,LTi)细胞和自然杀伤细胞(nature killer cell,NK 细胞),来源于淋系共同祖细胞(common lymphoid progenitor,CLP),其发育分化依赖于转录因子 ID2(inhibitor of DNA binding 2)以及细胞因子信号如 IL-2Rγ 链。ILC 在机体固有免疫应答、淋巴样组织形成、组织重塑以及修复中发挥重要作用。

1. ILC1　发育分化依赖于 IL-15 和转录因子 T-bet,表达 NKp46 及 NK1.1 分子,被 IL-12 和 IL-18 激活分泌细胞因子 IFN-γ,不分泌 Th2 和 Th17 相关的细胞因子,主要分布于肝脏、肠道,在抵抗胞内菌感染过程中发挥重要作用。

2. ILC2　发育分化依赖于 IL-7 和转录因子 GATA-3,在 IL-25、IL-33 以及胸腺基质淋巴细胞生成素(TSLP)等刺激下分泌 IL-4、IL-5 及 IL-13,主要分布于肺、肠道固有层、骨髓、肝脏及皮肤等部位,在抗蠕虫和线虫感染中发挥重要作用。

3. ILC3　发育分化依赖于 IL-7 和转录因子 RORγt,被 IL-23、IL-1β 激活分泌细胞因子 IL-17A 和/或 IL-22,主要分布于扁桃体及肠道固有层,在抗细菌感染中发挥重要作用。

4. LTi 细胞　发育分化依赖于 IL-7 和转录因子 RORγt,在胚胎时期,特定部位基质细胞等产生的视黄酸、CXCL13 诱导 LTi 细胞成熟和迁移,LTi 细胞通过分泌淋巴毒素等分子,介导淋巴结等次级淋巴器官的形成。

5. NK 细胞　无须抗原的预先刺激与活化即能够直接杀伤被病毒感染的自身细胞或者肿瘤细胞,因此称为自然杀伤细胞,约占外周血淋巴细胞的 10%~15%。常见的 NK 细胞表型标志是 $CD56^+CD19^-CD3^-$,不表达 T 细胞(TCRαβ 或 TCRγδ 或 CD3)和 B 细胞(CD19 或 BCR)所特有的膜表面分子,发育分化依赖于 IL-15 和转录因子 T-bet、Eomes。NK 细胞广泛分布于骨髓、肝脏、淋巴结、脾脏、肺和黏膜等部位,尤其在肝脏和肺中比例较高,占淋巴细胞总数的 10%~30%。

(1) NK 细胞的活化性受体和抑制性受体:NK 细胞共表达活化性受体和抑制性受体,这两类受体共同决定 NK 细胞的活化。活化性受体包括识别 MHC I类分子的 KIR2DS、KIR3DS、NKG2C 和识别非 MHC I类分子的 NKG2D、NKp30、NKp46、NKp44。其中,NKp44 和 NKp46 均可识别流感病毒血凝素(HA);NKp30 可识别人巨细胞病毒蛋白 pp65、HLA-B 相关的转录因子 BAT-3 和表达于肿瘤细胞的 B7 家族成员 B7-H6;NKG2D 主要识别感染细胞及恶变初期肿瘤细胞上调表达的危险信号分子,如 MHC I类样分子 MICA、MICB 和 ULBP 等。抑制性受体包括识别 MHC I类分子的 KIR2DL、KIR3DL 和 NKG2A。当靶细胞上调活化性受体的配体或下调 MHC I类分子时(两者往往同时发生),活化性受体信号占据主导地位,NK 细胞被激活。

(2) NK 细胞的功能:NK 细胞在成熟过程中,经历了一个驯化(education)过程。识别 MHC I类分子的抑制性受体一方面促进 NK 细胞功能成熟,另一方面驯化 NK 细胞避免攻击"自我"。NK 细胞

NOTES

可通过以下三种机制来实现杀伤功能：①NK 细胞的活化性受体信号占据主导地位时，激活 NK 细胞释放杀伤介质穿孔素和颗粒酶，导致靶细胞凋亡。②通过 TNF 家族分子（FasL、TRAIL、mTNF 等）与靶细胞表面配体结合诱导靶细胞凋亡。③NK 细胞表面表达 FcγR Ⅲ，通过识别靶细胞表面结合的抗体（IgG1 和 IgG3）的 Fc 段，激活 NK 细胞释放杀伤介质穿孔素和颗粒酶，产生抗体依赖细胞介导的细胞毒作用（ADCC）。此外，活化性受体信号优势，或 IL-12 和 IL-18 联合，都能激活 NK 细胞产生大量的 IFN-γ。

（四）固有样淋巴细胞（innate-like lymphocyte，ILL）

固有样淋巴细胞是体内存在的一小群淋巴细胞，包括 B1 细胞、γδT 细胞、自然杀伤 T 细胞（natural killer T cell，NKT）和黏膜相关恒定 T 细胞（mucosal-associated invariant T cell，MAIT cell），表达 RAG1 和 RAG2，经历抗原受体基因重排的过程，但受体多样性很有限。此外，这类细胞在体内数目多，能迅速响应刺激信号，识别抗原的应答过程中不需要经历克隆扩增。正是基于这些固有免疫细胞的特性，这类细胞被称为 ILL（表 7-3）。

表 7-3　固有样淋巴细胞

特征	B1 细胞	γδT 细胞	NKT 细胞	MAIT 细胞
效应功能	产生天然抗体，介导黏膜免疫，抗肺炎链球菌感染	快速产生 IL-2、IL-17、IFN-γ、TNF-α 等细胞因子，有杀伤功能	快速产生 IL-2、IL-4、IL-17、TNF-α 和 IFN-γ 等细胞因子，有杀伤功能	快速产生 IL-2、IL-17、TNF-α 和 IFN-γ 等细胞因子，有杀伤功能
抗原类型	直接识别病原体 PAMPs	识别 MHC Ib 相关分子	识别 CD1d 提呈的脂类抗原	识别 MR1 提呈的合成核黄素的代谢物
克隆增殖依赖性	效应功能不依赖克隆扩增	效应功能不依赖克隆扩增	效应功能不依赖克隆扩增	效应功能不依赖克隆扩增

1. B1 细胞　来源于胎肝和网膜及围产期的肝脏和骨髓，主要定居于腹腔、胸腔以及肠壁固有层。B1 细胞的 BCR 多为 IgM，少数为 IgD，属于有自我更新能力的长寿 B 细胞。B1 细胞的 BCR 缺乏多样性，主要识别某些细菌表面共有的多聚糖抗原，如细菌脂多糖、肺炎链球菌荚膜多糖、葡聚糖和肠道菌群表面磷酰胆碱等；也可识别某些变性的自身抗原，如变性红细胞、变性 Ig、ssDNA 等。B1 细胞更倾向于对 TI-2 抗原产生应答，48 小时内开始合成并分泌 IgM 抗体。B1 细胞是天然 IgM 抗体的主要来源，可在无外源性抗原刺激的情况下分泌 IgM，该抗体与抗原的亲和力较低，但能与多种抗原发生交叉反应，即具有多反应性（polyreactivity）。肠道固有层和肠系膜淋巴结的 B1 细胞能分泌 IgA，这种 IgA 的产生需要外源性抗原的刺激，但不依赖 T 细胞的辅助作用，有助于黏膜免疫的维持。B1 细胞在应答过程中不产生 Ig 类别转换，不发生体细胞高频突变，无亲和力成熟，不形成免疫记忆。B1 细胞在机体早期抗感染（腹膜腔等部位）和自身免疫病的发生中发挥作用。

2. γδT 细胞　TCR 由 γ 和 δ 链组成的 T 细胞，在胸腺内发育成熟，主要分布于皮肤、小肠、肺以及生殖器官等黏膜及皮下组织。γδT 细胞在人小肠黏膜上皮内淋巴细胞（IEL）中占 10%~18%，在大肠 IEL 中占 25%~37%，在外周血单个核细胞（PBMC）淋巴细胞中仅占 0.5%~5%。γδT 细胞缺乏抗原受体多样性，只能识别多种病原体的共同抗原成分。TCRγδ 直接识别靶抗原，多肽无须被处理为小分子肽段而以完整形式被识别，无 MHC 限制性，主要识别的抗原有 MHC Ib 类分子 CD1d、Qa、MICA、MICB 等、某些病毒蛋白和细菌裂解产物中的磷酸化抗原和胞内菌的热休克蛋白。γδT 细胞通过释放细胞毒性效应分子，表达 Fas/FasL 以及分泌 IFN-γ，最终清除感染细胞和病原微生物。活化的 γδT 细胞可以在局部迅速释放 IL-2、IL-17、IFN-γ、TNF-α 等多种细胞因子，参与免疫调节，增强机体非特异性免疫防御功能。

根据 γδT 细胞个体发育、组织分布、效应功能的不同，将其分为两个亚群。一类 γδT 细胞在基因重排时可产生一定的多样性,主要分布于外周血中,识别磷酸化抗原。另一类γδT细胞主要分布在上皮组织中,参与构成部分表皮内淋巴细胞和上皮内淋巴细胞,这类γδT细胞的TCR识别抗原的多样性极为有限,而且一般不参与淋巴细胞再循环,主要在局部抗感染和维护上皮表面的完整性中发挥作用。

3. NKT细胞 CD1d限制性T细胞,识别CD1d分子提呈的糖脂(glycolipid)以及磷脂(phospholipid)抗原,表达T细胞表面标志(TCR和CD3)和NK细胞表面标志(人CD56和小鼠NK1.1),包括Ⅰ型NKT细胞和Ⅱ型NKT细胞。Ⅰ型NKT细胞也称为恒定NKT(invariant NKT,iNKT)细胞,表达半恒定TCR,即TCRα链为Vα24-Jα18(小鼠为Vα14-Jα18),TCRβ链多样性有限。不同于iNKT细胞,Ⅱ型NKT细胞的TCR则具有一定多样性。目前对NKT细胞的研究主要集中于iNKT细胞。iNKT细胞主要在胸腺内发育,前体细胞来源于CD4$^+$CD8$^+$双阳性胸腺细胞,其TCR识别双阳性胸腺细胞提呈的内源性鞘糖脂抗原(isoglobotrihexosylceramide,iGb3)进行阳性选择。iNKT存在于胸腺和外周淋巴组织。小鼠iNKT主要分布于肝脏(占T细胞20%~30%)、胸腺(占T细胞0.3%~0.5%)和脾脏(占T细胞1%~5%),淋巴结也有少量分布。人类iNKT细胞在相应器官的比例低于小鼠。

研究中用于激活iNKT细胞的常用抗原是来自海绵动物的α-半乳糖苷神经酰胺(α-galactosylceramide,α-GalCer)。iNKT细胞识别CD1d分子提呈的α-GalCer后能迅速分泌大量细胞因子,包括IL-2、IL-4、IL-17、TNF-α和IFN-γ等,亦可通过分泌颗粒酶和穿孔素或通过Fas/FasL杀伤靶细胞。iNKT细胞包括3个功能亚群,即同时产生IL-4和IFN-γ的iNKT1,产生IL-4的iNKT2,以及产生IL-17的iNKT17。除了抗原通过TCR信号激活iNKT细胞外,细胞因子IL-12联合IL-18还可以通过细胞因子受体激活iNKT细胞,诱导IFN-γ的产生。iNKT细胞在炎症反应、免疫调节、抗肿瘤、抗感染及在自身免疫病中都发挥了重要作用。

4. MAIT细胞 MR1限制性T细胞,识别MR1分子提呈的抗原,例如微生物合成核黄素的代谢物。MAIT细胞表达半恒定TCR,即TCRα链为Vα7.2-Jα33(小鼠为Vα19-Jα33),TCRβ链多样性有限。MAIT细胞在胸腺中发育,前体细胞识别双阳性胸腺细胞提呈的内源性抗原。尽管小鼠中MAIT细胞的数目少,但人体中却有大量MAIT细胞,在外周血中可占T细胞的10%,在肝脏中可占T细胞的50%。抗原激活后,MAIT细胞可以产生大量的细胞因子包括IL-2、IL-17、TNF-α和IFN-γ等,也可以产生颗粒酶和穿孔素发挥杀伤功能。除了通过TCR信号激活以外,IL-12联合Ⅱ-18也可以通过细胞因子受体激活MAIT细胞,诱导IFN-γ的产生。

(五)肥大细胞(mast cell)

肥大细胞来源于骨髓干细胞,在祖细胞时期便迁移至外周组织中发育成熟。肥大细胞广泛分布于皮肤、黏膜下层结缔组织中的微血管周围,以及内脏器官的被膜下;形态呈多样性,通常为圆形或者椭圆形,表面有许多放射状突起;细胞核呈圆形,位于细胞中央;胞质内含有大量的胞质颗粒,包括组胺(histamine)和肝素(heparin)等炎症介质以及能够降解细胞间质的蛋白水解酶(proteolytic enzyme)等。肥大细胞表达补体C3a受体、C5a受体以及高亲和力IgE受体(FcεRⅠ)。

肥大细胞的主要生物学功能为:①活化后通过释放胞质颗粒中的炎症因子来招募效应细胞到炎症部位;②能分泌多种细胞因子,如IL-3、IL-5、IL-6、IL-10、TNF-α等,参与免疫调节,发挥免疫效应功能;③具有较弱的吞噬功能,可参与对病原体抗原的加工和提呈,激活适应性免疫应答;④在变应原作用下,IgE抗体通过FcεRⅠ触发肥大细胞脱颗粒,释放出胞内活性介质(组胺、白三烯、前列腺素D$_2$等),引起Ⅰ型超敏反应(表7-4)。

(六)嗜碱性粒细胞(basophil)

嗜碱性粒细胞来源于骨髓干细胞,是正常人外周血中含量最少的白细胞,约占白细胞总数的0.5%。细胞呈圆形,形态较小。嗜碱性粒细胞在骨髓内发育成熟,成熟细胞存在于血液中,只有在发生炎症时受趋化因子诱导才迁移出血管外。嗜碱性粒细胞与肥大细胞相似,如胞内均含丰富的嗜碱性颗粒,细胞膜表面表达补体C3a受体、C5a受体以及FcεRⅠ。

嗜碱性粒细胞的主要生物学功能为：①参与固有免疫应答，在 LPS 或 C3a、C5a 作用下，可释放胞内活性介质，包括细胞因子 IL-4、IL-13、GM-CSF 等和花生四烯酸代谢产物白三烯 C4（LTC4）等，发挥趋化和致炎作用；②介导超敏反应，在变应原作用下，IgE 抗体通过 FcεRI 触发细胞脱颗粒，释放出各种生物活性介质，包括生物胺类、蛋白聚糖、肝素、过硫酸化的硫酸软骨素以及一系列中性蛋白酶，在 I 型超敏反应中发挥重要作用；③通过膜表面补体受体结合相应补体片段（C3a、C5a）而脱颗粒，导致血管通透性增加，利于免疫复合物沉积，参与 III 型超敏反应（表 7-4）。

（七）嗜酸性粒细胞（eosinophil）

嗜酸性粒细胞因其富含嗜酸性颗粒而得名，来源于骨髓干细胞，在 GM-CSF、IL-3 和 IL-5 的诱导下发育成熟。该细胞在骨髓有 2~6 天的成熟期，在循环中的半衰期约 6~12h，在结缔组织中可存活数日。在正常人外周血中的绝对值仅为（0.05~0.5）×10⁹/L，组织中嗜酸性粒细胞的数量是外周血中的 100 倍左右，主要分布于呼吸道、消化道和泌尿生殖道黏膜组织中。嗜酸性粒细胞膜表面表达补体 C3a 受体、C5a 受体及嗜酸性粒细胞趋化因子受体。通常嗜酸性粒细胞不组成性表达高亲和性 FcεRI，脱颗粒阈值很高，但是表达低亲和性 IgE 受体 FcεRII。激活后，嗜酸性粒细胞可表达 FcεRI，并增加补体受体表达。此外，嗜酸性粒细胞对组胺和细胞因子有一定的反应性。

细胞的嗜酸性颗粒中含有多种蛋白，如主要碱性蛋白、嗜酸性粒细胞阳离子蛋白、嗜酸性粒细胞来源神经毒素、过氧化物酶、酸性磷酸酶、组胺酶等。嗜酸性粒细胞也是 LTC4、前列腺素 E₂（PGE₂）的主要来源，能产生多种细胞因子和趋化因子。在超敏反应和寄生虫感染时，嗜酸性粒细胞会募集到炎症或感染部位，导致局部组织和外周循环中的嗜酸性粒细胞明显增多。嗜酸性粒细胞的主要生物学功能包括：①调节 I 型超敏反应；②吞噬作用；③杀伤寄生虫和抗病毒感染；④产生炎症介质（表 7-4）。

表 7-4　嗜酸性粒细胞、嗜碱性粒细胞及肥大细胞膜表面分子及其生物学活性比较

特征	嗜酸性粒细胞	嗜碱性粒细胞	肥大细胞
膜表面分子			
CD 分子	CD9、CD32、CD116、CD11b、CD35、CD15、CD43、CD24、CD144	CD9、CD17、CD25、CD33、CD38、CD43、CD114、CD154	CD117、CD33、CD2、CD25、CD35、CD63、CD69
补体受体	C3aR、C5aR	C3aR、C5aR	C3aR、C5aR
FcεRI	不组成性表达	表达	表达
生物学活性			
细胞因子分泌	IL-1、IL-3、IL-4、IL-5、IL-6、IL-8、IL-10、IL-12、IL-13、IL-18、IL-1α、IFN-γ、TNF-α、TGF-β、GM-CSF、CCL5、CCL11	IL-4、IL-6、IL-13、GM-CSF、TNF-α	IL-1、IL-3、IL-4、IL-5、IL-6、IL-8、IL-10、IL-12、IL-13、GM-CSF、TNF-α、IFN-γ、CCL2、CCL5
免疫功能	吞噬缓慢，主要是选择性吞噬抗原-抗体复合物；对寄生虫有杀伤作用；参与表皮增生和纤维生成；对 I 型超敏反应具有调节作用	介导 I 型超敏反应；机体 Th2 类免疫应答重要的触发因素；参与机体抗肿瘤免疫应答；抗寄生虫免疫应答	介导 I 型超敏反应；具有较弱吞噬功能，有一定的加工、提呈抗原的能力，激活适应性免疫应答；促进 T、B 细胞和 APC 的活化

（八）红细胞

高表达补体受体（CR），并可与抗原-抗体-C3b 复合物结合，发挥生物学功能：①促进吞噬，结合了抗体和补体的抗原与红细胞黏附，促进吞噬细胞对抗原的吞噬作用；②清除循环免疫复合物，循环中的免疫复合物通过红细胞表达的 C3b 受体与红细胞结合，经血液循环带到肝脏、脾脏，由吞噬细胞吞噬，从而避免免疫复合物的沉积。

NOTES

第二节　固有免疫识别

当病原体入侵时,固有免疫细胞如何准确地鉴别出"自我"或"非我"物质,这一过程涉及复杂的固有免疫识别机制。1989 年 Janeway 提出了固有免疫的"模式识别理论",即固有免疫系统由胚系基因编码的保守性识别受体来识别病原体所特有的保守性分子模式,区分出"非我"物质,并选择合适的方式将其清除。被识别的靶分子称作病原体相关分子模式(pathogen associated molecular pattern,PAMP),对应的识别受体称为模式识别受体(pattern recognition receptor,PRR)。在此基础上,1994 年 Matzinger 提出固有免疫识别的"危险模式理论"(danger model),认为启动固有免疫应答的关键因素是由机体自身细胞产生的内源性分子,称为损伤相关分子模式(damage associated molecular pattern,DAMP)。总之,在固有免疫应答过程中,宿主免疫细胞如何通过有限的受体迅速识别大量不同的病原体或内源性危险信号并作出应答,是免疫学的一个重要研究热点。

一、固有免疫识别的靶分子

(一) 病原体相关分子模式

病原体相关分子模式(PAMP)是指一类或一群特定病原菌(及其产物)共有的某些非特异性、高度保守且对病原体生存和致病性必要的分子结构,不存在于人类,可被固有免疫细胞的 PRR 所识别,是宿主固有免疫识别的分子基础。PAMP 主要包括以下两类:①以糖类和脂类为主的细菌胞壁成分(图 7-2),如革兰氏阴性菌的脂多糖(lipopolysaccharide,LPS)、革兰氏阳性菌的脂磷壁酸(lipoteichoic acid,LTA)、分枝杆菌的脂阿拉伯甘露聚糖(lipoarabinomannan,LAM)、肽聚糖(peptidoglycan,PGN)、真菌多糖、葡聚糖等;②病毒产物及细菌胞核成分,如非甲基化寡核苷酸 CpG DNA、双链 RNA(dsRNA)、单链 RNA(ssRNA)等。PAMP 是一群或一类特定的微生物所共有的一种保守分子模式,故宿主通过有限数量的 PRR 即可识别。

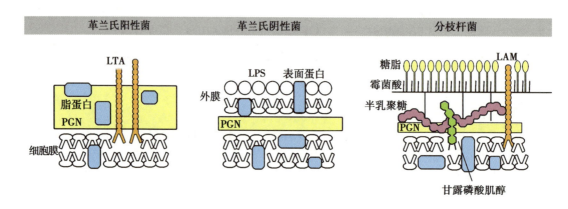

图 7-2　细菌细胞壁的组成

革兰氏阳性菌的细胞壁是由细胞膜和膜外的一层较厚的肽聚糖(PGN)组成,脂磷壁酸(LTA)和脂蛋白嵌入细胞壁。革兰氏阴性菌的细胞壁是由细胞膜、膜外的一层较薄的 PGN 和以细菌脂多糖(LPS)为特征的外膜层组成。分枝杆菌的细胞壁是由细胞膜、膜外的一层很薄的 PGN 和一个较厚的疏水层组成,主要含有霉菌酸、糖脂和脂阿拉伯甘露聚糖(LAM),LAM 是主要细胞壁相关的糖脂。肽聚糖、脂蛋白是各种细菌共有的结构。

(二) 损伤相关分子模式

损伤相关分子模式(DAMP)指由机体自身细胞产生和释放的内源性分子,即内源性危险信号,可分为两类,分别来自胞内和胞外:①由应急细胞特别是受损或坏死组织细胞快速释放,主要包括高速泳动族蛋白 B1(high mobility group protein B1,HMGB1)、热休克蛋白(heat shock protein,HSP)、尿酸结晶、肝癌来源的生长因子（hepatoma-derived growth factor，HDGF）以及 S100 蛋白等。②在坏死细胞释放的蛋白酶和水解酶作用下诱导产生，主要包括胞外基质的解离片段和受损的基质成分，例如透明质酸和硫酸肝素。一些免疫系统的正常细胞，在受到刺激后会释放 DAMP，借助固有免疫应答增强机体免疫防御。在机体损伤时产生的抗菌肽/防御素、氧自由基和神经介质等，均可被视为 DAMP，参与抗原提呈细胞的活化。DAMP 可激活固有免疫系统中表达 PRR 的细胞，启动固有免疫应答，同时可直接或间接启动适应性免疫应答。

二、固有免疫识别的受体——PRR

PRR 是一类主要表达于固有免疫细胞表面、内体、溶酶体、细胞质中的可识别一种或多种 PAMP/DAMP 的分子。PRR 由胚系基因编码，来自不同组织的同类固有免疫细胞均表达相同的 PRR，具有相同的识别特性。PRR 与 PAMP/DAMP 结合后，即能迅速激活效应细胞，介导快速的生物学反应，无需细胞增殖。根据 PRR 的功能可将其分为可溶型 PRR、细胞吞噬型 PRR 和信号转导型 PRR（表 7-5）。

表 7-5 固有免疫系统的主要模式识别受体

PRR 类别	分布	主要成员
可溶型	体液	CRP、MBL、LBP
细胞吞噬型	细胞膜	MR、SR、CR、FcR
信号转导型	细胞膜	TLR1、TLR2、TLR4、TLR5、TLR6、TLR10、TLR11
	内体、溶酶体	TLR3、TLR7、TLR8、TLR9
	细胞质	NLR、RLR、DAI、AIM2、Pol Ⅲ、cGAS

（一）可溶型 PRR

可溶型 PRR 是 PRR 的游离形式，在识别 PAMP/DAMP 的同时具有效应功能，参与炎症反应和对病原体的清除。主要包括五聚体蛋白、胶原凝集素、聚糖素、脂多糖识别蛋白、识别糖类的天然抗体等。

1. **C 反应蛋白（C-reactive protein，CRP）** 为肝脏合成的急性期蛋白，为五聚体蛋白短分子家族，识别细菌细胞壁磷酰胆碱，亦具有调理作用、参与补体激活及促炎作用。

2. **甘露糖结合凝集素（mannose-binding lectin，MBL）** 主要在肝脏合成，作为急性期反应蛋白存在于血浆。配体是细菌、酵母菌及某些病毒和寄生虫表面的甘露糖。这些可溶性受体与病原菌的相互作用可通过调理作用促进 MΦ 的吞噬作用，激活补体的 MBL 途径最终消灭病原菌，并诱导其他的细胞免疫应答。

3. **LPS 结合蛋白（LPS binding protein，LBP）** 识别并结合革兰氏阴性菌 LPS，将 LPS 传递给 CD14，增强吞噬细胞对 LPS 作用的敏感性，启动 TLR4 识别的信号通路，激发效应细胞，清除病原体。

（二）细胞吞噬型 PRR

细胞吞噬型 PRR 是表达在固有免疫细胞表面的多种跨膜受体，识别 PAMP 或 DAMP 后介导细胞的吞噬作用（图 7-1）。

1. **甘露糖受体（mannose receptor，MR）** 属于 C 型凝集素受体家族，主要表达于 MΦ 表面，为单链跨膜分子，可识别并结合微生物细胞壁糖蛋白和糖脂组分中的末端甘露糖和岩藻糖残基，从而介导 MΦ 的吞噬作用。

2. **清道夫受体（scavenger receptor，SR）** 主要表达于 MΦ 表面，为三次跨膜糖蛋白，至少存在六种不同的分子形式。可识别氧化的低密度脂蛋白、革兰氏阳性菌的 LTA、革兰氏阴性菌的 LPS 和完整细菌的 PAMP，以及机体凋亡细胞表面的磷脂酰丝氨酸，从而有效清除血液循环中的细菌和凋亡细胞。

NOTES

除了吞噬型 PRR，调理性受体包括补体受体（complement receptor，CR）和 Fc 受体（FcR），能够识别包被有补体成分的病原体或表面结合有抗体的病原体，通过调理作用介导吞噬细胞的吞噬作用。

除了吞噬性受体，吞噬细胞还可表达促进杀伤病原体的其他受体，如协同识别病原体并增强胞内杀伤效率的 G 蛋白偶联受体。甲酰甲硫氨酰肽受体（fMet-Leu-Phe receptor，fMLP-R）主要表达于 MΦ 和中性粒细胞表面，是一种 G 蛋白偶联受体，主要识别细菌的 N-甲酸基多肽。fMLP-R 趋化中性粒细胞向细菌感染部位迁移，促进吞噬溶酶体中杀菌活性氧（ROS）的产生。

（三）信号转导型 PRR

信号转导型 PRR 与 PAMP 或 DAMP 结合后，能够通过选择性或者特定性的信号转导途径诱导不同的基因表达，活化细胞并产生一系列免疫效应分子，主要包括 Toll 样受体（Toll-like receptor，TLR）、RIG-I 样受体（RIG-I-like receptor，RLR）、NOD 样受体（NOD-like receptor，NLR）以及其他的 DNA 识别受体。

1. TLR 因其胞外段与果蝇蛋白 Toll 同源而得名。在哺乳动物中发现 13 种 TLR 家族成员，人类发现 10 种 TLR，其中 TLR1~TLR9 较为保守，在人和小鼠体内均有表达，TLR10 仅存在于人类，而 TLR11~TLR13 则只发现存在于小鼠体内。同一细胞能表达多种 TLR，同一 TLR 可表达于不同细胞。细胞中 TLR 的表达还受病原体、细胞因子和环境压力等多种因素的调节。根据 TLR 在细胞内外的定位可分为两类：第一类为表达于细胞表面的 TLR1、TLR2、TLR4、TLR5、TLR6、TLR10 和 TLR11，用于识别病原体的膜成分；第二类为位于细胞内的内体、溶酶体的 TLR3、TLR7、TLR8 和 TLR9，主要识别病毒和细菌胞核成分。根据 PAMP 的种类可以将 TLR 分为三类：第一类为主要识别脂类的 PAMP，包括 TLR1、TLR2、TLR4 和 TLR6；第二类为主要识别蛋白类的 PAMP，包括 TLR5；第三类为主要识别核酸类的 PAMP，包括 TLR3、TLR7、TLR8、TLR9（表 7-6）。除了识别来源于微生物的 PAMP，TLR 还能够识别在炎症或组织损伤时产生的 DAMP，与多种疾病密切相关（表 7-7）。

表 7-6 TLR 的主要分布和所识别的 PAMP

受体	主要表达细胞	细胞定位	识别的 PAMP	配体来源
TLR1	MΦ、DC、PMN、肥大细胞	细胞膜	三酰基脂多肽	细菌、分枝杆菌、寄生虫
TLR2	MΦ、DC、PMN、肥大细胞	细胞膜	肽聚糖、LTA	G⁺细菌
			细菌脂蛋白	分枝杆菌
			酵母多糖	真菌
			磷酸酰甘露聚糖脂	真菌
			糖基磷脂酰肌醇（GPI）连接蛋白	锥虫
			病毒某些蛋白成分	病毒
TLR3	小鼠 MΦ、DC、NK、EC、上皮细胞	细胞内体溶酶体	dsRNA	病毒
			poly（I：C）	人工合成
TLR4	MΦ、DC、PMN、肥大细胞、嗜酸性粒细胞	细胞膜	LPS	G⁻细菌
			LTA	G⁺细菌
			甘露糖、酸性多糖	真菌
			融合蛋白	RSV
TLR5	Mo、DC、TC、NK、肠道上皮细胞	细胞膜	鞭毛蛋白	细菌
TLR6	Mo、MΦ、PMN、BC、NK	细胞膜	二酰基脂多肽	支原体
			酵母多糖	真菌
			LTA	G⁺菌

续表

受体	主要表达细胞	细胞定位	识别的 PAMP	配体来源
TLR7	pDC、PMN、BC、嗜酸性粒细胞	细胞内体溶酶体	ssRNA	病毒
			咪唑喹啉类分子	人工合成
TLR8	Mo、MΦ、PMN、DC、NK	细胞内体溶酶体	ssRNA	病毒
TLR9	pDC、NK、PMN、BC、嗜酸性粒细胞	细胞内体溶酶体	非甲基化 CpG DNA	细菌、病毒
			疟原虫色素	疟原虫

注:PMN,中性粒细胞;DC,树突状细胞;MΦ,巨噬细胞;Mo,单核细胞;EC,内皮细胞;TC,T 细胞;BC,B 细胞;LTA,脂磷壁酸;poly(I∶C),聚肌胞苷酸;dsRNA,双链 RNA;ssRNA,单链 RNA;RSV,呼吸道合胞病毒;LPS,脂多糖。

表 7-7 TLR 的内源性配体及相关疾病

受体	内源性配体	相关疾病
TLR2	双糖链蛋白多糖	系统性炎症
	HMGB1	损伤、缺血、炎症
	透明质酸片段	肺炎
TLR3	RNA(死细胞来源)	皮肤损伤或愈合、风湿性关节炎
TLR4	髓系相关蛋白 8/14(Mrp8/14)	炎症或脓毒血症
	纤连蛋白Ⅲ型重复外结构 A	肺炎、肺损伤
	透明质酸片段	系统性炎症
	肺表面活性蛋白 A	
	HMGB1	
	氧化磷脂	
	双糖链蛋白多糖	
	热休克蛋白(HSP70、HSP60、HSP gp96)	
TLR7/8	核内小 RNA	系统性红斑狼疮
TLR9	HMGB1	自身免疫病
	染色质-IgG 复合物	

　　TLR 具有促吞噬、诱发炎症和启动 T 细胞免疫应答的作用:①上调与吞噬有关的基因表达,增强吞噬细胞的吞噬及杀伤能力;②诱导Ⅰ型干扰素的产生,提高机体对病原体的抵抗能力和清除能力;③引起多种细胞因子和趋化因子的合成和分泌,诱发炎症反应并介导 MΦ 和中性粒细胞向炎症部位浸润;④促进 DC 提呈抗原,启动 T 细胞应答;⑤促进 T 细胞的细胞因子(如 IFN-γ)应答,进一步活化单核/巨噬细胞,从而发挥固有免疫和适应性免疫的桥梁作用。

　　2. RLR　在绝大多数组织细胞中均低量表达,在病毒或 IFN 刺激下迅速上调,识别病毒 RNA。已知的 RLR 包括视黄酸诱导基因Ⅰ(retinoic acid-inducible gene Ⅰ,RIG-Ⅰ)、黑色素瘤分化相关抗原 5(melanoma differentiation-associated gene 5,MDA5)等。RIG-Ⅰ、MDA5 识别不同结构的 RNA。RIG-Ⅰ主要识别 5' 端带有三磷酸基团的 RNA(包括单链和双链 RNA)和短的 dsRNA(长度为 300~1 000bp)。MDA5 识别含有较长的 dsRNA 的病毒,识别长度为 1kb 以上。因此当一种病毒可以产生不同长度的 dsRNA 时,可以被 RIG-Ⅰ和 MDA5 同时识别。RLR 介导的信号通路在病毒感染后 2 小时内即可被激活,通过一系列的信号级联反应,激发机体抗病毒反应,产生大量的细胞因子,抑制病毒复制和清除感染细胞。

　　3. NLR　分布在细胞质中,可识别细胞质中不同的 PAMP 和内源性危险分子 DAMP,是抗细胞内病原菌感染的固有免疫信号通路中重要的受体。目前已经在人类发现 23 种 NLR,在小鼠发现 34 种 NLR。NLR 由 3 个结构域组成,C 端为亮氨酸富集重复序列(leucine-rich repeats,LRR),主要负责识别和结合特异的 PAMP 和 DAMP;中间为 NOD 结构域,是 NLR 家族成员共有的特征性结构域,又称为 NACHT 结构域;N 端为效应结构域,主要由胱天蛋白酶招募结构域(CARD)或 pyrin 结构域(PYD)或杆状病毒凋亡抑制因子重复序列(BIR)结构域组成,负责向下游传递信号。根据效应结构域的种类和结构特征,可将 NLR 家族划分为多个亚家族,包括 NLRA、NLRB、NLRC 和 NLRP 等(图 7-3)。

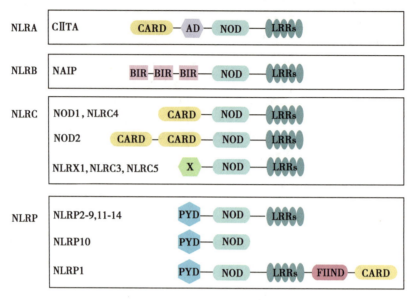

图 7-3　人类 NLR 家族

CIITA,组织相容性复合体(MHC)Ⅱ类反式激活因子;NAIP,NLR 凋亡抑制蛋白;FIIND,功能未知结构域。

NLRP 是 NLR 中最大的亚家族,目前已发现 14 种 NLRP,其中 NLRP3 研究较多。NLRP3 主要表达在 MΦ、外周血白细胞,与凋亡相关斑点样蛋白(apoptosis-associated speck-like protein containing a CARD,ASC)、pro-caspase-1 形成 NLRP3 炎症小体,通过产生活性 caspase-1,进而裂解 pro-IL 1β 和 pro-IL-18,产生促炎性细胞因子 IL-1β 和 IL-18,并诱导 caspase-1 依赖的细胞焦亡。炎症小体有多种,除了 NLRP3 炎症小体外,还包括 NLRP1 炎症小体、NLRC4 炎症小体、黑色素瘤缺失因子 2(absent in melanoma 2,AIM2)炎症小体和 pyrin 炎症小体等。

4. DNA 识别受体家族　除了 TLR9 可识别细菌或病毒 DNA 外,还有 AIM2 和环状 GMP-AMP 合酶(cyclic GMP-AMP synthase,cGAS)等 DNA 识别受体。AIM2 能够结合 DNA,促进 I 型干扰素产生,还可形成 AIM2 炎症小体。cGAS 可直接结合胞质 DNA,激活其酶活性进而催化 GTP 和 ATP 形成二级信使环鸟苷酸-腺苷酸(cGAMP),再激活内质网上的干扰素基因刺激蛋白(stimulator of interferon gene,STING),诱导 I 型干扰素的产生。

第三节　固有免疫应答

固有免疫应答是指固有免疫分子和固有免疫细胞在遇到病原体或其他异物时,被即刻激活并发挥生物学效应,将病原体和异物清除的过程。固有免疫应答出现在宿主抗感染应答的早期阶段,以抗原非特异性方式识别和清除各种病原体,是宿主免疫防御的第一道防线,并启动和参与适应性免疫应答。

一、免疫应答的三个时相

以抗感染应答为例,机体对病原体的免疫应答包括三个阶段(图 7-4)。

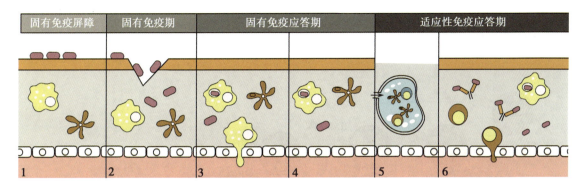

图 7-4　免疫应答的时相

1. 正常菌群和局部的化学因子组成的固有免疫屏障阻止病原体入侵机体;2. 当病原体进入机体后,由免疫系统一些现存的效应分子发挥作用,感染组织细胞分泌的趋化因子招募吞噬细胞和其他固有免疫效应细胞;3. 吞噬细胞和 DC 识别 PAMP 并活化,吞噬细胞吞噬功能增强,吞噬清除病原体;4. 抗原直接或被 DC 输送到淋巴结;5. 初始 T 细胞和 B 细胞特异性识别抗原,细胞克隆扩增和分化;6. 抗原特异性效应细胞和特异性抗体到达感染部位,最终高效并特异性地清除病原体。

1. 固有免疫期（0~4 小时） 首先出现一个快速的反应期,由屏障系统和一些现存的效应分子发挥作用,如抗菌肽、溶菌酶、急性期蛋白、细胞因子和一些可与病原体起反应的预存抗体等。另外,补体旁路途径激活,感染组织细胞分泌的趋化因子吸引招募吞噬细胞。若病原体不能被清除,则进入固有免疫应答期。

2. 固有免疫应答期（4~96 小时） 固有免疫应答期是早期诱导性应答,吞噬细胞识别病原体并活化,吞噬功能增强,吞噬清除病原体;分泌一系列细胞因子,引起炎症反应;激活 NK 细胞、γδT 细胞等多种固有免疫的效应细胞,共同行使清除功能。若病原体仍不能被清除,进入适应性免疫应答期。

3. 适应性免疫应答期（>96 小时） 适应性免疫应答期是晚期诱导性应答,未被清除的病原体的抗原直接或被抗原提呈细胞摄取后进入外周淋巴器官和组织,主要通过活化的 DC 和 MΦ 诱导 T 细胞活化,启动或者激活适应性免疫应答。特异性细胞免疫应答和特异性体液免疫应答最终高效地清除病原体。

二、固有免疫应答的机制

病原体或其他异物均能激活固有免疫应答,下面以病原体为例,介绍抗感染固有免疫应答的过程及参与细胞和分子。

（一）固有免疫细胞在固有免疫应答中的作用

1. MΦ 和固有免疫应答的启动 当病原体穿过屏障系统进入组织中,首先与病原体相遇的细胞是位于皮肤和黏膜组织下层的 MΦ。病原体的 PAMP 与 MΦ 表面的 PRR 相互作用诱导 MΦ 的噬菌作用,通过氧非依赖途径和氧依赖途径杀死病原体。与此同时,活化的 MΦ 释放细胞因子和趋化因子 IL-1β、IL-6、IL-12、TNF-α、CCL2 和 IL-8 等,招募大量的中性粒细胞和 Mo 到感染部位并引起炎症反应。

2. 中性粒细胞的招募和作用 IL-8 诱导中性粒细胞离开血流迁移到感染组织。中性粒细胞是首批跨过血管壁到达感染部位的效应细胞,经过滚动黏着、紧密结合、细胞溢出和迁移四个阶段(图 7-5),6 小时左右细胞数量约增加 10 倍以上。中性粒细胞寿命短,发挥杀伤病原体作用后即诱导凋亡。中性粒细胞释放的裂解颗粒,既有利于组织防御,也造成局部组织损伤和脓液的形成,特别是对于化脓性细菌感染。活化的中性粒细胞亦通过合成和分泌细胞因子趋化和招募其他效应细胞到达感染部位,进一步增强杀伤效应,并调节炎症反应。

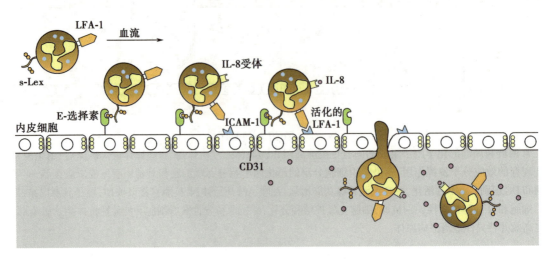

图 7-5　中性粒细胞渗出毛细血管壁到达感染部位

滚动黏着:IL-1β、TNF-α 等细胞因子诱导血管内皮细胞表达 P-选择素和 E-选择素,与中性粒细胞表达的配体 s-Lex(Sialyl-Lewisx)结合,使其在血流动力和血管壁黏滞力的共同作用下贴着血管壁缓慢向前滚动黏着。紧密结合:中性粒细胞在细胞内储有大量整合素分子,如在补体成分 C5a 或者细菌 LPS 的刺激下短时间内上调细胞膜表面表达的淋巴细胞功能相关抗原-1(LFA-1),活化的血管内皮细胞上调细胞间黏附分子(ICAM)-1,ICAM-1 与 LFA-1 分子紧密结合。细胞溢出:效应细胞停止向前运动,以扁平状紧密附着于血管内皮细胞表面,逐渐挤进内皮细胞间隙,从两个内皮细胞之间溢出。迁移:IL-8 诱导中性粒细胞离开血管,迁移到感染组织周围。

3. NK 细胞的作用　在病毒感染后 2~3 天 NK 细胞可在趋化因子的作用下聚集于感染灶(图 7-6),杀伤感染细胞。来自 MΦ、DC 的 IFN-α/β、IL-12 增强 NK 细胞的杀伤功能,IL-12 和 IL-18 联合能激活 NK 细胞产生大量的 IFN γ。NK 细胞激活后通过 IFN-γ、CCL3、CCL4、CCL5 等分子招募和激活巨噬细胞,也能促进 Th1 型 T 细胞应答。

4. 其他固有免疫细胞的作用　NKT 细胞参与机体抗病原体免疫应答,与其分泌 IFN-γ 有关。MΦ 和 DC 通过 CD1d 提呈脂类抗原活化 NKT,活化的 NKT 可分泌大量的 IFN-γ、IL-4、GM-CSF 和其他细胞因子,进而活化其他免疫细胞,发挥免疫防御功能。此外,IL-12 和 IL-18 协同能激活 NKT 细胞产生大量的 IFN-γ。γδT 细胞参与抗病原体,特别是抗胞内寄生菌的早期免疫应答。活化的 γδT 细胞释放细胞毒性分子如穿孔素、颗粒酶,表达 FasL 以及分泌 IFN-γ,从而杀伤病毒和胞内寄生菌感染的靶细胞,最终清除感染细胞和病原体。B1 细胞可以识别并结合某些细菌表面共有的多糖抗原而被活化,在较短的时间内(48 小时)即可产生以低亲和力 IgM 为主的抗体。IgM 抗体通过经典途径激活补体,有效清除病原体。肠道固有层与腹腔中的 B 细胞多为 B1 细胞,可能在抗感染过程中发挥重要作用。

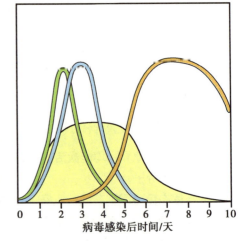

病毒感染后时间/天

图 7-6　病毒感染后 NK 细胞的应答

小鼠实验模型中,在病毒感染 1~2 天主要为 IFN-α、IFN-β、TNF-α 和 IL-12 的迅速产生(绿线);微环境中的 IFN-α/β、IL-12 可促进 NK 细胞活化。在病毒感染后 2~3 天 NK 细胞即可在趋化因子的作用下聚集于感染灶(蓝线),活化的 NK 细胞一方面直接杀伤感染细胞,另一方面分泌 IFN-γ,激活 MΦ、促进 T 细胞应答(橙线),最终清除病毒。

（二）细胞因子在固有免疫应答中的作用

1. TNF-α、IL-1β 和 IL-6 的作用   MΦ 产生的 TNF-α、IL-1β 和 IL-6 最重要的作用之一是启动肝脏急性期反应,活化肝细胞合成和释放急性期蛋白,活化补体;作用于骨髓,促进释放中性粒细胞。此外,TNF-α、IL-1β 和 IL-6 可致体温升高,此发热是来源于机体本身而不是来源于细菌成分,故称为内源性致热原(endogenous pyrogen);而来源于细菌的成分如 LPS,则称为外源性致热原(exogenous pyrogen)。这些细胞因子主要作用于下丘脑,改变机体的体温调节;作用于肌肉和脂肪细胞,改变蛋白和能量代谢。体温升高可有效地抑制细菌和病毒的复制,促进抗原加工和增强适应性免疫应答。TNF-α 促进 DC 的成熟和抗原提呈,并迁移到淋巴结启动适应性免疫应答(图 7-7)。

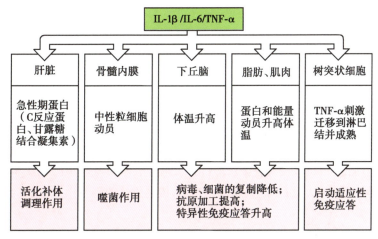

图 7-7   IL-1β、IL-6 和 TNF-α 在机体抗感染免疫中的生物活性

2. IFN 的作用   大多数组织细胞在受到病毒感染时均能产生 IFN-α/β,一方面抑制胞内病毒的复制,另一方面则促进 NK 细胞杀伤感染的细胞,防止病毒播散。IFN-α/β 还可诱导机体内有核细胞高表达 MHC I 类分子,从而促进 CTL 杀伤病毒感染细胞。IFN-γ 促进 MΦ 的噬菌作用,还诱导 MΦ 和 DC 上的共刺激分子表达,活化 T 细胞,促进 Th1 型免疫应答。

（三）固有免疫应答与炎症反应

固有免疫应答过程中,多细胞、多分子协同作用引起炎症反应(图 7-8)。炎症的主要作用为:①将

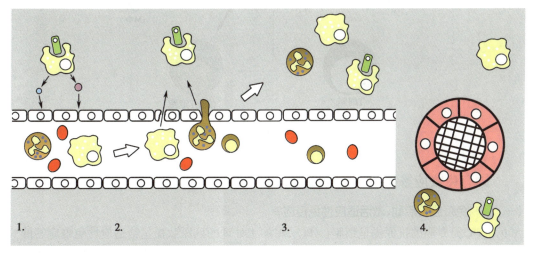

图 7-8   炎症反应

1. 感染因子刺激感染局部 MΦ 释放细胞因子和趋化因子,导致局部小血管扩张;2. 局部微血管通透性增强,白细胞、血浆蛋白和体液渗出,引起感染局部红、热和肿胀;3. 感染部位的效应细胞释放炎性介质,由于渗出物压迫和炎症介质作用于神经末梢引起疼痛;4. 感染部位微血管的血液凝固,防止病原体通过血液扩散。

效应分子和效应细胞输送到感染部位,以增强 MΦ 对入侵病原体的杀伤作用;②提供微血管血液凝集的一个生理屏障,防止感染通过血液扩散(抗感染炎症屏障);③促进损伤组织的修复。炎症通常按其病程分为急性炎症和慢性炎症。急性炎症启动急骤,持续时间几天至 1 个月,以血浆渗出和中性粒细胞浸润(infiltration)为病变的主要特征。慢性炎症可持续数月至数年,以淋巴细胞和 Mo/MΦ 浸润以及小血管和结缔组织增生为其主要特征。

第四节　固有免疫应答的调节

一、固有免疫应答的自身调节

固有免疫应答过程中,免疫细胞之间通过细胞间相互作用和细胞因子相互调节,既可增强固有免疫应答,也可限制固有免疫应答和炎症发展。例如,活化的 MΦ 和 DC 产生 IFN-α/β、IL-12、IL-18、IL-15 等细胞因子,这些细胞因子可以活化 NK 细胞,产生 IFN-γ 和 TNF-α 等细胞因子,IFN-γ 和 TNF-α 又可促进 MΦ 活化和 DC 的成熟(图 7-9)。DC、MΦ 通过 CD1d 提呈脂类抗原活化 NKT 细胞,促进 NKT 细胞 CD40L 的表达和 IFN-γ、TNF-α 的产生,进一步促进 NK 细胞、MΦ、DC 的活化(图 7-10)。MΦ、DC 产生的 IL-12 增强 NKT 细胞 IFN-γ 的产生。当大量免疫细胞活化时,NK 细胞又可通过细胞毒作用杀死过度活化的 MΦ 和未成熟的 DC(iDC),维持机体的稳态(图 7-9)。MΦ 可分泌 TGF-β、IL-10 抑制 NK 细胞的活化,从而下调过度的免疫应答,维持机体的稳态。

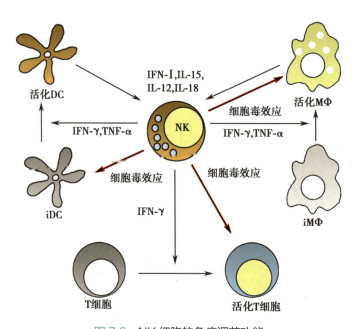

图 7-9　NK 细胞的免疫调节功能

二、固有免疫应答和适应性免疫应答的关系

(一) 固有免疫应答启动、激活适应性免疫应答

MΦ 和 DC 是专职的抗原提呈细胞(APC),将加工处理的抗原肽提呈给适应性免疫应答的 CD4+ 和 CD8+ T 细胞,为 T 细胞活化提供第一信号。此外,MΦ 和 DC 还通过 CD80、CD86 等分子与 T 细胞表达的 CD28 等相互作用,产生共刺激信号,为 T 细胞活化提供第二信号。DC 是抗原提呈功能最强的 APC,可启动适应性免疫应答。MΦ 的抗原提呈能力弱于 DC,通常情况下不能有效激活初始 T 细胞,只能激活效应 T 细胞。

（二）固有免疫应答调节适应性免疫应答的类型和强度

MΦ 和 DC 的 PRR 识别 PAMP/DAMP 被活化后,上调共刺激分子的表达,从而增强适应性免疫应答的强度。固有免疫细胞还可通过细胞间相互作用和细胞因子调控 T 细胞、B 细胞的分化和功能,决定适应性免疫应答的类型和强度。例如,NK 细胞产生的 IFN-γ 促进 Th1 应答,NK 细胞还可杀伤活化的 T 细胞以抑制过度的免疫应答(图 7-9);NKT 细胞通过细胞因子 IFN-γ 和 TNF-α 促进 Th1 应答,通过细胞因子 IL-4、IL-5 和 IL-13 促进 Th2 应答,通过和 B 细胞的直接相互作用促进 B 细胞分化和体液免疫(图 7-10);MΦ 分泌的 IL-6、IL-12、IL-18、TNF-α 能够促进 T 细胞的活化,而 TGF-β、IL-10 等因子则抑制 T 细胞的活化。

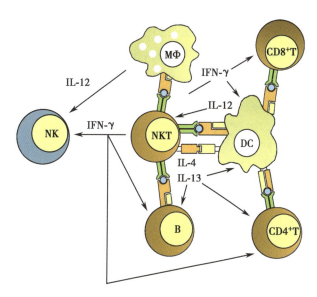

图 7-10　NKT 细胞的免疫调节功能

（三）适应性免疫应答调节固有免疫应答

适应性免疫应答也能调节固有免疫应答。例如,效应 T 细胞表达 CD40L,可通过与 DC 表面的 CD40 相互作用,促进 DC 的活化;效应 T 细胞产生的细胞因子 IFN-γ 可促进 MΦ 的噬菌作用,诱导 M1 型 MΦ 的分化;效应 T 细胞产生的细胞因子 IL-4 可诱导 M2 型 MΦ 的分化;抗体可通过参与激活补体或通过激活 Fc 受体调控固有免疫细胞的功能。

三、固有免疫应答调节异常与临床疾病

（一）固有免疫系统遗传性缺陷相关疾病

1. 吞噬细胞缺陷　占原发性免疫缺陷病的 10%~15%,常影响吞噬细胞的功能,特征表现是复发性重度真菌感染和细菌感染,涉及多种基因的缺陷。

（1）慢性肉芽肿病(chronic granulomatous disease,CGD):超过 50% 的 CGD 病例为 X 连锁隐性遗传,其余病例为常染色体隐性遗传。CGD 常见的突变基因包括 *gp91phox*(X 连锁的形式),以及 *p22phox*、*p47phox*、*p67phox*(常染色体隐性遗传)。这些基因的突变导致 NADPH 氧化酶缺陷,故不能产生具有杀菌作用的过氧化物。

（2）白细胞黏附缺陷症:为常染色体隐性遗传,编码 CD18 或者编码二磷酸葡萄糖-岩藻糖转运蛋白基因-1 的基因缺陷,导致白细胞表面黏附糖蛋白(如整合素、选择素)缺乏,影响粒细胞(和淋巴细胞)向血管间隙迁移、细胞毒性作用以及对细菌的吞噬作用。

（3）Chédiak-Higashi 综合征:一种罕见的常染色体隐性遗传病,由溶酶体运输调节因子(*LYST*)基因突变所致,导致溶酶体异常,不能与吞噬体融合,影响噬菌作用。临床表现包括眼、皮肤白化病和呼吸道反复感染及其他感染。

2. 补体缺陷　所致疾病约占原发性免疫缺陷病的 2%。多种补体成分和补体调节蛋白可能发生遗传性缺陷,多为常染色体隐性遗传,部分基因 X 连锁或常染色体显性遗传。由于补体成分缺陷,致使补体系统不能被激活,导致患者对病原体易感;同时由于体内免疫复合物清除障碍而易患相关的自身免疫病;补体调节蛋白 C1 抑制物的缺陷会引起遗传性血管水肿。

（二）固有免疫应答过度激活导致的临床疾病

1. 脓毒症　脓毒症源于感染后免疫失调引起的全身性炎症。TNF-α 是导致脓毒症的重要细胞因子之一。尽管 TNF-α 可以促进有益炎症反应和局部凝血,清除病原体,限制组织损伤,但是过量的

TNF-α 可引起大量的血浆外渗导致全身水肿、血液体积减低、低蛋白血症、中性粒细胞减少症以及血液体积减低引起的血管萎缩,发生弥散性血管内凝血导致休克,以及致死性多器官衰竭。

2. 无菌性炎症 免疫失调引起的无菌性炎症是导致多种慢性疾病,包括神经退行性疾病、自身免疫病、动脉粥样硬化、2 型糖尿病等的重要因素。在没有病原体感染的情况下,DAMP 通过 PRR 激活 MΦ 引起无菌性慢性炎症,在此过程中 NLRP3 炎症小体的活化和 IL-1β 等促炎性细胞因子发挥了重要作用。

思考题

1. 简述固有免疫应答的特点。
2. 简述固有免疫识别机制。
3. 简述病原体感染过程中固有免疫系统的作用。

（田志刚）

第八章
抗原的加工与提呈

【学习要点】

- 根据细胞表面 MHC 分子的表达特点和功能差异,可分为专职性和非专职性抗原提呈细胞。
- 树突状细胞是抗原提呈功能最强的抗原提呈细胞,可激发初次免疫应答。
- 抗原的加工与提呈可通过 MHC Ⅰ类途径、MHC Ⅱ类途径、抗原交叉提呈途径、CD1 分子提呈途径、MR1 提呈途径进行。

抗原提呈细胞(antigen presenting cell,APC)是指能加工、处理抗原并将抗原信息提呈给 T 淋巴细胞的一类免疫细胞,在机体的免疫识别、免疫应答与免疫调节中发挥重要作用。APC 在对抗原进行加工、处理后,将其以抗原肽-MHC 分子复合物的形式表达在细胞的表面,T 细胞能识别该复合物从而被活化,并产生针对该抗原的免疫应答反应。因此,APC 在抗原诱导机体产生免疫应答的过程中发挥着关键作用。APC 对抗原的加工与提呈确保免疫系统能高效、准确地识别并应对外来病原体和内部异常细胞等抗原成分,该过程与疾病的预防、诊断和治疗密切相关,在临床医学中具有重要意义。

第一节　抗原提呈细胞

一、抗原提呈细胞的分类

APC 主要分为两类:专职性 APC、非专职性 APC。

(一)专职性 APC

专职性 APC(professional APC)包括树突状细胞(dendritic cell,DC)、巨噬细胞(macrophage,MΦ)和 B 淋巴细胞,其共同特点是组成性表达 MHC Ⅱ类分子和其他参与诱导 T 细胞活化的共刺激分子以及黏附分子,能主动摄取、加工和提呈抗原信息给 T 淋巴细胞,具有显著的抗原提呈功能。

(二)非专职性 APC

另有一些细胞本身不表达 MHC Ⅱ类分子,但在炎症环境中或细胞因子诱导下可表达 MHC Ⅱ类分子,称为非专职性 APC(non-professional APC),包括内皮细胞、成纤维细胞、上皮及间皮细胞、嗜酸性粒细胞等。它们摄取、加工和提呈抗原的能力较专职性 APC 弱。非专职性 APC 加工和提呈抗原可能参与炎症反应和某些自身免疫病的发生。

此外,机体的有核细胞均表达 MHC Ⅰ类分子,它们可将细胞内的蛋白质抗原(内源性抗原,endogenous antigen)加工成抗原肽,并以抗原肽-MHC Ⅰ类分子复合物的形式将抗原信息提呈给 CD8+ 的细胞毒性 T 细胞(cytotoxic T lymphocyte,CTL),成为被 CTL 杀伤的靶细胞,这类细胞属于一种特殊的 APC,如肿瘤细胞、被病毒感染的细胞。

二、专职性抗原提呈细胞

(一)树突状细胞

DC 是 1973 年由加拿大科学家 Steinman 首先发现的,因其成熟时伸出许多树突样或伪足样突起而得名,Steinman 因此获得 2011 年的诺贝尔生理学或医学奖。DC 是抗原提呈功能最强的 APC,最大的特点是能够刺激初始 T 细胞(Naïve T cell)活化和增殖,是特异性免疫应答的启动者,同时也在诱导机体的免疫耐受中发挥重要作用。而巨噬细胞、B 细胞仅能刺激已活化的 T 细胞或记忆 T 细胞。DC 在免疫应答中占据独特地位,对 DC 的研究有助于深入了解机体免疫应答的发生和调控机制,对认识肿瘤、移植排斥、感染、自身免疫病等的发生发展机制具有重要的理论意义。此外,通过人为干预 DC 的功能可以调控机体的免疫应答,对上述疾病防治具有重要的实际意义。

1. **DC 的鉴定**　DC 无特异性细胞表面分子标志,主要通过形态学、组合性细胞表面标志、在混合淋巴细胞反应(MLR)中能刺激初始 T 细胞增殖等特点进行鉴定。严格地说,活化后具有典型的树突状形态、膜表面高表达 MHC Ⅱ类分子和其他共刺激分子、能移行至淋巴器官刺激初始 T 细胞活化增殖的细胞才能称为 DC。

DC 表达能结合病原微生物及其产物的受体(例如甘露糖受体、Toll 样受体等)以及 FcR、补体受体等,这些分子主要参与抗原的摄取和 DC 活化。DC 还组成性表达 MHC Ⅱ类分子、共刺激分子(CD80 和 CD86 等)、黏附分子(CD40、CD54 以及 β1、β2 整合素家族成员等),这些分子参与抗原的提呈。DC 能分泌 IL-1、IL-6、IL-12、TNF-α、Ⅰ型 IFN 等细胞因子及多种趋化因子,参与机体的免疫调节。

已有数种鉴定 DC 的相对特异性标志得到人们的公认和应用,包括 CD1a、CD11c、CD83 和 BDCA2 等。

2. **DC 的分类及其特点**　DC 是一群异源性很高的细胞,不同组织具有不同的亚群,根据转录因子和功能的不同,将脊椎动物体内的 DC 分为以下几种类型:髓样 DC(myeloid dendritic cell,MDC)、浆细胞样 DC(plasmacytoid dendritic cell,pDC)、单核细胞来源 DC(monocyte-derived dendritic cell,moDC)。

髓样 DC 起源于由造血干细胞分化而来的髓样干细胞,也称为经典 DC(conventional dendritic cell,cDC),是参与抗原提呈的主要 DC 类型,在诱导机体产生免疫应答和维持机体免疫耐受中发挥重要作用。根据表面分子的不同,cDC 又分为 cDC1 和 cDC2 两群。cDC1 主要参与抗原的交叉提呈,将抗原提呈给 CTL 识别,在抗病毒及肿瘤免疫中发挥重要作用;此外,cDC1 还有助于免疫检查点疗法和过继 T 细胞疗法的成功。cDC2 是人血液、组织和淋巴器官中最主要的 DC 亚群,是激活 CD4⁺T 细胞的主要 APC;与 cDC1 相比,cDC2 在特定环境中分泌细胞因子的能力更强,具备广泛的免疫反应能力。

pDC 起源于由造血干细胞分化而来的淋巴样干细胞,主要功能是针对微生物感染,特别是病毒感染时可被迅速激活,释放大量Ⅰ型干扰素,参与抗病毒免疫应答。此外,pDC 对于增强抗肿瘤免疫应答也有一定作用。

moDC 与 cDC 和 pDC 来源途径不同,是一种高度依赖环境的 DC 亚群。骨髓或外周血中的单核细胞在 GM-CSF 和 IL-4 作用下分化成 moDC。这类 DC 迁移能力较弱,可分泌大量炎症因子,在炎症局部发挥重要作用,参与抗肿瘤免疫应答。

3. **DC 的分布**　DC 广泛分布于除脑实质以外的全身各脏器,数量少,占人外周血单个核细胞的 1% 以下,占小鼠脾脏的 0.2%~0.5%。根据分布部位的不同,可将 DC 大致分为:①淋巴样组织中的 DC:主要包括位于淋巴组织胸腺依赖区和次级淋巴组织中的并指状 DC(interdigitating dendritic cell,IDC)和主要分布于胸腺皮/髓质交界处和髓质部分的胸腺 DC(thymus DC,TDC)。TDC 主要参与 T 细胞在胸腺发育过程中的阴性选择,诱导中枢耐受。②非淋巴样组织 DC:包括非淋巴组织中的间质 DC(interstitial DC,iDC)、表皮及胃肠上皮组织朗格汉斯细胞(Langerhans cell,LC)。LC 主要位于表皮中上部棘细胞之间,也可见于口腔黏膜、食管和胃肠道的上皮,除了发挥 APC 功能外,在迟发型超敏反应和免疫监视中均发挥作用。③循环系统 DC:包括外周血中的 DC 和隐蔽细胞(veiled cell,VC),后者本质上为存在于全身各器官中的 DC 迁移至淋巴管时的过渡状态。

4. **cDC 的成熟过程及功能变化**　从骨髓造血干细胞分化而来的 DC 前体细胞表达多种趋化因子受体,经血液循环进入各种实体器官和上皮组织,成为未成熟 DC(immature DC),未成熟 DC 摄取抗原后迁移到外周免疫器官成为成熟 DC（mature DC）。

（1）未成熟期 DC：正常情况下体内绝大多数 DC 是未成熟 DC，它们表达低水平的 MHC Ⅱ类分子（每个细胞约表达 10^6 个 MHC Ⅱ类分子，半衰期约 10 小时）、共刺激分子和黏附分子，在体外激发 MLR 能力较弱；但表达较多 FcR 和病原体受体（如甘露糖受体、Toll 样受体等），因而这一时期的 DC 具有极强的摄取和加工抗原的能力。

（2）迁移期 DC：DC 在成熟过程中同时发生迁移（migration）。在摄取抗原或受到某些炎性刺激（如 LPS、IL-1β 等）后，DC 可表达具有导航作用的趋化因子受体（如 CCR7），在淋巴结或脾脏定居的 T 细胞分泌的趋化因子作用下从外周组织通过淋巴管和/或血液循环进入外周淋巴器官，这一时期的 DC 被称为隐蔽细胞。

（3）成熟期 DC：未成熟 DC 在迁移过程中逐渐成熟，待迁移到外周免疫器官后其形态已发生了显著变化，表面伸出树枝样突起，大大增加了与 T 细胞的接触面积，有利于二者之间的信号传递。成熟 DC 表达大量 MHC Ⅱ类分子（每个细胞约表达 7×10^6 个 MHC Ⅱ类分子，半衰期大于 100 小时）、共刺激分子（CD80、CD86 和 CD40 等）和黏附分子（ICAM-1、ICAM-3 和 LFA 等）的表达水平也显著增加，抗原提呈能力显著增强，可激发 T 细胞免疫应答。成熟期 DC 不表达 FcR 和病原体受体，失去主动摄取抗原的能力，只能被动摄入病毒抗原和细菌毒素。

因此，cDC 的成熟过程分为三个阶段：未成熟期、迁移期、成熟期，其中未成熟 DC 和成熟 DC 是研究的主要对象（表 8-1）。

表 8-1 未成熟 DC 和成熟 DC 的特点

特点	未成熟 DC	成熟 DC
主要功能	摄取、加工抗原	提呈抗原
存在部位	非淋巴组织、器官	外周淋巴组织
表达 MHC Ⅱ类分子	相对较低	相对较高
表达共刺激分子和黏附分子	不表达或表达低	表达高
表达 FcR、甘露糖受体	++	-
表达趋化因子受体	CCR1、2、5，CXCR1、2	CCR7，CXCR4

5. DC 的生物学功能

（1）摄取、加工并提呈抗原，激发机体产生免疫应答：DC 可通过受体介导的内吞作用、巨吞饮作用和吞噬作用摄取抗原，并在细胞内加工抗原。该过程不但能促使 DC 成熟，也是免疫应答的起始，同时可清除入侵体内的病原微生物及其产物和有害抗原物质。通过抗原提呈，DC 对 T、B 细胞具有直接或间接的激活作用。DC 膜表面提呈的大量抗原肽-MHC Ⅰ类分子复合物、抗原肽-MHC Ⅱ类分子复合物分别为 CD8⁺ T 细胞、CD4⁺ T 细胞表面的 TCR 提供了结合抗原的分子基础，并成为激活 T 细胞的第一信号（抗原信号）；DC 还高表达 CD80、CD86、CD40 等共刺激分子，为 T 细胞活化提供了充足的第二信号。DC 高表达 ICAM-1、树突状细胞特异性细胞间黏附分子-3-结合非整合素分子（DC-SIGN）等黏附分子，有助于 DC 与 T 细胞的进一步结合。此外，DC 所分泌的细胞因子能够促进 T 细胞增殖，其中 IL-12 对于诱导初始 T 细胞产生 Th1 型应答具有重要的作用，DC 分泌的细胞因子也被称为 T 细胞活化的"第三信号"。在这些信号的共同作用下，T 细胞活化、增殖并发挥功能。DC 通过激活辅助性 T 细胞（比如 Th2、滤泡辅助性 T 细胞"Tfh"）间接辅助 B 细胞活化和分化；DC 还能促进静息 B 细胞表达 CD80 和 CD86 等共刺激分子进而发挥 B 细胞作为 APC 的功能；DC 通过释放某些可溶性因子等调节 B 细胞的增殖与分化，参与体液免疫应答。

（2）诱导与维持免疫耐受：CD4⁺T 细胞或 CD8⁺T 细胞进入胸腺髓质后，分别与胸腺髓质 DC 表达的自身抗原肽-MHC Ⅱ类分子复合物或自身抗原肽-MHC Ⅰ类分子复合物相互作用，通过阴性选择清

NOTES

除自身反应性 T 细胞克隆,保留抗原反应性 T 细胞,形成 T 细胞的中枢耐受;此外,外周血 DC 也可能携带外来抗原进入胸腺,并在胸腺中诱导对某些外来抗原的中枢免疫耐受。

DC 的外周致免疫耐受作用通常由未成熟 DC 介导,也可能是某个调节性 DC 亚群的功能。未成熟 DC 不表达或低表达共刺激分子,它们携带自身抗原进入外周淋巴组织后不能激活 T 细胞,反而诱导 T 细胞失能,引起自身耐受。未成熟 DC 和调节性 DC 亚群还可以通过诱导调节性 T 细胞来抑制自身反应性 T 细胞,或通过直接分泌 IL-10、TGF-β 等细胞因子抑制自身反应性 T 细胞,达到诱导和维持外周免疫耐受的目的。

（3）通过分泌细胞因子调节免疫应答:DC 可通过产生大量 IL-12 诱导 Th0 细胞分化为 Th1 细胞,后者产生 Th1 型细胞因子(如 IFN-γ)介导细胞免疫应答。DC 可通过分泌 IL-33 参与 Th0 细胞分化为 Th2 细胞,后者产生 Th2 型细胞因子(如 IL-4、IL-5、IL-13)介导体液免疫应答。DC 可通过分泌 IL-6 促进 Th0 细胞向 Th17 的分化,介导炎症产生。某些 DC 能产生维 A 酸,有助于 Treg 产生,抑制免疫应答。DC 还能产生多种细胞因子调节免疫应答,例如 IL-1、IL-6、IL-18、IFN-α、TNF-α 和多种趋化因子。

6. DC 的临床应用　应用 DC 的免疫激活作用和诱导免疫耐受作用,可治疗某些疾病。

DC 防治感染性疾病具有双重性。一方面,作为最强的 APC,DC 在抗原摄取、提呈及激活免疫应答中具有重要作用,是抗感染免疫的中心环节。可以应用病原体抗原体外致敏 DC 再过继回输的方式治疗多种感染性疾病,如治疗病毒性肝炎。另一方面,DC 亦可导致病毒复制、播散及免疫抑制,例如 DC 是 HIV 感染的重要靶细胞和病毒储存源,HIV 可在 DC 与 CD4⁺T 细胞的集合区进行复制并感染 T 细胞。

用肿瘤抗原致敏 DC 再回输机体可治疗肿瘤。致敏的 DC 回输机体内可诱导肿瘤特异性免疫应答,该疗法具有良好的临床应用前景。2010 年美国 FDA 批准首个 DC 疫苗 Provenge(sipuleucel-T)上市,用于治疗转移性去势抵抗的前列腺癌。此后,进行了数百项研究和临床试验。这些临床研究证实 DC 疫苗是稳定、可靠的,而且安全性也不错。

在移植免疫中,供体的未成熟 DC 倾向于诱导免疫耐受,而成熟 DC 倾向于引发免疫排斥。因此,若预先去除移植物中 DC 或用未成熟 DC 诱导同种异体免疫耐受,均可延长同种异体移植物的存活时间,目前在肾移植、肝移植领域已进行相关的尝试。DC 在自身免疫病和变态反应性疾病的发生发展中发挥 定的促进作用,阻断或降低 DC 的抗原提呈功能,或用未成熟 DC 诱导特异性外周免疫耐受可以达到防治此类疾病的目的。

（二）巨噬细胞

巨噬细胞表达多种与抗原摄取相关的表面分子(FcR、补体受体、甘露糖受体、清道夫受体等),使其具备强大的摄取抗原能力,能通过吞噬作用、胞饮作用和受体介导的内吞作用摄取抗原。大多数巨噬细胞低水平表达 MHC I/II 类分子及共刺激分子,能在细胞内加工外源性抗原,形成抗原肽-MHC II 类分子复合物表达在细胞表面提呈给 CD4⁺T 细胞。通常认为,巨噬细胞不能直接将抗原提呈给初始 T 细胞,只能将抗原提呈给活化 T 细胞或记忆 T 细胞,而且其抗原提呈的功能明显弱于 DC。此外,巨噬细胞在诱导 T 细胞活化的同时,活化 T 细胞分泌的 IFN-γ 能显著提升巨噬细胞表面 MHC I/II 类分子和 B7 等共刺激分子的表达,发挥其作为 APC 的功能。因此,巨噬细胞提呈抗原的意义是增强其本身的功能,有利于其在细胞免疫中发挥更强大的作用。

（三）B 细胞

B 细胞作为抗体的产生细胞既是体液免疫应答重要的承担者,也是一类重要的专职性 APC。同巨噬细胞类似,B 细胞只能将抗原提呈给活化 T 细胞或记忆 T 细胞。B 细胞可通过其膜表面抗原识别受体(BCR)富集并内化抗原,在抗原浓度很低的情况下(抗原浓度 1ng/ml 时,B 细胞仍可摄取并发生反应)也能发挥其作为 APC 的功能。B 细胞也可通过非特异的胞饮作用将可溶性蛋白抗原吞入细胞内。B 细胞在细胞内加工抗原后以抗原肽-MHC II 类分子复合物的形式将抗原信息提呈给 CD4⁺T

NOTES

细胞。B 细胞在活化 T 细胞提供的第二信号辅助下方能活化,活化之后的 B 细胞高表达共刺激分子,此时才能有效提呈抗原。在感染初始阶段,B 细胞尚未被激活,此时并不具备抗原提呈能力,在感染后期或继发感染过程中,由激活 B 细胞介导的抗原提呈则起重要作用。

　　三种专职性 APC 提呈抗原作用的比较见图 8-1。

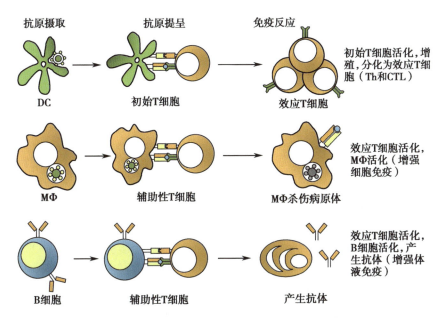

图 8-1　三种专职性 APC 提呈抗原作用的比较

DC 摄取抗原后将抗原加工处理并提呈给初始 T 细胞,初始 T 细胞增殖、分化为效应 T 细胞(Th 和 CTL);MΦ 摄取、加工并处理抗原后将抗原提呈给活化 T 细胞或记忆 T 细胞,在诱导 T 细胞活化的同时,活化 T 细胞(主要为 Th1)分泌的 IFN-γ 能进一步活化 MΦ,增强细胞免疫;B 细胞摄取、加工并处理抗原后将抗原提呈给活化或记忆 T 细胞,在诱导 T 细胞进一步活化的同时获得 T 细胞(主要为 Th2 和 Tfh)的辅助从而被活化,分化成浆细胞产生抗体。

第二节　抗原的加工和提呈

　　抗原加工(antigen processing)是指 APC 将摄取入胞内的外源性抗原或者胞质内自身产生的内源性抗原降解并加工成一定大小的多肽片段,使抗原肽适合与 MHC 分子结合,再以抗原肽-MHC 复合物的形式表达于细胞表面的过程。抗原提呈(antigen presentation)是指表达于 APC 表面的抗原肽-MHC 分子复合物被 T 细胞的 TCR 识别,从而将抗原信息传递给 T 细胞,诱导 T 细胞活化增殖的过程。

　　APC 摄取、加工和提呈抗原主要有两条途径:MHC Ⅱ类提呈途径(MHC class Ⅱ presentation pathway)和 MHC Ⅰ类提呈途径(MHC class Ⅰ presentation pathway),分别将抗原肽-MHC Ⅱ类分子复合物和抗原肽-MHC Ⅰ类分子复合物提呈给 CD4+T 细胞和 CD8+CTL 识别。在某些条件下,两条途径可以交叉,称为交叉提呈(cross-presentation)。此外,还有非经典的 CD1 分子提呈途径和 MR1 提呈途径。

　　表 8-2 归纳了 MHC Ⅰ类途径和 MHC Ⅱ类途径的差别。

表 8-2　抗原提呈的两条途径

项目	MHC Ⅰ类途径	MHC Ⅱ类途径
抗原的主要来源	内源性抗原	外源性抗原
降解抗原肽的结构	蛋白酶体	溶酶体

续表

项目	MHC Ⅰ类途径	MHC Ⅱ类途径
加工抗原的细胞	所有有核细胞	专职性 APC
抗原与 MHC 分子结合部位	内质网	溶酶体及内体
参与的 MHC 分子	MHC Ⅰ类分子	MHC Ⅱ类分子
提呈对象	CD8+T 细胞	CD4+T 细胞

一、MHC Ⅱ类途径提呈外源性抗原

MHC Ⅱ类途径又称外源性途径（exogenous pathway）或溶酶体途径（lysosome pathway），具体过程如下。

（一）外源性抗原的摄取

APC 主要通过胞吞作用（endocytosis）摄取外源性抗原，包括吞噬作用、胞饮作用、巨吞饮作用、受体介导的内吞作用。

DC 摄取抗原的方式主要是吞噬作用、巨吞饮作用和受体介导的内吞作用。DC 不表达特异性受体，但表达 FcγRⅡ受体，可有效捕捉抗原-抗体复合物；表达模式识别受体（甘露糖受体和 Toll 样受体等），可摄取含有甘露糖及岩藻糖的抗原以及含有不同病原体相关分子模式的抗原。受体介导内吞后，FcR 及抗体与抗原一起被降解，而模式识别受体可在吞噬体的低 pH 环境中释放出其配体，并进入再循环过程，从而使少量受体可捕捉和富集较多的抗原物质。

巨噬细胞具有强大的吞噬作用，也能通过巨吞饮作用和受体介导的内吞作用摄取抗原。其细胞膜上还存在许多特异性的载体蛋白和通道，使小分子或离子能有效出入细胞。

B 细胞通过非特异的胞饮作用和通过其表面的抗原识别受体介导的内吞作用摄入外源性抗原，后一种方式能以高亲和力受体富集抗原于 B 细胞表面后将其摄入胞内，故在抗原浓度非常低的情况下也能有效摄取和提呈抗原。

（二）外源性抗原的加工

APC 摄取抗原后，受体介导的内吞作用和胞饮作用在胞质内形成一种包裹蛋白质抗原的膜性细胞器——早期内体（early endosome）。早期内体类似分类站，可快速分离多余的液体并将其排出细胞，同时将空受体再循环到细胞表面，留下负载（cargo）的受体和抗原。约 8~15 分钟，早期内体成熟为多泡体——晚期内体（late endosome）。细菌等颗粒性抗原被 APC 摄取后会在胞内形成吞噬体（phagosome），吞噬体与溶酶体融合形成吞噬溶酶体。此外，细胞自噬（autophagy）形成的自噬体（autophagosome）能与溶酶体融合形成自噬溶酶体，也属晚期内体，这是经 MHC Ⅱ类分子途径加工、提呈胞质抗原和核抗原的一种方式。

内体与吞噬溶酶体又与胞质中的 MHC Ⅱ类区室（MHC class Ⅱ compartment，MⅡC）融合。MⅡC 是富含 MHC Ⅱ类分子的溶酶体样细胞器。MⅡC 和吞噬溶酶体中的多种酶在酸性环境下活化，将抗原水解为约 10~30 个氨基酸残基的多肽片段，其中仅有小部分是与 MHC Ⅱ类分子结合的抗原肽，其他多肽被进一步完全降解。

（三）MHC Ⅱ类分子的合成与转运

在内质网中新合成的 MHC Ⅱ类分子 α 链和 β 链折叠成二聚体，并与一种称为恒定链（invariant chain，Ii 链）的伴侣分子非共价连接形成（αβIi）₃九聚体（图 8-2）。其他一些伴侣分子也参与 MHC Ⅱ类分子的组装。Ii 链的主要功能是：①促进 MHC Ⅱ类分子 α 链和 β 链组装、折叠及二聚体的形成；②促进 MHC Ⅱ类分子二聚体在细胞内的转运，尤其是从内质网向高尔基复合体和 MⅡC 的转运；③阻止 MHC Ⅱ类分子在内质网内与某些内源性多肽结合。

MHCⅡ/Ii 九聚体由内质网经高尔基复合体融合入 MⅡC。在 MⅡC 腔内 Ii 链被组织蛋白酶

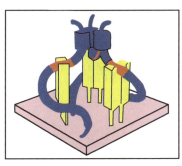

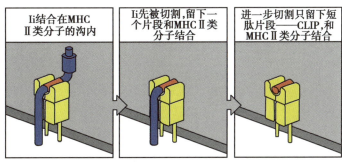

| Ii结合在MHC Ⅱ类分子的沟内 | Ii先被切割，留下一个片段和MHCⅡ类分子结合 | 进一步切割只留下短肽片段——CLIP，和MHCⅡ类分子结合 |

图 8-2　（αβIi）₃九聚体与 CLIP 的形成

（cathepsin）和天冬酰胺内肽酶（asparaginyl endopeptidase）降解，仅留有称为Ⅱ类分子相关恒定链多肽（class Ⅱ-associated invariant chain peptide，CLIP）的小片段占据着抗原肽结合槽，防止其他肽段与之结合。

（四）MHC Ⅱ类分子与抗原肽的结合

一个非经典的 MHC Ⅱ类分子 HLA-DM 在外源性抗原肽取代 CLIP 与 MHC Ⅱ类分子结合的过程中起到不可或缺的作用。在 MⅡC 中，HLA-DM 分子（小鼠为 H-2M）介导 CLIP 与抗原肽结合沟槽的解离，从而使具有锚着残基的抗原肽与 MHC Ⅱ类分子沟槽形成稳定的抗原肽-MHC Ⅱ类分子复合物。在不同 APC，不同的组织蛋白酶在 MⅡC 中发挥降解抗原产生抗原肽和降解 Ii 链的关键作用。例如在 DC 和 B 细胞中组织蛋白酶 S 起主要作用，而在 MΦ 则是组织蛋白酶 F。

编码 HLA-DM 分子的基因也位于 MHC Ⅱ基因群，但该蛋白并不表达于细胞表面，而是存在于 MⅡC 中，主要有以下作用：①结合和稳定空载的 MHC Ⅱ类分子沟槽；②作为多肽转运蛋白，催化 CLIP 解离和辅助抗原肽与 MHC Ⅱ类分子结合沟槽结合；③通过与 MHC Ⅱ类分子沟槽结合和再结合，从而可置换那些与沟槽结合不牢固的抗原肽（包括 CLIP），使牢固结合的抗原肽保留在沟槽中；④加速抗原肽与 MHC Ⅱ类分子沟槽的结合。

另一个非经典的 MHC Ⅱ类分子 HLA-DO 分子可调节 HLA-DM 的功能。DO 结合 DM 的部位与 MHC Ⅱ类分子结合 DM 的部位相同，因此 DO 能竞争性抑制 DM 的作用。

在 MHC Ⅱ类分子沟槽开放后，一些较大的肽段甚至是未折叠的完整蛋白质也能与沟槽结合，然后再由 MⅡC 中的蛋白酶将其修饰成 10~30 个氨基酸残基的短肽。

（五）抗原肽的提呈

在 MⅡC 中形成的稳定的抗原肽-MHC Ⅱ类分子复合物被转运至细胞膜（图 8-3），可在细胞膜上留存数天，供 CD4⁺T 细胞识别。抗原肽与 MHC Ⅱ类分子的结合几乎是不可逆的，这种牢固的结合可保护抗原肽不被蛋白酶降解，同时也能防止其他细胞外蛋白干扰抗原提呈。复合物无论是否被提呈，均可重新被细胞内化和降解，以避免免疫系统被长期激活。

部分外源性抗原也可不通过 Ii 依赖性途径与 MHC Ⅱ类分子结合，而是直接与胞膜表面的空载 MHC Ⅱ类分子结合；或者抗原被吞噬进入细胞后在内体中被降解为多肽，这些抗原肽随后与再循环至胞内空载的 MHC Ⅱ类分子结合，形成稳定的抗原肽-MHC Ⅱ类分子复合物，转运至细胞膜。

NOTES

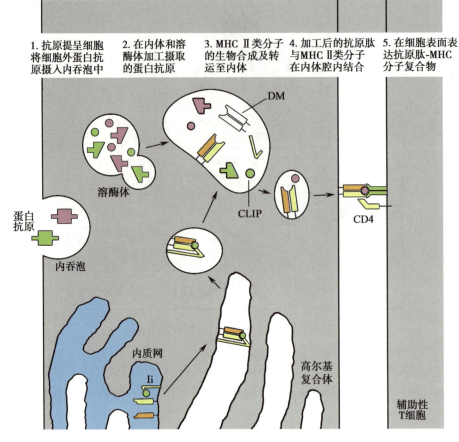

图 8-3 外源性抗原的加工与提呈过程

①外源性抗原的内化；②内体与溶酶体融合成为吞噬溶酶体；③在内质网中合成 MHC Ⅱ类
分子与 Ii 形成九聚体；④转运到高尔基复合体；⑤形成 MⅡC；⑥吞噬溶酶体与 MⅡC 融合；
⑦经分泌囊泡将抗原肽-MHC Ⅱ类分子复合物表达在细胞表面；⑧APC 提呈抗原肽-MHC
Ⅱ类分子复合物供 CD4⁺T 细胞表面的 TCR 识别。

一些微生物通过干扰 MHC Ⅱ类途径形成免疫逃逸。如 HIV-1 辅助蛋白 Nef 可干扰 MHC Ⅱ类基
因转录和翻译能力从而介导 HIV 的免疫逃逸。

二、MHC Ⅰ类途径提呈内源性抗原

MHC Ⅰ类途径又称内源性途径（endogenous pathway）或胞质溶胶途径（cytosolic pathway），具体过
程如下。

（一）内源性抗原的加工

内源性抗原首先需在胞质中降解成多肽，普遍存在于真核细胞胞质内高度保守的蛋白酶体
（proteasome）在内源性抗原和细胞内蛋白质的降解中发挥着重要的作用。蛋白酶体又称低分子量
多肽或巨大多功能蛋白酶（low molecular weight polypeptide or large multifunctional protease，LMP），为
700kDa（20S）的 4 环圆柱体。2 个外环各含 7 个 α 亚单位。2 个内环各含 7 个 β 亚单位，7 个亚单位
中 β1（δ）、β2（Z）和 β5（MB1）具有蛋白酶活性，可将各种胞质蛋白降解为肽段，不会完全降解成氨
基酸，以维持细胞内环境的稳定。在蛋白酶体两端各有一个相同的 19S 的多亚基复合物，其功能是识
别和结合泛素化的胞质蛋白质，通过脱泛素酶去除结合在蛋白质上的泛素，通过解折叠酶（unfoldase）
使蛋白质成为直链肽以利于进入蛋白酶体被酶解为肽段。

高浓度细胞因子（如 IFN-γ 和 TNF）能诱导 β1i（LMP2）、β2i（多催化内肽酶复合体 1，MECL1）和
β5i（LMP7）取代 β1、β2 和 β5，诱导 11S 多亚基复合物（包括 6~7 个 PA28α 和/或 PA28β 亚单位）取

代 19S 多亚基复合物,形成免疫蛋白酶体
(immunoproteasome)(图 8-4)。免疫蛋白酶
体在酶切蛋白质抗原时,可通过构象变化防
止抗原肽被从中切断,从而得到完整的可被
提呈的抗原肽。此外,免疫蛋白酶体还能在
炎症时激活 NF-κB,诱导促炎性细胞因子的
分泌。缺陷小鼠研究表明,β1i、β2i 和/或 β5i
缺陷可防止不同自身免疫病模型小鼠发病。

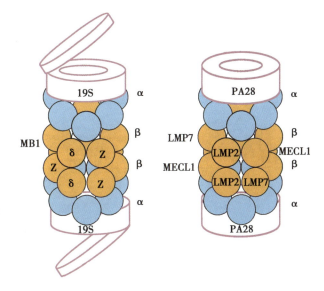

图 8-4　蛋白酶体和免疫蛋白酶体

蛋白酶体只能降解未折叠的蛋白质。
内源性抗原首先在胞质内与泛素(ubiquitin)
结合,泛素化的蛋白质打开空间结构变成
线形蛋白质进入免疫蛋白酶体中被水解成
6~30 个残基的肽段,这些肽段的 C 末端大多
为碱性或疏水氨基酸,有利于肽段与 MHC Ⅰ
类分子的抗原结合沟槽结合。未成熟 DC 所
含蛋白酶体和免疫蛋白酶体相等,而成熟 DC 只有免疫蛋白酶体。此外,某些内源性抗原的加工和提
呈不依赖泛素和蛋白酶体,可能的机制之一是内质网腔内合成的膜蛋白或分泌性蛋白被内质网腔内
的蛋白酶降解,再经 MHC Ⅰ类抗原加工途径被提呈。

(二)内源性抗原肽的转运

内源性抗原在胞质经蛋白酶体降解形成肽段后,需转移至内质网腔内与新组装的 MHC Ⅰ类分
子结合。两个同源基因参与了该过程,它们编码的抗原加工相关转运体(transporter associated with
antigen processing,TAP)是一种异二聚体(TAP1/2),TAP1 和 TAP2 各跨越内质网膜 6 次,共同形成一
个"孔"样结构,依赖 ATP 对肽段进行主动转运。

TAP1 和 TAP2 属于 ATP 结合盒转运蛋白(ATP-binding cassette,ABC)转运器家族,TAP 对肽段
的转运过程为:肽段首先与孔样结构的胞质区结合,ATP 结合在 TAP1 和 TAP2 的羧基端(胞质区),经
水解后导致 TAP 异二聚体的构型改变,暴露膜内区的结合位点,从而使肽段进入内质网腔。一个细
胞每分钟大约能转运 20 000 个多肽,足够与 MHC Ⅰ类分子结合。TAP 对长度为 8~16 个氨基酸的肽
段的亲和力最高,该长度与 MHC Ⅰ类分子结合的肽段长度相近。TAP 也能转运较长和较短的肽段,
只是亲和力较低。TAP 对肽段的特异性要求并不严格,但通常不转运在 2 位和 3 位上含有脯氨酸残
基的肽段,然而这类肽段仍然可被 MHC Ⅰ类分子提呈,原因可能是该类肽段可以被进一步"修剪"而
成为可运转的肽段。此外,TAP 不但能将肽段转运入内质网,也能将内质网中多余的抗原肽转运到胞
质中,使内质网中不致有太多的肽段堆积。

(三)抗原肽-MHC Ⅰ类分子复合物的形成与提呈

MHC Ⅰ类分子的 α 链和 β2 微球蛋白(β2 microglobulin,β2m)由粗面内质网上的多聚核糖体合
成,直接进入粗面内质网腔内,在多种分子伴侣(chaperone)的作用下与 TAP 转运的内源性肽段结合,
组装成抗原肽-MHC Ⅰ类分子复合物。具体过程如下:内质网内膜上的钙联素或钙连蛋白(calnexin)
与 MHC Ⅰα 链结合,促进 MHC Ⅰα 链的折叠;当 β2m 与 MHC Ⅰα 链结合后,钙连蛋白离开 MHC Ⅰα 链,
此时钙网蛋白(calreticulin,CRT)和 tapasin(TAP-associated protein)与 MHC Ⅰα 链结合,同时 CRT 与
内质网中的二硫化物异构酶 ERp57 结合,二者进一步增强 MHC Ⅰ类分子的稳定性;tapasin 与 TAP 间
的相互作用使得 MHC Ⅰ类分子与 TAP 接近,并捕获由 TAP 转运的内源性抗原肽。由此,在粗面内质
网中,MHC Ⅰα 链、β2m 与内源性抗原肽的结合形成了稳定的分子构象(图 8-5)。

负载抗原肽后,MHC Ⅰ类分子才能与伴侣分子解离,稳定地表达在内质网膜上并经高尔基复合体
转运到细胞膜上,然后提呈给 CD8⁺T 细胞(图 8-6)。

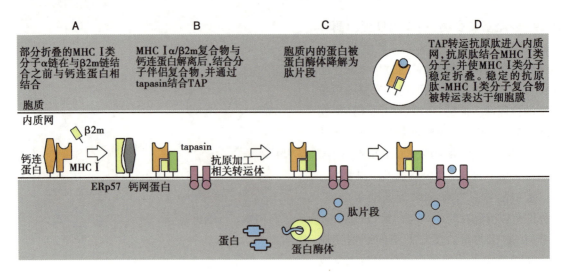

图 8-5　内源性抗原-MHC I类分子复合物的合成

A. 钙连蛋白帮助未完全折叠的 MHC I类分子 α 链与 β2m 结合；B. MHC I类分子与钙连蛋白解离，形成 MHC I负载复合物并经 tapasin 结合 TAP；C. 胞质中的内源性蛋白质被蛋白酶体降解为抗原肽；D. TAP 将抗原肽转运入内质网，抗原肽与 MHC I类分子沟槽结合，并以稳定的抗原肽-MHC I类分子复合物的形式经高尔基复合体转运至细胞膜。

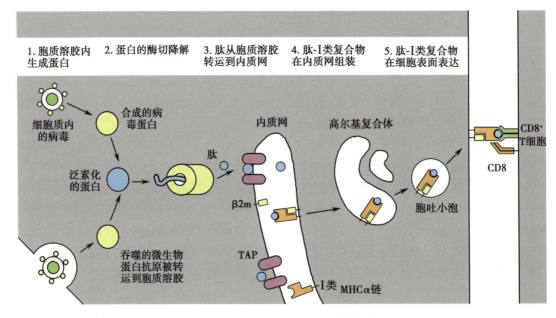

图 8-6　内源性抗原的加工与提呈过程

　　一些膜蛋白、进入胞质的外源性抗原等的提呈不依赖 TAP 途径，这些抗原经未知途径进入内质网腔内，与内质网内合成的膜蛋白或分泌性蛋白一样可被内质网腔内的蛋白酶降解，再与 MHC I类分子结合而被提呈。

三、抗原的交叉提呈途径

　　抗原的交叉提呈也称为交叉致敏（cross-priming），是指外源性抗原通过 MHC I类分子途径提呈给 CD8⁺T 细胞，或内源性抗原进入 MHC II类途径提呈给 CD4⁺T 细胞。

（一）外源性抗原的交叉提呈

　　外源性抗原被 MHC I类分子提呈的机制可能有：①内体与从细胞表面内吞的含 MHC I类分子的颗粒融合，外源性抗原肽结合再循环的 MHC I类分子而被提呈；②内体或吞噬溶酶体可与内质网融合,其中的抗原肽可直接负载 MHC Ⅰ类分子,或内质网膜上的转运分子使吞噬溶酶体内的小分子抗原肽逆向转运至融合体的胞质面,由胞质内蛋白酶体将其进一步降解,然后再由 TAP 转运回内质网,进入 MHC Ⅰ类途径;③吞噬体或内体中的外源性抗原或抗原肽直接进入胞质,或者直接从细胞外进入胞质,再经经典 MHC Ⅰ类途径加工和提呈。其中直接将抗原肽从吞噬体转移到胞质的交叉提呈途径是最为有效的交叉提呈颗粒性抗原(病毒、凋亡细胞等)的途径。

　　外源性抗原交叉提呈的意义在于:①APC 通过提呈感染细胞、肿瘤细胞等表达的抗原(对 APC 而言为外源性抗原)诱导初始 CD8⁺CTL 活化和增殖,从而使它们能进一步识别和杀伤携有该抗原肽的靶细胞(图 8-7),这是细胞免疫杀伤的起始步骤;②APC 通过提呈上述抗原诱导初始 CD8⁺CTL 活化,该 CTL 如果没有被携有该抗原肽的靶细胞进一步激活,则发生活化后凋亡从而被清除,可诱导特异性外周免疫耐受;③一些病毒(逆转录病毒、痘苗病毒和脑膜炎病毒等)感染 DC 后可产生病毒物质抑制抗原加工和提呈,此时其他 APC 的交叉提呈在抗此类病毒感染中就显示出重要作用。

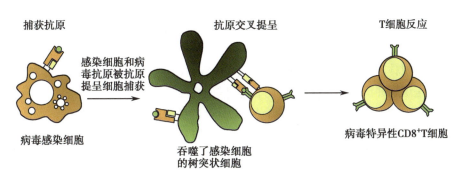

图 8-7　APC 交叉提呈抗原给 CD8⁺CTL

感染了胞内病原微生物如病毒的细胞被 APC 尤其是 DC 捕获,病原微生物抗原被降解并经 MHC Ⅰ类途径被交叉提呈给 CD8⁺T 细胞识别。

(二) 内源性抗原的交叉提呈

　　内源性抗原被 MHC Ⅱ类分子提呈的机制可能有:①细胞应激时在胞内形成自噬体,自噬体可与 MⅡC 融合,内源性抗原经 MHC Ⅱ类途径被提呈;②内源性抗原在某些情况下从胞质进入内体或吞噬溶酶体,经 MHC Ⅱ类途径被提呈;③内源性抗原肽释放到胞外与空载的 MHC Ⅱ类分子结合,或作为外源性抗原被重新摄取。内源性抗原通过交叉提呈途径激活 CD4⁺T 细胞后可分泌 IL-2 等细胞因子,促进 CTL 的增殖和分化。

四、其他抗原提呈途径

(一) CD1 途径提呈抗原

　　CD1 分子是非 MHC 基因编码产物,与 MHC Ⅰ类分子有 30% 同源性,属非经典 MHC Ⅰ类分子。人类 CD1 有 5 种亚型,分别为 CD1a、CD1b、CD1c、CD1d 和 CD1e。CD1 结构与经典 MHC Ⅰ类分子类似,也是由一条重链(α 链)和一条轻链(β2m)通过非共价键连接而成,也有抗原结合沟槽,其沟槽可结合不同长度的乙酰基团,主要提呈脂类抗原(糖脂或其他含脂抗原)。可被 CD1 提呈的脂类抗原需含有疏水的分支烃链。此外,CD1 也能提呈抗原肽,其结合的抗原肽长度与 MHC Ⅱ类分子结合抗原肽的长度类似。

　　CD1 加工抗原的方式类似 MHC Ⅱ类途径。不同的 CD1 分子亚型在内质网合成后被不同的胞内接头蛋白分别转运到早期内体、晚期内体或溶酶体。在内体酸性环境中 CD1 发生变构,有利于与被 APC 摄取的外源性脂类抗原结合,内体中的酶可降解脂类抗原的其他成分使脂质结合 CD1。脂质以其疏水部分结合 CD1,亲水部分外露。内源性抗原,如细胞内的分枝杆菌分泌或脱落的脂类抗原,可经未知途径进入内体囊泡,结合 CD1。不同亚型 CD1 存在于不同的内体囊泡中并优势结合不同脂类抗原。例如 CD1a 优先结合含不饱和短烃链的脂类抗原;而 CD1b 主要提呈具有饱和长烃链的脂类抗原。

脂类抗原-CD1 分子复合物和抗原肽-CD1 分子复合物均可提呈给 CD1 限制性 T 细胞。CD1 限制性 T 细胞主要包括 NKT 细胞、γδT 细胞和 CD4⁻CD8⁻T 细胞。CD1 抗原提呈途径在机体抗微生物感染和脂类抗原的免疫应答中起重要作用,也为疫苗研制提供了新的思路。

(二) MR1 途径提呈抗原

黏膜相关恒定 T 细胞(mucosal-associated invariant T cell,MAIT cell)占人外周血 T 细胞亚群的 10%,是典型的固有样 T 淋巴细胞,其 TCR 多样性有限,可识别 MR1(MHC-related protein 1)分子提呈的抗原。MR1 在哺乳动物进化过程中高度保守,其氨基酸序列与 MHC I 类分子非常相似,但结合抗原的沟槽较小,内部以芳香性、碱性氨基酸为主。MAIT 细胞主要通过含有 TRAV1-2 区的 TCR 与 MR1 相互作用,MAIT 细胞也可以通过 TCR 非依赖的方式来识别不同的微生物。

五、对抗原加工和提呈机制认识的意义

抗原的加工与提呈在临床医学中具有深远的意义。这一过程不仅是启动适应性免疫应答的基础,还直接关系到机体对病原体感染、肿瘤发生等病理状态的防御能力。通过高效的抗原加工与提呈,机体能够迅速识别并清除外来病原体,防止感染扩散;同时,这一过程也促进了免疫记忆的形成,使得机体在再次遭遇相同病原体时能迅速启动更为强烈的免疫应答,将其快速清除。

一旦抗原加工与提呈环节受到干扰,则可导致疾病的发生。例如在携带 TAP-1 或 TAP-2 突变的人群中,其 MHC I 类提呈途径异常,导致 CTL 应答下降,患者易患慢性上呼吸道感染。又例如在感染巨细胞病毒(CMV)后,病毒的 US6 蛋白能与宿主细胞 TAP 结合,阻止抗原肽从胞质转运至内质网;而 US3 蛋白则可阻碍 MHC I 类分子的组装成熟及从内质网转运至胞质的过程。通过这些下调 MHC I 类分子表达、阻碍其转运等机制来帮助 CMV 实现免疫逃逸。某些自身免疫性疾病通过诱导机体细胞高表达 MHC II 类分子,使机体的组织细胞可提呈自身抗原从而受到免疫系统攻击而致病。

在疫苗研发与临床治疗中,抗原的加工与提呈机制是设计有效疫苗策略的关键。通过优化抗原的结构、选择合适的佐剂以及利用先进的递送系统,可以显著提高疫苗诱导的免疫应答强度和持久性,从而增强疫苗的预防和治疗效果。

此外,对抗原加工与提呈机制的深入理解还有助于开发新的免疫治疗策略。例如,在肿瘤免疫治疗中,通过激活 DC 等 APC,促进肿瘤相关抗原的加工与提呈,可以打破肿瘤的免疫逃逸机制,诱导机体产生针对肿瘤细胞的特异性免疫应答。

因此,抗原的加工与提呈不仅是基础免疫学研究的热点之一,也是临床医学实践中不可或缺的重要环节,其研究成果将广泛应用于疾病预防、诊断、治疗和预后评估等多个领域。

思考题

1. 三类专职性抗原提呈细胞的抗原提呈作用存在哪些异同?
2. 试比较未成熟 DC 与成熟 DC。
3. 试述 MHC I 类提呈途径和 MHC II 类提呈途径的基本过程。

(吴玉章)

第九章
T 细胞及其介导的细胞免疫应答

【学习要点】

* T 细胞源于骨髓,而后进入胸腺,在胸腺中经过阳性选择和阴性选择,最终发育为成熟的 T 细胞。
* T 细胞表面表达的关键分子中,TCR-CD3 复合物参与 T 细胞的抗原识别和活化信号的传递。CD4 和 CD8 分子辅助 TCR 识别和结合抗原,是 TCR 的共受体。
* T 细胞可根据其分化状态、表达的细胞表面分子分为不同的亚群。根据其激活状态分为初始、效应和记忆 T 细胞,根据其功能可分为辅助、细胞毒性和调节性 T 细胞。
* T 细胞可通过辅助和负调节其他免疫细胞及直接的杀伤作用等方式,调节免疫应答,维持机体稳态,T 细胞免疫应答异常参与了多种疾病的发生发展。

20 世纪 60 年代 Jacques Miller 发现胸腺具有免疫功能,是 T 细胞发育的关键部位,开创了 T 细胞生物学的研究。这些工作对于免疫学理论框架的构建以及疾病的免疫学防控起着决定性作用。此后,研究者在 T 细胞的发育分化、抗原识别、亚群分类以及免疫应答功能机制等方面进行了大量的研究。

T 细胞的前体细胞来源于骨髓。前体细胞经血流进入胸腺,在胸腺中发育、分化和成熟。成熟 T 细胞迁移到淋巴结、脾脏等外周淋巴组织,接受抗原提呈细胞表面特异性抗原肽与 MHC 分子的复合物及其他信号的共同刺激,分化为效应和记忆 T 细胞,参与适应性免疫应答和免疫记忆的维持。因此,T 细胞参与了机体的组织生理和病理反应,与感染性疾病、自身免疫性疾病、肿瘤、过敏以及器官移植的免疫排斥反应等密切相关。

第一节　T 细胞的发育

T 细胞来源于骨髓的早期 T 细胞系前体(early T lineage precursor,ETP)细胞。当 ETP 进入胸腺后,被称为胸腺细胞,即发育过程中的 T 细胞。ETP 细胞首先进入胸腺皮质部位,后经皮质-髓质交界处(cortico-medullary junction)进入髓质,在胸腺基质细胞(thymic stromal cell,TSC)、细胞外基质和细胞因子等组成的胸腺微环境作用下发育和分化。

一、T 细胞在胸腺中的发育

T 细胞在胸腺发育的不同阶段,可表达不同的细胞表面分子。这些分子可作为不同发育阶段的表面标志,同时也一定程度上影响着 T 细胞的发育。TSC 表达的 Notch 配体与 T 细胞前体的 Notch 及其他细胞因子和胸腺激素的共同作用,决定了 T 细胞的分化。T 细胞胸腺内发育可分为三个阶段:①早期细胞表型为 CD4$^-$CD8$^-$,称为双阴性(double negative,DN)细胞,主要在皮质区域分化;②随后 DN 细胞分化为 CD4$^+$CD8$^+$双阳性(double positive,DP)细胞,表达成熟的 T 细胞受体(T cell receptor,TCR);③经阳性选择获得 MHC 限制性识别能力,进入髓质,再经阴性选择获得对自身抗原的耐受性,最终发育为成熟的、仅表达 CD4$^+$或 CD8$^+$的单阳性(single positive,SP)细胞,迁出胸腺移居至外周淋巴器官。

(一) CD4$^+$CD8$^+$双阳性细胞的发育及 TCR 成熟

ETP 细胞通过与胸腺上皮细胞上表达的 Notch 配体的相互作用,增殖并发育成 CD44$^+$Kit$^+$ CD25$^-$DN 细胞,这些前体细胞具有发育成其他淋巴细胞和髓系细胞的潜力。CD44$^+$Kit$^+$ DN 细胞随后表达 IL-2R 的 α 链 CD25,不可逆地进入 T 细胞的发育。此时,T 细胞会发生一系列基因的有序表达和关闭,促进 TCR 分子的成功重排,导致 T 细胞的发育和成熟。在 CD44$^+$CD25$^+$DN 胸腺细胞中,TCRβ 基因发生基因重排,表达出 β 链蛋白。β 链蛋白与 pre-TCR 替代 α 链 pTα 组装成的 pre-TCR pTα:β 二肽链,表达于 CD44$^-$CD25$^+$细胞表面。pre-TCR pTα:β 与 CD3 分子形成复合物行使信号转导功能,诱导 T 细胞克隆扩增和关闭 TCRβ 基因的进一步重排,促使细胞启动 CD4 和 CD8 的表达,分化至 CD4$^+$CD8$^+$ pTα:βCD3^{low} 的 DP 阶段,细胞停止增殖。TCRα 基因开始重排,表达成熟的功能性的 TCRαβ,然后经历阳性和阴性选择过程。

(二) T 细胞发育过程中的阳性选择(positive selection)

表达 TCRαβ 的 CD4$^+$CD8$^+$DP 细胞仍属非成熟细胞。在胸腺皮质中,该类细胞同胸腺上皮细胞表达的自身抗原肽-MHC Ⅰ类或Ⅱ类分子复合物以适度亲和力进行特异结合,继续分化为 CD4$^+$或 CD8$^+$ SP 细胞。若 DP 细胞的 TCRαβ 与胸腺皮质的基质上皮细胞表面 MHC Ⅰ类分子以中等亲和力结合,则 DP 细胞表面 CD8 分子表达水平增高,CD4 分子表达水平降低直至丢失,转变为 CD4$^-$CD8$^+$SP 细胞;当 DP 细胞的 TCRαβ 与胸腺皮质的基质上皮细胞表面 MHC Ⅱ类分子以中等亲和力结合,DP 细胞的 CD4 分子表达水平增高,CD8 分子表达丢失,发育成 CD4$^+$CD8$^-$SP 细胞;如果 DP 细胞不能与自身肽-MHC 分子结合,则在胸腺皮质中发生凋亡而被清除,凋亡细胞占 DP 细胞的 95% 以上。此过程称为胸腺的阳性选择(图 9-1)。这种选择过程赋予 CD4$^-$CD8$^+$T 细胞和 CD4$^+$CD8$^-$T 细胞具有 MHC Ⅰ类和 MHC Ⅱ类限制性识别能力。

(三) T 细胞发育过程中的阴性选择(negative selection)

经历阳性选择的 SP 细胞还须通过阴性选择,才能发育为成熟的 T 细胞。位于胸腺皮质-髓质交界处的细胞(DC、巨噬细胞、胸腺髓质细胞等)高表达 MHC Ⅰ类和 MHC Ⅱ类分子,MHC 分子能与自身抗原肽结合成复合物。T 细胞上的 TCR 若能与自身抗原肽-MHC 复合物高亲和力结合,则会发生凋亡,以保证外周淋巴器官的 T 细胞库中不含有针对自身成分的 T 细胞,从而获得对自身抗原的耐受性;与自身抗原肽-MHC 分子复合物中等亲和力结合的 T 细胞则继续发育。此外,部分与自身抗原肽-MHC 分子复合物较高中等亲和力结合的 CD4$^+$SP 细胞则能发育成调节性 T 细胞,即胸腺来源的调节性 T 细胞,也称为自然发生的调节性 T 细胞(natural regulatory T cell,nTreg),执行诱导免疫耐受的功能(图 9-1)。

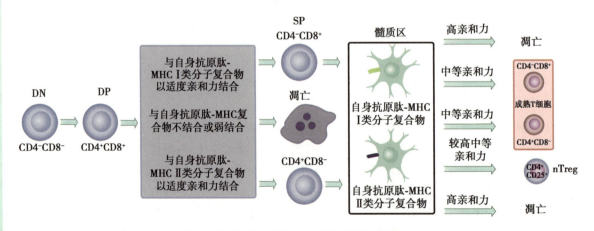

图 9-1　T 细胞发育过程中的阳性选择和阴性选择

二、T细胞在外周淋巴器官中的发育

从胸腺进入外周淋巴器官尚未接触过外来抗原的T细胞称为初始T细胞,其表面的归巢受体,如L-选择素,介导T细胞定位于外周淋巴器官中的胸腺依赖区。初始T细胞在外周淋巴器官中识别APC提呈的抗原后迅速被激活、增殖并分化成为不同功能的效应T细胞亚群。

第二节 T细胞重要表面分子及其作用

机体发生的免疫应答是一个非常复杂的生理过程,需要T细胞和多种免疫细胞相互协作完成。T细胞的表面分子是T细胞与其他细胞和分子间相互识别和作用的物质基础。

一、TCR-CD3复合物

TCR-CD3复合物参与T细胞的抗原识别和活化信号的传递。它表达在所有T细胞表面,是由TCR和一组CD3分子以非共价键结合的方式形成的复合物。T细胞依靠TCR识别特异性抗原,并通过CD3分子向细胞内传递该信号。TCR分子是二硫键连接而成的异二聚体,由α链和β链,或γ链和δ链组成。

T细胞在胸腺中发育成熟的过程中,TCR基因会发生重排。TCR基因重排能够产生数量巨大的不同TCR分子,从而使T细胞可以识别多种多样的抗原。编码人TCRα链和β链的基因分别定位于第14号和7号染色体。α链是由可变区(variable,V)、连接区(joining,J)、恒定区(constant,C)基因片段编码的;β链则由V、多样区(diversity,D)、J、C基因片段编码(图9-2)。这些基因在T细胞分化发育的早期经历重排,β链基因重排要先于α链。TCR的特异性分别由α链和β链的V-J及V-D-J基因片段决定,基因重排后形成了千万种不同特异性的TCR分子,可识别环境中的抗原。TCRα和β链基因的重排和表达同Ig基因的重排和表达一样,也有等位基因排斥现象。另一种TCR是由γ和δ链组成的异二聚体,分别由γ和δ基因编码。在胸腺细胞发育的DN阶段,TCR的β、δ和γ基因发生重排。如果γ和δ基因重排成功,这些T细胞就会离开胸腺成为γδT细胞,定位在人黏膜和皮肤组织中。如果δ基因重排不成功,则细胞可产生功能性的β链基因,细胞增殖,α基因重排,进而发育成αβT细胞。

α链和β链属于免疫球蛋白超家族成员,其分子结构和免疫球蛋白分子有高度的同源性。α链和β链都由胞外区、跨膜区及胞质区组成,胞外区包含一个V区和一个C区,其中V区是TCR识别

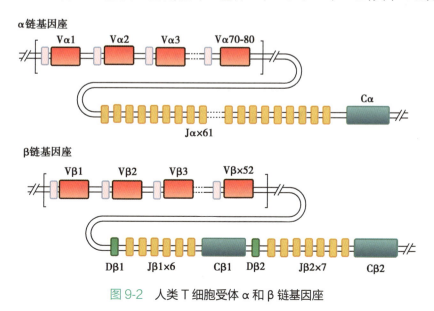

图9-2 人类T细胞受体α和β链基因座

结合抗原肽-MHC 分子复合物的功能区。在 C 区和跨膜区之间有一个短铰链区。TCR 的跨膜区带正电荷的氨基酸残基（如赖氨酸和精氨酸等）与 CD3 分子跨膜区中带负电荷的氨基酸间形成离子键，进而形成 TCR-CD3 复合物。TCR 识别、结合抗原所产生的活化信号是由 CD3 分子传导到 T 细胞内的。

二、CD4 和 CD8

　　成熟的 T 细胞一般只表达 CD4 或 CD8 分子，CD4 与 MHC Ⅱ类分子相结合，CD8 与 MHC Ⅰ类分子相结合，发挥辅助 TCR 识别、结合抗原的作用，并参与 T 细胞活化信号转导。

　　CD4 和 CD8 分子是跨膜糖蛋白分子，属于免疫球蛋白超家族成员，都不具有多样性。CD4 分子是单链蛋白，其胞外区由四个免疫球蛋白超家族样功能区（D1~4）组成，其氨基末端功能区能与 MHC Ⅱ类分子结合，辅助 TCR 识别、结合抗原肽-MHC 分子复合物。而 CD8 分子是由 α 链和 β 链通过二硫键组成的异二聚体，α 链和 β 链的胞外区各有一个免疫球蛋白超家族样功能区，CD8 分子通过该区域与 MHC Ⅰ类分子的 α3 功能区结合（图 9-3）。CD4 和 CD8 分子功能相类似：它们分别与 MHC Ⅱ类和 MHC Ⅰ类分子结合，有助于 T 细胞识别抗原，从而增强 T 细胞与 APC 或与靶细胞的相互作用。CD4 和 CD8 分子辅助 TCR 识别、结合抗原，被称作 TCR 的共受体（co-receptor）。CD4 和 CD8 分子的胞内区结合有淋巴细胞特异性蛋白酪氨酸激酶 Lck，该激酶激活使 CD3 分子胞内区的免疫受体酪氨酸激活基序（immunoreceptor tyrosine-based activation motif，ITAM）的酪氨酸磷酸化，从而产生级联反应，活化 T 细胞。所以，CD4 和 CD8 分子还具有转导活化信号的功能。此外，它们还参与 T 细胞在胸腺内的分化发育及成熟过程。

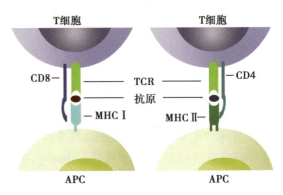

图 9-3　共受体 CD4 与 CD8 分子的作用

三、CD28 和 CTLA-4

　　CD28 和 CTLA-4 分子都属于免疫球蛋白超家族成员，两分子之间具有高度的同源性。CD28 和 CTLA-4 的配体都是 B7.1（CD80）和 B7.2（CD86）分子。CD80/86 主要表达在 APC 表面，与表达在初始 T 细胞表面的 CD28 结合，为 T 细胞活化提供重要的第二信号，能促进 T 细胞增殖和生成 IL-2 等细胞因子。T 细胞活化后开始表达 CTLA-4 分子，该分子对 CD80/86 的亲和力明显高于 CD28 分子，当 CTLA-4 与其配体结合后，向活化的 T 细胞传导抑制信号，从而避免 T 细胞的过度激活（图 9-4）。这是机体调控免疫应答强度的一个重要的负反馈机制。

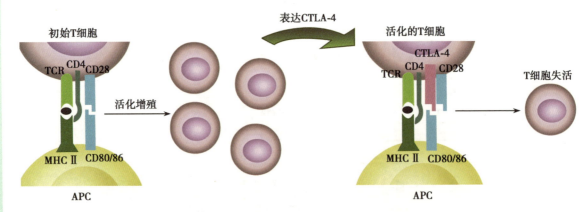

图 9-4　CD28 与 CTLA-4 分子的作用机制

CD28 家族中的另一个抑制性受体是 PD-1,表达在活化的 T 细胞、B 细胞和单核细胞表面。PD-1 有两个配体:PD-L1 和 PD-L2。PD-L1 和 PD-L2 与 B7.1 和 B7.2 结构高度同源,在活化 DC、单核细胞等细胞表面表达。PD-1 位于细胞胞质中的尾部含有免疫受体酪氨酸抑制基序(immunoreceptor tyrosine-based inhibitory motif,ITIM)和免疫受体酪氨酸转换基序(immunoreceptor tyrosine-based switch motif,ITSM),可招募酪氨酸磷酸酶(SHP-1 和 SHP-2)阻断 T 细胞信号转导。

四、CD45

CD45 分子是单链跨膜蛋白分子,在所有白细胞上都有表达,所以又称为白细胞共同抗原(leukocyte common antigen,LCA)。该分子的一个明显特点是存在结构和分子量不同的异构型。除了蛋白骨架成分存在多样性外,翻译后糖基化修饰的不同更增加了 CD45 分子的多样性。CD45 异构型分为 CD45RA、CD45RB、CD45RC 及 CD45RO 等。不同的 T 细胞亚群表达的 CD45 分子不同。CD45RA 分子主要表达在初始 T 细胞上,而 CD45RO 分子表达在活化或记忆 T 细胞上。根据 T 细胞表达的 CD45 分子的类别的不同,T 细胞分为 CD45RA$^+$初始 T 细胞和 CD45RO$^+$记忆 T 细胞(memory T cell,Tm)。CD45 分子通过与其他细胞表面分子相互作用,调节细胞的信号转导和效应。

五、CD40L

CD40L 也称 gp39、肿瘤坏死因子相关激活蛋白(TNF-associated activation protein,TRAP)或 T 细胞-B 细胞活化分子(T cell-B cell-activating molecule,T-BAM),是Ⅱ型跨膜糖蛋白。CD40L 主要表达于活化的 CD4$^+$T 细胞或 CD8$^+$ T 细胞上。T 细胞表面的 CD40L 与表达在 B 细胞上的 CD40 结合,调节 B 细胞的活化,促进记忆 B 细胞的产生;CD40/CD40L 相互作用还可以刺激胸腺上皮细胞、DC 及其他抗原提呈细胞表达 CD80/86 分子,参与胸腺中 T 细胞的阴性选择。另外,CD40/CD40L 结合也可以促进 DC、巨噬细胞释放细胞因子。

六、淋巴细胞功能相关抗原-1

淋巴细胞功能相关抗原-1(LFA-1)分子是属于白细胞整合素家族的一类黏附分子,是由 α 和 β 亚单位通过二硫键连接而成的异二聚体。其配体是细胞间黏附分子-1(ICAM-1)和 ICAM-2。LFA-1/ICAM-1 的结合参与 T 细胞的活化、增殖、分化及归巢等多种生理过程。LFA-1 在 T 细胞黏附于内皮细胞和 APC 及效应 T 细胞与其靶细胞的初始结合上发挥着重要作用。

七、丝裂原结合分子

丝裂原(mitogen)是外源性凝集素,多来自植物蛋白或细菌产物,能与多种细胞膜上的丝裂原受体(如糖基分子等)结合,促使细胞活化并诱导细胞分裂,丝裂原是非特异性多克隆活化剂。T 淋巴细胞表面都有多种丝裂原受体。伴刀豆蛋白 A(Con A)、植物血凝素(PHA)是最常用的 T 细胞丝裂原。

第三节　T 细胞亚群

根据 T 细胞的表型及功能特征,可以将 T 细胞分成许多不同的类别及亚群。根据它们的激活状态分为初始、效应和记忆 T 细胞。 根据其功能可分为:辅助性、细胞毒性和调节性 T 细胞。根据其表面 TCR 分子组成的不同,T 细胞可分为 αβT 细胞和 γδT 细胞。αβT 细胞可分为 CD4$^+$和 CD8$^+$ T 细胞亚群。

一、初始、效应和记忆 T 细胞

根据 T 细胞的分化状态、表达的细胞表面分子以及功能的不同,T 细胞可分为初始、效应和记忆

T 细胞。

（一）初始 T 细胞（naive T cell）

初始 T 细胞是没有接受过抗原刺激的成熟 T 细胞。胸腺中发育成熟的 T 细胞迁移到淋巴结、脾脏等外周淋巴组织，在没有接触抗原分子刺激前，处于相对静止状态，称为初始 T 细胞。这些细胞处于细胞周期的 G0 期，存活期短，表达 CD45RA 分子和高水平的 L-选择素（L-selectin，CD62L），能参与淋巴细胞的再循环。初始 T 细胞在 TCR 结构上显示高度的异质性，分别识别、结合不同的特异性抗原。在未经免疫的机体内，抗原特异性初始 T 细胞的频率一般很低，即某种抗原特异性 T 细胞占总 T 细胞的比例常只有 1/100 000~1/10 000。在感染或用疫苗免疫时，特异性抗原进入机体，选择性激活某些表达特异性 TCR 的初始 T 细胞克隆，该细胞克隆随即迅速增殖，并在周围微环境的影响下分化成效应 T 细胞。

（二）效应 T 细胞（effector T cell）

效应 T 细胞存活期较短。它们表达 CD45RO 分子和高水平的 IL-2R。在接受相同的刺激条件后，CD8$^+$初始 T 细胞较 CD4$^+$初始 T 细胞更容易分化成效应/记忆 T 细胞，所以体内抗原特异性 CD8$^+$效应 T 细胞的频率往往高于 CD4$^+$效应 T 细胞。在对抗原物质应答的后期，绝大部分效应 T 细胞都发生凋亡，少量存活下来的细胞分化成记忆 T 细胞，参与增强性的再次免疫应答。效应 T 细胞是机体免疫功能的执行细胞。各细胞亚群介导不同的功能，如 CD8$^+$ CTL 可以直接杀伤靶细胞，Th 细胞辅助巨噬细胞和 B 细胞功能等。

（三）记忆 T 细胞（memory T cell）

记忆 T 细胞维持机体免疫记忆功能，与初始 T 细胞相似，处于细胞周期 G0 期，但其存活期很长。记忆 T 细胞表达 CD45RO 分子，并能向外周炎症组织迁移。记忆 T 细胞介导再次免疫应答，再次接受抗原刺激后迅速活化，分化成效应 T 细胞和新生记忆 T 细胞。根据 CCR7（介导淋巴细胞穿透内皮细胞的归巢分子）和 CD62L（L-selectin）的表达情况，可以将人的记忆 T 细胞分为 CCR7$^+$CD62L$^+$和 CCR7$^-$CD62L$^-$两个亚群。CCR7$^-$CD62L$^-$记忆 T 细胞表达炎症趋化因子受体，主要存在于外周组织中，当受到抗原的刺激后能迅速地分化成效应细胞，产生效应分子，这些细胞被称为效应型记忆 T 细胞（effector memory T cell，T$_{EM}$）；而 CCR7$^+$CD62L$^+$记忆 T 细胞主要存在于次级淋巴器官中，维持记忆细胞库，当受到抗原的刺激后，其分化成效应细胞及其产生细胞因子或对靶细胞的杀伤作用较慢，这些细胞又叫作中央型记忆 T 细胞（central memory T cell，T$_{CM}$）。此外，组织驻留记忆 T 细胞（tissue-resident memory T cell，T$_{RM}$）是在皮肤、胃肠等屏障组织或肝脏、脂肪等非屏障组织中定居的，不再迁移入血的记忆淋巴 T 细胞。T$_{RM}$ 细胞上 CD69 的重新表达导致 1-磷酸鞘氨醇受体 1（S1PR1）表达降低，从而促进这些细胞在组织中驻留。T$_{RM}$ 与 T$_{EM}$ 类似，能对 TCR 信号或细胞因子快速做出反应，为入侵的病原体提供即时保护。

在缺乏抗原刺激的情况下，记忆 T 细胞可以长期存活，但它们并不是静止的，而是有规律地进行自我增殖来补充其数量，使其维持在一定的水平。细胞因子 IL-7 和 IL-15 在维持记忆 CD8$^+$ T 细胞存活中起着十分重要的作用，而 IL-7 在维持记忆 CD4$^+$ T 细胞存活上具有重要作用（表 9-1）。

表 9-1　初始 T 细胞与记忆 T 细胞的特性比较

特性	初始 T 细胞	记忆 T 细胞
CD45 分子型别	CD45RA	CD45RO
归巢受体表达水平	高	低
黏附分子表达水平（如 LFA-1 等）	低	高
再循环途径	从血流到淋巴组织	直接移行至抗原所在部位
寿命	短（数日）	长（数月）
对抗原再次刺激的反应	–/+	+++

二、αβT 细胞和 γδT 细胞

根据 T 细胞表面 TCR 分子组成的不同,T 细胞可分为 αβT 细胞和 γδT 细胞。这两类细胞都是 CD2⁺CD3⁺T 细胞。αβT 细胞和 γδT 细胞的免疫学特性有很多不同之处。我们通常所说的 T 细胞是指 αβT 细胞,它们是机体免疫系统的主要 T 细胞群体。成熟的 αβT 细胞多是 CD4⁺或 CD8⁺单阳性细胞,而 γδT 细胞多是 CD4⁻CD8⁻双阴性细胞,也有部分细胞是 CD8⁺γδT 细胞。γδT 细胞在黏膜上皮中分布丰富。αβT 细胞与 γδT 细胞的特性比较见表 9-2。

表 9-2　αβT 细胞和 γδT 细胞特性的比较

特性	αβT 细胞	γδT 细胞
TCR	高度多样性	较少多样性
分布	外周血 60%~70%	外周血 1%~10%,表皮及肠黏膜上皮
识别抗原	8~18 个氨基酸组成的肽	简单多肽、HSP、脂类、多糖
MHC 限制性	有	无
提呈抗原	经典 MHC 分子	MHC 类似分子
辅助细胞	Th 细胞	无
杀伤细胞	CTL 细胞	γδT 杀伤活性
发育	胸腺	胸腺;存在胸腺外途径

三、CD4⁺T 细胞和 CD8⁺T 细胞

CD4 和 CD8 分子可同时表达于胸腺内的早期胸腺细胞,称为双阳性胸腺细胞。而在成熟 T 细胞上这两种分子是互相排斥的,只能表达其中一种。根据成熟 T 细胞是否表达 CD4 或 CD8 分子,可以将其分成 CD4⁺T 细胞和 CD8⁺T 细胞。在外周淋巴组织中 CD4⁺T 细胞约占 65%,CD8⁺T 细胞约占 35%。

CD4⁺T 细胞的 TCR 识别的抗原肽由 13~18 个氨基酸组成,由 MHC Ⅱ类分子提呈。CD4⁺T 细胞能促进 B 细胞、T 细胞和其他免疫细胞的增殖与分化,协调免疫细胞间的相互作用。根据活化后 CD4⁺T 细胞分泌产生的细胞因子谱的不同,可以将 CD4⁺T 细胞分成多种不同亚群。

CD8⁺T 细胞的 TCR 识别的抗原肽由 8~10 个氨基酸组成,且由 MHC Ⅰ类分子提呈。CD8⁺T 细胞也是一个不均一的群体,可根据其表面标志或细胞功能的不同而将其分群。如 CD8⁺T 细胞的一个亚群表达 CD28 分子,可在活化信号下产生 IL-2;另一个亚群表达异二聚体 CD11b/CD18(CR3)分子,可对 IL-2 产生反应,但不产生 IL-2、TNF-α 和 IFN-γ。CD8⁺T 细胞的主要类群是 CTL,根据其分泌的细胞因子的不同,可以将 CTL 分成 Tc1 和 Tc2 两个亚群。其中 Tc1 能产生 IL-2、IFN-γ 等细胞因子,主要介导 CTL 的细胞毒活性。在 IL-4 存在的情况下,CTL 分化成 Tc2 细胞,而 Tc2 主要产生 IL-4、IL-5 和 IL-10 等。Tc1 和 Tc2 细胞可通过穿孔素/颗粒酶途径杀伤细胞,Tc1 还可通过凋亡相关因子配体(FasL)介导的途径来杀伤细胞。

四、辅助性、细胞毒性和调节性 T 细胞

根据 T 细胞在免疫应答中功能的不同,T 细胞可分成辅助性 T 细胞(helper T cell,Th)、细胞毒性 T 细胞和调节性 T 细胞。

(一)辅助性 T 细胞

Th 细胞是辅助 T、B 淋巴细胞产生免疫应答的功能亚群。初始 CD4⁺T 细胞能分化成为 Th 细胞。Th 细胞亚群的分化由多种因素共同决定,包括细胞因子的类型和浓度、细胞膜表面分子的相互作用、抗原的种类和剂量、抗原提呈细胞的类型及细胞内的调控因子的表达和活性。

1. **Th1 细胞**　在 Th1 细胞的分化过程中,IFN-γ 和 IL-12 具有关键作用。IFN-γ 激活 STAT1 诱导了转录因子 T-bet 的表达,从而诱导 IFN-γ 基因和 IL-12R β2 链表达,促进 Th1 细胞分化,同时 IL-12 可进一步诱导 STAT4 信号激活,上调 T-bet 的表达。T-bet 是调节 Th1 细胞分化的主要转录因子。Th1 细胞本身产生的 IFN-γ,可正反馈促进更多 Th1 细胞分化。Th1 细胞能合成 IFN-γ、IL-2 和 TNF-α 等(图 9-5)。

2. **Th2 细胞**　Th2 细胞的分化需要 IL-4 的作用。当抗原激活的初始 T 细胞在 IL-4 存在时,可激活 STAT6,从而促进转录因子 GATA3 的表达(图 9-5)。GATA3 可促进 Th2 产生多种细胞因子(如 IL-4 和 IL-13)。GATA3 也能诱导其自身的表达,通过一个正反馈回路来稳定 Th2 的分化。

3. **其他 Th 亚群**　随着研究的进展,多种不同于 Th1、Th2 的细胞亚群被发现,如 Th17、Th22、Th9 以及滤泡辅助性 T 细胞(follicular helper T cell,Tfh)等(图 9-5)。Th17 细胞主要产生 IL-17、IL-21、IL-22 等细胞因子。初始 T 细胞在 TGF-β 和 IL-6 共存的微环境中向 Th17 分化。IL-6 激活 STAT3,与 TGF-β 共同诱导转录因子 RORγt 表达,促进 Th17 分化。IL-23 也能激活 STAT3 来维持和促进 Th17 的分化和功能维持。Th22 细胞是初始 T 细胞在 TNF-α、IL-6 和 IL-23 的作用下,分化产生的辅助性 T 细胞亚群,主要表达 IL-22、IL-13 和 TNF-α 等细胞因子。芳基烃受体(AHR)是调控 Th22 细胞分化的主要转录因子。Th9 细胞主要产生 IL-9 和 IL-10,在皮肤和黏膜组织中广泛分布。Th9 细胞可由初始 T 细胞在 TGF-β 和 IL-4 的刺激下分化而成,这些细胞因子诱导转录因子 PU.1 的表达,从而促进 Th9 的分化。Tfh 细胞是定居在扁桃体、脾脏和淋巴结等次级淋巴器官淋巴滤泡区中的一群 T 细胞,主要产生 IL-21,表达趋化因子 CXCR5,具有辅助 B 细胞的功能。Bcl-6(B-cell lymphoma 6)是调控初始 T 细胞分化为 Tfh 的转录因子,而 IL-6 和 IL-21 是诱导 Tfh 分化的关键细胞因子。

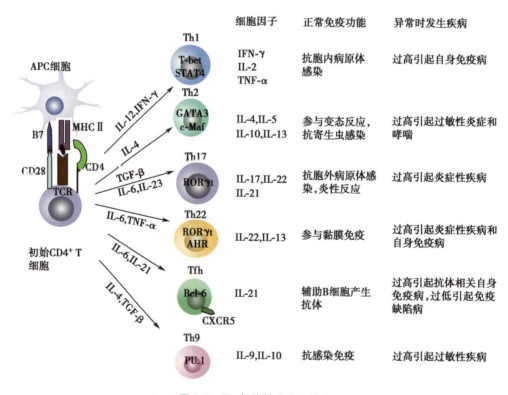

图 9-5　Th 细胞的分化及效应

(二)细胞毒性 T 细胞

细胞毒性 T 细胞(cytotoxic T lymphocyte,CTL)是具有免疫杀伤效应的功能亚群。在 APC 提呈的抗原、共刺激信号及释放的 IL-12 共同存在的条件下,CD8⁺T 细胞被活化,表达 IL-2R 等多种细胞因子受体;在 IL-2 和 I 型 IFN 等细胞因子诱导下,迅速增殖,并分化为成熟的效应 CTL。CTL 能识别并杀伤被病毒感染且细胞膜上表达该病毒抗原的靶细胞。从肿瘤组织周围分离获得的 CTL 称为肿瘤浸润淋巴细胞(tumor infiltrating lymphocyte,TIL)。TIL 在体外加 IL-2 培养后,具有很强的杀伤肿瘤作用,已在临床上用于肿瘤治疗。

(三) 调节性 T 细胞

调节性 T 细胞(regulatory T cell,Treg)是具有免疫抑制功能的 T 细胞群体,参与多种免疫性疾病发生、发展的病理过程。调节性 T 细胞(Treg)包括胸腺来源的 Treg(nTreg)和外周诱导型 Treg(inducible Treg,iTreg)两大类。nTreg 是由发育中的 CD4$^+$T 细胞在胸腺中识别自身抗原而产生的,iTreg 是成熟的 CD4$^+$T 细胞在外周淋巴器官中产生的。TGF-β 和 IL-2 是生成和维持 Treg 的重要细胞因子。这些 Treg 细胞可高表达 IL-2R α 链(CD25 分子)和转录因子叉头框蛋白 P3(forkhead box protein P3,Foxp3)。Treg 细胞占正常人外周血中总淋巴细胞的 1%~2%,脾脏组织及淋巴结中总淋巴细胞的 10%,可以诱导免疫抑制。此外,还存在其他类型的 Treg,如 Tr1 和 Th3 细胞。Tr1 也是 CD4$^+$T 细胞,多在 IL-10 的诱导下生成。Th3 型 CD4$^+$Tr 主要分泌 TGF-β,对 Th1 和 Th2 都具有抑制作用(表 9-3)。CD8$^+$T 细胞中也存在一群 CD8$^+$调节性 T 细胞,对自身反应性 CD4$^+$T 细胞具有抑制活性,并可抑制移植物排斥反应。

表 9-3 三类调节性 T 细胞的比较

类别	CD4$^+$CD25$^+$Treg	Tr1	Th3
诱导部位	胸腺	外周	外周
CD25 表达	+	+	+
转录因子 Foxp3 表达	+	+	+
产生的细胞因子	TGF-β、IL-10、IL-35	IL-10、TGF-β	TGF-β、IL-4、IL-10
抗原特异性	自身抗原		组织特异性抗原和外来抗原
发挥效应作用的方式	细胞接触,分泌细胞因子		
功能	抑制自身反应性 T 细胞应答	抑制炎症性自身免疫反应和移植物排斥反应	在口服耐受和黏膜免疫、肠道有益微生物耐受中发挥作用

第四节 T 细胞介导的免疫应答过程

T 细胞介导的免疫应答是一个连续的过程,包括 T 细胞对抗原的识别、T 细胞的活化和增殖以及产生免疫应答等阶段。该免疫应答参与了机体抵御病毒、细菌和寄生虫等病原体感染,清除肿瘤细胞和同种异体组织移植物排斥等过程。

依据 TCR 组成的不同,T 细胞分为 αβT 细胞和 γδT 细胞两类。γδT 细胞的功能更具有固有免疫的特征。本节讨论的 T 细胞特指 αβT 细胞。

一、T 细胞对抗原的识别

(一) 免疫突触的形成

T 细胞与 APC 之间的物理接触是抗原识别的基础。APC 处理抗原,通过 MHC 分子将抗原肽提呈给 CD4$^+$或 CD8$^+$T 细胞。TCR 与抗原肽-MHC 分子复合物的结合通过共受体 CD4 和 CD8 分别与 MHC Ⅱ类和Ⅰ类分子的结合而增强。CD28 与 CD80/86 的相互作用提供了 T 细胞活化所需的共刺激信号。LFA-1/ICAM-1、CD2/LFA-3 黏附分子的相互作用,显著增强了 T 细胞与 APC 之间的连接。T 细胞与 APC 表面形成一个瞬时的称为免疫突触(immunological synapse)的特殊结构。免疫突触的结构包括:①簇状中心:TCR 与抗原肽-MHC 分子复合物结合,CD4/CD8 与 MHC 结合;②周围环形分布相互结合的黏附分子;③中心分泌区,以便将细胞因子限制在免疫突触内部。这一结构的形成有助于 T 细胞分辨潜在的抗原,提高了 TCR 与抗原肽-MHC 分子复合物之间的亲和力,从而启动 T 细胞抗原

NOTES

识别与活化。T 细胞和 APC 间黏附分子的相互作用不仅是 T 细胞抗原识别和活化的重要基础,而且还贯穿于淋巴细胞迁移与功能发挥等多个免疫生理过程。

(二) 抗原识别的 MHC 限制

T 细胞表面 TCR 与 APC 表面抗原肽-MHC 分子复合物的结合是高度特异性的。抗原识别的实质是携带抗原肽-MHC 分子复合物的 APC "寻找" 抗原特异性初始 T 细胞克隆的过程。这一过程中,DC 发挥着十分重要的作用。抗原致敏是 APC 将抗原信息特异性地传递给特定的 TCR。TCR 识别特定的抗原肽(表位),不同的 T 细胞克隆精确识别不同的抗原表位。T 细胞的抗原识别具有 MHC 限制性(MHC restriction)。任何个体 T 细胞仅识别由同一个体 APC 表面 MHC 分子提呈的抗原肽,此种 T 细胞抗原识别的特征也称为自身 MHC 限制性(self MHC restriction)。T 细胞免疫应答的自身 MHC 限制性是 T 细胞在胸腺发育过程中经历阳性选择的结果。成熟 T 细胞的 TCR 可通过识别 MHC 的多态性来区分 "自己" 与 "非己"。它们也识别组织移植物中的非己 MHC 分子,并排斥非己移植物。

(三) CD4/CD8 与 MHC 结合

T 细胞表面的 CD4 和 CD8 分子是 T 细胞识别抗原的共受体。CD4 识别和结合 APC 细胞表面的 MHC Ⅱ类分子,CD8 识别和结合 MHC Ⅰ类分子,两者均与 MHC 分子非多态性区域结合。这种结合增强了 TCR 与抗原肽-MHC 分子复合物的亲和力,在 T 细胞活化早期,向胞内传递活化信号。

(四) 免疫应答的启动

成熟 DC 能有效活化初始 T 细胞和启动免疫应答。DC 捕获抗原,并将其转运到淋巴结。成熟 DC 表面高表达 MHC 分子、共刺激分子和分泌细胞因子,为初始 T 细胞活化提供信号。其他 APC 包括巨噬细胞和 B 细胞,更倾向于活化效应 T 细胞和记忆 T 细胞。与初始 T 细胞相比,效应 T 细胞和记忆 T 细胞的活化更少依赖于共刺激分子,仅需要少量抗原即可活化。

二、T 细胞的活化、增殖和分化

(一) T 细胞的活化

TCR 与 CD3 分子形成 TCR-CD3 复合物,TCR 识别抗原肽,CD3 将 TCR 介导的信号传递到细胞内部,通过细胞内信号转导途径活化 T 细胞,这一过程称为 T 细胞活化的信号转导。细胞膜受体与其配体结合后,形成分子簇化(molecular clustering),继而活化相关蛋白酪氨酸激酶(PTK)。活化的 PTK 使 TCR 位于细胞胞质区的酪氨酸残基磷酸化,导致其他激酶和信号分子的募集,促使转录因子活化并转移到细胞核内,活化相关基因,表达功能相关信号蛋白,发挥生物学效应。

初始 T 细胞的活化需要三个不同胞外信号的共同刺激:第一信号来自抗原,该信号确保免疫应答的抗原特异性;第二信号为共刺激信号(costimulatory signal),由 APC 表面的共刺激分子与 T 细胞表面相应配体的相互作用和结合;此外,APC 分泌的 IL-12 等细胞因子与 T 细胞表面相应受体结合,为 T 细胞活化提供第三信号。三者共同作用确保免疫应答在需要的条件下才能得以发生(图 9-6)。

当 T 细胞只有第一信号而缺乏第二信号时,T 细胞处于无应答状态(anergy);必须在三个信号同时存在时,T 细胞才发生活化。T 细胞活化的三信号刺激模式实质是一种故障-安全机制(failure-safety)。第二和第三信号确保在正确的时间与部位启动 T

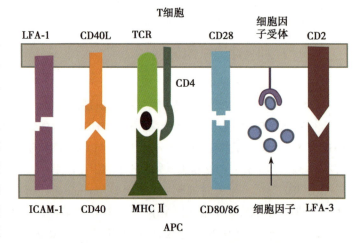

图 9-6 T 细胞与 APC 细胞之间相互作用的分子

细胞应答。共刺激分子的表达与微生物入侵密切相关,微生物产物(如内毒素)以及针对微生物固有免疫产生的IFN-γ可显著增强APC表达CD80/86分子,并促进IL-12的产生。T细胞表面的CD40L与APC表面的CD40分子相互作用也可增强T细胞应答。处于静息状态的APC不表达或低表达共刺激分子。缺乏第二和/或第三信号可使自身反应性T细胞处于无应答状态,有利于维持自身免疫耐受。

T细胞活化的信号转导过程如下:当TCR-CD3和共受体与抗原肽-MHC分子复合物结合时,共受体相关激酶Lck被募集后,会使CD3分子中的ITAM磷酸化。随后,磷酸化的ITAM结合酪氨酸激酶ZAP-70,Lck进一步将ZAP-70磷酸化并激活。激活后的ZAP-70会磷酸化T细胞活化连接蛋白(LAT)和含有SH2结构域的76kDa的白细胞蛋白(SLP-76)。LAT和SLP-76磷酸化后,与激活的TCR形成复合物,进而促进磷脂酰肌醇3-激酶(PI3K)的激活,催化磷脂酰肌醇二磷酸(PIP2)磷酸化生成磷脂酰肌醇三磷酸(PIP3)。磷脂酶Cγ(phospholipase Cγ,PLCγ)与PIP3结合被招募到细胞膜上,IL-2诱导型酪氨酸激酶(Itk)磷酸化激活PLCγ。PLCγ催化PIP2分解,生成甘油二酯(DAG)和可扩散的第二信使肌醇1,4,5-三磷酸(IP3)。DAG和IP3传导的信号通路主要有:丝裂原活化蛋白激酶(MAPK)信号通路、Ca^{2+}-钙调磷酸酶信号通路和蛋白激酶C(protein kinase C,PKC)信号通路。

1. DAG激活Ras-MAPK的级联反应　所有的MAPK级联反应都是由小G蛋白(鸟苷酸结合蛋白)的激活启动的。Ras是小G蛋白家族的成员之一。Ras吸附在细胞膜上,在未活化时,Ras的鸟苷酸结合部位由鸟苷二磷酸(GDP)所占据。当结合的GDP为鸟苷三磷酸(GTP)所取代后,Ras发生构型变化,具有募集或活化多种细胞内酶的活性。鸟苷酸交换因子(GEF)可催化GTP取代GDP。

T细胞活化时,Ras蛋白特异性鸟嘌呤核苷酸释放因子1(RasGRP1,一种GEF分子)活化Ras,后者与另一个GEF分子Sos结合。一旦Sos与活性Ras分子结合,Sos的活性就会提高,导致产生更多活性Ras分子。Ras可激活蛋白激酶Raf,Raf磷酸化Mek,Mek磷酸化并激活MAPK分子Erk。Erk进入细胞核磷酸化转录因子Elk-1,促进Elk-1下游的转录因子活化,促进细胞因子、趋化因子等靶基因的转录。

Vav是小G蛋白Rho家族成员细胞分裂周期蛋白42(Cdc42)的GEF,TCR信号通路可通过激活Cdc42来诱导细胞骨架重组,形成稳定的免疫突触,加强T细胞和APC之间的相互作用。

2. 钙-钙调磷酸酶和蛋白激酶C介导的信号途径　IP3从细胞膜上释放后,扩散到细胞质中,与内质网膜上的IP3受体结合,导致储存在内质网中的Ca^{2+}释放到细胞质中。Ca^{2+}的流失导致内质网跨膜蛋白基质相互作用分子1(STIM1)的构象变化。随后,STIM1寡聚化结合在质膜上,促进细胞外Ca^{2+}流入细胞。Ca^{2+}与细胞胞质内的钙调素(calmodulin)结合形成钙-钙调素复合物,活化钙调磷酸酶(calcineurin),进而活化一种叫作活化的T细胞核内因子的转录因子(NFAT),调控多种细胞因子、细胞因子受体、黏附分子和转录因子的表达。

PLCγ通路可导致PKC-θ激活。具体过程为,DAG招募PKC-θ到细胞膜上,与此同时,DAG还会招募E3泛素连接酶TRAF6,TRAF6进一步募集激酶TAK1,最终促进NF-κB进入细胞核并调控其靶基因的转录。

(二)T细胞的增殖与分化

T细胞活化的胞内信号转导触发了一些胞膜蛋白(如细胞因子受体)和细胞因子(如IL-2)的基因转录和蛋白合成,这一结果促使活化后细胞发生细胞增殖和分化。IL-2与IL-2高亲和力受体的相互作用是启动和促进细胞增殖的关键因素。初始T细胞增殖产生了大量的抗原特异性T细胞。T细胞分化过程与增殖过程同时进行,抗原的性质和APC分泌细胞因子的类型决定分化结果。专职APC经MHC II类途径提呈外源性抗原刺激初始$CD4^+$T细胞活化、分化成为Th细胞。Th细胞进一步分化成为Th1、Th2及其他Th细胞亚群。APC经MHC I类途径提呈抗原刺激初始$CD8^+$T细胞活化、分化成为CTL。在此过程中,Th1细胞提供了重要辅助作用。T细胞分化使活化的T细胞具有分泌细胞因子或细胞杀伤的功能。

随着抗原的清除,大多数效应 T 细胞发生细胞凋亡,以维系自身稳态。少数抗原特异性 T 细胞可分化成为长寿命的记忆 T 细胞,在再次抗原刺激时发挥快速的免疫应答作用。

1. 活化 T 细胞的细胞因子分泌　在 T 细胞活化中,抗原和共刺激分子传递的信号触发多种细胞因子的基因转录和蛋白合成。其中,初始 T 细胞产生的最重要的细胞因子是 IL-2。同时,活化 T 细胞还可上调多类细胞因子受体的表达水平。活化的 T 细胞通常可通过检测其新合成表面蛋白来加以鉴定,这些蛋白被称为活化标志,如 IL-2Rα 链（CD25）等。在不同性质的抗原刺激下,初始 T 细胞可分泌多种细胞因子,导致 T 细胞的功能分化和产生不同的效应。

IL-2 及受体基因表达,是 T 细胞克隆增殖与活化的关键因素。当 T 细胞活化后,T 细胞表达 IL-2R 的 α 链,与 IL-2R 的 β、γ 链结合,形成高亲和力受体,增加 IL-2 的反应性。在 T 细胞活化过程中,大多数 CD4⁺T 细胞和 CD8⁺T 细胞可有 1~2 天时间表达 IL-2。在此期间,IL-2 与 IL-2 高亲和力受体的作用可导致 T 细胞的分裂、增殖。IL-2 是诱导 T 细胞增殖的主要生长因子,IL-4、IL-6、IL-7、IL-12、IL-15、IL-18 等细胞因子也在该诱导增殖过程中发挥了作用。如 IL-12 可增强 IL-2R 的表达,IL-4 和 IL-15 可提供刺激信号。IL-15 与 IL-2 相似,均可促进 T 细胞增殖,但 IL-15 主要由 APC 和其他非淋巴细胞产生,其对 CD8⁺T 细胞尤其是记忆 CD8⁺T 细胞的增殖刺激作用更为显著。

2. 抗原特异性 T 细胞克隆扩增　初始 T 细胞增殖的结果是产生了大量的抗原特异性 T 细胞,即由少量抗原特异性初始 T 细胞分裂,增殖到清除抗原所需的数量水平。未接触抗原前,抗原特异性的初始 T 细胞克隆频率为 $1/(10^5 \sim 10^6)$ 淋巴细胞。抗原致敏后,抗原特异性 T 细胞的数量大幅度增高,就 CD4⁺T 细胞而言,克隆扩增可使其细胞数量增加 1 000 倍,而 CD8⁺ T 细胞的数量可增加 5 000 倍。当抗原清除后,大量的 T 细胞会发生凋亡。

3. 记忆 T 细胞的分化　某些抗原刺激的 T 细胞可形成记忆 T 细胞,这些记忆 T 细胞能够介导快速和增强的再次免疫应答。此外,记忆 T 细胞可被低浓度抗原和细胞因子以及低水平的共刺激分子所激活。在抗原被清除后,记忆 T 细胞可在宿主体内存活多年。一旦再次遇到相同的抗原,它们又会迅速扩增成为效应细胞。记忆 T 细胞高表达 IL-7R,IL-7 可能与 CD4⁺和 CD8⁺T 细胞的存活与维持有关。记忆 CD8⁺T 细胞的产生无须 Th 和细胞因子辅助,但可能依赖于 MHC 和共刺激分子的存在。记忆 T 细胞随年龄增长而增加,这与接触微生物和抗原有关。

第五节　T 细胞介导的免疫应答的生理和病理意义

T 细胞是适应性免疫系统的主要成分,由多种细胞亚群组成,参与对病原体、过敏原、移植物和肿瘤的免疫反应,也在免疫稳态维持和免疫记忆上发挥重要作用。此外,T 细胞免疫应答异常也参与了多种疾病的发生发展。

一、T 细胞免疫应答的生理意义

(一) 参与机体的细胞免疫应答

Th1 细胞能合成 TNF-α、IFN-γ 等,通过促进 CTL、NK 细胞及巨噬细胞的活化和增殖,促进炎症反应,在防御寄生菌、真菌、病毒感染时发挥了重要的作用。

虽然一些 CD4⁺T 细胞也具有细胞毒性杀伤能力,但大多数 CTL 都是 CD8⁺T 细胞群。CD8⁺ CTL 细胞在细胞免疫应答中起重要作用。它们在 MHC I 类分子限制的条件下特异地杀伤靶细胞。CD8⁺ CTL 识别并杀死被病毒等细胞内病原体感染的细胞,由于 MHC I 类分子在所有有核细胞上都有表达,CTL 可以杀死所有受感染细胞。CTL 杀伤靶细胞的机制主要是释放多种介质和细胞因子,如穿孔素、颗粒酶和肿瘤坏死因子等。此外,CTL 还可通过膜结合的 FasL 依赖的凋亡途径杀死靶细胞。

(二) 辅助体液免疫应答

Tfh 细胞最主要的功能是在生发中心辅助 B 细胞分化为效应细胞。Tfh 细胞可辅助初始 B 细胞

NOTES

定位到 B 细胞滤泡（B-cell follicle）区,促进生发中心反应。Tfh 细胞产生细胞因子,如 IL-21,对 B 细胞产生高亲和力抗体和抗体类型转变具有重要作用。Th2 细胞与 Tfh 细胞协同作用促进 B 细胞产生 IgE,IgE 可抵御寄生虫的感染。

（三）调节性 T 细胞对免疫应答的负调节

Treg 细胞可以抑制过度的免疫反应,避免对自身组织的攻击,维持免疫系统的平衡和稳定。Treg 可通过多种方式抑制 T 细胞的活化、增殖及效应功能发挥。包括①降低细胞因子浓度:Treg 高表达高亲和力的 IL-2R,能够竞争性结合 IL-2,从而抑制活化 T 细胞的生存和增殖。②产生抑制性的细胞因子:Treg 细胞能分泌 IL-10 和 TGF-β,这些细胞因子能与活化 T 细胞上表达的相应受体结合,减少 T 细胞的活化。③抑制 APC 的功能:Treg 细胞能与表达 MHC Ⅱ类分子的抗原提呈细胞结合,抑制其成熟;Treg 细胞表面的 CTLA-4 能与 APC 上的 CD80/86 分子结合,下调其活化 T 细胞的能力。④细胞毒性作用:Treg 细胞能发挥细胞毒作用,分泌颗粒酶和穿孔素来杀伤效应 T 细胞。

值得指出的是:T 细胞的代谢与 T 细胞的分化和功能密切相关。T 细胞亚群可根据它们的能量需求采用相应的代谢方式。初始 T 细胞处于静止状态,能量需求低,主要依赖于糖酵解获取能量。在激活后,T 细胞从分解代谢转向合成代谢,以适应其快速的细胞分裂。活化的 T 细胞增加有氧糖酵解,这有利于产生葡萄糖衍生的中间产物,促进大分子生物合成和细胞生长;同时,活化 T 细胞还会增加氧化磷酸化,以满足不断增加的能量需求。记忆 T 细胞将其代谢转换为分解代谢状态,主要由脂肪酸氧化提供能量。但记忆 T 细胞内有大量的线粒体,具有更大的备用呼吸能力,这不仅保证其能够长期生存,还使其在重新遇到抗原时,可快速切换至支持细胞增殖的合成代谢状态。

二、T 细胞免疫应答的病理意义

T 细胞具有的效应及调节功能,使得免疫系统可以对病原微生物、过敏原和肿瘤细胞等发生反应,各类细胞亚群之间处于动态平衡以维持免疫稳态。如果 T 细胞免疫应答过高或过低,或对自身组织抗原产生应答,均会导致病理过程。按发病机制不同,T 细胞免疫应答异常介导的疾病大致可分为三大类:超敏反应、免疫缺陷及免疫逃逸、自身免疫病。

（一）超敏反应

过高的抗原特异性 T 细胞反应会导致迟发型超敏反应。如在结核肉芽肿中,早期 CD4+ T 细胞的 Th1 亚群和 CD8+ T 细胞激活,分泌 IFN-γ 并激活巨噬细胞,激活的巨噬细胞可杀死细胞内的结核分枝杆菌等。如果感染没有被清除,持续的巨噬细胞激活会导致细胞死亡和肺组织损伤,形成肉芽肿,介导迟发型超敏反应。此外,由金属镍或漆树等引起的接触性皮炎,同样属于 T 细胞介导的迟发型超敏反应。

（二）免疫缺陷及免疫逃逸

原发性 T 细胞缺乏症及 HIV 感染的患者中,由于 T 细胞数量减少和/或对丝裂原的增殖反应减弱,易出现复发性严重感染和慢性腹泻症状。肿瘤组织中的 Th1 反应受损,CD8+ T 细胞不能有效地活化,抗原的持续刺激引起 CD8+ T 细胞发生耗竭,高表达 PD-1、CTLA-4 等抑制分子,细胞毒性功能及增殖能力降低,介导免疫逃逸促进肿瘤进展。此外,肿瘤组织中存在的大量的 Treg 细胞可抑制抗肿瘤免疫。

（三）自身免疫病

活化的自体反应性 T 细胞靶向自身抗原,造成直接组织损伤。在非传染性自身免疫炎症性皮肤病中,T 细胞直接损伤宿主组织或帮助 B 细胞产生自身抗体,是疾病发生的关键驱动因素。Treg 缺乏、活力下降和功能障碍也可引起自身免疫性疾病,如 1 型糖尿病、多发性硬化、系统性红斑狼疮等。Th1 和 Th17 在自身免疫性炎症疾病的发病机制中具有关键作用。针对髓鞘碱性蛋白的 CD4+ CTL 介导的自身免疫反应是多发性硬化症的重要发病机制。

NOTES

思考题

1. 简述 T 细胞上 CD4 和 CD8 分子的作用。

2. 除共刺激分子外,活化 T 细胞还表达哪些抑制分子？为什么免疫系统会进化出这些抑制分子？

3. CD4$^+$T 细胞可以发育成多个效应细胞亚群。简述这些 CD4$^+$T 细胞亚群的主要免疫功能。

（郑利民）

第十章
B 细胞及其介导的体液免疫应答

【学习要点】

● 人 B 细胞来源于造血干细胞，在骨髓发育成未成熟 B 细胞后，迁出至脾脏，并完成发育。未成熟阶段，B 细胞经历阴性选择以清除自身反应性 B 细胞。

● 在 B 细胞发育过程中，Ig 编码基因经历 VDJ 重排，不同胚系基因片段的自由组合和重排位点的变异是抗体多样性的主要来源。

● B 细胞受抗原刺激活化后形成生发中心，经历体细胞高频突变、Ig 亲和力成熟和类别转换。其中，体细胞高频突变是抗体多样性的另一个来源。生发中心 B 细胞最后分化为大量分泌抗体的浆细胞和记忆 B 细胞，后者介导 B 细胞二次应答。

● 除介导体液免疫应答，B 细胞尚有抗原提呈和免疫调节功能。

B 细胞通过合成和分泌抗体，介导体液免疫应答。早期研究发现，鸟类抗体产生细胞来源于法氏囊（bursa of Fabricius），因而被命名为 B 细胞，以区别于胸腺（thymus）来源的主要介导细胞免疫应答的 T 细胞。哺乳动物没有法氏囊，骨髓（bone marrow）是其 B 细胞发育的主要场所。在 B 细胞发育过程中，免疫球蛋白可变区编码基因经历随机重排，赋予 B 细胞各不相同的抗原特异性，并由此形成一个庞大的 B 细胞受体库（BCR repertoire）。新生 B 细胞迁出至外周，主要定位在脾脏、淋巴结及黏膜相关淋巴组织的初级滤泡（primary follicle）中，并经血液、淋巴液反复循环与重新分布。在遭遇对应的抗原后，初始 B 细胞被激活，并大量增殖，子代细胞最终分化成为浆细胞和记忆 B 细胞。除分泌抗体外，活化 B 细胞还具有抗原提呈功能，并能分泌多种细胞因子，参与免疫调节。

第一节　B 细胞发育

一、B 细胞发育基本过程和重要事件

B 细胞来源于造血干细胞。在哺乳类动物中，B 细胞发育始于胚肝，胚胎发育晚期及出生后，转移到骨髓。在骨髓中，多能造血干细胞经多能祖细胞（multipotent progenitor，MPP）分化为共同淋巴样前体细胞（common lymphoid precursor，CLP），后者再经原 B（pro-B）和前 B（pre-B）细胞阶段，发育成未成熟 B 细胞（immature B cell）（图 10-1）。其中原 B 细胞又细分为早期和晚期原 B 细胞，而前 B 细胞又分为活跃增殖的大前 B 细胞和静息态小前 B 细胞。未成熟 B 细胞由骨髓迁至脾脏，此时的 B 细胞又称作过渡 B 细胞（transitional B cell）。后者在脾脏最终发育为成熟 B 细胞（图 10-2）。

骨髓基质细胞来源的各种信号在 B 细胞发育中发挥重要支持作用。其表面的 FLT3 配体（FMS-like tyrosine kinase 3 ligand，FLT3L）结合 MPP 上的受体酪氨酸激酶 FLT3，促使其向 CLP 分化。随后，基质细胞通过血管细胞黏附分子-1（VCAM-1）与 CLP 上的迟现抗原-4（VLA-4）紧密结合，同时分泌基质细胞来源因子-1（SDF-1）和 IL-7，SDF-1 令 CLP 滞留在骨髓，而 IL-7 则促使 CLP 向原 B 细胞分化，并促进 B 细胞前体增殖。在原 B 细胞阶段，基质细胞表面干细胞因子 SCF（stem-cell factor）与 B 细胞表面受体酪氨酸激酶 Kit 作用，诱导 B 细胞前体增殖并向前 B 细胞分化（图 10-1）。

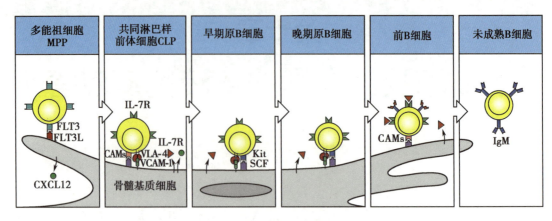

图 10-1 B 细胞在骨髓中的发育

B 细胞发育过程中最具特征性的事件是免疫球蛋白（immunoglobulin,Ig）基因的重排。Ig 可变区（IgV）由在基因组中分散存在的片段所编码：重链编码基因包括 V（variable）、D（diversity）和 J（joining）片段；轻链编码基因仅含 V 和 J 片段。这些片段必须经历一个称作 VDJ 重排（VDJ recombination）的过程方能形成功能性的 IgV 编码序列。

在早期原 B 细胞,Ig 重链（IgH）基因位点进行 D-J 片段重排。V-DJ 重排则发生在晚期原 B 细胞。在大前 B 细胞阶段,IgH 基因已完成重排并表达出相应的蛋白（μ 链）,但轻链基因重排尚未进行。此时,细胞表达 λ5 和 Vpre-B 构成的替代轻链（surrogate light chain）,与 μ 链及信号转导分子 Igα/Igβ（CD79a/CD79b）一起组成 pre-BCR 复合物。pre-BCR 介导的信号对于 pre-B 细胞的存活和增殖至关重要。此外,该信号可能还介导了对另一条染色体上重链位点重排的抑制（等位排斥）及轻链重排的启动。pre-BCR 构成成分和下游信号转导分子缺失会导致原 B 到前 B 发育阻滞。小前 B 细胞阶段,轻链基因位点发生 V-J 片段重排。成功重排后的翻译产物取代 λ5/Vpre-B,与 μ 链形成具有抗原识别能力的真正的 B 细胞受体（B cell receptor,BCR）,成为未成熟 B 细胞的标志。至成熟 B 细胞阶段,IgH 位点的转录产物发生不同剪切,形成分别编码 μ 链和 δ 链的 mRNA,导致细胞同时表达膜结合型 IgM（mIgM）和 mIgD（图 10-2）。

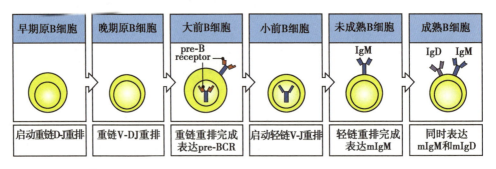

图 10-2 B 细胞受体的演变

B 细胞耐受的建立是其发育过程中的另一重大事件。在未成熟 B 或过渡 B 细胞阶段,自身反应性 B 细胞或被删除,或经受体编辑改变特异性,又或进入失能状态,唯有那些不具有自身反应性的细胞能最终发育为成熟 B 细胞。该过程称作阴性选择,是 B 细胞免疫耐受建立的基础。

二、BCR（或抗体）多样性产生机制

与固有免疫细胞所表达的模式识别受体不同,淋巴细胞,包括 T 细胞和 B 细胞的抗原识别受体呈现高度多样性。人体 B 细胞克隆总数在 10^{12} 以上,每一个克隆表达一种独特的 BCR（膜结合型 Ig,mIg）。BCR 或抗体（分泌型 Ig）的多样性产生源于两种机制：首先,B 细胞在骨髓发育过程中经历 Ig

位点基因重排;其次,成熟 B 细胞在外周受抗原刺激后发生体细胞高频突变和 Ig 类别转换。

(一)免疫球蛋白编码基因的重排

Ig 编码基因在基因组中以基因簇(gene cluster)的特殊形式存在,其基因结构和表达程序与普通基因截然不同。在 B 细胞发育的过程中,Ig 基因位点需要在 DNA 水平上进行重排以形成功能性可变区编码序列。

1. Ig 基因结构　编码人重链、λ 轻链和 κ 轻链的基因簇分别位于第 14、22 和第 2 染色体上。每个 Ig 基因簇在染色体上的总长度为 80 万~200 万个碱基对,是普通基因长度的 50 倍以上。Ig 基因簇中包括 V、D(限于 IgH)、J 和 C 四种基因片段(图 10-3)。

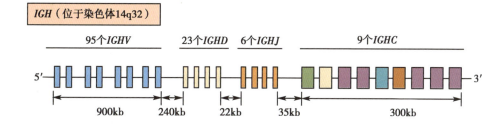

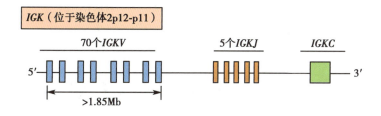

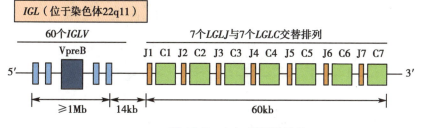

图 10-3　人 Ig 基因的结构

Ig 重链基因簇(IGH)包含 95 个 V(大约 45 个是功能基因)、23 个 D、6 个 J 以及 9 个 C 基因片段。Igλ 轻链基因簇(IGL)包含 60 个 V(大约 30 个是功能基因)、1 个 VpreB、7 个 J 及 7 个 C 基因片段(3 个假基因)。Igκ 轻链基因簇(IGK)包含 70 个 V(大约 35 个是功能基因)、5 个 J 和 1 个 C 基因片段。kb:千碱基;Mb:兆碱基对。

2. Ig 基因重排　B 细胞在发育过程中,Ig 基因簇中 V、D、J 基因片段发生重排,以形成功能性的可变区编码序列。如图 10-4 所示,Ig 胚系基因中 V、D 和 J 片段的 3′ 或 5′ 端为重排信号序列(rearrangement signal sequence,RSS),包括一个具有回文特征的 7 核苷酸序列(CACAGTG)、一个富含 A 的 9 核苷酸序列(ACAAAAACC)以及两者之间的 12bp 或者 23bp 间隔序列,来自不同种属的基因重排信号序列具有高度保守性。V 基因片段的下游为 12bp 间隔序列 RSS,J 基因片段上游为 23bp 间隔序列 RSS。基因重排时遵守"12-23 原则(12-23 rule)":带有 12bp-RSS 的基因片段只能与带有 23bp-RSS 的片段进行重排,从而保证基因片段之间的正确重排和连接。按照"12-23 原则",IgH 基因簇中 V、D 和 J 片段以自由组合的方式重排在一起。这个过程有严格时序:先进行 D-J 重排,然后是 V-DJ 重排;先 IgH 重排,然后 Ig 轻链。具体而言,一个 D 和一个 J 片段通过 RSS 靠拢在一起,位于二者之间的 DNA 序列折叠成环状后被剪除（或发生倒位），相邻的 D 和 J 片段随之被 DNA 连接酶连接，形成 DJ 连接（图 10-4）。DJ 再与上游的某一个 V 片段发生类似重排方式，形成完整的 IgV 区编码序列。如此形成的 VDJ 片段与其下游的 J、IGHM 和 IGHD 共同被转录，所产生的 mRNA 以不同方式剪切后分别作为模板指导 Igμ 链和 Igδ 链的翻译与合成，成熟 B 细胞因而同时表达 IgM 和 IgD 两种膜分子（图 10-5）。IGH 基因成功重排之后，一条染色体上的 IGK 基因开始重排。如果该 IGK 重排成功，B 细

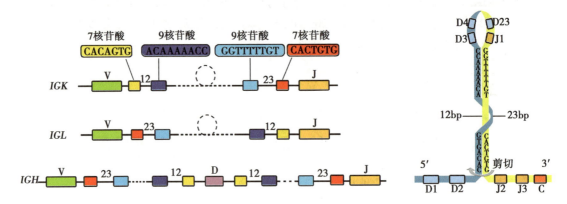

图 10-4   Ig 基因重排 "12-23" 原则

Ig 基因的重组信号序列 V、D 和 J 基因片段两端的重组信号序列按照图中所示方向排列，以保证 V、（D）、J 片段之间的正确重排。

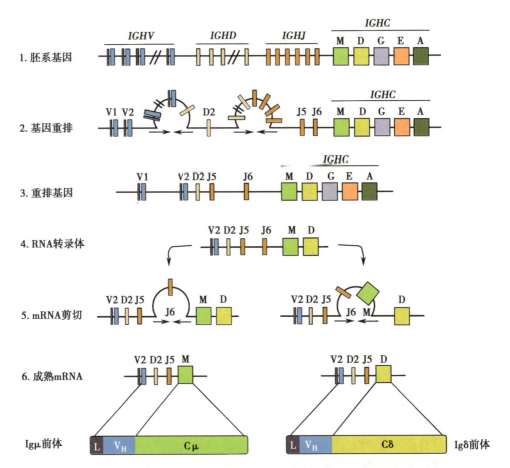

图 10-5   Ig 重链基因重排与表达

一个 D 和一个 J 片段通过其两侧的重排信号序列并靠在一起，它们之间的 DNA 序列形成环状并被剪除，随后 D-J 被连接在一起。此后，一个 V 片段与该 DJ 片段以同样方式重排在一起。重排后的 VDJ 与下游的 IGHM-IGHD 共同被转录，mRNA 经剪切产生 Igμ 和 Igδ 链的编码基因。

胞将表达 BCR,并进一步发育、分化成熟。否则,另一条染色体的 IGK 等位基因将被活化并重排。如果不成功,则启动 IGL 基因重排。如果 B 细胞所携带的所有 Ig 轻链基因均不能成功重排,B 细胞将被淘汰凋亡。

介导 VDJ 重排的蛋白质"机器"包含多个淋巴细胞特异性和非特异性的成分,其中最为重要的是淋巴细胞特异表达的 RAG1 和 RAG2(recombination activating gene 1 and 2)。它们通过识别信号序列和切割 DNA 链在 Ig 以及 T 细胞受体基因重排中发挥关键作用。人的 RAG 基因突变导致严重 T、B 细胞联合免疫缺陷。

(二)抗体多样性产生机制

1. VDJ 重排产生的多样性　B 细胞发育过程中发生的 Ig 基因位点 VDJ 重排是抗体多样性的主要来源。首先是 V、D、J 片段随机组合产生的多样性:重链基因组合可达 6 000 余种;而轻链组合约为 400 种。其次,不同片段连接过程中,常发生接头处核苷酸丢失或添加,使重链多样性增加至少 100 倍,轻链增加 20 倍。不同片段的随机组合、连接部位的变异及不同重链和轻链间的组合最终可能产生 10^{13} 种以上特异性各异的 Ig 分子。

2. 体细胞高频突变及 Ig 类别转换　除由 VDJ 重排所致的多样性外,抗原刺激后活化的 B 细胞会经历体细胞高频突变及 Ig 类别转换,进一步增加 BCR(或抗体)的多样性。

(1)体细胞高频突变(somatic hypermutation):B 细胞活化后形成生发中心。生发中心 B 细胞 Ig 可变区编码序列有很高的突变率:每次细胞分裂中,每 1 000 个 bp 中就有一个发生突变,而其他体细胞突变率一般为 10^{-8}。Ig 重链和轻链的 V 区长度约为 360bp,且每 4 次碱基改变中约有 3 次会造成编码蛋白质中一个氨基酸的改变。因此,每次分裂所产生的子代细胞的抗原受体约有 50% 的概率发生一个氨基酸的改变。伴随细胞分裂,突变会不断积累。这种高频突变不仅增加了 Ig 的多样性,同时也是抗体亲和力成熟的基础。

(2)Ig 类别转换(class switching):初始 B 细胞受抗原刺激活化后最早分泌的是 IgM 抗体。随后,在辅助性 T 细胞及其所分泌的细胞因子诱导下,活化 B 细胞对 IgH 基因 C 区编码序列进行重排,在不改变抗原识别特异性的情况下,将恒定区置换为其他类别,如 IgG、IgA 或 IgE,这一过程称作类别转换。有关类别转换的分子机制见图 10-6。

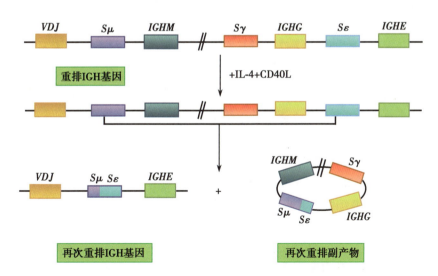

图 10-6　Ig 类别转换的分子机制

每种重链 C 区编码片段前含有类别转换所需的信号序列(Sμ、Sγ、Sε),在辅助性 T 细胞提供的 CD40L 信号和细胞因子信号(如 IL-4)诱导下,相应位点被打开,类别转换相关重组酶识别信号序列,两个信号序列之间序列环出,并被切除,使 V 区编码序列(VDJ)下游和新的 C 区编码序列(如 IGHE)连接在一起,所产生的基因编码新的 Ig 类别(如 IgE)。

　　VDJ 重排产生功能性的 V 区编码序列,而类别转换则产生具有不同效应功能的 Ig 分子,它们对 B 细胞功能正常发挥是必需的。然而,其中所涉及的 DNA 双链断裂也可能引发有害的遗传改变,如染色体易位。原癌基因编码产物调控细胞生理功能的方方面面,尤其是细胞增殖和凋亡。正常情况下,它们的表达和功能受到严格控制。但 Ig 基因重排导致的染色体易位有可能令这些原癌基因易位到 Ig 位点附近。Ig 位点在 B 细胞处于活跃转录状态,这种易位可能导致原癌基因的异常激活,引起 B 细胞异常增生和恶性转化,最终发展成淋巴瘤。

三、B 细胞免疫耐受的形成

　　鉴于 VDJ 重排的随机性,新产生的 B 细胞中不可避免地含有大量自身反应性克隆,机体通过克隆清除、受体编辑、克隆失能等多种机制建立起 B 细胞免疫耐受(图 10-7)。

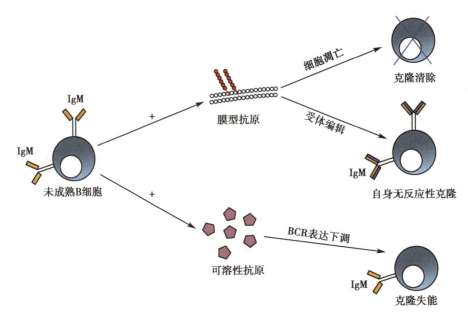

图 10-7　B 细胞发育过程的阴性选择
未成熟 B 细胞遭遇自身抗原后,大多数细胞被诱导步入凋亡,导致克隆清除,部分细胞则通过受体编辑改变其抗原特异性,变成对自身抗原无反应性的克隆。与可溶性自身抗原结合则导致 BCR 下调,造成克隆失能。

(一)克隆清除(clonal deletion)

　　骨髓中每天产生大约 $2×10^7$ 个未成熟 B 细胞,但仅约 $2×10^6$ 个细胞能最终发育为成熟 B 细胞。究其原因,未成熟 B 细胞在遭遇自身抗原后不仅不被活化,反而发生凋亡,导致自身反应性克隆被清除。Nemazee 和 Burki 制备了 H-2^k 特异性 BCR 转基因小鼠。在不表达 H-2^k 抗原的 H-2^d 小鼠中,大量外周成熟 B 细胞表达转基因 BCR;而在 H-$2^{d/k}$ 背景下,尽管骨髓中仍有大量表达 H-2^k 特异性 BCR 的未成熟 B 细胞,但成熟 B 细胞中未见有转基因 B 细胞。该研究为克隆清除提供了坚实的证据。

(二)受体编辑(receptor editing)

　　对 anti-H-2^k BCR 转基因小鼠更为深入的分析发现,其体内仍有相当数量的 B 细胞表达转基因 BCR 重链,但转基因轻链已被内源性轻链取代,从而改变了其抗原特异性。部分未成熟 B 细胞受抗原刺激后上调 RAG1 和 RAG2 表达,重排内源性 Ig 位点,产生新的重链或轻链(主要是后者),从而改变 BCR 抗原特异性,使之不再与自身抗原结合,这一机制称为受体编辑。

(三)克隆失能(clonal anergy)

　　不同于 H-2^k 这类膜表达抗原所诱导的克隆清除,可溶性自身抗原刺激更倾向于诱导克隆失能,表现为 BCR 表达显著下调,从而丧失对抗原刺激的应答能力。决定克隆清除或克隆失能的主要因素可能是 BCR 信号强度：可溶性抗原常以单体形式存在，虽能与 B 细胞表面 BCR 结合，但不能使 BCR 交联；而膜抗原（或其他多价抗原）易于引起 BCR 的广泛交联。

四、B 细胞的亚群

B 细胞并非均一的群体，根据其表型、组织定位、功能以及在个体发育中产生的先后，成熟 B 细胞可以分为 B1 和 B2 两大亚群：B1 细胞在人和小鼠仅占 B 细胞总数的 5%~10%（但具有类似特性的细胞在兔和牛是主要的 B 细胞群体）；B2 细胞也即我们通常所说的 B 细胞，是体内主要的抗体产生细胞。

（一）B1 细胞

B1 细胞最早被认为是腹膜和胸膜腔中存在的一群独特的 B 细胞，高表达 CD5 分子，不表达或仅低水平表达 mIgD。这群细胞产生于胚胎发育过程中，出生后该亚群的维系主要靠自我更新。B1 细胞抗原受体可变区序列相对保守，识别的主要是广泛存在于多种病原体表面的碳水化合物一类的抗原，其活化无需 T 细胞的辅助。活化后，很少发生类别转换，所以产生的主要为 IgM 类抗体。因为缺少体细胞高频突变和亲和力成熟，B1 细胞产生的抗体亲和力较低。因此，这种抗体能以相对低的亲和力与多种不同的抗原表位结合，该现象称为多反应性（polyreactivity）。此外，即使无明显外来抗原刺激，B1 细胞也能自发分泌针对微生物脂多糖和某些自身抗原的 IgM 类抗体，即所谓天然抗体（natural antibody）。基于上述特性，B1 细胞一般被归为固有免疫细胞。在经常接触病原微生物的腹膜腔等部位，B1 细胞迅速产生 IgM 类抗体，构成抗感染的第一道防线。此外，B1 细胞产生的多反应性自身抗体可能有助于清除变性的自身抗原，但一些致病性自身抗体可能会诱导自身免疫病。

B1 细胞还存在于肠道固有层，甚至脾脏中也有少量 CD5⁺的 B 细胞。腹膜腔 B1 细胞除 CD5⁺者外，尚有 CD5⁻者，后者和 B2 细胞的差别在于其表达 CD11b。这两群细胞分别称作 B1a 和 B1b。与 B1a 不同，B1b 主要参与适应性免疫应答。有人认为，B1b 可能是一种来源于 B2 细胞的特化的 IgM 型记忆细胞。

（二）B2 细胞

B2 细胞在个体发育中出现较晚，而且群体的维持有赖于骨髓中持续产生的新细胞的补充。B2 细胞主要定居于脾脏、淋巴结及黏膜相关淋巴组织，是适应性体液免疫应答的主要执行者。受特异性抗原刺激后，在 T 细胞辅助下，这群细胞大量增殖，形成生发中心。在此，细胞经历 Ig 类别转换、体细胞高频突变和亲和力成熟，最终分化为浆细胞，产生高亲和力抗体。同时，另有少量细胞分化为记忆 B 细胞。表 10-1 总结了 B1 细胞与 B2 细胞的异同。

表 10-1　B1 细胞与 B2 细胞的异同

特性	B1 细胞	B2 细胞
来源	产生于胚胎期，其后主要通过自我更新补充	由骨髓中前体细胞持续产生
主要定位	腹膜腔、胸膜腔	次级淋巴器官
对 T 细胞辅助的需求	否	是
自发性 Ig 的产生	高	低
特异性	多反应性	单特异性，尤其在免疫后
分泌的 Ig 类别	高水平 IgM	高水平 IgG
体细胞高频突变	低/无	高
主要针对抗原类型	碳水化合物	蛋白质
免疫记忆	少或无	是

滤泡 B 细胞（follicular B cell，FOB）是 B2 细胞的主体，但脾脏中的 B2 细胞尚包括一个因定位于边缘窦附近而获名的亚群——边缘区 B 细胞（marginal zone B cell，MZB）。这群细胞高表达 mIgM

和 CD21,而低表达 mIgD 和 CD23。MZB 具有固有免疫细胞特性,主要介导针对血源性颗粒抗原的 T 细胞非依赖性的快速应答。此外,MZB 可以通过 CD21 分子捕获免疫复合物,同时它还高表达 MHC Ⅱ类分子以及 CD80 和 CD86 分子,所以具有较强的抗原提呈能力。表 10-2 比较了 MZB 及 FOB 的异同。

表 10-2   MZB 及 FOB 的比较

特性	MZB	FOB
表型	IgM^{hi}IgD^{lo}CD23^{lo}CD21^{hi}	IgM^{lo}IgD^{hi}CD23$^+$CD21$^+$
参与淋巴细胞再循环	−	+
不依赖 T 细胞的应答	+++	+
依赖 T 细胞的应答	+	+
分泌的 Ig 的类别	高水平 IgM	高水平 IgG
抗原提呈作用	+++	+

第二节　抗原诱导的 B 细胞活化与分化

成熟 B 细胞主要定位在脾脏、淋巴结及黏膜相关淋巴组织的初级滤泡中,并随淋巴细胞再循环而重新分布。静息状态下,B 细胞存活有赖于 BCR 提供的一种配体非依赖性的信号,以及 TNF 家族细胞因子 B 细胞活化因子(B-cell activating factor,BAFF)介导的信号。在遭遇对应的抗原后,初始 B 细胞被激活,并大量增殖,子代细胞最终分化成为大量分泌抗体的浆细胞和记忆 B 细胞。这种 B 细胞介导的免疫应答又称为体液免疫应答(humoral immune response)。

一、B 细胞表面重要分子

B 细胞表面表达众多的膜分子,它们或参与抗原识别,或涉及 B 细胞功能的精确调控,从而在 B 细胞应答中扮演重要角色。

(一) B 细胞受体(B cell receptor, BCR)

BCR 是由膜结合型 Ig 与 Igα/Igβ 构成的复合物(图 10-8)。Ig 位点的转录产物经不同剪切后分别编码膜结合型或分泌型蛋白,其中膜结合型 Ig 以单体形式表达于 B 细胞表面,发挥特异性识别相应抗原的功能。mIg 的胞内部分通常较短,故需要与 Igα/Igβ(即 CD79a/ CD79b)形成复合物以传递抗原刺激信号。

Igα/Igβ 分别由 mb-1 和 B29 基因编码。它们均是 Ig 基因超家族的成员,有胞外区、跨膜区和相对较长的胞内区。Igα/Igβ 在胞外区近胞膜处借二硫键相连,构成二聚体,其跨膜区富

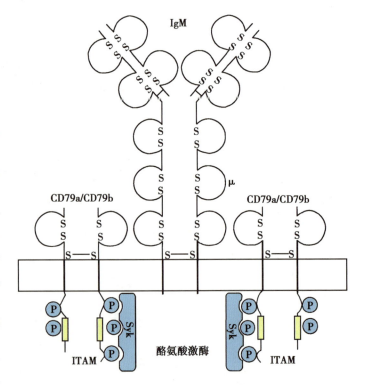

图 10-8   BCR 复合物模式图

膜型 IgM 与 CD79a/CD79b 二聚体相联,组成 BCR 复合物。IgM 识别抗原后产生的信号由 CD79a/CD79b 胞质区的 ITAM 向细胞内传递信号。

含极性氨基酸,借静电吸引而与mIg组成复合物。Igα和Igβ的胞内区含有免疫受体酪氨酸激活基序(immunoreceptor tyrosine-based activation motif,ITAM),磷酸化后可以招募下游信号分子,转导抗原与BCR结合所产生的信号。此外,Igα/Igβ还参与Ig从胞内向胞膜的转运,mb-1基因敲除小鼠B细胞中Ig只表达于胞质,而不能表达于胞膜。

(二)B细胞共受体(co-receptor)

CD19、CD21和CD81以非共价键相联形成的复合体称为B细胞共受体。其中的CD21分子(又称CR2)是补体活化片段C3d的受体,通过结合BCR所识别的抗原上沉积的补体成分,将共受体与BCR交联在一起。CD19分子有一个较长的胞内区,上面的6个酪氨酸残基在BCR信号激活的蛋白激酶催化作用下发生磷酸化,磷酸化后的CD19能够招募多种信号分子,从而放大BCR传递的活化信号。CD19基因敲除小鼠B细胞活化明显减弱,同时对大多数抗原的抗体应答都受到显著抑制。CD19表达具有高度的B细胞特异性,因此也常被用作B细胞来源肿瘤的治疗靶点,如靶向CD19的嵌合抗原受体T细胞(chimeric antigen receptor T cell,CAR-T)免疫疗法。

(三)共刺激分子

共刺激分子主要介导T-B细胞相互作用。抗原与BCR结合为B细胞活化提供第一信号。但多数情况下,B细胞的有效活化还需有CD40-CD40L相互作用提供的第二信号。CD40组成性表达于成熟B细胞,而CD40的配体(CD40L,亦称CD154)仅表达于活化T细胞。CD40和CD40L相互作用所产生的信号对于B细胞增殖、生发中心反应及最终分化为浆细胞至关重要。另外,活化B细胞具有抗原提呈功能,该功能依赖其表达的CD80和CD86。CD80和CD86在静息态B细胞表达较低,而在活化B细胞中高表达。在活化B细胞向T细胞提呈抗原过程中,CD80和CD86与T细胞表面的CD28分子结合,为T细胞活化提供共刺激信号。此外,活化B细胞还表达有ICOS配体,能够结合T细胞上的ICOS,该信号能诱导Bcl-6表达,后者在滤泡辅助性T细胞(Tfh)细胞分化中发挥重要作用。

(四)抑制性受体

除活化性受体外,B细胞表面还表达有多种抑制性受体,它们所介导的负调控信号对于防止B细胞过度活化有重要意义。

CD22特异表达于B细胞,并在活化B细胞中呈上调表达。CD22分子胞内端含有免疫受体酪氨酸抑制基序(immunoreceptor tyrosine-based inhibitory motif,ITIM),B细胞活化导致ITIM发生磷酸化,进而招募酪氨酸磷酸酶,后者催化BCR下游信号转导分子去磷酸化,从而参与B细胞活化的精确调控。CD22基因敲除小鼠B细胞活化水平增高,并易于发生自身免疫反应。

CD32(FcγRⅡb)为IgG Fc受体的一种,也是仅有的一种胞内段包含ITIM的Fc受体。抗原-IgG抗体复合物形成后,一面通过抗原结合BCR,一面借由IgG结合CD32,令BCR与CD32交联。CD32发生磷酸化后招募酪氨酸磷酸酶,导致BCR信号转导分子去磷酸化,进而终止信号转导,防止抗体过量产生。

CD72是C型凝集素超家族成员,组成性表达于除浆细胞外的所有不同分化阶段B细胞,其配体为CD100。类似于其他负调控分子,CD72胞内段的2个ITIM磷酸化后可以招募酪氨酸磷酸酶,从而抑制B细胞活化。

(五)其他分子

CD20表达于除浆细胞外的所有不同分化阶段的B细胞,本质上是一种钙通道蛋白。该分子之所以备受关注是因为它是一种用作淋巴瘤治疗的单克隆抗体靶点。

黏附分子在T-B细胞间的相互作用中发挥重要功能,对于细胞-细胞接触的形成和稳定至关重要。表达于B细胞的黏附分子有ICAM-1(CD54)、LFA-1(CD11a/CD18)等。

二、B细胞介导的体液免疫应答

抗原刺激下B细胞活化过程随抗原的种类不同而各异:对胸腺依赖性抗原(thymus dependent

antigen,TD-Ag)的应答需 CD4⁺T 细胞辅助;而胸腺非依赖性抗原(thymus independent antigen,TI-Ag)则可直接活化 B 细胞,诱导抗体产生。

(一)B 细胞对 TD-Ag 的免疫应答

B 细胞通过膜结合型 Ig 识别抗原。不同于 TCR 的是,BCR 不仅能识别蛋白质抗原,还能识别多肽、核酸、多糖、脂类和小分子化合物;不仅识别连续序列构成的线性表位,还能识别由空间结构形成的构象表位。此外,BCR 识别的抗原无需经 APC 的加工和处理,也无 MHC 限制性。

除介导 B 细胞活化信号,BCR 与抗原特异性结合导致受体内化,抗原随之进入胞内,这种抗原摄取方式远比通常的胞吞方式高效。内化的抗原发生降解,产生短肽与 MHC Ⅱ类分子结合,提呈给 CD4⁺T 细胞,从而建立 T-B 细胞间的相互作用。

1. B 细胞活化的第一信号　BCR 复合物与抗原结合产生 B 细胞活化的第一信号,共受体 CD19/CD21/CD81 发挥放大抗原刺激信号的作用。

与抗原的结合导致 BCR 交联,Lyn 等 Src 家族蛋白酪氨酸激酶因而被活化,后者催化 Igα/Igβ 胞质区的 ITAM 磷酸化。ITAM 中酪氨酸残基磷酸化后,通过结合 Syk 分子中的 SH2 结构域,募集并激活 Syk。活化的 Syk 磷酸化接头蛋白 SLP-65,后者招募鸟苷酸交换因子(GEF)、PLCγ 和 Btk。GEF 激活小 G 蛋白 Ras 与 Rac,并导致 MAPK 通路的级联活化;PLCγ2 被 Syk 和 Btk 活化后裂解 PIP2,产生 IP3 和 DAG,导致钙调磷酸酶和 PKC 通路激活。通过上述通路,BCR 信号最终导致 AP-1、NFAT、NF-κB 等转录因子的活化,诱导一系列 B 细胞功能应答必需基因的表达(图 10-9)。

CD19/CD21/CD81 以非共价键组成 B 细胞活化的共受体。其中 CD21 亦称补体受体 2(CR2),通过结合抗原上沉积的补体片段(如 C3d)将 CD19 带至 BCR 近旁,使 CD19 胞质区多个保守的酪氨酸

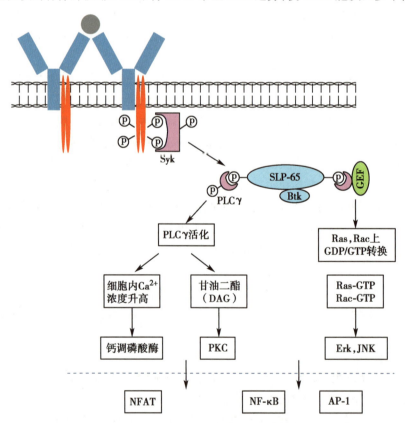

图 10-9　BCR 交联后细胞内信号转导

抗原交联并激活 BCR 后,与 CD79a/CD79b 胞内区相连的酪氨酸激酶 Btk、Fyn 或 Lyn 等活化,使 CD79a/CD79b 胞内段的 ITAM 酪氨酸残基被磷酸化,随即招募并活化 Syk,进而引起细胞内 NFAT、NF-κB 及 AP-1 通路的活化。Erk,细胞外调节蛋白激酶;JNK,应激活化蛋白激酶。

残基发生磷酸化。磷酸化的 CD19 募集更多的 Lyn,进一步增强 Igα/Igβ 磷酸化。此外,CD19 还能激活其他信号通路,尤其是 PI3K 通路,后者对于 Btk 和 PLCγ2 的充分活化是必需的。据估计,B 细胞共受体可使抗原刺激信号增强数千倍,极大提高 B 细胞对抗原刺激的敏感性(图 10-10)。

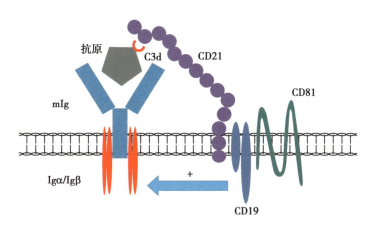

图 10-10　CD19/CD21/CD81 共受体对抗原刺激信号的放大作用

BCR 识别抗原后经 CD79a/CD79b 传导 B 细胞活化的第一信号。同时,CD21 结合 BCR 所识别的抗原上沉积的补体成分 C3d,将 BCR 与 CD19/CD21/CD81 共受体复合物交联在一起,CD19 被磷酸化后招募多种信号转导分子,发挥放大 BCR 信号作用。

2. 辅助性 T 细胞提供的共刺激信号　除 BCR 介导的信号,B 细胞有效活化还有赖于 T-B 细胞间的相互作用以及 T 细胞所提供的共刺激信号(或称第二信号)。

(1)关联识别:在早期抗体应答研究中,人们发现小分子化合物虽然能被抗体特异识别,但本身不能激发抗体产生,因而被称作半抗原(hapten)。将半抗原与作为载体的蛋白偶联后,半抗原获得诱导特异性抗体产生的能力,此即所谓半抗原-载体效应。进一步研究表明,载体蛋白诱导了 T 细胞活化,后者辅助 B 细胞产生针对半抗原的抗体应答。值得注意的是,同时给予游离的半抗原和载体蛋白并无此效应,提示 B 细胞和 T 细胞识别的抗原必须物理上相连,方能发挥作用,这种现象称为关联识别(linked recognition)。其背后的机制是,BCR 以高亲和力结合半抗原,并通过受体内化将半抗原-载体偶联物带入胞内,载体蛋白被降解为小肽,并通过 MHC Ⅱ类分子提呈给 CD4$^+$T 细胞。由此建立的细胞-细胞接触让 B 细胞能更好地接受活化 CD4$^+$ T 细胞提供的辅助信号(图 10-11)。

体内针对某一特定抗原的 B 和 T 细胞的频率低于 10^{-4},它们随机相遇的概率低于 10^{-8}。因此,关联识别有赖于对二者迁移的精确调控。初始 B 细胞表达 CXCR5,受 CXCL13 趋化吸引而定位于初级淋巴滤泡;初始 T 细胞通过其表面的 CCR7 与 CCL19/CCL21 结合而滞留于 T 细胞区。抗原刺激活化 B 细胞后数小时,EBI2 表达上调,从而响应 7α,25-二羟基胆固醇(7α,25-HC)趋化吸引作用,向滤泡外围和滤泡间区域迁移。6~24 小时后,细胞再上调 CCR7,进一步向 T 细胞区迁移;而活化 T 细胞则上调 CXCR5,向 B 细胞区迁移。最终,它们相遇在淋巴滤泡周边或滤泡间区域,进而建立起二者间的相互作用(图 10-12)。

(2)T 细胞提供的辅助信号:T 细胞对 B 细胞应答的辅助作用体现在两个方面:①通过 CD40L 为 B 细胞活化提供必需的第二信号;②通过分泌细胞因子调节 B 细胞的活化、增殖和分化。

CD40L 表达于活化的 CD4$^+$T 细胞,属于 TNF 家族成员。CD40L 结合 B 细胞表达的 CD40,为 B 细胞提供第二活化信号。与配体结合后,CD40 招募并活化一种称为 TNF 受体相关因子(TNF receptor-associated factor,TRAF)的胞质蛋白,启动经典和非经典的 NF-κB 途径,通过诱导下游靶基因的表达调控 B 细胞多种生物学行为,如通过诱导 Mcl-2 等抗凋亡蛋白表达促进 B 细胞存活,通过诱导代谢重编程驱动 B 细胞分化,通过诱导 Blimp 表达增强抗体分泌,通过诱导胞嘧啶脱氨酶(AID)表达启动类别转换等。CD40L 遗传缺陷导致 X 连锁高 IgM 综合征。活化 CD4$^+$T 细胞还分泌多种细胞因

NOTES

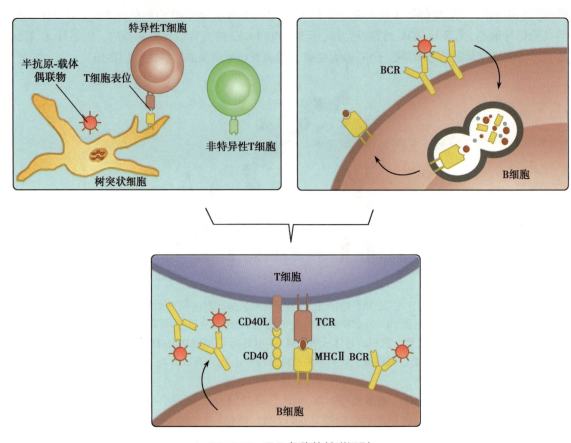

图 10-11   T-B 细胞的关联识别

BCR 以高亲和力结合半抗原,将半抗原-载体偶联物高效带入胞内,载体蛋白经加工提呈给预先被 DC 活化的 CD4⁺T 细胞,由此建立 T-B 细胞间的相互作用。因此,T 和 B 细胞识别的表位必须物理上相连。

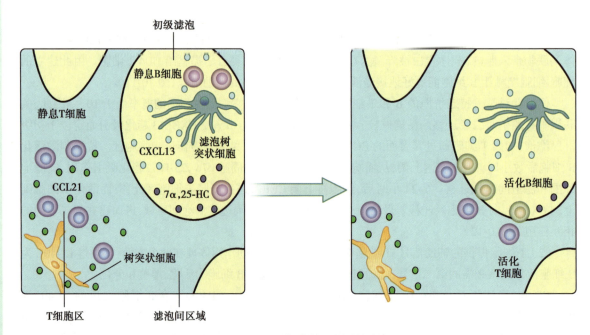

图 10-12   T-B 细胞相互作用的建立

静息 B 细胞和 T 细胞分别定位于初级淋巴滤泡和 T 细胞区。活化 B 细胞上调 EBI2 和 CCR7,向滤泡外围和 T 细胞区方向迁移;而活化 T 细胞则上调 CXCR5,向 B 细胞区迁移。二者在滤泡周边建立细胞间相互作用。

子。其中,IL-21 不仅通过激活 STAT3 促进 B 细胞增殖和分化,还通过自分泌方式促进滤泡辅助性 T 细胞(Tfh)的分化;后期产生的一些细胞因子,如 IL-6、TGF-β、IFN-γ、IL-4 等主要参与诱导 Ig 类别转换(图 10-13)。

T-B 细胞间的相互作用是双向的,CD40L 不仅为 B 细胞活化提供了重要辅助信号,同时也促进了 T 细胞的活化及其向 Tfh 细胞的分化。活化 B 细胞上调 CD86,结合 CD28 传递 T 细胞活化共刺激信号;活化 B 细胞还表达一种重要的 T 细胞共刺激分子配体(ICOSL),而 T 细胞表达对应的受体 ICOS。ICOS 信号诱导转录因子 Bcl-6 和 c-Maf 表达,驱动 CD4+ T 细胞完成向 Tfh 细胞的分化。

3. 生发中心反应　接受抗原刺激 2~3 天后,B 细胞下调 CCR7,但维持 EBI2 高表达,从而离开 T 细胞区,并定位在滤泡间区域。在此,细胞大量增殖,5 天左右形成初级集落

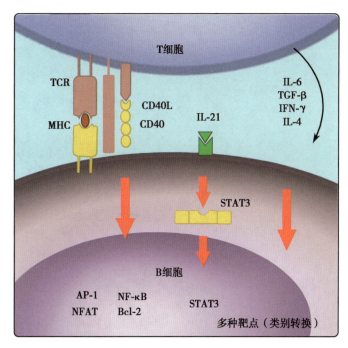

图 10-13　T 细胞在 B 细胞活化中的作用

活化 T 细胞表达的 CD40L 结合 B 细胞上的 CD40,激活转录因子 AP-1、NF-κB、NFAT 及抗凋亡分子 Bcl-2,为 B 细胞活化提供第二信号。T 细胞还分泌多种细胞因子,其中,IL-21 通过激活 STAT3 促进 B 细胞增殖和分化,而 IL-6、TGF-β、IFN-γ、IL-4 等促进 Ig 类别转换。

(primary foci)。其中,部分细胞分化成具有抗体分泌能力的浆母细胞,该阶段细胞仍维持很多活化 B 细胞特征,并活跃增殖。最后,浆母细胞分化为专职分泌抗体的浆细胞。滤泡外生成的浆细胞主要分泌低亲和力 IgM 抗体,在抗感染免疫中发挥第一道防线的作用。这类浆细胞寿命较短,通常在 2 周内凋亡。另外一部分活化 B 细胞下调 EBI2,和与其互作的 T 细胞一起迁入初级淋巴滤泡,继续增殖,并形成生发中心(germinal center,GC)。

(1)生发中心结构:活化 B 细胞迁移到初级淋巴滤泡后,以 6~8 小时分裂一次的速度快速扩增,形成生发中心。典型的 GC 包含暗区(dark zone)、明区(light zone)和外套层(mantle zone)三个部分(图 10-14)。暗区位于滤泡内侧,由活跃增殖 B 细胞(又称为中心母细胞,centroblast)紧密聚集形成。暗区基质细胞产生的 CXCL12 通过作用于 CXCR4 令中心母细胞滞留在暗区,中心母细胞的显著特征是丧失 mIgM 表达。随着增殖减缓,中心母细胞下调 CXCR4 同时维持 CXCR5 表达,在 CXCL13 趋化吸引下迁入明区,再度表达 mIg,成为中心细胞(centrocyte)。除中心细胞,明区还包含相当数量的滤泡树突状细胞(FDC)和滤泡辅助性 T 细胞(Tfh)。FDCs 通过其表面 Fc 受体和补体受体,令抗原和免疫复合物长期滞留在其表面,可持续向 B 细胞提供抗原信号。Tfh 细胞则通过其表面 CD40L 及其分泌的多种细胞因子,发挥重要辅助作用。外套层主要由静息 B 细胞构成,是初级滤泡中原有的细胞被大量增殖的抗原特异性 B 细胞挤向外侧形成的月牙状的结构。GC 大约出现在抗原刺激后一周,持续 3~4 周。这期间,B 细胞经历体细胞高频突变、抗体亲和力成熟和类别转换,最终分化成浆细胞或记忆细胞。

(2)体细胞高频突变与抗体亲和力成熟:随着接触抗原后时长或接触抗原次数的增加,抗体亲和力越来越高,这种现象称为亲和力成熟(affinity maturation)。如前所述,在生发中心母细胞阶段,IgV 区编码序列会以很高的频率发生突变,并随细胞分裂次数增加而不断累积,进一步增加了 Ig 多样性。在中心细胞阶段,细胞重新表达 mIg,从而通过受体内化从 FDC 处摄取抗原,并加工提呈给 Tfh 细胞,

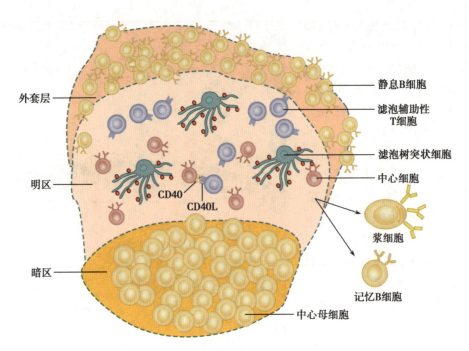

图 10-14 生发中心结构示意图

生发中心分暗区、明区和外套层三个部分。暗区由活跃增殖的中心母细胞紧密聚集形成，明区包含中心细胞、滤泡树突状细胞和滤泡辅助性 T 细胞。外套层是由初级滤泡中原有的细胞被挤向外侧形成的月牙状的结构。

后者为 B 细胞存活和进一步分化提供支持信号。显而易见的是，高亲和力 mIg 在竞争中更具优势，从而选择性存活下来。经过这种阳性选择的中心细胞可返回暗区，进入下一轮增殖和突变。介导高频突变的酶称作活化诱导的胞嘧啶脱氨酶（AID），催化胞嘧啶脱氨成为尿嘧啶，诱导错配修复和碱基切除修复，并在修复过程中引入突变。

（3）Ig 类别转换：GC 反应中发生的另一个重要事件是 Ig 类别转换，在可变区不变情况下，重链恒定区编码序列之间发生重组，导致 Ig 类别转换。在维持抗原识别特异性的同时，类别转换赋予抗体不同的效应功能。类别转换也是由 AID 催化的，其所引起的错配被脱嘌呤/脱嘧啶核酸内切酶 1（APE1）识别，进而引起双链断裂。多种因素影响 Ig 类别转换，如 TI 抗原的应答主要诱导产生 IgM 类抗体，而 TD 抗原的应答则常伴随类别转换；病毒和细菌感染主要诱导 IgG 类抗体，而寄生虫感染常诱导 IgE 类抗体；腹腔 B1 细胞以产生 IgM 为主，而黏膜固有层的浆细胞主要分泌 IgA。本质上，类别转换发生与否及向何种类别转换很大程度上受 Th 细胞调控。活化 T 细胞提供的 CD40 信号是类别转换的主要驱动因素，CD40L 或 CD40 缺失的个体不能发生类别转换，导致 IgM 增高，同时缺乏 IgG、IgA 和 IgE。Th 细胞及其他辅助细胞分泌的细胞因子也影响抗体的类别转换：IL-4 促进抗体向 IgE 和 IgG1 转换；IL-5 和 TGF-β 促进 IgA 产生；IFN-γ 促进抗体向 IgG2a 和 IgG3 转换（表 10-3）。

表 10-3 细胞因子对 Ig 类型转换的调节作用

	IgM	IgG3	IgG1	IgG2b	IgG2a	IgE	IgA
IL-4	↓	↓	↑	–	↓	↑	–
IL-5	–	–	–	–	–	–	↑
IFN-γ	↓	↑	↓	↓	↑	↓	–
TGF-β	↓	↓	↓	↑	–	–	↑

注："↓"表示抑制，"↑"表示诱导、增强，"–"表示无影响。

（4）浆细胞和记忆 B 细胞形成：在 GC 反应后期，中心 B 细胞下调 Bcl-6 和 Pax-5，而上调干扰素调节因子 4（IRF4）和 Blimp-1，进而分化为浆细胞（plasma cell，PC）。浆细胞分化伴随细胞形态的巨大改变，主要表现为内质网大量扩张和核质比降低，以满足大量产生和分泌抗体的需求。浆细胞离开生发中心后一部分分布在脾脏红髓的脾索及淋巴结的髓索，另一部分迁移至骨髓，在骨髓基质细胞提供的信号支持下长期存活，并持续分泌抗体。某些条件下，浆细胞可能发生恶性转化，形成多发性骨髓瘤。

另有少量生发中心 B 细胞分化为长寿命、低增殖的记忆 B 细胞（memory B cell），它们表达 CD27、mIg 及较高水平的 CD44。一般认为，低水平 IRF4 有利于记忆 B 细胞产生。离开生发中心后，它们分布在外周淋巴组织并参与淋巴细胞再循环，一旦再次遭遇同一特异性抗原，即迅速活化、增殖、分化，产生大量高亲和力特异性抗体。

（二）B 细胞对 TI-Ag 的免疫应答

胸腺非依赖性抗原（TI-Ag），如细菌多糖、多聚蛋白质及脂多糖等能激活初始 B 细胞诱导抗体产生，而无须 T 细胞辅助。根据激活 B 细胞的方式及其结构特点的不同，可将 TI 抗原分为 TI-1 和 TI-2。

1. TI-1 抗原 这类抗原不仅包含能被 BCR 识别的表位，同时具有丝裂原成分，后者结合 B 细胞表面对应受体（如 TLR4），由此产生的信号能够替代 T 细胞提供的辅助信号。革兰氏阴性菌脂多糖（LPS）是一种典型的 TI-1 抗原。低、高剂量 TI-1 抗原分别可诱导 B 细胞特异性或非特异性免疫应答：在高浓度时，TI-1 抗原中的丝裂原成分能非特异性地激活多克隆 B 细胞；低剂量 TI-1 抗原（为多克隆激活剂量的 $10^{-5} \sim 10^{-3}$）仅激活表达特异性 BCR 的 B 细胞（图 10-15）。B 细胞针对低浓度 TI-1 抗原产生应答，使机体在胸腺依赖性免疫应答发生前（即感染初期）即可产生特异性抗体，而无须辅助性 T 细胞致敏与扩增。

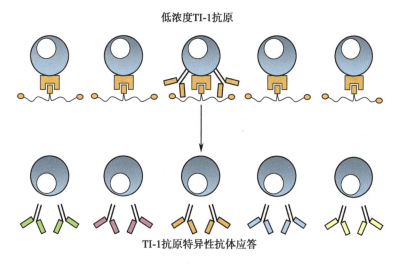

图 10-15 B 细胞对 TI-1 抗原的应答

高浓度 TI-1 抗原可导致非特异性地激活多克隆 B 细胞，低剂量 TI-1 抗原活化特异性 B 细胞。

2. TI-2 抗原 这类抗原具有许多重复性抗原决定簇，令 BCR 发生广泛交联，从而活化 B 细胞（图 10-16）。典型的 TI-2 抗原包括细菌荚膜多糖、聚合鞭毛素等，主要诱导 B1 细胞和边缘区 B 细胞活化。抗原表位的密度在 TI-2 抗原激活 B 细胞过程中起重要作用：密度太低，BCR 交联的程度不足以激活 B 细胞；密度太高，会使 BCR 过度交联而使 B 细胞产生耐受。对 TI-2 抗原的应答具有重要的生理意义，它构成了机体针对一些重要病原体，尤其是带有荚膜的细菌的一线防御。荚膜多糖帮助细菌抵抗吞噬，抗体包被促进巨噬细胞吞噬能力。出生时，边缘区 B 细胞数量较少，随年龄而逐渐累积。因此，婴幼儿对富含 TI-2 抗原的病原体高度易感。

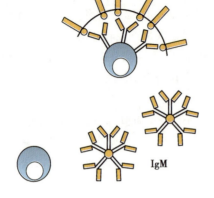

图 10-16　B 细胞对 TI-2 抗原的应答
TI-2 抗原通过其重复性抗原决定簇导致 B 细胞受体交联而刺激 B1 细胞。

B 细胞对 TD 抗原和 TI 抗原应答的比较见表 10-4。

表 10-4　TD、TI-1 与 TI-2 抗原诱导 B 细胞应答的异同

	TD 抗原	TI-1 抗原	TI-2 抗原
诱导婴幼儿抗体应答	+	+	−
刺激无胸腺小鼠产生抗体	−	+	+
T 细胞辅助	+	−	−
多克隆 B 细胞激活	−	+	−
对重复序列的需要	−	−	+
举例	白喉毒素、结核菌素纯蛋白衍生物（PPD）、病毒血凝素	细菌多糖、多聚蛋白、细菌脂多糖（LPS）	肺炎链球菌脂多糖、沙门菌多聚鞭毛

三、体液免疫应答的一般规律

病原体初次侵入机体所引发的应答称为初次免疫应答（primary immune response）。在初次应答的晚期，随着抗原被清除，多数浆细胞发生凋亡，抗体浓度逐渐下降。但是，应答过程中所形成的记忆 B 细胞能够长期存活，并参与淋巴细胞再循环，一旦再次遭遇相同抗原刺激，记忆性淋巴细胞可迅速、高效、特异地产生应答，此即再次免疫应答（secondary immune response），亦称回忆应答。

（一）B 细胞初次免疫应答特点

机体初次接受抗原刺激后，抗体产生的过程可人为划分为若干阶段：①延迟期（lag phase）：历时较长，主要受机体状况、抗原性质及其进入机体的途径等因素影响，在此期间体内不能检出抗体；②对数期（log phase）：抗体水平呈指数增长，抗体浓度增加一倍所需的时间称为"倍增时间"（doubling time），长短与抗原的性质、剂量等因素有关；③平台期（plateau phase）：抗体水平相对稳定，到达平台期所需时间及平台期的抗体水平和持续时间，依抗原不同而异；④下降期（decline phase）：由于抗体被降解或与抗原结合而被清除，体内抗体水平逐渐下降，此期的长短也取决于前面所提的各种因素。初次应答主要产生 IgM 类抗体，后期可产生 IgG，所产生的抗体总量及其与抗原结合的亲和力均较低，抗体的维持时间短。

（二）B 细胞再次免疫应答特点

记忆细胞的存在令针对特定抗原的特异性 B 细胞频率明显增加，而且经历过亲和力成熟的记忆细胞表达更高亲和力的 BCR。因此，当机体再次受到相同或相近抗原刺激时，低浓度抗原即可快速诱导高水平的再次应答。具体而言，再次应答呈现以下特点：①延迟期短；②抗体浓度增加迅速，且最高水平可达初次应答水平的 10 倍以上；③抗体水平下降迟缓，平台期维持较长；④再次应答中产生的

NOTES

抗体主要为 IgG,亲和力高而且均一(图 10-17)。再次应答的强弱与两次抗原暴露间隔长短密切相关。因为初次应答后存留的抗体可与再次入侵的抗原形成复合物,导致后者被迅速清除,所以间隔短则应答弱。另外,间隔太长也可因记忆细胞数量减少导致反应减弱。再次应答的能力可持续存在数月或数年,故机体一旦被感染后在后续相当时间将不再被相同病原体感染。值得注意的是,若入侵的抗原与机体以往接触的抗原含共同或相似的表位,针对这类表位的应答将占主导地位,并抑制对入侵抗原可能包含的新表位的应答,此即所谓抗原原罪(original antigenic sin)现象。

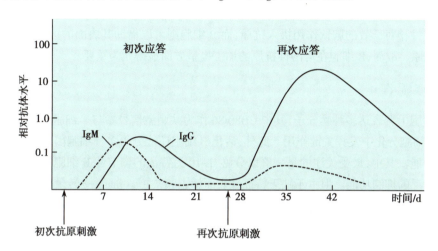

图 10-17　初次应答和再次应答中抗体产生的变化
初次应答延迟期长,主要产生 IgM 类抗体,与抗原结合的亲和力较低,抗体的维持时间短;再次应答延迟期短,产生的抗体主要为 IgG,抗体的亲和力高,抗体的维持时间长。

尽管记忆 B 细胞在再次抗体应答中处于中心地位,但更有效的应答仍需要记忆 T 细胞的参与。记忆 B 细胞高亲和力 BCR 能更有效地摄取抗原。由于高表达 MHC Ⅱ类分子和共刺激分子 CD80/CD86,记忆 B 细胞具有更强的抗原提呈功能。记忆 T 细胞活化后表达的多种膜分子及其分泌的细胞因子作用于记忆 B 细胞,使之迅速增殖并分化为浆细胞,合成并分泌抗体。

第三节　B 细胞功能

B 细胞是体液免疫应答的主要参与者,通过产生抗体介导一系列效应功能。此外,B 细胞还是一种专职抗原提呈细胞,并通过分泌多种细胞因子发挥免疫调节作用。

一、抗体产生及其效应功能

受抗原刺激后,B 细胞分化为浆细胞,大量分泌特异性抗体。抗体主要通过以下方式发挥效应功能:①中和毒素:高亲和力 IgG 和 IgA 可阻断毒素结合亚单位与相应受体结合,从而阻止毒素进入宿主细胞;②阻断感染:抗体与病原体表面蛋白结合,阻止其与宿主细胞结合,从而阻断感染;③激活补体:IgG1、IgG2、IgG3 和 IgM 类抗体与抗原结合形成免疫复合物,暴露出恒定区的 C1q 结合位点,通过经典途径激活补体系统;④调理吞噬:IgG、IgA 类抗体通过其 Fab 段与细菌等病原体结合,其 Fc 段则可与吞噬细胞表面相应的 FcR 结合,从而促进吞噬细胞吞噬病原体;⑤抗体依赖细胞介导的细胞毒作用(ADCC):IgG 类抗体的 Fab 段与靶细胞表面抗原结合后,其 Fc 段可与 NK 细胞、巨噬细胞、中性粒细胞和嗜酸性粒细胞表面的 FcγR Ⅲ结合,介导对病毒感染细胞、肿瘤细胞等靶细胞的杀伤。

多数情况下,抗体经简单扩散到达需要的部位,但其跨上皮递送依赖特殊转运机制。例如,IgA 需要借助多聚 Ig 受体(pIgR)分泌至黏膜表面,母体 IgG 跨胎盘进入胎儿依赖新生儿 Fc 受体(FcRn)。

必须指出的是,除免疫保护作用外,抗体也参与到一些病理过程:①超敏反应和自身免疫性疾病:

由抗体引起的免疫损伤可见于 I、II、III 型超敏反应和自身免疫性疾病，如 IgE 介导的 I 型超敏反应，IgG、IgM 介导的 II 型超敏反应，以及抗原-抗体复合物沉积导致的血管内皮细胞损伤；②移植排斥：当受者体内存在针对移植物抗原的预存抗体（IgG）时，可导致超急性排斥反应；③肿瘤：某些 IgG 亚类可作为封闭因子，阻碍特异性 CTL 识别和杀伤肿瘤细胞。

二、抗原提呈

B 细胞是除树突状细胞和巨噬细胞外的另一类专职性 APC。对于可溶性抗原，树突状细胞和巨噬细胞主要通过相对低效的胞饮作用摄入抗原，而 B 细胞则可以借助其表面的抗原受体特异性结合并高效内化抗原。故而，B 细胞在可溶性抗原的加工提呈方面显得尤为重要。

三、免疫调节

活化 B 细胞上调表达多种膜分子，其中 CD80/86 作为共刺激信号参与 T 细胞活化，ICOSL 介导的信号则在 Tfh 细胞分化中发挥关键作用。此外，活化 B 细胞还能分泌多种细胞因子，调节自身及其他免疫细胞的功能。其中，最受关注的是一群以分泌 IL-10 为特征的调节性 B 细胞（Breg），对免疫应答和炎症具有广泛的抑制功能。但由于缺乏特征性表面标志和"主"（master）转录因子，Breg 作为独立细胞亚群的地位尚待确认。

思考题

1. 何为生发中心反应中的 Ig 亲和力成熟和类别转换？其分子基础是什么？
2. 简述抗体多样性形成的机制。
3. 比较初次和再次体液免疫应答的异同。

（张　毓）

第十一章
免 疫 耐 受

扫码获取
数字内容

【学习要点】

- 免疫系统对自身组织抗原产生的一种特异的"无反应性"称为免疫耐受。
- 中枢免疫耐受在骨髓和胸腺内形成。
- 外周免疫耐受在外周免疫器官内形成。
- 免疫耐受失调可导致自身反应性淋巴细胞活化,引起自身免疫病。

　　免疫系统的重要功能之一是区分"自己"和"非己"。在正常情况下,免疫系统对外来抗原产生免疫应答,以保护机体免受感染和疾病的侵害。然而,为了维持免疫系统的平衡和避免对自身组织的攻击,机体也需要对自身组织抗原产生一种特异的"无应答性"(unresponsiveness),这种免疫系统的特异性不应答状态称为免疫耐受(immune tolerance)。其特征是机体对自身抗原或某些特定抗原不发生免疫反应,但对其他抗原仍保持正常的免疫应答。免疫耐受可天然形成,如机体对自身组织抗原的免疫耐受;也可后天获得,如接触某些特定抗原后诱导获得的特异性免疫耐受。诱导免疫耐受形成的抗原称为耐受原(tolerogen)。同一抗原物质在不同情况下既可以是免疫原,也可以是耐受原,主要取决于该抗原的理化性质、剂量、进入机体的途径、机体遗传背景和生理状态等因素。免疫耐受具有高度特异性,即仅对某一特定的抗原无应答或低应答,但对其他抗原仍保持正常免疫应答能力。免疫耐受与机体的正常免疫应答两者均为免疫系统的重要功能组成。免疫耐受与免疫应答之间的平衡对于保持免疫系统和机体的稳态(homeostasis)至关重要。对自身抗原的耐受可以避免自身免疫病的发生,但若对外来抗原如病原体或突变的细胞产生耐受,则可导致严重的感染和肿瘤的形成。

第一节　免疫耐受理论的提出及验证

　　虽然免疫系统的重要功能之一是区分"自己"和"非己",即机体的免疫系统对自身组织器官的抗原不会发生免疫反应,但是一直以来对于机体的免疫系统实现这一重要功能的机制并不清楚。直到 1945 年,美国遗传学家 Ray Owen 发现部分异卵双生小牛由于共享胎盘血管,出生后体内存在来自两种不同血型抗原的红细胞。这表明当血细胞在发育早期相互交换时,每个异卵双胞胎出现对彼此组织的免疫无反应性,即免疫耐受,并对这些早期接触的外来细胞呈现出永久的耐受。1949 年,澳大利亚病毒学家 Macfarlane Burnet 基于 Ray Owen 的发现推测,生命早期暴露于特定抗原可诱导机体针对这些抗原产生免疫耐受,并由此提出了获得性免疫耐受(acquired immune tolerance)的假说。根据这一假说,在早期胚胎发育和出生后不久,脊椎动物获得了区分属于其自身物质和外来物质的能力,即在淋巴细胞发育过程中具有自身反应性(self-reactive)的细胞在其成熟前就被机体清除,这一过程称为克隆清除(clonal deletion)。1953 年英国生物学家 Peter Medawar 和同事们将来源于成年 A 品系小鼠的肾脏、睾丸和脾脏的细胞注射给胚胎 15~16 天的 CBA 品系小鼠,并于 CBA 小鼠出生 8 周后,对其进行 A 品系小鼠皮肤移植。结果显示,在胚胎期接受 A 品系细胞注射的 CBA 小鼠,不排斥 A 品系皮肤移植,并接纳其长期存活,但仍会排斥来自第三方 AU 品系小鼠的皮肤移植(图 11-1)。这一实

153

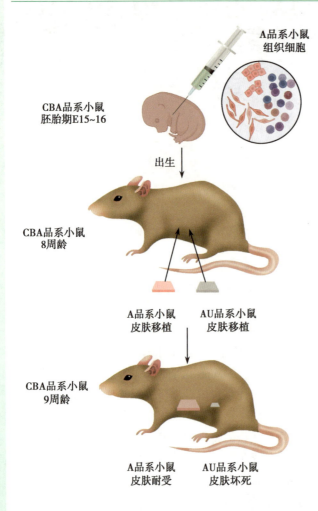

图 11-1　Medawar 的人工免疫耐受实验
Medawar 等将成年 A 品系小鼠的肾脏、睾丸和脾脏等细胞注射给胚胎 15~16 天的 CBA 品系小鼠，在其出生后 8 周，使其分别接受 A 品系和 AU 品系小鼠的皮肤移植。结果显示，在胚胎期接受了 A 品系细胞注射的 CBA 小鼠不排斥 A 品系皮肤移植，但仍排斥 AU 品系皮肤移植。该实验证实了处于早期发育阶段的免疫细胞若接触到外来抗原可诱导高度特异的针对该外来抗原的免疫耐受。

验证实处于早期发育阶段的免疫细胞若接触到外来抗原可诱导高度特异的针对同种异体皮肤移植物的免疫耐受。

　　Burnet 和 Medawar 提出并验证了获得性免疫耐受的理论，由此开创了移植免疫学。这　获得性免疫耐受理论的提出也为解释自身免疫病形成的机制提供了理论基础，他们也因此共同获得了 1960 年的诺贝尔生理学或医学奖。

第二节　免疫耐受的类别及特性

　　免疫耐受的形成是一个复杂的过程，涉及多种机制和不同细胞类型的相互作用。免疫耐受的形成可以发生于个体的发育早期，也可以在发育成熟后诱导发生；可以针对自身抗原，也可以针对外来抗原；可以是 T、B 细胞均耐受，也可表现为或 T 细胞或 B 细胞的免疫耐受。因此，免疫耐受可根据其产生的时间、部位、参与的免疫细胞等的不同进行分类，不同种类的免疫耐受具有不同的免疫学特性。

一、免疫耐受的类别

（一）先天免疫耐受和后天免疫耐受

　　在免疫系统发育成熟前如胚胎期接触某种抗原，出生后当再次遇到相同抗原时，表现为对该抗原的特异性无反应性，称为先天免疫耐受，如机体对自身组织抗原的自身耐受。在出生后或免疫系统发育成熟后，对一些外来抗原通过改变其抗原性状、剂量或接触免疫的途径等诱导产生的免疫耐受，称为后天免疫耐受，如人工注射某种抗原后诱导的获得性耐受。先天免疫耐受多为天然形成，而后天免疫耐受则多为病原感染或人工诱导产生。

（二）细胞免疫耐受和体液免疫耐受

单纯细胞免疫耐受主要因 T 细胞耐受所致,而体液免疫耐受的形成则可能因 T 细胞耐受所致,也可因 B 细胞耐受,或 T、B 细胞均耐受所致。此外,机体如果对耐受原的刺激,既不产生细胞免疫应答,也不产生体液免疫应答,称为完全免疫耐受(complete immunological tolerance);如仅出现低水平的细胞免疫应答或体液免疫应答,则为部分免疫耐受(partial immunological tolerance)或不完全免疫耐受(incomplete immunological tolerance)。完全免疫耐受表现为机体的 T、B 细胞均不应答;而不完全免疫耐受则仅表现为 T 细胞或 B 细胞的免疫耐受。

（三）中枢免疫耐受和外周免疫耐受

根据免疫耐受形成时期和部位的不同,可将免疫耐受分为中枢免疫耐受和外周免疫耐受。中枢免疫耐受(central immunological tolerance)发生在中枢免疫器官即胸腺及骨髓中,是指在胚胎期及出生后 T、B 细胞发育过程中,未成熟 T、B 细胞对自身抗原所形成的耐受;外周免疫耐受(peripheral immunological tolerance)则发生在外周免疫器官,是指成熟的 T、B 细胞遇到自身(内源性)或非己(外源性)抗原所形成的特异免疫耐受。

二、免疫耐受的特性

（一）抗原特异性

抗原特异性是指机体仅对诱发免疫耐受的某一特定抗原(即耐受原)无应答,而对其他抗原仍保持正常免疫应答能力。因此,它有别于免疫抑制(immune suppression)、免疫缺陷(immunodeficiency)等所导致的非抗原特异性免疫无反应或低反应(表 11-1)。抗原特异性的免疫无反应为免疫耐受,而抗原非特异性的免疫无反应或低反应为免疫抑制。机体免疫系统功能异常导致免疫功能受损而表现为免疫系统无法产生对外来病原体的有效反应为免疫缺陷。

表 11-1　免疫耐受与免疫抑制的比较

项目	免疫耐受	免疫抑制
抗原特异性	高	无
直接原因	抗原特异性免疫细胞被清除或不能被活化	免疫细胞发育缺损或增殖分化障碍
产生条件	可先天形成或后天获得,前者发生于免疫功能未成熟时,后者多见于免疫力减弱或抗原性状改变时	先天性免疫缺损、药物、射线等诱导产生
临床意义	自身免疫反应的预防,对无害外源性抗原(如食物、花粉等)的耐受	超敏反应、自身免疫病和移植排斥的治疗和预防

（二）诱导性

免疫耐受是针对特异性抗原诱导的无反应性。从这一意义上讲,所有的免疫耐受均由抗原诱导。先天免疫耐受的诱导发生于免疫系统成熟前,而后天免疫耐受则是因病原感染或人为给予抗原诱导产生。

（三）转移性

免疫耐受的细胞学基础是 T 和/或 B 淋巴细胞对特异性抗原的不应答性。这些对特定抗原的耐受性可通过耐受的 T、B 细胞的注入转移给非耐受的个体。

第三节　免疫耐受的形成机制

机体存在多重机制诱导免疫耐受的形成,按照免疫耐受发生的部位,可大致分为中枢免疫耐受、外周免疫耐受以及免疫豁免部位和区域免疫介导的免疫耐受。

NOTES

一、中枢免疫耐受

中枢免疫耐受是在中枢免疫器官内形成的。在胸腺和骨髓中,免疫系统会通过阴性选择(negative selection)来消除自身抗原特异性 T 细胞和 B 细胞。这个过程确保了只有那些能够识别外来抗原而不攻击自身组织的免疫细胞才得以发育和成熟。中枢免疫耐受的建立对避免自身免疫病的发生至关重要。T 细胞中枢耐受异常是导致自身免疫病发生的重要因素。中枢免疫耐受的形成主要包括克隆清除和受体编辑两种机制。

(一) 克隆清除(clonal deletion)

在胚胎发育阶段,免疫系统主要接受自身抗原刺激,导致对自身抗原具有高反应性的淋巴细胞克隆在早期即被清除。故发育成熟的免疫系统因缺乏该特异性淋巴细胞克隆而不会对自身抗原产生应答,导致对自身抗原的终身耐受,但却仍保留对异物抗原的应答能力。

胚胎期的 T 淋巴细胞在胸腺内发育过程中由于 TCR 基因重排,形成针对各种抗原具有特异识别能力的 T 细胞克隆。这些克隆组成未成熟 T 细胞的细胞库,其中每个克隆均表达特异性抗原识别受体即 TCR,可与相应抗原表位发生反应。在这个 T 细胞库中,有些细胞表达的 TCR 对自身抗原表位具有较强识别力和亲和力,被称为自身反应性 T 细胞。这些未成熟的自身反应性 T 细胞在发育后期,迁入胸腺髓质区,其表达的 TCR 可与胸腺髓质上皮细胞(thymic medullary epithelial cell,mTEC)或胸腺髓质区的抗原提呈细胞(胸腺 DC 或巨噬细胞)表面表达的自身抗原肽-MHC 分子复合物呈高亲和力结合,致使相应的自身反应性 T 细胞被克隆清除,不能继续发育成熟进入外周免疫器官。这一过程即“阴性选择”,使得成熟的 T 细胞不会对自身抗原作出免疫应答,从而产生自身耐受(self-tolerance)。

胸腺组织内可以表达两类自身抗原,一类是体内各组织细胞普遍表达的自身抗原(ubiquitous self-antigen),另一类是只在某些特定组织表达的组织特异性抗原(tissue specific antigen,TSA)。胸腺髓质的上皮细胞 mTEC 特异表达一个转录因子,称为自身免疫调节因子(autoimmune regulator,AIRE),可促进很多在外周器官组织表达的 TSA,如胰岛素、甲状腺球蛋白、腮腺蛋白等在 mTEC 的异位表达。这些异位表达的自身抗原多肽可由 mTEC 直接提呈给胸腺未成熟 T 细胞,或者被胸腺的抗原提呈细胞如 DC、巨噬细胞等摄取并提呈给胸腺未成熟 T 细胞,进而诱导对这些组织特异自身抗原具有反应性的 T 细胞的克隆清除。AIRE 基因缺陷会导致组织特异性抗原不能在 mTEC 表达,因而造成针对这些自身抗原的 T 细胞不能被有效清除而进入外周,引起与这些自身抗原相关的自身免疫病,如自身免疫性多内分泌腺综合征 I 型(type I autoimmune polyglandular syndrome,APS-I)。该疾病表现为自身抗体和自身反应性淋巴细胞介导的对多个内分泌腺,如甲状旁腺、肾上腺等的组织损伤。

与 T 细胞相似,在骨髓中发育的 B 细胞一旦 BCR 重排成功,IgM 就可以在细胞表面表达(作为膜表面 IgM 或 mIgM),前体 B 细胞分化成未成熟的 B 细胞。在这个阶段,BCR 对自身抗原的反应性即自身反应性会首先受到检测。未成熟 B 细胞表达的功能性 BCR 复合物在与自身抗原相遇时,若所表达的 BCR 能与自身抗原呈高亲和力结合,则也可诱导骨髓中未成熟的自身反应性 B 细胞发生凋亡和克隆清除。自身反应性 B 细胞的消除确保了整个 B 细胞群体对自身抗原的耐受性,进而建立 B 细胞的中枢免疫耐受。

(二) 受体编辑(receptor editing)

受体编辑是骨髓中 B 细胞中枢耐受形成的重要机制。当未成熟的 B 细胞首次产生 mIgM 时,RAG 蛋白仍在表达。如果受体不具有自身反应性,则 mIgM 不能形成交联,将会导致 RAG 蛋白表达下降,基因重排停止,B 细胞可继续发育。然而,如果受体具有自身反应性,当与自身抗原发生接触时就会导致 mIgM 的较强交联,RAG 蛋白继续表达,重启 BCR 轻链基因的重排。轻链基因的二次重排可以通过删除自身反应性轻链基因,并用另一个轻链基因序列进行替换以挽救未成熟的自身反应性 B 细胞免于凋亡,并产生表达新 BCR 的 B 细胞克隆。如果含有新的轻链的 BCR 不再具有自身反应性,B 细胞则会继续正常发育。但如果二次重排形成的受体仍然具有自身反应性,未成熟 B 细胞将继续进行基因重排,直到产生不具自身反应性的 BCR 受体,或直到没有更多的轻链 V 和 J 基因片段可用于重排,此时未成熟的 B 细胞将发生凋亡,即克隆清除。该过程发生缺陷会导致人类自身免疫病,如系统性红斑狼疮和类风湿关节炎,这两种疾病均以产生高水平自身反应性抗体为特征。

二、外周免疫耐受

中枢耐受机制尚不能完全清除、限制自身反应性 T 及 B 细胞克隆。在成人个体的外周免疫器官中,可发现具有潜在自身反应性的淋巴细胞,其原因可能为两方面:一方面胸腺上皮及骨髓基质细胞不能表达所有机体外周各器官组织的自身抗原,因而针对某些外周器官组织的特异性抗原的自身反应性淋巴细胞并未在胸腺和骨髓中被清除;另一方面自身反应性淋巴细胞的抗原识别受体与胸腺上皮和骨髓基质细胞表面多肽-MHC 分子复合物亲和力过低,从而逃避阴性选择,进入外周血液循环。当自身反应性 T、B 细胞逃逸到外周时,外周组织中的免疫系统通过多种机制来抑制自身抗原特异性 T 细胞和 B 细胞的活化。外周免疫耐受确保这些自身反应性细胞被清除或变得对抗原不产生反应。外周免疫耐受可以通过以下几种机制形成。

(一)诱导克隆失能(clonal anergy)

克隆失能即自身反应性淋巴细胞仍保持存活但无法对特异抗原作出反应的失活状态。初始 T 细胞的完全活化需要抗原提呈细胞提供三个信号的刺激:抗原肽与 MHC 形成的复合物与 TCR 结合提供 T 细胞活化的第一信号,CD80/86 等共刺激分子与 CD28 结合提供 T 细胞活化的第二信号,活化的抗原提呈细胞分泌的细胞因子提供 T 细胞活化的第三信号。如果抗原提呈细胞向 T 细胞提呈抗原时不能同时提供共刺激分子和细胞因子,即仅有第一信号而缺乏第二和第三信号时,则 T 细胞识别抗原后不仅不能活化,相反会形成对抗原特异性的无反应状态,即 T 细胞失能(图 11-2)。处于失能状态的辅助性 T 细胞对 B 细胞的调节也可到 B 细胞克隆失能。在外周免疫器官中,T、B 细胞均可发生克隆失能。克隆失能状态是可逆的,例如 PD-1(CD28 家族的一个抑制性成员)的缺失能够导致自身免疫反应,同时其配体 PD-L1 的阻断抗体可以逆转 T 细胞失能状态。这些现象共同提示 PD-1/PD-L1 信号通路参与了克隆失能的诱导和维持。

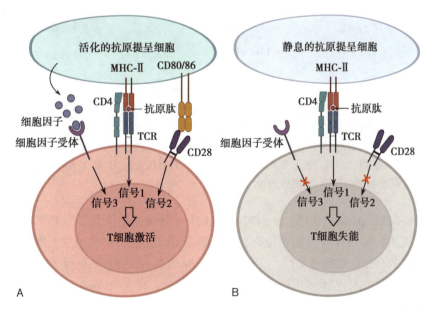

图 11-2 T 细胞克隆失能

A. 活化的抗原提呈细胞提供三种信号诱导 T 细胞激活,信号 1 为抗原肽-MHC 复合物与 TCR 结合,信号 2 为 CD80/86 等共刺激分子与 CD28 结合,信号 3 为细胞因子与 T 细胞表面相应受体结合;B. 静息的抗原提呈细胞仅提供信号 1 而缺乏信号 2 和信号 3,此状态下 T 细胞不仅不能被活化,还会形成对抗原特异性的无反应状态,即克隆失能。

（二）诱导外周自身反应性 T 细胞凋亡

与中枢耐受克隆清除机制不同的是，当外周的自身反应性 T 细胞在持续高水平自身抗原的刺激下发生过度活化时，会上调 Fas 及其配体 FasL 的表达。当 Fas 结合自身或邻近细胞表达的 FasL 后可激活 Fas-FasL 介导的细胞凋亡通路，进而导致活化诱导的细胞死亡（activation-induced cell death，AICD）。

（三）诱导调节性 T 细胞产生

胸腺内一些 CD4⁺未成熟的自身反应性 T 细胞与相应自身抗原以较高亲和力结合后并没有发生凋亡而被清除，而是发育成为具有免疫抑制性的调节性 T 细胞（regulatory T cell，Treg），称为自然发生的 Treg（natural Treg，nTreg）（图 11-3）。Treg 细胞离开胸腺进入外周，在外周发挥其抑制其他自身反应性 T 细胞的作用。静息状态下，Treg 约占外周 T 细胞总数的 5%~10%，其中绝大多数来源于胸腺。此外，一些已迁移到外周的初始 CD4⁺T 细胞在暴露于细胞因子 TGF-β 后也可能在外周组织中分化为诱导型调节性 T 细胞（inducible Treg，iTreg）。iTreg 与 nTreg 具有相似的效应功能，但它们是在外周而不是在胸腺内产生的。

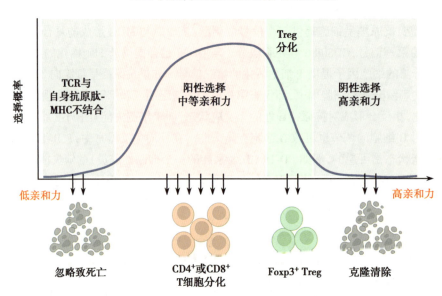

图 11-3　胸腺内调节性 T 细胞的发生

在胸腺内，若未成熟 T 细胞的 TCR 不能与自身抗原肽-MHC 复合物结合，则无法通过阳性选择而凋亡；具有中等结合力的 T 细胞可以通过阳性选择而存活并进一步分化。与自身抗原肽-MHC 复合物亲和力较高的少部分细胞可分化为具有免疫抑制功能的调节性 T 细胞（Treg）。若未成熟 T 细胞的 TCR 与自身抗原肽-MHC 复合物的亲和力过高，则会被克隆清除，即阴性选择。

Foxp3（forkhead box protein P3）是 Treg 特异表达的一个转录调控分子，直接控制着 Treg 的发育和功能，其过表达能使初始 CD4⁺ T 细胞获得类似 Treg 的表型和功能；其缺失或突变则使 Treg 细胞减少或功能异常，可导致自身免疫病的发生。一种名为 Scurfy 的 Foxp3 突变鼠呈现严重自身免疫性改变，如贫血，肝、脾、淋巴结肿大，以及多组织中大量淋巴细胞浸润。在人类，Foxp3 基因的突变可导致一种以自身免疫为特征的 X 连锁隐性遗传病——IPEX 综合征（immunodysregulation，polyendocrinopathy，enteropathy，X-linked syndrome）。

（四）克隆忽略（clonal ignorance）

指机体内虽有自身抗原的存在，但自身反应性 T 及 B 细胞克隆未能察觉，且与相应的自身抗原共存，不引起自身免疫应答，称为克隆忽略。其原因可能为：①自身抗原浓度过低或免疫原性太弱，不能提供足够强度的第一活化信号;②T细胞克隆的TCR对组织特异性自身抗原亲和力低;③有些自身抗原不能被自身的APC有效加工和提呈;④体内存在某些生理性屏障,可将自身反应性T、B细胞与相应的自身抗原组织隔离,从而形成免疫豁免部位(immunological privileged site),如眼、脑、睾丸、胎盘和胚胎等。

三、免疫豁免部位及区域免疫耐受机制

机体的免疫系统还可以针对特定器官或局部组织产生免疫耐受,这种耐受具有组织特异性,是只发生于局部而非系统性的耐受。

(一)免疫豁免部位耐受机制

免疫豁免部位所介导的免疫耐受,是组织特异性自身抗原与免疫细胞相隔离所致,仅发生于局部。机体的某些部位,比如眼、脑、睾丸、胎盘和胚胎等部位的特殊组织屏障结构使得在生理条件下免疫细胞被隔离而不能到达这些部位。因而不同程度地限制了特异性免疫应答的产生,以保护这些组织不会因免疫反应造成损伤和功能障碍,这些组织器官被称为免疫豁免部位。但是,由于针对免疫豁免部位自身抗原的淋巴细胞依然存在,一旦这类抗原由于外伤、感染等原因释放出来,并被相应的自身反应性T、B细胞识别,仍能诱导特异性免疫应答,使之成为自身攻击的靶点。

1. 眼 眼前房的解剖学结构特点为上皮细胞之间存在紧密连接,形成血-眼屏障,角膜无血管及缺少淋巴引流等均限制了免疫细胞的进入。此外,房水中含有一些可溶性的免疫抑制分子,包括一些神经肽类和TGF-β等。眼前房的上皮细胞和内皮细胞还表达免疫抑制分子PD-L1等。

2. 脑 脑部的一些解剖学特征,如血-脑屏障的存在,以及树突状细胞的缺乏、小胶质细胞(脑内的巨噬细胞)的活化阈值高等因素使得脑部的抗原不易触发抗原特异的免疫应答。然而有研究证明脑脊膜上也存在淋巴管,可以将脑脊液中的分子和免疫细胞引流至颈部淋巴结,提示脑部并不是严格意义上的免疫豁免部位。

3. 睾丸 睾丸也有血-睾屏障的存在,其局部丰富的雄激素以及TGF-β都具有抑制免疫应答的作用。

4. 胎盘和胚胎 母-胎界面是另一个特殊部位,在妊娠期间母亲的免疫系统通过多种机制耐受胎儿抗原。

(1)胎盘的屏蔽作用:胎盘属于胎儿组织,可屏蔽母体的T细胞对胎儿抗原的识别。这是由于:①位于母-胎界面的胎儿滋养层细胞不表达经典的HLA-I、II类分子,避免了被母体T细胞识别和攻击;②滋养层细胞可表达非经典HLA-I类分子,通过与NK细胞表面抑制性的杀伤细胞免疫球蛋白样受体(killer cell immunoglobulin-like receptor, KIR)结合而抑制母体NK细胞对胎儿组织的杀伤作用;③滋养层细胞表达高水平色氨酸代谢限速酶IDO,可分解T细胞活化所必需的色氨酸,从而抑制了T细胞活化。

(2)胎盘局部的免疫抑制状态:滋养层细胞和子宫蜕膜可表达高水平的补体C3和C4的抑制分子,从而阻断母体内补体活化的经典途径。子宫上皮细胞和滋养层细胞还可分泌TGF-β、IL-4和IL-10等细胞因子,从而抑制Th1细胞所介导的排斥反应。

(二)区域免疫耐受机制

区域免疫耐受是指机体某些区域具有的独特微环境和特定免疫细胞的组成所导致的对某些抗原表现出的免疫耐受状态。区域免疫耐受可避免对无害抗原的过度免疫反应,从而保护组织的正常功能和结构。其中肝脏是较为典型的易于发生区域免疫耐受的器官。

肝脏是人体最大的内脏器官之一,拥有多种生理功能,包括代谢、分泌和排泄。此外,肝脏的另一项重要的功能就是免疫调节,对维持免疫系统的稳定性和耐受性发挥着重要作用。肝脏具有独特的免疫细胞组成:包括Kupffer细胞(肝脏内的驻留巨噬细胞)、NK(自然杀伤细胞)和多种类型的淋巴细胞。这些细胞通过协同工作,释放细胞因子和化学介质等,参与机体的免疫应答和维护免疫平衡。

肝脏作为一个免疫耐受器官,可以限制对门静脉来源的食物抗原和细菌产物产生的超敏反应,并且易于接受肝脏同种异体移植物。此外,病毒或其他病原体对肝脏的持续感染通常会导致耐受性,这

也是肝脏的一个关键功能特征。肝脏可通过多种机制诱导和维持免疫耐受。肝脏免疫耐受可通过诱导肝脏内活化的 T 细胞的克隆清除、T 细胞失能和耗竭,以及免疫调节细胞的功能而形成。此外,外源性抗原在肝脏内被处理成小肽段后,可以通过肝内的抗原提呈细胞(APC),包括肝细胞以及 DC、肝窦内皮细胞(hepatic sinusoidal endothelial cell,HSEC)、Kupffer 细胞和肝星状细胞提呈给 T 细胞,从而诱导对外源性抗原的耐受性。肝脏还可以通过分泌一系列抑制性细胞因子,如 TGF-β、IL-10 等,抑制自身免疫反应的发生。然而肝脏的这种耐受状态会抑制针对病原体或肿瘤细胞的有效适应性免疫应答。因此,肝脏的免疫学特点使得肝脏在诱导免疫耐受及维持整体免疫平衡中具有不可替代的作用。

四、影响免疫耐受形成的因素

机体不仅在胚胎期及新生期对所接触的抗原诱导免疫耐受的形成,成年后接触的某些外来抗原在一定条件下也可能诱导免疫耐受。免疫耐受的诱导受到机体和抗原两方面因素的影响。

(一) 机体因素

1. 年龄　免疫系统的发育成熟程度与个体的年龄密切相关,不同年龄段表现出不同的特征。在早期生命阶段,如胎儿期和婴儿期,免疫系统处于发育和成熟的过程中,因此容易形成免疫耐受。随着年龄的增长,免疫系统逐渐成熟,从而更容易对抗原产生免疫应答。

2. 性别　研究表明,性别差异可能对免疫耐受的形成具有一定的影响。例如,雌激素在女性中可能具有免疫调节的作用,从而促进免疫耐受的形成。

3. 机体的免疫状态　健康成年个体较难诱导产生免疫耐受,但长期使用免疫抑制剂的个体则可能诱导免疫耐受。常用的免疫抑制药物包括环磷酰胺、环孢素、糖皮质激素等;针对 T 细胞活化的抗体等生物制剂。这些药物与抗原联合应用有可能诱导抗原特异的免疫耐受,同时也能在同种异体器官移植中延长移植物的存活时间。

4. 环境因素　环境中的各种物质和条件可能影响免疫耐受的形成。例如,早期接触微生物和过敏原可能有助于免疫系统的调节和耐受的形成。此外,饮食、生活方式、药物使用等也可能对免疫耐受产生影响。

5. 遗传因素　个体的遗传背景可能对免疫耐受的形成起到一定的影响。有些人可能天生具有更容易形成免疫耐受的基因变异,而另一些人可能具有更容易产生免疫应答的基因变异。

需要注意的是,免疫耐受的形成是一个复杂的过程,其中涉及多个因素的相互作用。通过深入研究免疫耐受的机制和影响因素,我们可以更好地理解免疫系统的功能,从而为预防和治疗自身免疫性疾病提供更有效的方法。

(二) 抗原因素

1. 抗原剂量　抗原剂量影响免疫耐受的形成。抗原剂量太低或太高引起的免疫耐受分别称为低带耐受(low zone tolerance)和高带耐受(high zone tolerance)(表 11-2)。一般而言,非胸腺依赖性抗原(TI 抗原)需高剂量才能诱导耐受,而胸腺依赖性抗原(TD 抗原)在低剂量与高剂量均可诱导耐受,低剂量 TD 抗原主要诱导 T 细胞耐受,高剂量 TD 抗原可同时诱导 T、B 细胞耐受。T 细胞耐受所需抗原量较 B 细胞小 100~10 000 倍,且发生快(24 小时内达高峰)、持续久(数月至数年);而 B 细胞形成耐受不但需要抗原量大,且发生缓慢(1~2 周)、持续时间短(数周)。

表 11-2　低带耐受与高带耐受的比较

项目	低带耐受	高带耐受
参与细胞	T 细胞	T、B 细胞
产生速度	快	慢
持续时间	长	短
抗原种类	TD 抗原	TI 和 TD 抗原均可

2. 抗原性状 一般而言,可溶性的、小分子的、结构单一的抗原更容易诱导免疫耐受,而颗粒状的、大分子的、结构复杂的抗原更易诱导免疫应答。一些可溶性蛋白中包含的单体分子较多聚体分子更易诱导耐受。持续存在的抗原容易诱导耐受,短期抗原刺激容易诱导免疫应答。抗原单独使用,容易诱导耐受;若与佐剂联合使用,则更易诱导免疫应答。

3. 抗原表位特点 抗原分子含有的某些抗原表位在特定宿主中可能更倾向于诱导免疫耐受,如天然鸡卵溶菌酶(HEL)蛋白可诱导 H-2^b 品系小鼠产生免疫耐受。但删除了氨基端 3 个氨基酸表位的 HEL 只诱导免疫应答,而不再诱导耐受。这种能诱导免疫耐受的抗原表位,称为耐受原表位(tolerogenic epitope)。

4. 抗原进入机体的途径 口服抗原易诱导免疫耐受,其次为静脉注射、腹腔注射以及肌内注射,但皮下或皮内注射最难诱导免疫耐受。通过黏膜、眼前房等途径进入机体的外来抗原也较容易诱导免疫耐受。

第四节 免疫耐受的调控

免疫耐受的异常会引起多种疾病,一方面免疫耐受缺失或被打破会导致自身免疫病的发生。而另一方面,在某些情况下免疫耐受也会导致机体抗肿瘤、抗病毒免疫应答的能力降低。因此,免疫耐受的诱导或干预是决定临床治疗相关疾病的重要决策基础。

一、免疫耐受的诱导

免疫耐受可天然存在,亦可通过特定的外部环境和条件因素人工诱导免疫耐受的形成。例如,免疫细胞长期暴露于低剂量的某种抗原可以导致对该抗原的免疫耐受,这一过程被称为免疫耐受的诱导。治疗超敏反应或自身免疫性疾病的重要策略之一是诱导针对特定抗原的免疫耐受。许多针对机体免疫系统本身或针对抗原生物学特性的方法可在一定程度上诱导免疫耐受状态的形成,其主要思路是降低机体免疫系统对特定抗原的反应性或将免疫原转变为耐受原。

(一)抗原进入机体的特定途径

在特定部位引入的抗原,可以诱导针对该抗原的系统性耐受,使得该抗原再经过其他途径进入机体时也不能诱导产生免疫应答。例如人体对于每天摄入的大量食物来源的抗原很少产生免疫应答,口服抗原可致局部肠道黏膜的特异免疫耐受,进而抑制全身对这些抗原的免疫应答,再经静脉途径给予相同免疫原时则不能诱导免疫应答。又如小鼠的实验性变态反应性脑脊髓炎(EAE)是由 Th1 应答诱导的迟发型超敏反应的动物模型,非肥胖性糖尿病(NOD)是由于 CTL 应答导致靶细胞的损害。当口服髓鞘碱性蛋白质(MBP)或胰岛素可使 CD4$^+$T 细胞产生 TGF-β 和 IL-4,诱导局部特异应答 B 细胞产生 IgA 类抗体,抑制 Th1 和 CTL 应答,从而缓解 EAE 和 NOD。

口服耐受(oral tolerance)的建立主要依赖 T 细胞应答。正常人体有两种机制来抑制食物特异性效应 T 细胞的功能,使其对食物抗原无反应,通常与抗原的剂量相关。高剂量耐受(high-dose tolerance),即高剂量抗原常诱导 T 细胞克隆清除或失能,而低剂量耐受(low-dose tolerance)即低剂量抗原主要诱导产生 Treg 细胞。

(二)共刺激信号阻断

T、B 淋巴细胞活化不仅需要抗原受体识别介导的信号,还需要共刺激信号。因此可通过阻断共刺激信号成功诱导针对多种抗原的耐受,例如 CTLA-4/Ig 融合蛋白(CTLA-4 的细胞外功能基团和 IgG1 Fc 段的融合蛋白)可与 B7 结合并阻断 B7-CD28 的相互作用,抗 CD40L 抗体可阻断 CD40-CD40L 间相互作用等。这些阻断剂对于治疗相关自身免疫病具有重要的临床应用价值。

(三)诱生或输入调节性免疫细胞

常见的是体外扩增调节性 T 细胞,然后再输入到受者体内,有助于控制自身免疫病。此外,输入耐受性树突状细胞、巨噬细胞或间充质干细胞等均有利于免疫耐受的建立。另外,一些可以增加体内调节性 T 细胞的数量和增强其功能的细胞因子也可促进免疫耐受的建立。

(四) 骨髓和胸腺移植

在 T、B 细胞早期发育分化阶段,若 TCR 或 BCR 与接触到的抗原能较强结合,则会因无法通过阴性选择而被清除,从而诱导免疫耐受。因此,在免疫系统成熟之前,对中枢免疫器官如骨髓进行移植,可诱导发育中的针对所遇抗原具有较强反应性的 T、B 细胞发生克隆清除或失能,导致免疫耐受的产生。例如在系统性红斑狼疮等自身免疫病患者中,多种自身抗原特异性 T、B 细胞的产生,引起造血微环境的损害及造血干细胞的缺陷,对这些患者进行骨髓移植可部分重建免疫系统的正常网络调节功能,减轻或缓解这些自身免疫病。在小鼠同种异型器官移植前以同种异型骨髓及胚胎胸腺移植,既可延长移植物存活时间,又可以预防移植物抗宿主反应 (graft versus host reaction,GVHR)。

(五) 抗原的改造

在不完全消除其刺激免疫系统能力的情况下降低抗原的免疫原性可将免疫原转变为耐受原。这可以通过多种方法来实现,包括化学修饰、基因工程和免疫调控。这些方法可以抑制免疫细胞的活性,减少免疫反应的发生,从而诱导免疫耐受,但需要根据具体抗原的性质和特性进行选择和优化。①化学修饰可以通过改变抗原的结构来降低其免疫原性。例如,通过将抗原与蛋白质或多糖载体结合,可以改变抗原的空间结构和电荷性质,从而影响其免疫原性。②基因工程可用来表达免疫原性降低的抗原,或用来表达修饰过的抗原分子。例如通过基因工程方法,可以合成具有特定氨基酸序列的蛋白质或多糖,这些序列可以抑制免疫反应或诱导免疫耐受。③免疫调控可以通过使用免疫检查点抑制剂,在不完全消除免疫细胞对抗原反应的情况下降低免疫细胞的活性。此外,还需要确保耐受原不会刺激免疫系统对自身成分产生免疫反应。

总之,诱导免疫耐受需要谨慎处理,确保不会对机体造成过度的免疫抑制或免疫抑制不足。因此,在选择和使用诱导免疫耐受的方法时,需要充分评估其安全性和有效性,并遵循适当的临床试验和监管要求。

二、免疫耐受的终止

影响免疫耐受的形成和维持的因素包括机体和抗原两方面。因此,改变机体的免疫状态和抗原的生物学性质,都有可能导致免疫耐受的终止。

(一) 免疫耐受的自然终止

免疫耐受可因耐受原在体内被逐渐清除而自发性终止。机体对自身抗原所建立的天然耐受在某些情况下也可被终止,并导致自身免疫病。例如:机体组织受损而暴露隐蔽抗原,自身抗原分子结构发生改变,与自身抗原有交叉成分的外来抗原进入机体等。

(二) 改变机体的免疫状态或抗原的性状可人为终止免疫耐受

通过改变耐受原的分子结构或置换半抗原载体,可特异性终止已建立的免疫耐受。在新型疫苗的分子设计中,如何打破某些病原体慢性感染所致的免疫耐受,已成为研制治疗性疫苗的重点方向。其关键策略之一即构建成分相似而具不同分子结构或构象的疫苗,或改变抗原的提呈途径,从而有可能终止耐受,重建对抗原的特异性免疫应答。

(三) 免疫耐受的终止涉及中枢和外周机制

1. 中枢免疫耐受终止机制　主要涉及克隆清除的改变。如某些特定型别的 MHC 分子可能阻止 T 细胞在胸腺中的选择过程,导致自身反应性 T 细胞不能通过阴性选择而被清除。某些调节性 T 细胞不能正常生存,因而丧失了对自身反应性 T 细胞的抑制性调节作用。

2. 外周免疫耐受终止机制　主要涉及克隆失能、克隆清除和克隆忽略等改变。隐蔽性自身抗原的释放,可被 APC 提呈给自身反应性 T 细胞,引起自身免疫应答。某些外来抗原(如微生物)与自身抗原具有的交叉反应性,可激活自身反应性 T 细胞,从而终止自身耐受。某些细胞因子如 IL-2 的异常产生,可使失能的自身反应性 T 细胞发生逆转,从而诱发自身免疫应答。免疫调节功能紊乱可能引发自身免疫应答,从而终止免疫耐受。

三、免疫耐受的干预

在某些情况下免疫耐受状态的持续存在,会导致机体无法对特定抗原产生有效的免疫应答。免疫耐受状态一方面能影响机体的正常生理功能,另一方面在慢性感染和肿瘤患者中也可能导致严重的并发症。通常免疫抑制分子过表达、共刺激分子缺失或 Treg 细胞的数量增多和功能增强均可导致免疫耐受。因而靶向这类分子或细胞可以干预并终止免疫耐受状态,从而恢复机体的正常免疫应答。

(一) 共刺激信号的激活

采用共刺激分子 CD40、4-1BB、GITR、OX40 等的激动性抗体可以增强抗原特异性的 T 细胞应答。

(二) 共抑制信号的阻断

又称为免疫检查点阻断(immune checkpoint blockade)。由 CTLA-4、PD-1 等免疫负调控分子所构成的免疫检查点(immune checkpoint)有助于防止过度应答,是维持耐受的重要抑制性受体。但其在肿瘤和慢性感染疾病中的高表达促进了疾病的发生发展。而 CTLA-4 和 PD-1 的阻断抗体可解除其抑制作用从而增强肿瘤浸润淋巴细胞的功能和抗瘤应答,这些抗体已被应用于多种肿瘤的免疫治疗。

(三) 抑制调节性免疫细胞的功能

利用抗 CD25 或 CTLA-4 抗体部分去除体内的 Treg 细胞可增强免疫应答。小鼠 Treg 细胞表达 TLR9,用其相应配体(CpG)可逆转 Treg 细胞的抑制功能,增强抗肿瘤免疫。TGF-β 可以诱导 iTreg 的分化,抗 TGF-β 抗体可以阻断 iTreg 的分化。此外,Breg 细胞通过分泌 IL-10 等免疫抑制性细胞因子在肿瘤微环境中发挥免疫抑制作用,阻碍抗肿瘤免疫反应。抑制 Breg 细胞的 IL-10 信号通路或去除 Breg 细胞也能增强抗肿瘤免疫效果。

(四) 促进抗原提呈细胞的成熟

未成熟 DC 具有诱导免疫耐受的功能。免疫佐剂(如卡介苗,BCG)和 TLR 配体(如 TLR9 配体 CpG 等)的刺激可促进 DC 的成熟,上调细胞表面 MHC Ⅰ类、Ⅱ类分子和共刺激分子 B7 的表达,增强抗原提呈能力和共刺激信号产生,同时产生 IL-12,进而诱导抗原特异的 Th1 和 CTL 效应细胞的免疫应答。IFN-γ 能诱导 DC 上调 MHC Ⅰ类分子,GM-CSF 可促使 DC 功能成熟,二者均可提高 DC 的抗原加工及提呈能力。

第五节 免疫耐受的临床意义

免疫系统对"自己"和"非己"的有效识别是免疫学理论研究的核心问题之一。建立对"自己"的免疫耐受和对"非己"的特异性免疫应答对维持机体的免疫自稳(immune homeostasis)和正常生理功能至关重要。免疫耐受的形成、维持及免疫耐受的终止与临床疾病密切相关,免疫耐受失调可能导致免疫系统功能异常,从而引发各种疾病和病理过程。多数自身免疫病的发生可能是机体自身免疫耐受被打破的结果,例如系统性红斑狼疮、类风湿关节炎、多发性硬化、1 型糖尿病等都是典型且常见的自身免疫病。一些慢性持续性病原感染的发生也可归因于机体对该病原产生免疫耐受或应答能力降低,因而无法有效清除病原微生物。在抗肿瘤免疫中,免疫耐受失调可能导致免疫系统对肿瘤细胞的监测和清除功能降低,从而增加了肿瘤发生的风险,人们正在努力探索打破肿瘤免疫耐受和免疫逃逸的新途径。而对移植排斥反应而言,建立对移植物的免疫耐受状态又是人们希望实现的长期目标。因此,探讨免疫耐受产生的机制并通过人为干预建立或终止免疫耐受,具有重要的理论和临床应用意义。

一、建立免疫耐受具有重要临床意义

人工诱导免疫耐受状态的建立将有利于抑制同种异体甚至异种器官移植的排斥反应,也有利于超敏反应性疾病和自身免疫疾病的防治。

(一) 建立免疫耐受在器官移植排斥中的作用

通过建立异基因嵌合体、阻断 T 细胞的共受体和阻断 T 细胞的迁移,可诱导移植器官免疫耐受,显著延长移植物的存活时间。在临床实践中已使用免疫抑制剂造成机体免疫功能低下,继而应用耐受原诱发免疫耐受。间断使用免疫抑制剂可延长移植物存活时间,其机制之一是:停用免疫抑制药物后,机体免疫细胞将代偿性增生,新生的免疫细胞与耐受原接触易形成耐受。异基因嵌合是指来源于遗传背景不同的两个个体的组织或器官,在同一机体内共存和生长。妊娠也可被视为自然状态下发生的嵌合生长。了解免疫耐受建立和维持的机制,将有利于找到人工建立免疫耐受的有效途径。

(二) 重建免疫耐受在自身免疫病中的作用

生理状态下,机体对自身成分呈耐受状态。但当胚胎期建立的自身反应性细胞克隆因某种原因重新恢复了对自身组织的免疫应答,则会产生自身免疫病。通过可溶性抗原的诱导、拮抗性抗原肽的作用以及阻断 T 细胞活化的第二信号等途径可重新建立对自身成分的免疫耐受,有利于自身免疫性疾病的防治。

(三) 建立免疫耐受在超敏反应性疾病中的作用

超敏反应性疾病是过敏原过度或过强活化免疫细胞的结果。通过过敏原改造及小剂量多次性给予、诱导免疫调节细胞、改变 Th 极化应答,可诱导抗原特异的无反应性,达到预防和治疗超敏反应性疾病的目的。

二、打破免疫耐受是疾病防治策略之一

机体免疫耐受的建立虽然有利于抗移植排斥反应和自身免疫性疾病的防治,却可导致肿瘤的免疫逃逸和病原体慢性持续性的感染。因此,打破免疫耐受是肿瘤防治和清除病原慢性持续性感染的重要途径。

(一) 打破免疫耐受在肿瘤防治中的作用

肿瘤的免疫逃逸很大程度上是机体对肿瘤相关抗原呈现的免疫耐受的结果。打破机体对肿瘤的免疫耐受,可重建机体的抗肿瘤免疫应答,预防或抑制肿瘤的发生。通常,肿瘤细胞表达的肿瘤特异性抗原(TSA)或肿瘤相关抗原(TAA)的密度较低,免疫原性较弱,而且其表面 MHC Ⅰ类分子表达下调或丢失。因此在肿瘤表面不易形成足够的抗原肽-MHC 分子复合物,不足以活化免疫应答 T 细胞,有时还会缺乏 T、B 细胞活化的第二信号,不能诱导有效的抗肿瘤免疫应答,导致对肿瘤的免疫耐受。此外,肿瘤中的 APC 及 T 细胞等受肿瘤微环境的影响常常高表达免疫检查点抑制性分子,如:PD-L1和 PD-1,其相互作用导致了对肿瘤免疫应答的抑制或低反应性。因此,通过增强肿瘤抗原的免疫原性、提高第二信号强度,或阻断免疫检查点分子 PD-L1 和 PD-1 的抑制作用,即可打破免疫耐受或免疫抑制,对肿瘤的免疫治疗具有重要的应用价值。

(二) 打破免疫耐受在清除病原感染中的作用

病原的慢性持续性感染是严重的公共卫生问题,机体缺乏有效的免疫应答(免疫耐受)是导致病原持续感染的重要原因。因此,重新唤起机体对该病原的免疫应答,打破免疫耐受性,对清除持续感染的病原,治疗慢性感染具有重要作用。此外,通过疫苗的分子设计,构建新型治疗性疫苗是近年打破免疫耐受,防治病原慢性感染的重要途径。

思考题

1. 中枢免疫耐受和外周免疫耐受是如何形成的? 影响免疫耐受形成的因素有哪些?
2. 免疫耐受形成的临床意义是什么? 其形成对机体有哪些有利和不利的影响?
3. 如何依据免疫耐受的形成机制设计针对自身免疫病的干预及治疗方案?

(吴　励)

第三篇
临床免疫学

第十二章

超 敏 反 应

【学习要点】

● Ⅰ型超敏反应主要由 IgE 抗体介导,无补体参与,是以识别变应原的肥大细胞等释放介质、引起组织器官功能紊乱为主要特征的疾病,症状发生以及消退迅速,与遗传关系也最明显。

● Ⅱ型超敏反应由抗组织和细胞表面抗原的 IgG 或 IgM 类抗体介导,补体活化、调理吞噬作用、炎症细胞聚集活化以及受体功能异常为该型反应机制。

● Ⅲ型超敏反应由循环可溶性抗原与 IgM 或 IgG 类抗体形成的复合物介导,补体参与反应,白细胞聚集和激活。

● Ⅳ型超敏反应由 T 细胞介导,引起组织损伤的机制是巨噬细胞和淋巴细胞的局部浸润、活化及细胞因子的产生。

适应性免疫应答可提供针对细菌、病毒、寄生虫及真菌等有害外来病原体所致感染的特异性防御,具有免疫记忆性,针对相同或相似抗原的再次刺激,能够产生快速的应答反应,具有保护效应。然而,由于某些环境和基因的原因,机体产生了过度或不适当的免疫应答反应,带来损伤效应。根据抗原来源,一般将针对通常无害的外来抗原如食物、共生生物等的不当免疫应答称为超敏反应(hypersensitivity),而针对自身抗原的不当免疫应答称为自身免疫反应(autoimmunity)。

1963 年 Coombs 和 Gell 根据反应发生的速度、发病机制和临床特征将超敏反应分为Ⅰ、Ⅱ、Ⅲ和Ⅳ型。Ⅰ型(IgE)、Ⅱ型(非 IgE 类抗体)、Ⅲ型(抗原-抗体复合物)超敏反应由抗体介导,可经血清被动转移;而Ⅳ型超敏反应由细胞介导,可经细胞被动转移。临床上同一种疾病的不同病理过程可能涉及多种超敏反应类型,例如系统性红斑狼疮相关自身免疫性溶血性贫血涉及Ⅱ型超敏反应,狼疮肾炎则涉及Ⅲ型超敏反应。

第一节　Ⅰ型超敏反应

Clemens von Pirquet 最早称Ⅰ型超敏反应为变态反应(allergy),意指机体再次接触相同抗原后,出现了不同于抗感染免疫应答的、变化了的免疫应答反应,现变态反应这一概念主要指Ⅰ型超敏反应(type Ⅰ hypersensitivity),有别于其他超敏反应。Richet 和 Portie 将因多次注射动物抗血清所引起的异常反应称为过敏症(anaphylaxis),有别于抗感染免疫的保护性反应(prophylaxis)。1921 年 Prausnitz 应用用过敏者的血清和相应的特异性抗原建立了著名的 P-K 试验,将引起过敏反应的血清中的致病因子称为反应素(reagin)。1966 年 Ishizaka 发现并证明 IgE 抗体是介导Ⅰ型超敏反应的主要抗体,至此人类终于揭开了反应素的化学本质。此后,Ⅰ型超敏反应的发病机制、特异性体外诊断方法、变应原鉴定和纯化技术,以及临床干预治疗方法等相关领域的研究均获得了快速发展。Ⅰ型超敏反应发生速度最快,包括再次接触抗原后数分钟内出现临床症状的速发型超敏反应(immediate hypersensitivity)和数小时内发生的迟缓相(late phase reaction)炎症反应。

(一) 致病机制

凡经吸入、食入等接触途径进入体内后能产生 IgE 类抗体,并导致变态反应发生的抗原性物质称为变应原(allergen)。首次接触的变应原突破上皮、黏膜屏障,被树突状细胞识别提呈后,在产生 IL-4、IL-5、IL-13 等细胞因子的 Th2、Tfh 细胞的辅助下,变应原特异性 B 细胞发生类别转换、产生 IgE。这些变应原特异性 IgE 与肥大细胞、嗜碱性粒细胞表面的高亲和性 IgE Fc 受体(FcεRI)结合,分布于组织中。结合着特异 IgE 的肥大细胞、嗜碱性粒细胞再次接触该变应原时,细胞表面相邻的 FcεRI 发生桥联、促使细胞脱颗粒,在激活后的数分钟内释放血管活性胺(组胺、5-羟色胺)、脂质(白三烯,前列腺素 D₂)等效应分子,引起受累组织中血管扩张和平滑肌收缩,产生充血、水肿(wheal-and-flare);并在数小时内释放 2 型免疫反应的细胞因子(IL-3、IL-4、IL-5、IL-8、IL-10),引起中性粒细胞、嗜碱性粒细胞、嗜酸性粒细胞及 T 淋巴细胞的浸润和较持续的炎症(图 12-1)。代表性疾病可累及多种组织器官,包括全身过敏反应、支气管哮喘、过敏性鼻炎、食物过敏、荨麻疹、特应性皮炎(湿疹)等。抑制效应分子/细胞因子通路、变应原脱敏是治疗过敏性疾病的主要方法。

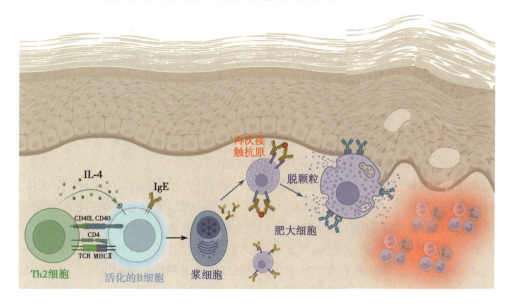

图 12-1　Ⅰ型超敏反应示意图

变应原被树突状细胞识别提呈后,在 T 细胞的辅助下,变应原特异性 B 细胞产生 IgE。变应原特异性 IgE 与肥大细胞等结合,分布于组织中。再次接触该变应原时,肥大细胞激活,在数分钟内释放炎性介质,引起受累组织中血管扩张和平滑肌收缩,产生充血、水肿;并在数小时内引起更多免疫细胞浸润和较持续的炎症。

1. 变应原的类型　包括天然产物及化学产物。变应原多为小到中分子量(5~70kDa),分子量过大不能有效地穿过呼吸道和消化道黏膜;而分子量过小则难以与致敏肥大细胞和嗜碱性粒细胞膜上两个相邻的 IgE 抗体结合,进而桥联 FcεRI,不能触发活性介质释放。常见的变应原包括:①植物变应原,包括花粉和植物纤维等。花粉产量大,授粉期长,质轻,颗粒小,其播散具有明显的区域性和季节性特点。在北美,豚草(ragweed)花粉是主要的致敏花粉,我国北方地区秋季主要的致敏花粉是野生植物蒿属花粉。木棉、除虫菊等植物纤维,以及谷物、烟草等植物成分亦可致敏。②昆虫变应原:最常见的是螨,属节肢动物门蛛形纲,屋尘螨、粉尘螨和埋内欧螨均可引起变态反应。飘散在空气中的飞蛾、蜜蜂、蚕、甲虫、蟑螂、蚊蝇等昆虫鳞片、毫毛、脱屑和排泄物也可引起变态反应。③动物变应原:家养狗、猫和兔等宠物或畜牧类动物的脱落上皮、皮毛或羽毛、唾液、排泄物等可引起接触者的过敏反应。④屋尘:屋尘的成分非常复杂,它可能含有动物上皮脱屑、毛、脱落的人上皮、螨、蟑螂和昆虫的碎片及其排泄物、真菌孢子和菌丝、花粉、工业品、丝、棉、麻、化纤等。⑤食物变应原:存在于常见的过敏性食物中,如蛋白质含量较高的牛奶、鸡蛋、花生和坚果等;水产类食物如鱼、蟹、虾、贝等;真菌类食物,如蘑菇和竹荪等食用菌。因保鲜食品、冷藏食品及人工合成饮料日益增多,食物添加剂(染料、香料等)、防腐剂、保鲜剂和调味剂已成为一类新的重要变应原。⑥药物:可经口服、注射、吸入、外用等途径进入体内,过敏患者用药后出现局部或全身过敏反应,如药疹、阿司匹林过敏性哮喘、青霉素过敏性休克等。

2. 接触变应原后体液免疫反应生成 IgE　T 细胞决定Ⅰ型超敏反应的发生与发展。T 细胞非依赖性抗原不能诱发 IgE 抗体的产生,B 细胞产生抗原特异性抗体、IgE 抗体的类别转换都需要 Th 细胞的辅助。变态反应是经典的 2 型免疫反应,Ⅳ型迟发型超敏反应则是经典的 1 型免疫反应。Th1 与 Th2 互相拮抗,Ⅰ型超敏反应存在 Th1/Th2 的平衡失调,Th1 细胞关键转录因子 T-bet 敲除的小鼠因 Th1 反应削弱,自发出现哮喘样肺部表型。Th2 细胞、ILC2 细胞、肥大细胞、嗜碱性粒细胞及嗜酸性粒细胞可分泌不同的 2 型细胞因子 IL-3、IL-4、IL-5、IL-8、IL-10、IL-13、IL-25、IL-33 等。研究显示过敏者的应答局部 T 细胞数量增加,并表达高水平的 2 型细胞因子和受体(IL-4、IL-5、IL-13、IL-4R、IL-5R),呈 Th2 细胞高反应状态;经治疗缓解后,患者外周血单个核细胞的 2 型细胞因子表达水平和局部变应原特异性 T 细胞数量下降。

IL-4 是十分重要的 B 细胞功能调控因子,能够促进 IgE 合成。特应症患者有较多产生 IL-4 的变应原特异性 T 细胞,能分泌较多 IL-4。IL-4 能在 mRNA 水平上抑制 IFN-γ、IL-1、TNF 和 PGE$_2$ 的产生,进而阻断这些细胞因子对 IgE 合成的抑制作用。IL-3 和 IL-5 对 IL-4 诱导的 IgE 合成具有协同作用。IL-10 和 TGF-β 能抑制 T 细胞产生 IFN-γ,间接地上调了 IgE 合成。然而,在整体的宏观网络调控中,IL-10 和 TGF-β 更多地表现出对炎症应答和气道高反应性的抑制作用。细胞因子 IFN-γ、IL-12 等则抑制 IgE 抗体的合成。部分新研究提示 Th17 细胞、Th9 细胞(分泌 IL-9)也参与哮喘等Ⅰ型超敏反应。

体液免疫反应也可对变应原产生 IgE 以外的其他类型 Ig,但其他类型 Ig 不能通过高亲和性 IgE Fc 受体激活肥大细胞和嗜碱性粒细胞,故不能诱发Ⅰ型超敏反应。

3. 肥大细胞和嗜碱性粒细胞结合 IgE 发挥效应　其表面表达大量高亲和性 IgE Fc 受体,胞质内含有类似的嗜碱性颗粒,被变应原激活后释放生物活性介质。肥大细胞和嗜碱性粒细胞均来自髓样干细胞前体。成熟的肥大细胞可分为两种类型,一类主要分布于皮下小血管周围的结缔组织中,称为结缔组织肥大细胞;另一类主要分布于黏膜下层,称为黏膜肥大细胞。嗜碱性粒细胞主要分布于外周血中,数量较少,它们也可被招募到变态反应部位发挥作用。嗜酸性粒细胞也参与Ⅰ型超敏反应,其主要分布于呼吸道、消化道和泌尿生殖道黏膜组织中,在血液循环中少量存在。嗜酸性粒细胞少量表达 FcεRⅠ,有很高的脱颗粒阈值,在被抗原或某些细胞因子如 IL-3、IL-5、GM-CSF 或血小板活化因子(PAF)激活后,可上调 FcεRⅠ的表达,使细胞脱颗粒的阈值降低,导致细胞脱颗粒,释放一系列生物活性介质。肥大细胞、嗜碱性粒细胞和嗜酸性粒细胞特性比较见表 12-1。

表 12-1　肥大细胞、嗜碱性粒细胞、嗜酸性粒细胞特性

特性	肥大细胞	嗜碱性粒细胞	嗜酸性粒细胞
主要成熟部位	结缔组织和黏膜	骨髓	骨髓
主要分布部位	结缔组织和黏膜	循环血(约占白细胞的 0.2%),可招募进入组织	循环血(约占白细胞的 2%),可招募进入组织
成熟细胞增殖能力	+	−	−
生命周期	几周到数月	几天	几天到几周
生成细胞因子	干细胞因子,IL-3	IL-3	IL-5
FcεRⅠ表达	高	高	低
颗粒主要成分	组胺、肝素和/或硫酸软骨素、蛋白酶	组胺、硫酸软骨素、蛋白酶	碱性蛋白、嗜酸性粒细胞阳离子蛋白、过氧化物酶、水解酶、溶血磷脂酶

4. 高亲和力 IgE Fc 受体结合变应原特异 IgE 的分子基础　IgE 重链 Fc 段受体(FcεR)有两类,第一类称为高亲和力 IgE 受体,以 FcεRⅠ表示;第二类为低亲和力 IgE 受体,以 FcεRⅡ表示。它们均能与 IgE 结合,但两者的表达细胞、分子结构和生物学功能均不同。FcεRⅠ存在于肥大细胞和嗜碱性粒细胞膜表面,在Ⅰ型超敏反应中发挥重要作用。变应原通过膜结合的 IgE 或抗 FcεRⅠ抗体直接作

用,使这些细胞膜上相邻的两个 FcεRⅠ桥联,引发一系列生化反应继而释放诸如组胺等各种与变态反应和炎症有关的生物学活性物质。有报道人皮肤中的朗格汉斯细胞上也表达有 FcεRⅠ。FcεRⅡ又称为 CD23,是一种 C 型凝集素,在结构上与 FcεRⅠ不相关。在 B 细胞、活化的 T 细胞、单核细胞、嗜酸性粒细胞、血小板、滤泡树突状细胞以及一些胸腺上皮细胞上表达,对 IgE 抗体水平的调节起重要作用。抗原提呈细胞表达的 FcεRⅡ可以捕获变应原-IgE 复合物,增强机体对变应原的特异性应答,敲除 FcεRⅡ基因的小鼠则不会出现这一现象。

初次应答产生的 IgE 抗体与细胞膜表面 FcεRⅠ高亲和力地结合,使肥大细胞和嗜碱性粒细胞致敏,如不再接触相应的变应原则不会出现临床症状。一旦再次接触了相应变应原,变应原与致敏肥大细胞和嗜碱性粒细胞膜表面上的 IgE 抗体结合,从而使膜上两个相邻近的 FcεRⅠ发生相互连接(桥联)。FcεRⅠ桥联后触发细胞内的一系列生物化学反应,FcεRⅠ通过受体胞内段连接的 Lyn 酪氨酸激酶磷酸化 ITAM,进一步使 Syk 酪氨酸激酶活化,激活下游多重信号:①γ 异构型磷脂酰肌醇特异性磷脂酶 C(PLCγ)信号链活化,细胞外 Ca^{2+}内流,启动细胞脱颗粒,释放出颗粒中预合成的介质同时促进新的介质合成;②丝裂原活化蛋白(MAP)激酶信号通路启动,使膜磷脂酰胆碱(PC)分解产生花生四烯酸,进而通过环氧合酶、脂氧合酶途径合成前列腺素 D_2(prostaglandin D_2,PGD_2)和白三烯(leukotriene,LT),使烃基化磷脂分解生成溶血磷脂酰胆碱(lyso-PAF),后者经乙酰转移酶作用生成血小板活化因子(platelet activated factor,PAF)。

5. 生物活性介质产生的效应 生物活性介质是具有毒性作用的颗粒蛋白及酶类物质,按其作用方式可归成三类:一是预合成并储存于细胞质颗粒的介质,包括组胺、蛋白酶等,它们引起血管扩张、水肿和组织损伤;二是激活后合成的脂质介质,包括前列腺素 D_2、白三烯和血小板活化因子(PAF)等,能够引起血管扩张、支气管收缩、黏液分泌及白细胞的趋化等效应;三是激活后合成的细胞因子,包括 IL-4、IL-5、IL-13、TNF、GM-CSF 及趋化因子等,发挥促进炎症、促进免疫细胞分化成熟、辅助 IgE 合成、趋化白细胞等多重作用(表 12-2)。

表 12-2 肥大细胞、嗜碱性粒细胞、嗜酸性粒细胞产生的介质

作用方式	介质类型	介质名称	效应
肥大细胞和嗜碱性粒细胞	预合成并储存于胞质颗粒	组胺	增加血管通透性,平滑肌收缩
		酶:中性蛋白酶(类胰蛋白酶),酸性水解酶,组织蛋白酶 G,羧肽酶	降解微生物结构,组织损伤/重塑
	激活后合成的脂质介质	PGD_2	扩张血管,收缩支气管,趋化白细胞
		LTC4,LTD4,LTE4	持续收缩支气管,黏液分泌,增加血管通透性
		PAF	扩张血管,增加血管通透性,白细胞的趋化、黏附、脱颗粒、氧化反应
	激活后合成的细胞因子	IL-3,TNF,MIP-1α	肥大细胞增殖,促炎症(迟缓相反应)
		IL-4,IL-13	IgE 合成,黏液分泌
		IL-5	嗜酸性粒细胞的形成和激活
嗜酸性粒细胞	预合成并储存于胞质颗粒	碱性蛋白、嗜酸性粒细胞阳离子蛋白	杀伤寄生虫、细菌、自身细胞
		过氧化物酶、水解酶、溶血磷脂酶	降解寄生虫及原虫的细胞壁、组织损伤/重塑
	激活后合成的脂质介质	LTC4,LTD4,LTE4	持续收缩支气管,黏液分泌,增加血管通透性
	激活后合成的细胞因子	IL-3,IL-5,GM-CSF	嗜酸性粒细胞的形成和激活
		IL-8,IL-10,RANTES,MIP-1α,eotaxin	趋化白细胞

注:PGD_2,前列腺素 D_2;PAF,血小板活化因子;MIP,巨噬细胞炎症蛋白;RANTES,趋化因子配体 5;eotaxin,趋化因子配体 11。

NOTES

除抗原与致敏肥大细胞、嗜碱性粒细胞表面 IgE 抗体结合,使 FcεR I 桥联而引起脱颗粒释放介质的经典机制外,尚有其他非过敏原因素也能引起脱颗粒和释放出介质。如过敏毒素 C3a 和 C5a、蜂毒素(mellitin)以及合成的促肾上腺皮质激素(ACTH)、可待因和吗啡等均能直接引起肥大细胞脱颗粒。植物凝集素(lectin)通过与 IgE 分子上的受体结合使 IgE 交联而引起脱颗粒,以及 IL-18 诱导非抗原特异性的肥大细胞应答。此外,非抗原特异性因素介导的肥大细胞释放生物活性物质的病理生理机制已经受到关注。

(二)特点

1. **与遗传密切相关**　I 型超敏反应是一类与遗传密切相关的速发型变态反应,对变态反应性疾病的易感性,也就是过敏性体质或对环境中常见抗原产生 IgE 抗体应答的倾向性。高 IgE 水平及特应症相关性常有家族史,但同一家系中的不同成员所患特应症的类型及变应原可以不同。

对特应症、哮喘、特应性皮炎、过敏性鼻炎、食物过敏、IgE 水平等 I 型超敏反应相关疾病和表型的家系调查和全基因组关联分析(GWAS)发现了多个易感基因位点,这些易感基因既包括调节免疫功能的基因,也包括调节气道上皮或皮肤屏障的基因。表 12-3 列出了部分易感基因,但易感位点影响 I 型超敏反应的具体机制尚不明确。

表 12-3　部分与特应症相关的基因

染色体位置	基因或编码的蛋白	疾病	作用
5q	细胞因子基因集(IL-4,IL-5,IL-13),CD14,β2 肾上腺素能受体	哮喘	Th2 相关细胞因子介导 IgE 类别转换;CD14 识别 LPS、调节 Th1/Th2 反应;β2 肾上腺素能受体降解 cAMP,调节气道平滑肌收缩
	磷酸二酯酶 4D		
6p	MHC Ⅱ类分子		调节 T 细胞对变应原的反应
11q	*MS4A2*		介导肥大细胞激活
12q	干细胞因子,*IFNG*,*STAT6*		干细胞因子调节肥大细胞分化;IFN-γ 拮抗 IL-4 的作用;STAT6 传导 IL-4 信号
16	*IL4RA*		IL-4 和 IL-13 的受体亚基
20p	*ADAM33*		金属蛋白酶,参与气道重建
2q14	*DPP10*		调节趋化因子和细胞因子活性的酶
2q	IL-33,*IL1RL1*(IL-33 受体)		诱导 T 细胞、肥大细胞、ILCs 等产生 2 型细胞因子
13q	*PHF11*		调节 Th1 的转录因子
17q	*ORMDL3*		内质网应激反应
1q	*FLG*	特应性皮炎	角质细胞成分,组成上皮屏障

注:ILCs,固有淋巴样细胞。

2. **与环境因素关系密切**　环境因素与遗传易感性共同影响特应症的发生。接触变应原的机会是决定特异性 IgE 抗体产生水平的重要因素。一般而言,反复接触某一变应原才会引起对该变应原的特应性反应。有些过敏性鼻炎或哮喘患者易地迁居后,由于地理环境的改变,避开了原居住地固有的植物花粉而使病情减轻甚至缓解。食物引起的过敏反应在婴幼儿较多见,这与婴幼儿胃肠黏膜屏障尚未成熟,致使食物蛋白质等变应原较易突破耐受机制有关。有些蛋白质抗原与有利于 IgE 抗体生成的具有佐剂作用的物质天然共存,如在同一寄生虫体内可能同时存在具有抗原和佐剂效应的不同组分;悬浮于空气中的直径小于 1μm 的柴油废气颗粒(diesel exhaust particulates,DEP)对动物的 IgE 抗体生成起佐剂作用,流行病学研究显示 DEP 在城市空气中的浓度可高达 2~5μg/m²,变态反应性鼻炎和哮喘发病率的增加与空气污染和柴油废气排放的增加相平行。

大规模流行病学调查提示,哮喘在经济发达地区发病率较高,例如非洲人群中哮喘发生率低于美国人群、但非裔美国人的哮喘患病率及严重程度却高于其他族裔的美国人,提示环境因素、经济因素与遗传因素协同,对疾病发生产生影响,提出过敏性疾病的"卫生学假说(hygiene hypothesis)"。

（三）常见疾病

Ⅰ型超敏反应性疾病涉及皮肤、呼吸道、耳鼻咽喉、眼、消化道、血液系统、神经系统和循环系统等多个系统的百余种疾病,本章仅对该型常见病中的花粉症、支气管哮喘、荨麻疹、特应性皮炎、食物过敏作简介。

1. **花粉症** 也称过敏性鼻炎,主要因吸入植物花粉、尘螨等致敏引起,因此具有明显的季节性和地区性分布特点。流行病学调查显示该病发病率约为人群的 10%,临床表现主要为鼻塞、流鼻涕和打喷嚏,检查可见鼻黏膜苍白水肿、眼结膜充血等。根据症状及花粉浸液皮肤试验结果诊断并不困难。抗组胺药能显著控制临床症状,也可在鼻、眼局部应用类固醇和肥大细胞稳定剂,如色甘酸钠等药物。花粉季节前脱敏治疗常能收到较好效果。

2. **支气管哮喘** 由变应原或其他因素引起的呼吸道疾病,临床表现为反复发作、可逆的气道狭窄和支气管平滑肌高反应状态。支气管哮喘好发于儿童和青壮年,有明显家族史,具有反复发作、病程迁延、并发症较多等特征。我国的发病率约 2%~5%,是儿科和内科重要的呼吸道疾病。发达国家的发病率高于发展中国家,且有逐年增加趋势。引发哮喘的因素十分广泛复杂,吸入性和食入性变应原以及感染,特别是呼吸道病毒感染均为哮喘发生的重要原因,其中大多数是 IgE 介导的Ⅰ型超敏反应,另有少数是非免疫原性刺激如药物、寒冷、运动诱发的(可能由神经递质介导肥大细胞脱颗粒)。主要病理变化是小支气管平滑肌挛缩,毛细血管扩张、通透性增加,小支气管黏膜水肿、黏膜腺体分泌增加、黏液栓形成,因而气道变窄,出现胸闷、呼吸困难。哮喘持续状态是非常凶险的情况,美国每年因哮喘死亡 2 000~3 000 例。哮喘的临床症状和病理生理变化主要是由变应原结合 IgE 介导的肥大细胞激活,脱颗粒释放 LTs、组胺等炎性介质,产生生物学效应所致。支气管哮喘的分型、鉴别诊断、防治和预后的研究已取得很大进展,目前治疗方法主要包括两方面:预防和逆转气道炎症(例如糖皮质激素抗炎)和舒张气道平滑肌(例如长效 β2 肾上腺素能受体激动剂)。多种抗 IgE、抗 IL-5、抗 IL-13 的单克隆抗体也在哮喘的治疗和临床试验中崭露头角。

3. **荨麻疹** 急性荨麻疹病变以局部皮肤红肿、充血水肿(wheal-and-flare)为主,主要由组胺介导,可伴有明显瘙痒,抗组胺药物疗效一般较好。

4. **特应性皮炎** 也称异位性皮炎或湿疹,是常见的皮肤变态反应性疾病,约 70% 患者有阳性家族史,急性期的病理改变是细胞间质水肿和上皮内疱疹形成,真皮浅层可有水肿,血管扩张和淋巴细胞、嗜酸性粒细胞浸润;亚急性期表皮内有小疱和角化现象,有大量淋巴细胞浸润;慢性特应性皮炎主要表现为表皮角化和增生、皮肤增厚、苔藓化、血管周围大量炎性细胞浸润,常有色素沉着。皮疹好发于肘窝、腘窝、颈部和面部。此病可分婴儿型、儿童型和成人型。婴儿的特应性皮炎也称婴儿湿疹,多在生后 4~6 个月发病,病变有渗出型和干燥型两种。儿童型多见于 4~10 岁,病变较局限化,以四肢屈侧为主。皮损表现有痒疹型和湿疹型两种。成人型多在青年期发病,表现为泛发的融合的扁平丘疹,病损皮肤增厚和苔藓化。特应性皮炎对理化等刺激异常敏感。大多数患者间歇发作,冬季易复发。诊断主要依据典型的皮肤表现和阳性家族史,常局部外用糖皮质激素治疗。

5. **食物过敏** 一般临床症状出现于进食后数分钟至 1 小时,表现为口周红斑、唇肿、口腔疼痛、舌咽肿、恶心、呕吐和风团样皮疹等,严重者可伴有腹泻,哮喘,甚至过敏性休克。引起过敏的常见食物为花生等坚果、鸡蛋、牛奶、海鲜等,儿童食物过敏(约 5%)比成人(1%~4%)略为常见一些。

（四）诊治原则

1. **体内特异性诊断** 利用标准化的变应原溶液作皮肤试验,其中有斑贴试验(patch test)、抓伤试验(scratch test)、点刺试验(prick test)、皮内试验(intradermal test or intracutaneous test)以及眼结膜试验(conjunctival test)等。必须注意的是,Ⅰ型超敏反应性疾病的患者是一类过敏体质人群,过敏原直接进入机体具有一定危险,试验需在医生的监护下进行。

2. 体外血清特异性 IgE 和总 IgE 检测　目前检测方法常用酶联免疫吸附试验(ELISA)。血清 IgE(sIgE)测定是体外检测变应原特异性 IgE 的重要手段,避免了过敏原直接进入机体的危险,试验的灵敏度及特异性都很高,特别是对花粉、螨类、宠物皮屑、牛奶、鸡蛋、坚果等变应原的 sIgE 测定,灵敏度和特异性都可在 90% 以上,甚至可接近 100%。应该注意变应原有明显的地域性,使用的变应原有进口产品,生产国的变应原与我国的不一定完全符合。国外很普遍的变应原如豚草,在我国并不多见。我国很常见的变应原如葎草,国外也不常见。此外,植物还大量存在同属不同种现象。如我国皮试抗原常用产黄青霉(*Penicillium chrysogenum*),但 sIgE 测定时所用的是特异青霉(*Penicillium notatum*),这些都可能造成皮试与 sIgE 测定结果不一致。某些小分子的变应原(半抗原)sIgE 测定的灵敏度不高,如青霉素降解物,即使不能检测出针对这些变应原的特异性 sIgE,也不能除外过敏的可能性。

3. 预防和治疗 I 型超敏反应的主要措施(表 12-4)

(1)明确变应原、进行特异性脱敏治疗:采用小剂量多次注射变应原进行特异性脱敏治疗。对已查明变应原如花粉、尘螨等的特应症患者,可采用小剂量、间隔较长时间、反复多次的皮下注射相应变应原的方法进行特异性脱敏治疗。其作用机制可能是:①通过改变抗原进入途径,诱导 IgE 抗体发生类别转换,产生大量特异性 IgG 类抗体,降低 IgE 抗体应答;②变应原特异性 IgG 类抗体可通过与变应原结合,影响或阻断变应原与致敏靶细胞上的 IgE 结合,因此,这种 IgG 抗体又称封闭抗体。

(2)采用药物防治,抑制生物活性介质合成释放、拮抗其效应并改善效应器官反应性:采用抑制生物活性介质合成和释放的药物。①阿司匹林为环氧合酶抑制剂,可抑制前列腺素等介质生成。②色甘酸钠可稳定细胞膜,阻止致敏肥大细胞和嗜碱性粒细胞脱颗粒释放生物活性介质。③肾上腺素、异丙肾上腺素和前列腺素 E 可通过激活腺苷酸环化酶促进 cAMP 合成,使胞内 cAMP 浓度升高;甲基黄嘌呤和氨茶碱则可通过抑制磷酸二酯酶阻止 cAMP 分解,使胞内 cAMP 浓度升高。④广谱抗炎药糖皮质激素可以抑制多种免疫细胞活化,抑制细胞因子等炎性介质的合成和释放。

表 12-4　过敏性疾病的治疗方法

治疗靶点	作用机制	具体药物
临床应用		
介质效应	抑制介质作用的受体	抗组胺药,β 受体激动剂
	抑制介质合成	LTs 阻断剂,环氧合酶抑制剂
持续炎症反应	广谱抗炎效应	糖皮质激素
Th2 反应	诱导 Treg 细胞	特定抗原脱敏疗法
	抗 IL-4 和 IL-13 信号	抗 IL-4R α 人源化单克隆抗体(度普利尤单抗)
	特异性结合并拮抗 IL-13	抗 IL-13 抗体(曲罗芦单抗)
IgE 与肥大细胞结合	结合 IgE Fc 段,阻止 IgE 与肥大细胞表面 FcεR I 结合	抗 IgE 抗体(奥马珠单抗)
临床前研究		
Th2 活化	诱导 Treg 细胞、抑制 Th2 活化	注射特定抗原肽段 注射 IL-10,TGF-β,IL-12,IFN-γ 或应用 CpG 等佐剂刺激 Th1 反应、诱导 Treg 细胞
B 细胞活化产生 IgE	阻断共刺激分子 抑制 Th2 细胞因子	抑制 CD40L 抑制 IL-4,IL-13
肥大细胞活化	抑制 IgE 结合肥大细胞	IgE 受体封闭
嗜酸性粒细胞相关炎症反应	阻断嗜酸性粒细胞的募集活化	抑制 IL-5,封闭 CCR3

采用生物活性介质拮抗药物:这类药物主要包括苯海拉明、氯苯那敏、异丙嗪等抗组胺药物,可通过与组胺竞争结合效应器官细胞膜上组胺受体而发挥抗组胺作用;阿司匹林为缓激肽拮抗剂;多根皮苷酊磷酸盐则对 LTs 具有拮抗作用。

采用改善效应器官反应性的药物:肾上腺素不仅可解除支气管平滑肌痉挛,还可使外周毛细血管收缩升高血压,因此在抢救过敏性休克时具有重要作用。葡萄糖酸钙、氯化钙、维生素 C 等除可解痉外,还能降低毛细血管通透性和减轻皮肤与黏膜的炎症反应。

（3）新型免疫疗法:在认识 IgE 介导 I 型超敏反应和有关 IgE 生成调控机制的基础上,人源化抗-IgE Fc 单克隆抗体奥马珠单抗(Omalizumab)已经进入临床治疗,可以降低机体对抗原的敏感性,显著减少哮喘患者急性期的发病。该抗体针对 IgE 分子与 FcεR I 的结合部位,能够与循环中游离的 IgE 结合,竞争性阻止 IgE 与肥大细胞和嗜碱性粒细胞表面 FcεR I 结合。另有多种实验性药物正在开展针对 I 型超敏反应的临床前期及临床试验。

第二节　Ⅱ型超敏反应

Ⅱ型超敏反应(type Ⅱ hypersensitivity)是由 IgG 和 IgM 类抗体与靶细胞表面抗原或细胞外基质抗原结合后,通过募集和激活炎症细胞及补体系统所致的以细胞裂解和组织损伤为主的病理性免疫反应。因此,Ⅱ型超敏反应又称抗体依赖的细胞毒超敏反应、溶细胞型或细胞毒型超敏反应。

(一) 致病机制

1. 诱导Ⅱ型超敏反应的抗原　Ⅱ型超敏反应中的靶细胞包括血细胞(白细胞、红细胞和血小板),也包括组织中的细胞(上皮细胞、骨骼肌和心肌细胞、胃壁细胞、肺基底膜细胞、肾小球毛细血管基底膜细胞等)。机体产生针对细胞表面抗原或组织抗原的抗体原因可能有:①同种异型抗原或抗体的输入:同种不同个体间血型不匹配的输血引起的输血反应,以及母子间因 Rh 或 ABO 血型不符所致的新生儿溶血症。②感染:病原微生物特别是病毒感染可导致自身细胞或组织抗原的抗原性改变,致使机体将它们视为外来物发生免疫应答;有些病原微生物与自身组织抗原有交叉反应性,如有的链球菌菌株细胞壁与人肺泡基底膜及肾小球毛细血管基底膜具有交叉抗原性,因此抗链球菌的抗体也能与肺、肾组织中的交叉抗原结合并引起损伤。③药物:多数药物为半抗原,它们可吸附在血细胞表面,成为具有免疫原性的新抗原被机体免疫系统识别。④免疫耐受机制的破坏:因物理、化学、生物、外伤等因素致使机体对自身组织的免疫耐受机制受到破坏,从而产生了抗自身抗原的抗体。

2. 介导Ⅱ型超敏反应的抗体　主要为 IgG 和 IgM,是针对自身细胞或组织抗原的,因此多为自身抗体。IgM 为五聚体,能最有效地结合抗原、激活补体和介导吞噬作用。IgG 的 C_H2 和 IgM 的 C_H3 功能区均有与 C1q 结合的位点。

3. 病理损伤机制　①补体介导的细胞溶解:IgM 或 IgG 类自身抗体与靶细胞的抗原特异性结合后,激活补体的经典途径,形成攻膜复合物直接引起靶细胞的膜损伤,细胞溶解死亡。②抗体介导的靶细胞调理吞噬:吞噬细胞表面表达 IgG Fc 受体,IgG 抗体与靶细胞结合后通过 Fc 受体介导吞噬细胞对靶细胞的吞噬。如自身免疫性溶血性贫血时,机体产生了抗自身红细胞的抗体,被自身抗体结合和调理的红细胞易于被肝脏和脾脏中的巨噬细胞所吞噬,红细胞减少引起贫血。③炎症细胞的募集和活化:在抗体应答的局部由于补体活化产生的过敏毒素 C3a 和 C5a 对中性粒细胞和单核/巨噬细胞具有趋化作用,因此常可见有这两类细胞的聚集。活化的中性粒细胞和单核/巨噬细胞产生水解酶和细胞因子等而引起细胞或组织损伤。④抗体依赖细胞介导的细胞毒作用(ADCC):覆盖有低浓度 IgG 抗体的靶细胞能通过细胞外非特异性杀伤机制被杀伤,包括被非致敏淋巴网状细胞非特异性地杀伤。因淋巴网状细胞表面有能与 IgG Fc 的 C_H2 和 C_H3 功能区结合的特异性受体,这种杀伤作用称为 ADCC。吞噬的和非吞噬的髓系细胞以及 NK 细胞均有 ADCC 活性。如人单核细胞和 IFN-γ 活化的中性粒细胞可通过 FcγR I 和 FcγR Ⅱ 杀伤覆盖有抗体的肿瘤细胞,而 NK 细胞则通过 FcγR Ⅲ 杀伤靶细胞。ADCC 机制中效应细胞与靶细胞间的接触十分重要,细胞松弛素 B 因干扰细胞的移动而能抑制 ADCC 反应。聚合 IgG 因 Fc 段牢固地结合,进而阻断效应细胞与靶细胞表面的抗体相互作用,抑制 ADCC 反应。在体外,嗜酸性粒细胞能杀伤覆盖有 IgG 或 IgE 抗体的血吸虫幼虫。ADCC 在体内的作用如何尚待阐明,但这种细胞毒机制对寄生虫和实体瘤等难以通过吞噬方式杀伤的靶细胞而言可能有积极意义。⑤细胞功能异常:抗细胞表面受体、抗激素、抗交叉抗原等自身抗体可以通过与细胞表面受体或蛋白的结合,影响细胞的正常功能,具有重要的致病作用。例如,抗促甲状腺激素(TSH)受体抗体或抗乙酰胆碱能受体抗体可以结合细胞膜表面受体,引起 Graves 病或重症肌无力。

(二)特点

　　Ⅱ型超敏反应最常见的形式是由直接针对组织或细胞表面抗原的特异性 IgG、IgM 抗体所引起的,抗体与表面抗原结合,激活补体进而导致细胞崩溃死亡、组织损伤或功能异常(图 12-2)。参与Ⅱ型超敏反应的抗体能与自身抗原或与自身抗原有交叉反应的外来抗原特异性结合,或以游离形式存在于血液循环中。抗体、补体、巨噬细胞和 NK 细胞均参与该超敏反应,累及的靶细胞主要是血细胞和某些组织细胞成分。

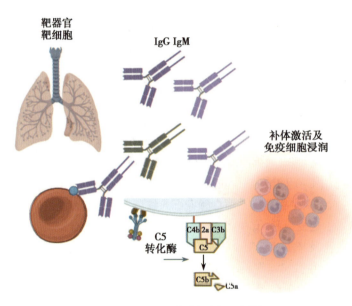

图 12-2　Ⅱ型超敏反应示意图

(三)常见疾病

　　Ⅱ型超敏反应的部分代表性疾病见表 12-5。

表 12-5　Ⅱ型超敏反应的部分代表性疾病

疾病	抗原	致病机制	临床表现
自身免疫性溶血性贫血 (可见于系统性红斑狼疮)	红细胞膜蛋白	红细胞的调理吞噬,补体介导的溶血	溶血,贫血
自身免疫性血小板减少性紫癜	血小板膜蛋白(GpⅡb-Ⅲa整合素)	血小板的调理吞噬	出血
天疱疮	表皮细胞间紧密连接蛋白(桥粒黏蛋白)	抗体介导的蛋白酶激活,细胞间连接破坏	皮肤大疱
抗中性粒细胞胞质抗体(ANCA)相关血管炎	中性粒细胞颗粒蛋白,可能来自激活的中性粒细胞	中性粒细胞脱颗粒、炎症	血管炎
肺出血肾炎综合征	肾小球和肺的基底膜非胶原 NC1 蛋白	补体和 Fc 受体介导的炎症	肾炎,肺出血

续表

疾病	抗原	致病机制	临床表现
急性风湿热	链球菌细胞壁抗原,抗体与心肌抗原交叉反应	炎症,巨噬细胞激活	心肌炎,关节炎
重症肌无力	乙酰胆碱受体	抗体抑制乙酰胆碱结合,受体表达下调	肌肉乏力,瘫痪
Graves 病	TSH 受体	抗体介导的 TSH 受体激活	甲状腺功能亢进
恶性贫血	胃壁细胞内因子	中和内因子,维生素 B_{12} 吸收下降	造血异常,贫血,神经系统症状

1. **输血反应**　ABO 血型系统是人红细胞膜上最主要的抗原系统。AB 型血的人带有 A 和 B 基因,其红细胞表面表达 A 和 B 抗原。O 型血的人没有 A 和 B 基因,故只合成 H 物质。A 型血的人血清中有天然抗 B 抗体,B 型血的人有抗 A 抗体,而 O 型血的人有抗 A 和抗 B 抗体。这些同族血细胞凝集素一般为 IgM 类抗体,供血者与受血者间血型不符,则红细胞与同族血细胞凝集素结合,激活补体,红细胞被破坏出现溶血、血红蛋白尿等临床表现。结合了同族血细胞凝集素的红细胞也可被吞噬细胞吞噬消灭。母子间 ABO 血型不符引起的新生儿溶血症在我国并不少见,病情虽较轻,但至今尚无有效的预防措施。

2. **新生儿溶血症**　Rh 血型是一种重要的抗原系统,其中 RhD 抗原最重要。如果母亲为 Rh 阴性,胎儿为 Rh 阳性情况下,在首次分娩时胎儿血细胞进入母体,诱导母亲免疫系统产生了以 IgG 类为主的抗 Rh 抗体。当再次妊娠时,抗 Rh 抗体经胎盘进入胎儿体内,与胎儿红细胞膜上的 RhD 抗原结合,溶解破坏红细胞。分娩后 72 小时内给母体注射抗 RhD 血清或进行血浆置换能成功地预防 Rh 血型不符所引起的溶血症。

3. **自身免疫性溶血性贫血**　患者体内产生了抗自身红细胞的抗体,主要为 IgG 类。引起红细胞溶血的主要机制包括通过激活补体经典途径,形成攻膜复合物直接溶解红细胞;通过补体介导的调理作用,覆盖有 IgG 抗体和 C3b 的红细胞被肝脾中的吞噬细胞吞噬消化。引起红细胞溶解的自身抗体有温抗体和冷抗体两类,它们分别在 37℃ 和 20℃ 以下发挥作用。

4. **肺出血肾炎综合征**　即 Goodpasture 综合征,是由针对Ⅳ型胶原的自身抗体引起的以肺出血和严重肾小球肾炎为特征的疾病。自身抗体与肺泡和肾小球毛细血管基底膜中Ⅳ型胶原结合,并在局部激活补体和中性粒细胞,在攻击靶抗原的同时,损伤邻近的血管内皮细胞。显微镜下可见组织坏死、白细胞浸润及抗体和补体沿基底膜呈线状沉积。

5. **甲状腺功能亢进**　又称为 Graves 病,是抗体介导受体产生刺激性作用的一个例子。患者产生抗甲状腺上皮细胞表面促甲状腺激素(thyroid-stimulating hormone,TSH)受体的自身抗体。TSH 由垂体细胞生成,生理功能是刺激甲状腺上皮细胞产生甲状腺激素。自身抗体与 TSH 受体结合产生的作用与 TSH 本身相同,因而导致垂体对甲状腺上皮细胞释放甲状腺激素的调节失控,甚至在无 TSH 存在的情况下也能产生过量甲状腺激素,出现甲状腺功能亢进。Roitt 称这种刺激型超敏反应为Ⅴ型超敏反应,但多数人认为它是Ⅱ型超敏反应的一种特殊表现形式。

6. **重症肌无力**　是抗受体抗体介导器官功能受抑制的疾病。80% 以上患者有针对神经肌肉接头处突触后膜上乙酰胆碱受体的抗体,补体参与发病过程。神经-肌肉传导障碍导致渐进性骨骼肌无力,主要累及眼轮匝肌、呼吸肌等频繁收缩的肌肉。临床表现为晨轻暮重、活动后加重、休息可减轻,部分患者可伴有胸腺肿瘤。病理可见因受体内吞和胞内的降解,受体数目减少。

(四)诊治原则

鉴于Ⅱ型超敏反应是抗体介导的靶细胞、靶器官损伤,结合临床特点、检测靶向特定抗原的抗体,是相关疾病诊断的重要环节。对于外源性抗原,例如输血反应,避免接触可能的抗原是重要的防治原

NOTES

则;针对共同的致病机制,例如自身抗体引起的补体激活和组织损伤,予以糖皮质激素抗炎、静脉输注丙种球蛋白封闭抗原、血浆置换清除致病抗体和炎性介质,是部分代表性疾病如系统性红斑狼疮、自身免疫性溶血性贫血等疾病的治疗原则;此外,根据不同疾病具体受累的细胞、器官类型,予以靶细胞、靶器官保护等对症支持治疗,也是相关疾病的重要治疗环节。

第三节　Ⅲ型超敏反应

Ⅲ型超敏反应由循环可溶性抗原与IgM或IgG类抗体形成的复合物介导,补体参与反应,白细胞聚集和激活。此型超敏反应亦称免疫复合物介导的超敏反应(immune complex-mediated hypersensitivity)(图12-3)。

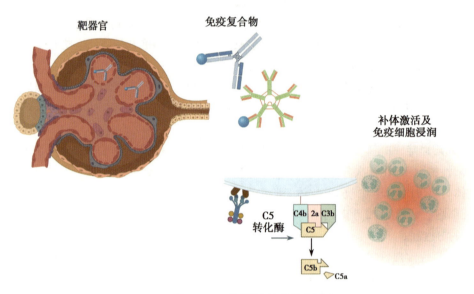

图 12-3　Ⅲ型超敏反应示意图

(一)致病机制

1. 免疫复合物　可溶性免疫复合物的形成与沉积是Ⅲ型超敏反应的始动环节,受以下因素影响。

(1)循环免疫复合物的大小:是决定其能否在基底膜沉积的主要因素。过小的免疫复合物容易从肾脏排出,或在血液中循环,不易发生沉积,大的免疫复合物易被单核/巨噬细胞吞噬和清除。一般而言分子量1 000kDa左右的中等大小的可溶性免疫复合物易于沉积在组织中。

(2)机体清除免疫复合物的能力:与免疫复合物在组织中沉积的程度成反比。循环免疫复合物的清除由单核/巨噬细胞系统以及结合补体蛋白质的功能的完整性所决定。吞噬细胞功能缺陷促进免疫复合物持续存在,继而在组织中沉积。C2或C4先天性缺陷的患者常可引起Ⅲ型超敏反应,其原因是抗原抗体形成的免疫复合物激活补体经典途径反应所产生的C3b不足,或因缺乏补体介导的吞噬调理作用而导致免疫复合物在血流中持续循环。

(3)抗原和抗体的理化特性:与免疫复合物形成以及沉积有关。抗原和抗体的表面电荷、结合的亲和力、抗体的类别等均影响免疫复合物的形成和沉积。复合物中的抗原如带正电荷,则容易与肾小球基底膜上带负电的成分相结合,沉积在基底膜上,这种复合物产生的组织损伤一般较重而且持续时间较长。

(4)解剖学和血流动力学因素:对于决定免疫复合物的沉积位置十分重要。肾小球和滑膜中的毛细血管是在高流体静压下通过毛细血管壁,通过超过滤形成尿液或滑液,因此它们成为免疫复合物最常沉积的部位之一。

(5)炎症介质的作用:促进免疫复合物沉积。免疫复合物与炎症细胞结合并刺激它们在局部分泌细胞因子和血管活性胺等介质,使血管通透性增加。同时由于内皮细胞之间的间距增大而增加了免疫复合物在血管壁的沉积,结果放大了组织损伤,使病情加重。

在体内,免疫复合物的形成不但取决于抗原和抗体的绝对量,而且还取决于它们的相对比例。抗原抗体的相对比例决定了复合物的性质以及在体内的分布。抗体过剩和轻度抗原过剩的复合物迅速沉积在抗原进入的局部,被吞噬细胞吞噬处理。

2. 介导组织损伤 在免疫应答过程中,免疫复合物的形成是一种常见现象,大多可被机体的免疫系统清除,因此不具有致病作用。但是当复合物的数量、结构、清除情况或局部功能和解剖学的特性等因素发生异常,造成大量复合物沉积在组织中时,则引起组织损伤。

(1)免疫复合物与补体结合:补体被活化,释放出过敏毒素 C3a 和 C5a。过敏毒素引起肥大细胞脱颗粒,释放出组胺、趋化因子等生物活性介质,从而使血管通透性增加。趋化因子吸引中性粒细胞流动和汇集,在局部吞噬免疫复合物,释放蛋白水解酶、胶原酶、弹性纤维酶等,损伤局部组织和加重炎症反应。活化的补体 C5、C6、C7 附着在细胞表面并结合 C8 和 C9 进而形成补体的攻膜复合物,通过反应性溶解作用使损伤进一步加重。抗原-抗体复合物激活补体系统是Ⅲ型超敏反应中引起炎症反应和组织损伤的最主要原因。

(2)免疫复合物引起血小板聚合:导致 5-羟色胺等血管活性胺释放以及血栓形成,后者使血流停滞或血管完全堵塞导致局部组织缺血。可溶性免疫复合物被巨噬细胞吞噬后不易被消化,而成为一个持续的活化刺激动因,巨噬细胞被激活释放出 IL-1 等细胞因子,加重了炎症反应(图 12-4)。

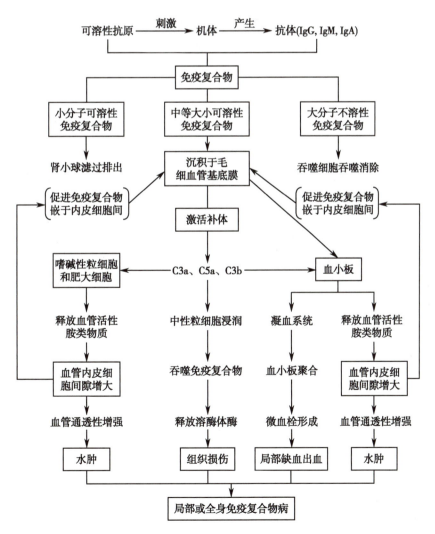

图 12-4 Ⅲ型超敏反应发生机制示意图

（二）特点

Ⅲ型超敏反应（type Ⅲ hypersensitivity）的抗体与Ⅱ型超敏反应中的抗体相似，主要也是 IgG 和 IgM 类抗体。但不同之处是这些抗体与相应可溶性抗原（自身抗原或外来抗原）特异性结合，形成抗原-抗体复合物（免疫复合物），并在一定条件下沉积在肾小球基底膜、血管壁、皮肤或滑膜等组织中。免疫复合物激活补体系统，产生过敏毒素和吸引中性粒细胞在局部浸润；使血小板聚合，释放出血管活性胺或形成血栓；激活巨噬细胞释放炎性细胞因子。结果引起以充血水肿、局部坏死和中性粒细胞浸润为特征的炎症性反应和组织损伤。

（三）常见疾病

1. 局部免疫复合物病

（1）Arthus 反应：用马血清皮内注射免疫家兔，几周后重复注射同样血清后在注射局部出现红肿反应，3~6 小时反应达高峰。红肿程度随注射次数增加而加重，注射 5~6 次后，局部出现缺血性坏死，反应可自行消退或痊愈，此即 Arthus 反应。其机制是所注射的抗原与血管内的抗体结合形成可溶性免疫复合物并沉积在注射部位的小动脉壁上，引起免疫复合物介导的血管炎。补体活化后迅速产生的过敏毒素引起肥大细胞脱颗粒。血小板聚合并释放出血管活性胺，使红肿加剧。皮损中有大量中性粒细胞浸润。

（2）对吸入抗原的反应：吸入外源性抗原的肺内 Arthus 型反应与人类很多超敏反应性疾病有关，多表现为与职业有关的超敏反应性肺炎，如患者吸入嗜热放线菌孢子或菌丝后 6~8 小时内出现严重呼吸困难，是吸入的抗原与特异性 IgG 抗体结合成免疫复合物所致。临床上有许多与此相类似的肺部Ⅲ型超敏反应，并根据患者的职业或致敏抗原的性质而给予相应的病名，如养鸽者病（因吸入鸽干粪中的血清蛋白质）、干奶酪洗涤者肺（因吸入青霉菌孢子）、蔗尘肺、皮革者肺（吸入牛皮蛋白质）、剥枫树皮者病（吸入隐孢子虫孢子）、红辣椒者病和盖草屋顶者病等。这些都是由于反复吸入工作环境中的抗原性物质而产生的抗原-抗体复合物所介导的职业性疾病。

（3）对内源性抗原的反应：感染因子在局部释放的抗原常可引起Ⅲ型超敏反应，如淋巴管中的死丝虫引起的炎症反应，使淋巴流动受阻。有高水平抗体的患者治疗过程可使抗原突然释放，与抗体结合，产生免疫复合物介导的Ⅲ型超敏反应。如用氨苯砜（dapsone）治疗结节性麻风，患者皮肤上出现的红斑结节，用青霉素治疗梅毒，患者发生的 Jarisch-Herxheimer 反应（治疗后梅毒加剧反应）等。

2. 循环免疫复合物所致的全身性免疫复合物病

（1）血清病：与 Arthus 反应不同，血清病是一种由循环免疫复合物引起的全身的Ⅲ型超敏反应性疾病。用马抗白喉或破伤风类毒素的抗血清被动免疫以预防和治疗这些严重疾病时，有些患者在注射动物抗血清后 7~10 天出现体温升高、全身荨麻疹、淋巴结肿大、关节肿痛等症状。有的还可有轻度急性肾小球肾炎和心肌炎，血清中补体水平严重下降。由于该病主要因注射异种动物血清所致，故称为血清病。用抗蛇毒血清治疗蛇咬伤，用鼠源性单克隆抗体治疗恶性肿瘤或自身免疫病，用抗淋巴细胞或抗胸腺细胞血清治疗移植排斥反应时也可出现血清病。在停止注入上述血清后，症状一般不经治疗可自行消退。

（2）免疫复合物肾小球肾炎：在有慢性感染和自身免疫病的情况下，因抗原持续存在而使免疫复合物的沉积长期存在。很多肾小球肾炎与循环免疫复合物有关，如系统性红斑狼疮（患者肾中有 DNA/抗 DNA/补体沉积物），肾原性（nephritogenic）链球菌菌株感染以后所引起的肾病，以及与三日疟有关的儿童肾病综合征。病毒慢性感染过程中也可出现免疫复合物性肾炎，如淋巴细胞性脉络丛脑膜炎病毒感染小鼠引起的肾小球肾炎。

（四）诊治原则

介导Ⅲ型超敏反应的抗原-抗体复合物，依赖于抗原和抗体的结合、免疫复合物的沉积，以及进一步通过激活补体和释放炎症介质，损伤特定组织。与Ⅱ型超敏反应类似，结合临床特点、检测靶向特定抗原的抗体、检测补体的激活水平，是相关疾病诊断的重要环节。对于外源性抗原，避免接触可能的抗原是重要的防治原则；针对共同的自身抗体引起的补体激活等致病机制，予以糖皮质激素抗炎、血液净化清除致病抗原-抗体复合物和炎性介质，以及靶细胞、靶器官保护等对症支持治疗，是部分代表性疾病如狼疮肾炎等疾病的治疗原则。

第四节　Ⅳ型超敏反应

Ⅳ型超敏反应（type Ⅳ hypersensitivity）与上述由特异性抗体介导的三种类型的超敏反应不同，是由特异性致敏 T 细胞介导的细胞免疫应答的一种类型，该型反应均在接触抗原 24 小时后才出现临床表现，故称为迟发型超敏反应（delayed type hypersensitivity，DTH）。

（一）致病机制
Ⅳ型超敏反应的过程

1. 识别相（cognitive phase）　CD4⁺T 细胞和 CD8⁺T 细胞识别由抗原提呈细胞（APC）处理、提呈的外来蛋白质抗原。

在皮肤 DTH 中，将抗原提呈给 CD4⁺T 细胞并启动 DTH 反应的 APC 可能有三类。第一类是存在于上皮中的特定的 APCs，如朗格汉斯细胞。它们能将抗原运输到引流淋巴结并在此与抗原特异性 T 细胞接触，活化的 T 细胞在数目和跨越内皮屏障的能力方面均有增加和提升。第二类是皮肤中的巨噬细胞，它们一旦离开血液循环并进入 DTH 反应部位的血管外组织中，就分化成 DTH 的最终效应细胞，即活化的巨噬细胞。单核细胞分化成效应细胞称为巨噬细胞活化。活化过程是新的基因或原有基因转录增加的结果，表现为各种基因表达产物量的增加。活化的巨噬细胞能完成诸如杀灭被吞细菌等静止单核细胞所不能完成的功能。可溶性细胞因子特别是 IFN-γ 和脂多糖等细菌产物均能引起基因转录和巨噬细胞活化。活化的巨噬细胞通过分泌炎症介质参与局部炎症反应，清除微生物抗原，促进 DTH 消退。第三类 APCs 是后毛细静脉内皮细胞，吞噬抗原的局部小静脉内皮细胞在 DTH 中的作用除激活记忆 T 细胞外，还能调节白细胞的趋化和浸润，在炎症反应中具有重要作用。人、狒狒和狗的小静脉内皮细胞表达与提呈抗原有关的 MHC Ⅱ类分子，诱导内皮细胞表达 MHC Ⅱ类分子是 DTH 反应中最早的表现之一。由 CD8⁺T 细胞介导的对病毒抗原的 DTH 反应中，内皮细胞提呈抗原与 MHC Ⅰ类分子密切相关。但需指出，上述 APCs 中没有一类 APC 能单独在所有种属、所有组织启动各种抗原的 DTH 反应。

2. 激活相（activation phase）　T 细胞分泌细胞因子和增殖阶段。

一旦 T 细胞被 APCs 激活，就能通过分泌细胞因子而介导 DTH。下面三种细胞因子对炎症反应的发生最为重要：①IL-2，能引起抗原活化 T 细胞的自泌性和旁泌性增殖。IL-2 还能放大 CD4⁺T 细胞合成 IL-2、IFN、TNF 和淋巴毒素（lymphotoxin，LT）。②IFN-γ，能作用于内皮细胞和巨噬细胞等 APCs，增加 MHC Ⅱ类分子表达，提高将抗原提呈给局部 CD4⁺T 细胞的效率，这也是诱导 DTH 的一个重要放大机制。IFN-γ 能增强炎症部位浸润的单核细胞清除抗原的能力。IFN-γ 不仅是最强的激活巨噬细胞的细胞因子，也是 DTH 中最重要的细胞因子。③TNF 和 LT，能增加静脉内皮细胞结合和活化白细胞的能力，从而导致炎症反应。

3. 效应相（effector phase）　效应相可分成炎症和消退两步。

炎症指的是血管内皮细胞被细胞因子激活，血流中的白细胞聚集于抗原进入的局部组织中。消退是外来抗原被细胞因子活化的巨噬细胞所清除。

（二）特点

血清抗体不能将 DTH 反应从致敏的个体转移给正常个体，DTH 的转移需要淋巴样细胞，特别是 T 细胞。CD4⁺T 细胞识别可溶性蛋白质抗原，CD8⁺T 细胞识别细胞内微生物抗原，它们通过分泌细胞因子对抗原进行应答。其中 TNF 激活后毛细静脉的血管内皮细胞，将中性粒细胞，继之将淋巴细胞和单核细胞募集到组织中。IFN-γ 则能使聚集的单核细胞分化成巨噬细胞，在局部清除抗原。如抗

NOTES

原持续存在,则巨噬细胞处于慢性活化状态,并分泌更多细胞因子和生长因子,导致损伤组织被纤维组织所代替。在 DTH 早期,浸润的炎症细胞中富集具有活化细胞表型特征(如 IL-2 受体 P55 表达增加)的 CD4⁺T 细胞和活化的巨噬细胞。而 DTH 晚期,上皮样巨噬细胞和巨细胞与成纤维细胞数量,以及新血管数目均有增加。DTH 反应中的最终效应细胞是活化的单核/巨噬细胞。

典型 DTH 反应如下。

1. Jones-Mote 反应　是一种以可溶性抗原单独注射或抗原加不完全弗氏佐剂免疫动物后所出现的皮肤 DTH 反应。24 小时反应达到高峰,红肿明显,但硬结持续时间较短,皮肤反应消退较早。其组织学改变的主要特征是皮损中有大量嗜碱性粒细胞浸润,故亦称此反应为皮肤嗜碱性粒细胞超敏反应(cutaneous basophil hypersensitivity,CBH)。不过致敏 T 细胞仍是引起 CBH 的主要细胞,因注射抗 T 细胞血清后 CBH 被抑制,提示嗜碱性粒细胞的大量浸润可能是一种较早出现的继发反应的表现。

2. 结核菌素试验　临床上具有诊断意义的结核菌素试验是 DTH 的原形。在被试者前臂皮内注射结核菌素(结核分枝杆菌菌体脂蛋白)或结核分枝杆菌的纯化蛋白衍生物(purified protein derivative,PPD)后,如被检者曾有结核感染史但已痊愈或接种过卡介苗,则在注射后约 4 小时,中性粒细胞聚集在注射部位的后毛细静脉周围,随即中性粒细胞的浸润迅速消退。约 12 小时,注射部位小静脉周围代之以 T 细胞和单核细胞浸润(各约占 50%)。这些小静脉的内皮细胞肿胀,细胞的生物合成增加,血浆大分子外漏,纤维蛋白原从血管进入周围组织中变成纤维蛋白。由于注射部位血管外组织间隙内纤维蛋白的沉积和 T 细胞及单核细胞的聚集而引起组织红肿和硬结。硬结为 DTH 反应的最主要特征,注射后约 18 小时出现,24~48 小时达高峰,之后红肿和硬结自行消退(图 12-5)。

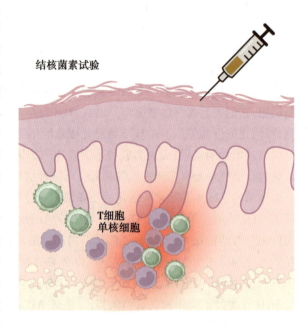

结核菌素试验

T细胞
单核细胞

图 12-5　结核菌素试验示意图

(三) 常见疾病

1. 接触性皮炎　是一种由环境中抗原诱导 T 细胞应答导致的湿疹样皮肤病。引起本病的抗原主要是天然的或合成的有机化合物和金属,如镍、染料、磺胺等药物和有毒植物等,在美国 50% 的接触性皮炎由毒葛和槲叶毒葛抗原引起。外来半抗原物质可能与皮肤的朗格汉斯细胞表面分子结合形成新抗原,富含 MHC 分子的朗格汉斯细胞将抗原加工处理并提呈给 T 细胞。病理特征为小静脉周围有淋巴细胞浸润包绕,上皮细胞有水疱和坏死,有嗜碱和嗜酸性粒细胞浸润,间隙纤维蛋白沉积,皮肤和上皮水肿。急性皮损表现为红肿和水疱,重症者可有剥脱性皮炎,慢性表现为丘疹和鳞屑。

2. 移植排斥反应　B 细胞和 T 细胞均参与移植排斥反应,但在移植排斥反应的不同阶段,发生的机制不同,参与应答的细胞也不同。迟发型超敏反应介导的移植排斥反应是受者针对供者移植物的同种异型抗原产生的细胞免疫应答。在经典的同种异体移植排斥反应中,包括直接识别和间接识别两种机制,前者是供者的 DC 将抗原信号直接提供给受者,后者是受者的 DC 识别、处理供者的抗原信息后提供给自己的免疫系统。受者的免疫系统被供体的组织抗原激活,克隆增殖、分化,产生 CTL 细胞和效应分子,在局部识别移植物中的同种异型抗原,发生细胞免疫应答,导致淋巴细胞和单核细胞局部浸润等炎症反应甚至移植器官的坏死(详见第十六章)。

3. 部分感染性疾病　Ⅳ型超敏反应的组织损伤与某些感染性疾病的临床病理表现关系密切。

结核病的肺空洞纤维化形成、干酪化和全身毒血症，以及麻风患者皮肤肉芽肿均与细胞介导的超敏反应有关。抗原持续存在引起局部慢性迟发型超敏反应，致敏 T 细胞连续释放出淋巴因子导致大量巨噬细胞聚集。天花和麻疹的皮疹以及单纯疱疹的皮损主要是由细胞毒性 T 细胞杀伤病毒感染细胞的迟发型超敏反应引起。在念珠菌病、皮肤真菌病、球孢子菌病、组织胞浆菌病等真菌病以及血吸虫病等寄生虫病的免疫应答过程中，均已证明有细胞介导的超敏反应（详见第十七章）。

(四) 诊治原则

针对细胞介导的Ⅳ型超敏反应，在体外进行抗原刺激、检测细胞产生的促炎效应分子，例如针对结核的 T-SPOT 检验，是辅助诊断的重要方法；在皮肤局部引入抗原，例如结核菌素试验、接触性皮炎斑贴试验，是检测针对某一外源性抗原的超敏反应的重要方法。对于外源性抗原，例如接触性皮炎，避免接触可能的抗原是重要的防治原则；局部或全身使用抗炎的糖皮质激素、抑制 T 细胞活性的免疫抑制剂，是相关疾病常用的药物治疗方法。

思考题

1. Ⅰ~Ⅳ型超敏反应分别由什么细胞或分子介导？

2. 青霉素过敏可以有多种临床表现，其中过敏性休克、血清病，分别涉及哪种超敏反应及其病理过程？

3. 靶向 IgE 的单克隆抗体是通过调节支气管哮喘的哪些致病机制来发挥疗效的？

（沈　南）

第十三章
自身免疫病

【学习要点】

• 自身免疫病分为局限于某一特定器官的器官特异性自身免疫病和由针对多种器官/组织的全身性自身免疫病。

• 自身免疫病异质性强,具有遗传易感性,在环境因素作用下,共同引起疾病发生发展。

• 自身免疫病的免疫病理机制主要包括固有免疫过度激活、自身抗体致病、自身反应性淋巴细胞活化与清除障碍等。

• 自身免疫病的治疗措施主要针对致病过程中的各个环节进行阻断或调节,以阻止或延缓疾病进程、减少组织损伤,主要包括糖皮质激素、免疫抑制剂、生物制剂和小分子靶向制剂等。

自身免疫反应是机体免疫系统对自身细胞或分子发生的免疫应答,存在于所有个体。免疫稳态是指机体的免疫系统对自身的细胞或分子形成免疫耐受状态而不发生病理性免疫应答的状态。自身免疫病是因免疫自身稳态的打破而引起的疾病状态。在胚胎发育过程中,由于 T 细胞受体(TCR)和 B 细胞受体(BCR)基因的随机重排,人体的免疫系统出现了多样性极为丰富的淋巴细胞库,淋巴细胞克隆可达 1×10^9 个。这些克隆中的淋巴细胞几乎可以识别所有的微生物抗原、外源性抗原和自身抗原,并具有相应的免疫应答能力。在淋巴细胞发生的过程中,虽然针对自身抗原的 T 淋巴细胞和 B 淋巴细胞可发生克隆删除或失活,维持免疫自身稳态,但在人体内仍存在自身反应性 T 淋巴细胞和自身反应性 B 淋巴细胞克隆。在某些情况下,这些自身反应性 T 或 B 淋巴细胞可被激活并攻击自身的细胞或分子,产生自身免疫反应,持续迁延的自身免疫反应则会引发自身免疫病。

第一节　自身免疫病的特点和分类

自身免疫病是指以自身免疫应答反应导致组织器官损伤和相应功能障碍为主要发病机制的一类疾病。一般情况下,机体的自身免疫应答通常是短时、自限性的,属生理性自身免疫。但是,当自身免疫应答反应超过了生理的限度或持续时间过久,就会造成自身组织损伤和相应的功能障碍,引发自身免疫病。

一、自身免疫病特点

自身免疫病表现复杂多样,与其他疾病相比,自身免疫病具有以下特点。

1. 患者体内常常可检测到高滴度的自身抗体和/或自身反应性免疫细胞,从而介导对自身细胞或自身成分的免疫应答,造成组织细胞损伤和功能障碍。

2. 通过血清或淋巴细胞转运或转入自身抗原/自身抗体可以在动物中复制出具有相似病理变化的自身免疫病模型。

3. 有一定的遗传倾向,并且与性别和年龄相关。

4. 常呈现反复发作和慢性迁延的过程。病情转归与自身免疫应答的强度相关,应用免疫抑制剂治疗有效。

二、自身免疫病分类

自身免疫病可分为器官特异性自身免疫病和全身性自身免疫病（表 13-1）。器官特异性自身免疫病（organ specific autoimmune disease）的病变一般局限于某一特定的器官，由针对自身抗原的体液免疫和/或细胞免疫应答通过效应机制损伤靶器官或腺体细胞，过度刺激或抑制其功能所致。典型的器官特异性自身免疫病有：桥本甲状腺炎（Hashimoto thyroiditis，HT）、毒性弥漫性甲状腺肿（Graves 病）和胰岛素依赖型糖尿病（insulin-dependent diabetes mellitus，IDDM）。全身性自身免疫病又称为系统性自身免疫病（systemic autoimmune disease），由针对多种器官和组织靶抗原的自身免疫反应引起。系统性红斑狼疮（systemic lupus erythematosus，SLE）是典型的全身性自身免疫病，病变分布广泛，如皮肤、肾脏和神经系统等均可累及，表现出各种相关的症状和体征。

表 13-1　两类常见的自身免疫病及相应的自身抗原和发病机制

分类	系统	疾病	自身抗原（举例）	主要自身免疫机制
器官特异性自身免疫病	神经系统	多发性硬化	髓鞘磷脂蛋白	T 细胞
		重症肌无力	乙酰胆碱受体	自身抗体
		吉兰-巴雷综合征	髓鞘磷脂	T 细胞/自身抗体
	血液系统	特发性血小板减少性紫癜	血小板抗原	自身抗体
		自身免疫性溶血性贫血	红细胞膜蛋白	自身抗体
		恶性贫血	胃壁细胞、内因子	自身抗体
		自身免疫性粒细胞减少症	中性粒细胞膜蛋白	自身抗体
	消化系统	炎症性肠病	尚不确定	T 细胞
		原发性胆汁性胆管炎	肝内胆管、线粒体	自身抗体/T 细胞
		自身免疫性肝炎	肝细胞抗原	T 细胞/自身抗体
		麦胶性肠病	转谷氨酰胺酶	自身抗体/T 细胞
	内分泌系统	1 型糖尿病	胰岛 β 细胞抗原	T 细胞
		桥本甲状腺炎	甲状腺细胞抗原	T 细胞/自身抗体
		Graves 病	TSH 受体	自身抗体
		原发性肾上腺皮质萎缩	细胞色素 P450	自身抗体
	泌尿系统	自身免疫肾小球肾炎	尚不确定基膜抗原	自身抗体
		肺出血肾炎综合征	Ⅳ型胶原	自身抗体
	循环系统	心肌炎	心肌细胞蛋白	自身抗体/T 细胞
		风湿性心脏病	心肌抗原	自身抗体
	皮肤	天疱疮	桥粒黏蛋白	自身抗体
	生殖系统	睾丸炎/卵巢炎	不详	自身抗体/T 细胞
全身性自身免疫病		系统性红斑狼疮	细胞核自身抗原	自身抗体
		类风湿关节炎	变性 IgG 的 Fc 片段	自身抗体
		干燥综合征	唾液腺管上皮、细胞核自身抗原	自身抗体
		皮肌炎	尚不确定	自身抗体
		硬皮病	尚不确定	T 细胞/自身抗体

第二节　自身免疫病的致病因素

一、遗传和表观遗传

自身免疫病的遗传易感性是复杂的,可能涉及调节免疫功能的多个基因,在环境因素作用下,触发疾病的发生发展。个体的遗传背景在一定程度上决定了其对自身免疫病的易感性。例如,对于同卵双生子,如果一人患有自身免疫病,则另一人患同样疾病的概率约为20%,而异卵双生子间发生同样疾病的概率仅为5%。遗传因素可以对多种自身免疫病的发病风险产生影响,其中影响最大的是人类白细胞抗原(human leukocyte antigen,HLA)基因,此外还涉及抗原提呈、B细胞和T细胞信号转导等多个过程。自身免疫病的遗传易感性通常是多基因的,然而,单基因突变也可以极大地影响疾病的易感性。随着全基因组关联分析(genome wide association study,GWAS)和二代测序技术的应用,我们正逐渐认识到更多自身免疫病的遗传易感位点,增进了我们对这些疾病发病机制的理解。

(一)单基因致病

对动物自身免疫病模型的易感基因研究,明确单个基因突变可以通过影响抗原提呈和清除、共刺激分子、细胞凋亡以及T细胞信号等方面,直接触发自身免疫病的发生发展。例如自身免疫调节因子(autoimmune regulator,AIRE)的单一突变可导致胸腺无法有效清除自身反应性T细胞,并攻击内分泌腺体,造成自身免疫性多内分泌腺病-念珠菌病-外胚层营养不良(autoimmune polyendocrinopathy-candidiasis-ectodermal dystrophy,APECED)综合征。Foxp3基因是调节性T细胞(regulatory T cell,Treg)的关键转录因子,这一基因的错义突变可以导致免疫功能失调、多内分泌腺病变及肠病的X连锁综合征(IPEX),表现为严重的过敏性炎症、分泌性腹泻、溶血性贫血和血小板减少症等。在小鼠体内,Foxp3基因中的自发移码突变(导致Foxp3 DNA结合域丢失或Foxp3完全敲除的scurfy突变)也会导致类似的系统性自身免疫病。自身免疫性淋巴增殖综合征(autoimmune lymphoproliferative syndrome,ALPS)也是一种单基因遗传疾病,其由于编码Fas的基因突变导致Fas-FasL通路无法正常激活细胞凋亡过程,大量免疫细胞异常活化,引起系统性自身免疫性综合征。此基因已经应用于构建狼疮经典动物模型MRL/lpr小鼠。随着对自身免疫病患者的基因测序,以及自身免疫动物模型的易感基因验证,多个易感基因也逐渐被证实,例如 $TLR7^{Y264H}$,C1QA,C4,FCGR2A 等,可以导致狼疮样综合征。

(二)多基因致病

已发现多种自身免疫病易感基因参与疾病的发生和发展(表13-2)。这些基因多与胸腺T细胞阴性选择,免疫应答过程中抗原识别和提呈,淋巴细胞分化、活化和应答,细胞凋亡及细胞因子表达等的调节相关。

表13-2　易感基因与自身免疫病的相关性

基因分类	易感基因	自身免疫病	影响的组织/器官	影响机制
HLA基因	HLA-B27、HLA-DR1/DR4、HLA-DR3、HLA-DR2、HLA-DR5	强直性脊柱炎、Reiter综合征、银屑病关节炎、RA、IgA肾病、重症肌无力、SLE、IDDM	关节、滑膜、肾脏、结缔组织、胰腺	抗原提呈异常
补体基因	C1q、C2和/或C4	SLE	结缔组织	免疫复合物清除障碍
固有免疫信号通路调节基因	NOD2、IRAK1、IRF5、STAT4、IL12A和IL12RB2	克罗恩病、SLE、PBC	肠道、结缔组织、胆道	固有免疫信号通路异常
Fc受体基因	FcγRⅢa、FcγRⅡb	RA、SLE	关节、滑膜、结缔组织	免疫系统的异常激活

续表

基因分类	易感基因	自身免疫病	影响的组织/器官	影响机制
自身抗原基因	AIRE	IDDM、APS-Ⅰ	胰岛、腺体	胸腺的阴性选择障碍
信号和细胞因子基因	PTPN22、IL-23、BAFF	RA、IDDM、IBD、银屑病、SLE	关节、滑膜、胰岛、肠道、皮肤、结缔组织	免疫系统的异常激活
淋巴细胞激活相关基因	CTLA-4、Bcl-2	RA、IDDM、SLE	关节、滑膜、胰岛、结缔组织	免疫系统的异常激活
DNA 酶基因	TREX1	SLE	结缔组织	免疫复合体清除障碍

1. MHC/HLA 基因　　人体几乎所有有核细胞细胞膜上都有一种叫作主要组织相容性复合体（major histocompatibility complex，MHC）的分子标志。MHC 基因由一群紧密连锁的基因群组成，呈高度多态性，参与抗原提呈，调控细胞间相互识别及诱导免疫应答。人体 MHC 又称 HLA 复合体，是最重要的自身免疫病易感基因之一，最为典型的代表是 HLA-B27，与强直性脊柱炎、Reiter 综合征和银屑病关节炎等相关。HLA 基因的 DR、DQ 和 DP 基因座关系密切，其中 HLA-DR1/DR4 与类风湿关节炎（rheumatoid arthritis，RA）、寻常型天疱疮、IgA 肾病及 IDDM 相关；HLA-DR3 与重症肌无力、SLE、IDDM 及突眼性甲状腺肿相关；HLA-DR2 与肺出血肾炎综合征和多发性硬化相关；此外，HLA-DR5 与桥本甲状腺炎相关。这些关联提示 HLA 等位基因在不同自身免疫病的易感性中扮演着重要角色。

2. 补体基因　　补体成分 C1q、C2 和/或 C4 基因的缺陷会显著削弱免疫系统清除免疫复合物的能力，导致体内免疫复合物的积累，SLE 患者的吞噬细胞在处理凋亡细胞产物时的吞噬能力也表现出明显降低的趋势，从而增加 SLE 等自身免疫病的风险。巨噬细胞通过表达 C1q 受体吞噬 C1q 包被的细胞碎片。C1q 基因敲除的小鼠会发生狼疮肾炎，其肾脏活检标本中含有大量的凋亡细胞的碎片。此外，C2 缺陷会降低脾脏对免疫复合物的清除能力，而输入新鲜血浆补充 C2 可以提高清除免疫复合物的效率。

3. 固有免疫信号通路调节基因　　固有免疫细胞是免疫系统中的关键调节者，负责识别外源或内源的刺激分子，然后启动免疫反应。它们在协助适应性免疫反应的启动中扮演重要角色。遗传变异在调控这些固有免疫信号通路中起着关键作用，并可能导致自身免疫反应的发生。如 NOD2 是表达在多种细胞（包括肠上皮细胞）识别细菌肽多糖的受体，该受体发生异常会导致肠道病原体的清除障碍，致使病原体能够穿过肠上皮，引起肠壁组织的慢性炎症，损害肠道组织，最终导致克罗恩病。另外白细胞介素 1 受体相关激酶 1（Interleukin-1 Receptor-Associated Kinase 1，IRAK1）基因作为 Toll 样受体（Toll-like receptor，TLR）信号通路的关键分子，其位点突变与 SLE 的发病相关。除此以外，IRF5、STAT4 等参与干扰素产生和干扰素下游信号传递的分子多态性也与 SLE 的发病相关。原发性胆汁性胆管炎（primary biliary cholangitis，PBC）发生和 *IL12A*、*IL12RB2* 位点的基因型密切相关，这提示 IL-12 调节的信号通路参与 PBC 的发生。

4. Fc 受体基因　　Fc 受体是一类受体蛋白，介导多种免疫细胞的激活、细胞吞噬、炎症反应和免疫应答的调节。Fc 受体 CD16a（FcγRⅢa）基因的多态性与 RA 的遗传易感性相关。不同 FcγRⅢa 亚型可能会影响抗体介导的炎症反应，通过调控免疫细胞激活来影响 RA 的发病和严重程度。FcγRⅡb 是一种抑制性 Fc 受体，有助于负调控免疫反应。某些多态性变体可能减弱 FcγRⅡb 的抑制功能，导致机体过度的免疫激活，从而引起 SLE 的发生。

5. 自身抗原基因　　胸腺髓质上皮细胞（thymic medullary epithelial cell，mTEC）和树突状细胞表达自身组织抗原，这些抗原被称为组织特异性抗原（tissue specific antigen，TSA），它们在胸腺阴性选

NOTES

择的过程中扮演重要角色。如果这类抗原的基因发生异常,会导致阴性选择受阻,使得自身反应性 T 细胞逃逸到外周组织,从而引发自身免疫病。如胰岛素基因缺失与 IDDM 密切相关。由于 TSA 的表达受 AIRE 基因的调控,当 AIRE 基因突变或缺失,可导致胸腺基质细胞的 TSA 表达降低或缺失,相应自身反应性 T 细胞可能逃逸阴性选择而进入外周,导致自身免疫性多内分泌腺综合征 I 型(type I autoimmune polyglandular syndrome,APS-I)。

6. 信号和细胞因子基因　免疫细胞信号转导途径的异常可引发自身免疫病。如 PTPN22 编码的酪氨酸磷酸酶,它的突变可能干扰多种免疫细胞的信号传递过程,使得免疫系统攻击自身组织,进而引发 RA、IDDM、自身免疫甲状腺炎等自身免疫病。IL-23 信号通路相关的基因多态性与银屑病的遗传易感性之间存在关联。在银屑病患者的皮肤病变中,升高的 IL-23 通过调节 Th17 的分化参与炎症反应,Th17 细胞产生的细胞因子攻击皮肤组织,导致银屑病的发生。IL-23R 基因的多态性与炎症性肠病(inflammatory bowel disease,IBD)的遗传易感性密切相关。特别是一些单核苷酸多态性(single nucleotide polymorphism,SNP)位点在 IBD 患者中显示出较高的关联度。这些 SNP 上的基因变异会显著增加 IBD 的发病风险。高水平的 BAFF 与 SLE、RA 密切相关。BAFF 的异常表达会导致 B 细胞的过度激活,自身抗体的产生,以及自身免疫病的发生发展。

7. 淋巴细胞激活相关基因　免疫应答的调节受共刺激分子影响。这类分子的遗传多态性可通过影响淋巴细胞的激活过程,从而增加自身免疫反应的风险。如 CTLA-4 基因的异常与多种自身免疫病,如糖尿病、甲状腺疾病和原发性硬化性胆管炎等有关。在这些个体中,由于 CTLA-4 传递的免疫细胞抑制信号失活,会导致免疫细胞的过度激活。另外,参与调控淋巴细胞存活的基因的遗传变异也同自身免疫病的易感性相关,如 Bcl-2 基因的多态性与 SLE 的发病相关。研究还发现,如果 Bcl-2 的易感位点和 IL-10 的易感位点同时存在,SLE 的发病风险将增加 40 倍。

8. DNA 酶基因　DNA 酶基因缺陷的个体,由于无法有效地清除凋亡细胞产生的 DNA 分子,容易形成抗核抗体和细胞核抗原结合的免疫复合物,进而引发自身免疫病,如 TREX1 基因负责编码核酸外切酶,降解 DNA。突变或缺陷的 TREX1 基因已被证明与家族性 SLE 和一些散发性 SLE 患者相关。

(三) 表观遗传参与致病

遗传和表观遗传之间存在复杂的相互作用。特定基因型可能使个体更容易受到表观调控,进而增加自身免疫病的风险。表观遗传因素主要包括 DNA 甲基化、组蛋白修饰和染色质重塑等。例如,在 SLE 中,患者 T 细胞 DNA 低甲基化现象十分普遍。这种 DNA 低甲基化可以导致与狼疮相关基因(如 LFA-1、CD11a/CD18、CD70、CD40L 和 IFN-γ 等)的表达增加。此外,DNA 低甲基化还可以通过共刺激分子的过度表达,提高 T 细胞的自身反应性,刺激 B 细胞活化并产生大量自身抗体。在 RA 患者中,外周血单个核细胞中 IL-6 启动子的 CpG 岛低甲基化则与过度激活的局部炎症反应有关。RA 患者关节滑液中的单核细胞 DR3 启动子区 CpG 岛的甲基化异常可能导致细胞凋亡受阻。此外,对于活动期的 SLE 患者,$CD4^+T$ 细胞中组蛋白 H3 和 H4 的总体乙酰化水平下降,并且 H3 的乙酰化水平与疾病活动呈负相关。在小鼠中,乙酰转移酶的突变可能导致大量的抗双链 DNA(anti-double-stranded DNA,anti-dsDNA)抗体产生,进而引发严重的狼疮样病变。这些结果都提示表观遗传学改变在自身免疫病中的重要作用。

二、环境因素

环境刺激常常是自身免疫病发生的外部诱发因素。与自身免疫病相关的环境刺激多种多样,包括感染、紫外线暴露、药物、吸烟、微生物和环境污染等。

1. 微生态　细菌和病毒是自身免疫病的常见诱因。微生物在 RA 的发生发展中起重要作用,已有研究发现口腔和肠道菌株可能参与了 RA 的疾病进程,例如牙龈卟啉单胞菌表达独特的 PAD 酶,可以破坏机体免疫耐受性,与高水平的抗环瓜氨酸肽抗体(anti-cyclic citrullinated peptide antibody, anti-CCP antibody)相关。高纤维饮食人群肠道中普雷沃氏菌的定植可增强巨噬细胞促炎症应答，加剧关节炎表现。病毒感染与SLE发病存在相关性，其中最常见的机制是分子模拟。研究发现在SLE患者血清中EB病毒载量增高。近50%的SLE风险等位基因可被EB病毒转录因子EBNA2蛋白靶向结合，在SLE患者中存在对EB病毒蛋白的异常反应以及蛋白交叉反应自身抗体的表达和表位扩展，这些均提示EB病毒感染可能导致SLE患病风险增加。研究认为新型冠状病毒SARS-CoV-2感染也可能诱发自身免疫病。红细胞膜锚蛋白1共享抗原表位与SARS-CoV-2病毒表面Spike糖蛋白，两者潜在的免疫交叉反应可能导致SARS-CoV-2病毒感染患者发生自身免疫性溶血性贫血。

2. 紫外线暴露 当SLE患者的皮肤暴露于紫外线时，使胸腺嘧啶二聚体表达增加，进而增强DNA的抗原性，促使狼疮的发生。紫外线诱导细胞内Ro、La和U1RNP抗原暴露于细胞表面，与致敏的T细胞或抗体结合导致狼疮样皮损；此外，较高的紫外线暴露还可引发皮肌炎，这可能与特异性自身抗体anti-Mi-2抗体相关，这一现象在女性中更常见。

3. 药物 已发现多种药物可以引起狼疮样表现或加重狼疮患者的病情，其中相关性较强的药物有氯丙嗪、肼屈嗪、异烟肼、普鲁卡因胺等。吸烟是RA的风险因素之一。流行病学研究指出吸烟与RA发病之间的关系密切，特别是在携带HLA-DRB1和PTPN22基因易感位点的人群中，吸烟可以大幅增加RA的患病概率。

三、性别因素

免疫系统功能存在性别差异，女性对病原体感染和恶变细胞有着更强的保护性免疫，但同时更容易丧失自身耐受性，而发生自身免疫病。自身免疫病如SLE通常好发于女性。

在胚胎发育早期，雌性的两条X染色体中的一条会随机发生表观遗传学修饰，这种修饰在个体发育过程中得以在体细胞中维持和传递，并保持该条染色体编码的基因处于沉默状态，称为X染色体失活（X chromosome inactivation，XCI），XCI是维持哺乳动物两性之间基因剂量平衡的一种方式。约15%的X连锁基因可以逃避X染色体失活，称为X染色体逃逸。X染色体逃逸可以使某些免疫相关基因过度表达，导致女性更易罹患自身免疫病。X连锁免疫相关基因如*CD40LG*、*CXCR3*、*TLR7*的双等位基因转录，在SLE中均过度表达。

男女激素水平不同是自身免疫病存在性别差异的另一重要原因。性激素具有重要的免疫调节功能，雌激素能够增强体液免疫，促进Th2型淋巴细胞增生，雄性激素则能够促进细胞免疫反应，偏向激活Th1型淋巴细胞增生。育龄期女性SLE的发病率明显高于同龄男性及老年女性。SLE患者的雌激素水平普遍升高，妊娠期雌激素上调，会加重SLE的病情，而绝经后患者症状通常会有所缓解。绝经后外源性雌激素治疗也被证明会增加自身免疫病的发病风险。这可能均与雌激素影响免疫耐受和抗体产生相关。值得注意的是，雌激素并不是对所有的自身免疫病都具有同样的调节作用。RA患者在妊娠时，其病情通常减轻。

第三节 自身免疫病的免疫损伤机制

一、自身抗体的致病性

自身抗体（autoantibody）是指针对自身组织、器官、细胞、细胞亚结构、体内蛋白分子等所有自身抗原的抗体总称，分为生理性自身抗体（或称天然自身抗体）和病理性自身抗体。其中病理性自身抗体即通常所讲的自身抗体（表13-3），多为IgG型，特异性强，与自身抗原结合的亲和力高，通过多种不同方式与自身抗原相互作用，从而引起自身组织的病理性损伤。在环境因素和遗传因素共同作用下可使免疫耐受机制发生紊乱，导致免疫系统功能异常，从而发生自身免疫病。

NOTES

表 13-3　自身免疫病相关自身抗体及自身抗原举例

	病理性自身抗体	自身抗原	疾病举例
抗核抗体谱（ANA）	抗 dsDNA 抗体	细胞和线粒体 dsDNA	SLE
	抗 Sm 抗体	属 snRNP，靶抗原主要成分为 B/B′、D、E、F、G 蛋白多肽	
	抗核小体抗体	核小体	
	抗核糖体 RNP（rRNP）抗体	核糖体大亚基上的 3 条分子量分别为 38kDa、16.5kDa 和 15kDa 的磷酸化蛋白	
	抗增殖细胞核抗原抗体	DNA 多聚酶 δ 的辅助蛋白	
	抗致密斑-70（DFS-70）抗体	与 RNA 聚合酶Ⅱ作用过程中相关的转录辅助激活蛋白	
	抗组蛋白抗体	组蛋白	药物性狼疮 RA
	抗 Ro/SSA 抗体	属 snRNP，由 hYRNA 和蛋白质组成	SLE，干燥综合征
	抗 La/SSB 抗体	属 snRNP，RNA 由 RNA 聚合酶Ⅲ转录，蛋白质为相对分子质量 48kDa 的磷酸化蛋白	
	抗着丝点抗体	着丝点蛋白 A-G	系统性硬化病（局限型）PBC，干燥综合征
	抗线粒体抗体	2-氧酸脱氢酶复合体的亚单位	PBC
	抗 SP100 抗体	相对分子质量 100kDa 的可溶性酸性磷酸化核蛋白	
	抗 Scl-70 抗体	DNA 拓扑异构酶Ⅰ	系统性硬化病（弥漫型）
	抗 Jo-1 抗体	组氨酰 tRNA 合成酶	多发性肌炎、皮肌炎
RA 相关的自身抗体	类风湿因子（RF）	变性 IgG 的 Fc 片段	RA
	抗环瓜氨酸肽抗体	瓜氨酸类肽	
抗中性粒细胞胞质抗体（ANCA）	胞质型 ANCA（cANCA）	蛋白酶 3（PR3）	肉芽肿性多血管炎
	核周型 ANCA（pANCA）	髓过氧化物酶（MPO），其他包括人白细胞弹性蛋白酶（HEL），乳铁蛋白（LF）等	显微镜下多血管炎嗜酸性肉芽肿性多血管炎SLE，自身免疫性肝炎
抗磷脂抗体	狼疮抗凝物，抗心磷脂抗体，抗 β2 糖蛋白Ⅰ抗体	磷脂和/或磷脂结合蛋白	抗磷脂综合征
自身免疫性肝炎相关抗体	抗平滑肌抗体（SMA）	肌动蛋白、微管蛋白或中间丝	自身免疫性肝炎
	抗可溶性肝抗原/肝胰抗原（SLA/LP）抗体	O-磷酸丝氨酸硒代半胱氨酸 tRNA 合成酶（SEPSECS）	
	抗肝肾微粒体抗体（LKM）	细胞色素 P450（CYP）2D6	自身免疫性肝炎丙型肝炎
	抗肝细胞溶质抗原 1 型（LC-1）抗体	亚胺甲基转移酶环脱氨酶（FTCD）	
	抗去唾液酸糖蛋白受体（ASGPR）抗体	去唾液酸糖蛋白	自身免疫性肝炎丙型肝炎、乙型肝炎PBC

续表

	病理性自身抗体	自身抗原	疾病举例
1 型糖尿病相关抗体	胰岛素自身抗体（IAA）	内源性胰岛素	1 型糖尿病（T1DM）
	抗谷氨酸脱羧酶抗体（GADA）	谷氨酸脱羧酶（GAD）65	
	抗蛋白酪氨酸磷酸酶抗体（IA-2A）	蛋白酪氨酸磷酸酶	
	胰岛细胞抗体（ICA）	谷氨酸脱羧酶（GAD）和蛋白酪氨酸磷酸酶（IA-2）	
	锌转运体 8 抗体（ZnT8A）	ZnT8	
其他	促甲状腺激素受体抗体（TRAb）	促甲状腺激素受体	Graves 病
	血小板糖蛋白特异性自身抗体	血小板膜表面糖蛋白抗原	免疫性血小板减少症
	抗肾小球基底膜抗体	肺、肾小球基底膜Ⅳ型胶原	Goodpasture 综合征
	抗乙酰胆碱受体（AchR）抗体	AchR	重症肌无力
	抗肌肉特异性酪氨酸激酶（MuSK）抗体	MuSK	

（一）抗原的改变引起致病性自身抗体产生

1. 免疫隔离部位抗原暴露 脑、睾丸和眼球等部位为免疫豁免部位,由于其中的某些自身抗原成分(神经髓鞘磷脂碱性蛋白、精子、眼晶状体蛋白等)和免疫系统保持相对隔离,因此在免疫系统发育过程中,机体未清除或激活针对这些隔离自身抗原的淋巴细胞克隆,使其隔离于血液和淋巴液循环。与免疫系统相对隔离的自身抗原成分称为隐蔽抗原(veiled antigen)或隔离抗原(sequestered antigen)。在手术、外伤或感染等情况下,隔离抗原可被释放进入血液和淋巴液,刺激自身反应性淋巴细胞活化,导致自身免疫病。例如,由于眼外伤破裂,眼晶状体蛋白进入外周,刺激免疫系统产生特异性细胞毒性 T 细胞(cytotoxic T lymphocyte,CTL),对健侧眼组织发动攻击,引发自身免疫性交感性眼炎。

2. 自身抗原的改变 生物、物理、化学及药物等因素可使自身抗原发生改变,从而产生针对改变自身抗原的自身抗体和 T 细胞,引起自身免疫病。如肺炎支原体感染可改变人红细胞的抗原性,使其刺激机体产生抗红细胞抗体,引起溶血性贫血。可吸附到红细胞表面的小分子药物,如青霉素、头孢菌素等,可作为抗原刺激机体产生抗体,引起药物相关溶血性贫血。自身 IgG 的抗原性发生变化,可刺激机体产生特异的 IgM 类自身抗体,比如类风湿因子(rheumatoid factor,RF)。RF 和变性的自身 IgG 形成的免疫复合物可引发包括 RA 等多种自身免疫病。在 SLE 发病过程中,皮肤细胞的胸腺嘧啶被紫外线照射后,会形成胸腺嘧啶二聚体,使自身 DNA 成为自身免疫应答的靶抗原。

3. 特殊外源性抗原的诱导 细菌、病毒等病原微生物的抗原与机体自身抗原具有相似性,或具有相似的表位,可以通过分子模拟、旁路活化、表位扩展等机制激活免疫应答,参与自身免疫病。由于与丙酮酸脱氢酶的结构相似性,大肠埃希菌可以通过分子模拟打破人体对此抗原的免疫耐受,导致 PBC 发生。在 SLE 中,机体对 EB 病毒蛋白抗原的异常反应促进了表位扩展的发生,导致疾病的进一步发展。

（二）自身抗体造成组织损伤机制（表 13-4）

1. 抗体与受体结合改变细胞功能 自身抗体和细胞表面受体结合后可产生不同作用,进而改变细胞功能,引起自身免疫病,其具体效应包括:①抗体激动效应:一些自身抗体可模拟配体作用,激动

表 13-4　自身免疫病中自身抗体组织损伤机制

损伤机制	疾病举例	靶部位
抗体激动效应	Graves 病	TSH 受体
	低血糖症	胰岛素受体
抗体阻断效应	重症肌无力	乙酰胆碱受体
	胰岛素抵抗综合征	胰岛素受体
补体或抗体依赖细胞介导的细胞毒作用	自身免疫性溶血性贫血	Rh 血型抗原
	特发性血小板减少性紫癜	血小板抗原
	自身免疫性粒细胞减少症	中性粒细胞膜蛋白
免疫复合物形成	SLE	dsDNA 等多种细胞抗原
	Goodpasture 综合征	基底膜Ⅳ型胶原
与循环中的可溶性分子结合	狼疮肾炎	补体 C1q
	C3GN/DDD	补体 C3
	COVID-19	IFN-γ
自身抗体的间接作用	ANCA 相关血管炎	髓过氧化物酶,蛋白酶 3
	寻常型天疱疮	桥粒黏蛋白

相应受体。Graves 病是由促甲状腺激素（thyroid-stimulating hormone,TSH）受体抗体刺激甲状腺细胞引起的自身免疫病。正常情况下,甲状腺激素的产生受机体负反馈调节控制,高水平的甲状腺激素可抑制腺垂体分泌 TSH,以此维持机体内甲状腺激素水平的稳定。TSH 受体抗体作为甲状腺细胞 TSH 受体的激动剂,能够持续刺激细胞合成甲状腺激素,导致患者出现甲状腺功能亢进。该自身抗体也被称为长效甲状腺刺激抗体。某些低血糖症患者体内存在胰岛素受体激动剂样自身抗体,此种抗体通过刺激胰岛素受体使胰岛细胞分泌过多的胰岛素,可引起低血糖症。②抗体阻断效应:有些自身抗体可竞争性阻断配体效应,导致细胞功能紊乱。重症肌无力是一种由乙酰胆碱受体自身抗体引起的以骨骼肌进行性肌无力为特征的自身免疫病,晨轻暮重,疲劳后加重。正常情况下,神经肌肉接头处受刺激的运动神经元释放的乙酰胆碱与骨骼肌细胞表达的乙酰胆碱受体结合可引起肌肉收缩反应。重症肌无力患者体内的乙酰胆碱受体自身抗体与受体结合后,一方面可抑制乙酰胆碱的激动作用,另一方面还能使之内化并降解。随着受体数量减少,肌肉细胞对乙酰胆碱的反应性进行性降低,出现肌无力等运动障碍。一些胰岛素耐受性糖尿病患者体内存在胰岛素受体拮抗剂样自身抗体,这种抗体可抑制胰岛素受体和胰岛素结合,引起糖尿病,患者可出现高血糖和酮症酸中毒。

　　2. 激活补体或抗体依赖细胞介导的细胞毒作用　自身抗体可以通过激活补体或抗体依赖细胞介导的细胞毒作用引起自身细胞破坏。在自身免疫性溶血性贫血患者中,IgG 或 IgM 抗体可与红细胞表面抗原反应进而导致红细胞破坏,这种破坏主要通过两种途径发生:一方面,与红细胞结合的抗体可以与单核/巨噬细胞系统(尤其是脾脏)的细胞 Fc 受体结合,导致红细胞从循环系统中被清除;另一方面,抗体包被的红细胞可激活补体,补体介导的攻膜复合物形成能够直接裂解致敏红细胞。自身免疫性血小板减少性紫癜是由针对 GpⅡb/Ⅲa 纤维蛋白原受体或其他血小板特异性表面抗原的自身抗体引起的血小板破坏性疾病。自身免疫性中性粒细胞减少症是针对中性粒细胞膜成分的自身抗体引起的中性粒细胞破坏性疾病。

　　3. 形成免疫复合物　免疫复合物(immune complex,IC)的形成是自身抗体介导疾病发生的重要机制。SLE 患者体内自身抗体和相应自身抗原形成的免疫复合物可沉积在皮肤、肾小球、关节、脑等多个部位的小血管壁,从而激活补体,并在中性粒细胞、血小板、嗜碱性粒细胞等效应细胞的参与下,导致炎症反应和组织损伤,进而引起自身免疫病的发生。患者可出现多器官、多系统的病变,广泛而严重的小血管炎症性损伤若发生在重要器官（如肾、脑等）则会危及患者生命。

Goodpasture 综合征是由抗肾小球基底膜（glomerular basement membrane，GBM）抗体介导的自身免疫病。抗 GBM 抗体的靶抗原主要为Ⅳ型胶原 α3 链非胶原区。生理情况下，该抗原隐蔽于基底膜Ⅳ型胶原的非胶原区，机体对自身抗原表现为耐受状态，在环境因素或其他触发因素（如感染、吸烟、有毒有机溶剂等）的作用下，该抗原决定簇暴露，与 GBM 抗体结合诱发免疫反应。由于肺泡和肾小球的基底膜具有共同抗原，因此抗 GBM 抗体可以同时引起肺泡和肾小球毛细血管襻损伤、断裂，导致肺出血及肾小球新月体形成。多数抗 GBM 肾炎起病急、病情进展快、预后差，常在几天或几周内进入肾衰竭阶段，少数患者早期即死于肺泡出血和呼吸衰竭。

4. 与循环中的可溶性分子结合 例如在狼疮肾炎中，针对补体 C1q 的自身抗体可以与 C1q 结合，造成免疫复合物清除障碍，激活补体，引起局部炎症反应。此外，针对补体旁路途径成分的自身抗体可导致 C3 肾小球肾炎（C3 glomerulonephritis，C3GN）和致密物沉积病（dense deposit disease，DDD），免疫荧光染色可见明显的补体 C3 沉积。细胞因子抗体可以通过抑制细胞因子作用影响机体免疫功能，例如在 COVID-19 患者中存在抗 IFN-γ 抗体，阻断 IFN 信号转导后可导致疾病加重，并干扰髓系和淋巴系细胞的激活，影响机体的自身免疫应答。

5. 自身抗体的间接作用 在一些自身免疫病中，自身抗体通过间接作用方式发挥效应。在 ANCA 相关血管炎（anti-neutrophil cytoplasmic antibody-associated vasculitis）中，抗 MPO 抗体和抗 PR3 抗体可以激活中性粒细胞，产生包含多种生物活性物质的 NETs，过度产生的 NETs 可诱导炎症反应、损伤血管内皮细胞，导致全身血管受累。自身抗体也可以通过抑制细胞之间的相互作用发挥间接效应，例如寻常型天疱疮患者中抗桥粒黏蛋白（desmoglein，Dsg）抗体与相应抗原结合，导致表皮细胞间的连接结构破坏，临床出现水疱、大疱。

二、自身反应性淋巴细胞活化与清除障碍

免疫耐受是指免疫系统对一些抗原的特异性无应答状态，包括天然免疫耐受和获得性免疫耐受。正常人体内亦存在自身反应性淋巴细胞，不过免疫系统通过阴性选择，包括克隆清除和克隆失能，以及受体编辑等机制来负调控这些细胞的增殖、活化，从而达到免疫耐受。但在一些条件下（如感染接触交叉抗原或超抗原、受体编辑异常等），免疫耐受被打破，自身反应性淋巴细胞发生异常活化与清除障碍，可引起持续的自身免疫应答和免疫病理，最终导致自身免疫病发生（图 13-1）。

（一）自身反应性 T 淋巴细胞活化

致敏的自身反应性 T 淋巴细胞在局部组织浸润，可直接参与引发 1 型糖尿病（type 1 diabetes mellitus，T1DM，也称 IDDM）、多发性硬化、银屑病等多种自身免疫病。自身反应性 CD4+T 淋巴细胞在 MHC Ⅱ类分子-自身抗原肽复合物和共刺激分子的作用下被激活，增殖并分化为 Th1、Th2、Th17、Tfh 等亚型。活化的 Th1 细胞释放包括 IFN-γ 在内的多种细胞因子，促进巨噬细胞活化并介导细胞免疫；Th2 释放 IL-4 等细胞因子参与调节体液免疫；Th17 释放 IL-17A 及肿瘤坏死因子-α（TNF-α）等参与促进炎症损伤；Tfh 则分泌 IL-21，参与生发中心反应。Th1/Th2 亚群的失衡是自身免疫病的重要驱动因素，在 RA、T1DM 等疾病中，Th1 细胞及 Th1 相关细胞因子占优势。Th17 细胞的失衡也在自身免疫病的发病中起重要作用，IL-23/Th17 通路的激活与 RA、银屑病、多发性硬化等多种自身免疫病的发生相关。动物实验发现，髓鞘碱性蛋白质（myelin basic protein，MBP）特异性 Th1 细胞可引起实验性变态反应性脑脊髓炎（experimentally allergic encephalomyelitis，EAE），过继转移 MBP 特异性的 Th1 细胞克隆可诱导小鼠 EAE 发生。多发性硬化是一种慢性脱髓鞘性病变，其发病机制和 EAE 相似——自身反应性 Th1 和 Th17 淋巴细胞浸润脑组织（并在活动期出现于脑脊液中），引起典型的中枢神经炎性损害。

活化的自身反应性 CD8+T 淋巴细胞通过细胞毒作用，对表面标记有 MHC-自身抗原肽复合物的靶细胞直接杀伤，引起自身免疫病。在小鼠胰岛细胞上异位表达淋巴细胞性脉络丛脑膜炎病毒

NOTES

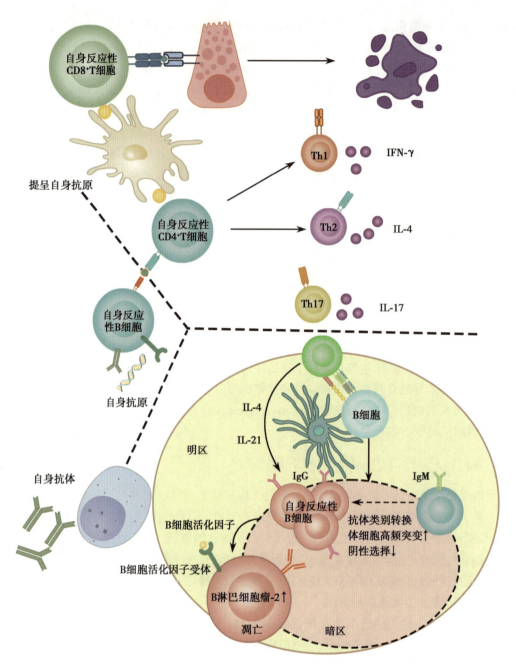

图 13-1   自身反应性淋巴细胞活化与清除障碍示意图

在自身抗原刺激下,自身反应性 CD8⁺T 细胞发挥细胞毒作用,直接杀伤自身组织细胞;自身反应性 CD4⁺T 细胞分化成为 Th1、Th2、Th17 并分泌相关细胞因子,介导自身免疫反应。自身反应性 B 细胞通过增加体细胞高频突变和减少阴性选择,同时接受 IL-4、IL-21 以及 BAFF 等信号分子活化抑制凋亡,最后成为浆细胞并产生大量自身抗体。

(lymphocytic choriomeningitis virus,LCMV)糖蛋白,可以诱导相应的自身反应性 T 淋巴细胞失能;再次感染 LCMV 后,免疫耐受被打破,自身反应性 CTL 细胞重新"获能",通过识别自体 LCMV 糖蛋白,浸润并损伤胰腺组织,导致糖尿病的发生。类似地,T1DM 患者体内也存在自身反应性 CTL,可持续杀伤胰岛中的 β 细胞,引起免疫病理损伤,致使胰岛素的分泌严重不足。CD4⁺CD25⁺Treg 的免疫抑制功能异常也是自身免疫病发生的原因之一。

(二)自身反应性 B 淋巴细胞活化

通常认为,生理状态下,自身反应性 B 细胞主要来源于不经体细胞高频突变和亲和力成熟的 B1

细胞,也包括一定比例边缘区淋巴细胞和滤泡淋巴细胞。这些细胞分泌多反应性抗体,特别是低亲和力 IgM,是天然抗体库中重要的组成部分,在早期抗感染、清除细胞碎片和自身变性抗原等中发挥关键作用,维持机体免疫耐受。在病理情况下,自身反应性 B 淋巴细胞过度激活,可通过产生自身抗体、提呈自身抗原以及分泌促炎性细胞因子等方式,导致自身免疫病的发生发展。

当免疫耐受被打破,自身反应性 B 细胞(如 B1 细胞)在辅助性 T 细胞的作用下,进入生发中心进行高频突变和类别转换,产生针对自身抗原的高亲和力 IgG 抗体,包括抗 dsDNA 抗体等,介导免疫损伤。同时,自身反应性 B 细胞行使其抗原提呈功能,致敏自身免疫性 T 淋巴细胞,导致组织炎症浸润。此外,自身反应性 B 细胞能够异常分泌干扰素 IFN-γ、IL-6 和 IL-2 等多种促炎性细胞因子,促进自身增殖以及 T 细胞功能的多效性,导致包括 SLE 和 RA 等在内的多种自身免疫病。调节性 B 细胞可通过分泌 IL-10、IL-35、TGF-β 等阻止促炎性淋巴细胞的扩增。

值得注意的是,多数自身免疫病的发生是自身反应性 T、B 淋巴细胞共同作用的结果,如重症肌无力患者体内既存在抗乙酰胆碱受体的自身抗体,也存在乙酰胆碱受体自身反应性 T 淋巴细胞。二者协同作用,可加剧组织损伤和器官功能障碍,促进疾病发生发展。

(三) 自身反应性淋巴细胞清除障碍

自身反应性 T、B 淋巴细胞分别在胸腺和骨髓经历中枢免疫耐受,之后在外周免疫器官经历外周免疫耐受,从而被克隆清除或失能。中枢或外周免疫耐受的异常均会导致自身反应性 T、B 淋巴细胞清除障碍,引发自身免疫病。

对 T 淋巴细胞而言,AIRE 基因突变将导致其中枢及外周免疫耐受无法建立,引起 APS-I。当 AIRE 基因突变时,胸腺髓质上皮细胞表面组织特异性抗原(tissue specific antigen)表达缺失,次级淋巴组织 CD45 阴性细胞数目减少,同时干扰 Treg 细胞功能,这些都最终影响自身反应性 T 淋巴细胞清除,导致疾病发生。

对自身反应性 B 淋巴细胞而言,上调 BAFF/BAFF-R 信号通路以及 BCR 持续信号通路是其避免被清除,进而发育成熟的关键。在干燥综合征、SLE 等自身免疫病患者中均发现 BAFF 表达升高,同时伴有自身免疫性 B 细胞凋亡障碍。全球首个获批用于 SLE 治疗的生物制剂贝利尤单抗正是利用这一机制,靶向清除 BAFF 因子,阻断 BAFF 与 B 细胞上的 BAFF 受体的结合,从而诱导 B 细胞发生凋亡,发挥治疗作用。

三、固有免疫过度激活

固有免疫系统主要包括多种固有免疫细胞(如中性粒细胞,巨噬细胞,树突状细胞,自然杀伤细胞,肥大细胞等)和分子(如补体、细胞因子等),其作为机体防御的首道防线,在自身免疫反应的启动过程中发挥有关键作用。固有免疫系统的过度激活和调节失衡可导致炎症反应加剧,促进自身免疫病的发生。

就具体机制而言,一方面,受到刺激活化的固有免疫细胞可通过不同信号通路释放大量细胞因子、溶菌酶、抗菌肽等免疫效应分子,导致免疫失调和疾病发生(图 13-2)。

在 RA 中,巨噬细胞作为关节滑膜中含量最为丰富的免疫细胞,在炎症反应中具有核心意义,滑膜局部微环境中的抗体(RF、抗 CCP 抗体等)、病原体相关分子模式(pathogen associated molecular pattern,PAMP)和损伤相关分子模式(damage associated molecular pattern,DAMP)、可溶性蛋白酶及胆固醇衍生物等配体可分别通过滑膜巨噬细胞的 Fc 受体、TLR/NLR、PAR2 等活化细胞不同信号通路,导致 IL-6、TNF-α、IL-1β、GM-CSF 等大量细胞因子释放,IL-6、TNF-α 和 IL-1β 作为关键致病靶点,临床上靶向拮抗 IL-6 和 TNF-α 的生物制剂在 RA 患者中已得到广泛应用。

在 SLE 中,I 型干扰素是主要致病因子,其中浆细胞样树突状细胞(plasmacytoid dendritic cell,pDC)是 IFN-α 的主要来源之一。pDC 细胞表面 FcγR IIa 受体可识别、内吞包含核酸分子的免疫复合物,进而激活胞内 Toll 样受体、RIG-I 或 cGAS-STING 信号通路,促进 IFN-α 产生。有研究还发现中

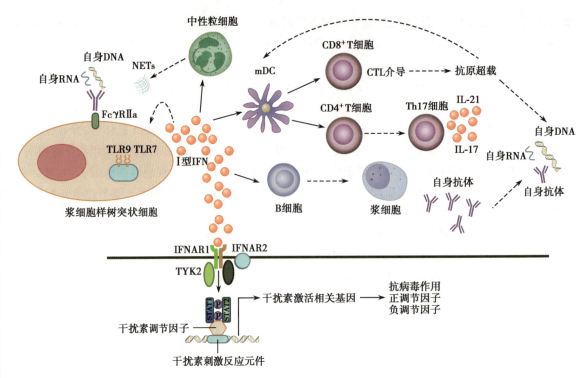

图 13-2　固有免疫过度激活示意图

性粒细胞释放的 NETs 富含胞内 DNA、组蛋白、抗菌肽等物质,其可通过 TLR-9 和 DNA 依赖途径活化 pDC 细胞,生成大量 IFN-α。I 型干扰素具有增强抗原提呈细胞功能、诱导趋化因子生成、促进 B 细胞分化和免疫球蛋白类别转换等多种免疫调节功能,介导自身免疫的发生发展,靶向 IFN 的生物制剂如阿尼鲁单抗等相关临床试验的成功也为 SLE 患者的治疗提供了新的选择。

　　另一方面,固有免疫细胞死亡导致的细胞内容物堆积和自身抗原暴露被证实是自身免疫病的重要病理机制。以中性粒细胞为例,SLE 患者体内细胞凋亡的增加和清除障碍可致大量凋亡的中性粒细胞堆积,进而打破机体免疫耐受,促发自身免疫反应。NETosis 是中性粒细胞的一种独特死亡方式,释放 NETs 结构,其中包含 DNA、PR3、MPO 等多种自身抗原成分。NETs 成分通过提呈给树突状细胞,可促进抗 dsDNA 抗体、ANCA 等自身抗体的生成,进而参与 SLE 和 ANCA 相关血管炎的疾病进展。最新研究还发现,中性粒细胞铁死亡负调控分子谷胱甘肽过氧化酶 4(glutathione peroxidase 4,GPX4)降低时会出现典型狼疮样表现,提示了中性粒细胞铁死亡在自身免疫病中的致病作用。由此可见,固有免疫细胞不同形式死亡在自身免疫病中的致病意义已受到越来越多关注,也是当前的重要研究热点之一。

四、免疫应答多环节功能失衡

　　宿主的细胞免疫和微生态共同参与自身免疫病发生发展。黏膜屏障的破坏、肠道共生菌失调和易位参与破坏自身耐受,在遗传易感个体引发波及远隔部位的过度炎症反应,从而成为自身免疫病发生发展的推动因素。病原微生物可以通过不同机制参与自身免疫病的发生发展,包括分子模拟、表位扩展、旁观者激活、免疫忽视打破和细菌易位等。

　　1. 分子模拟(molecular mimicry)机制　某些微生物与人的细胞或细胞外成分有相同或类似的抗原表位,在感染人体后激发宿主产生针对微生物抗原的免疫应答,该免疫应答攻击含有相同或类似表位的人体细胞或细胞外成分(图 13-3A)。微生物抗原与自身抗原具有抗原相似性,抗原提呈细胞可将这些自身抗原提呈给交叉反应性 T 细胞,进而发生自身免疫反应。如化脓性链球菌感染刺激产生的特异性抗体可以引发急性肾小球肾炎和风湿热,由于链球菌抗原表位与自身表位如心脏相关蛋白表位具有相似性,导致由交叉反应性抗体或者 T 细胞介导的对多种组织脏器的损伤,包括心脏瓣膜和肾脏。一些与 RA 发病有关的细菌或病毒的蛋白(如结核分枝杆菌、大肠埃希菌、EB 病毒等)与机体 A 型滑膜细胞等组织中的蛋白含有共同的表位,如 QK/RRAA,针对该多肽片段的特异性抗体既可以与外源性抗原结合形成免疫复合物,又可以与自身抗原表位结合,导致自身免疫病的发展。EB 病毒等编码的蛋白与 MBP 有较高的同源性,病毒感染后,相似抗原的交叉反应可能引发多发性硬化。

2. 表位扩展(epitope spreading)机制 一个抗原分子可能有多种表位,存在优势表位和隐蔽表位。优势表位,也称原发性表位,是在一个抗原分子的众多表位中首先激发免疫应答的表位。隐蔽表位,也称继发性表位,是在一个抗原分子的众多表位中后续刺激免疫应答的表位。免疫系统针对一个优势表位发生免疫应答后,可能对隐蔽表位相继发生免疫应答,这种现象被称为表位扩展(图 13-3B)。表位扩展包括两种不同类型:分子内及分子间表位扩展,前者的免疫反应针对同一分子的不同表位,而后者是针对两种或多种不同分子的免疫反应的多样化,可能与分子模拟有关。内吞作用、抗原提呈和体细胞超突变是导致表位扩展发生的重要机制。针对自身抗原隐蔽表位的免疫细胞克隆在淋巴细胞发育过程中可能未经历过骨髓或胸腺中的阴性选择,成为自身反应性淋巴细胞克隆。

在自身免疫病发生过程中,APC 摄取组织损伤碎片,并可能将自身抗原的隐蔽表位提呈给机体自身反应性淋巴细胞克隆,从而诱发自身免疫病。随着自身免疫病的进展,免疫系统不断扩大所识别的自身抗原表位的范围,使更多自身抗原遭受免疫攻击,导致疾病迁延不愈并不断加重。在 SLE 的发展中可观察到表位扩展现象:对 DNA 具有特异性的初始自身反应性 B 细胞可以捕获染色质的另一种成分——组蛋白,从而加工并将肽表位提呈给 T 细胞。这些 T 细胞不仅为原始的 DNA 特异性 B 细胞提供辅助,也为组蛋白特异性 B 细胞提供辅助,从而产生抗 DNA 和抗组蛋白抗体。反之,患者体内也可先发生对组蛋白 H1 的免疫应答,继而出现对 DNA 的免疫应答。在 RA 的发生进展过程中,B 细胞表位在分子内和分子间扩散。瓜氨酸化被认为在 RA 中具有独特的模式,异常高瓜氨酸化的分子会产生新的表位。然后,这些新表位可以被免疫系统识别为抗原并引起抗体反应。牙龈卟啉单胞菌(*Porphyromonas gingivalis*)通过肽基精氨酸脱亚胺酶(peptidyl-arginine deiminase,PAD)对抗原肽的瓜氨酸化可引起初始免疫应答,然后由于表位扩展而发展为针对整个蛋白或蛋白复合物的多克隆抗体应答。在 Graves 病、多发性硬化、天疱疮和 IDDM 患者中也观察到了表位扩展现象。

3. 旁观者激活(bystander activation)机制 在感染发生发展时,活化的抗原提呈细胞(APC)和淋巴细胞释放的炎症介质的增加以及共刺激分子表达的上调会泛化激活所谓的旁观者细胞——本身对感染病原体的抗原没有特异性的淋巴细胞(图 13-3C)。激活的旁观者细胞会进一步分化为效应细胞,介导免疫病理损伤导致组织破坏。造成旁观者激活的原因包括:来自细菌或病毒的超抗原(superantigen,SAg)同时与 B 细胞表面的 MHC II 类分子及 TCR Vβ 区相结合,或是 B 细胞表面的 MHC II 类分子被某些小分子无机化合物、金属离子、氨基酸等修饰,因此被修饰的 MHC 分子被 T 细胞识别为新的(外来)抗原。研究表明,在骨髓移植后,供体 Th 细胞识别宿主 B 细胞 HLA-DR 分子后,激活特异性 B 细胞产生大量自身抗体,从而导致严重的移植物抗宿主反应。

4. 免疫忽视(immunological ignorance)机制 大多数免疫细胞对低亲和力抗原或低水平抗原不发生免疫应答的现象(图 13-3D)。在胚胎发育过程中,针对低水平表达的或低亲和力的自身抗原的淋巴细胞克隆由于免疫忽视,未被及时清除从而进入外周免疫系统,成为潜在的对自身抗原反应的淋巴细胞克隆。多种因素可打破这些淋巴细胞克隆对自身抗原的免疫忽视,如在微生物感染的情况下,树突状细胞可被激活并表达高水平的共刺激分子,提呈被免疫忽视的自身抗原就可能激活自身反应性淋巴细胞克隆,引起自身免疫病。在动物模型中发现,微生物的某些产物可非特异地刺激免疫系统无选择性地大量活化辅助性 T 细胞和 B 细胞。来自细菌或病毒的 SAg 作为多克隆刺激剂可激活处于耐受状态的 T 淋巴细胞,使其向 B 淋巴细胞发出辅助信号,刺激其产生自身抗体。给小鼠反复静脉注射 B 细胞丝裂原细菌脂多糖(lipopolysaccharide,LPS),能够非特异性地活化 B 细胞,打破免疫耐受,产生高水平自身抗体,进而引发自身免疫病。

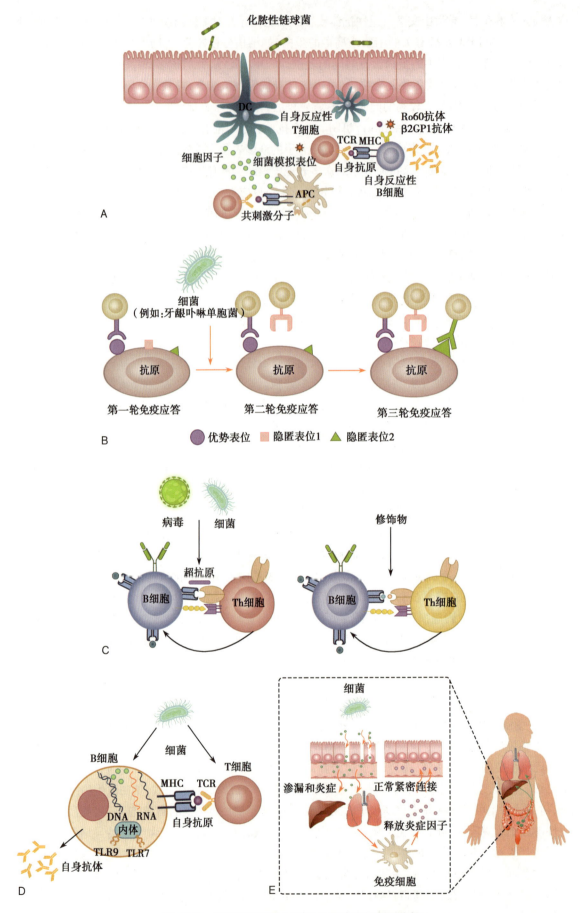

图 13-3　病原微生物参与自身免疫病的机制示意图

5. 细菌易位（microbial translocation）机制　自身免疫病易患个体的肠道屏障通常受损而发生渗漏，导致细菌易位及其成分的转移，使得肠道微生物及其成分异常接触宿主免疫系统，触发自身免疫病（图 13-3E）。多种疾病可能因肠道屏障的通透性增加而出现或加剧，如 IBD、乳糜泻、自身免疫性肝炎、IDDM、多发性硬化和 SLE。

第四节　常见自身免疫病

一、系统性红斑狼疮

系统性红斑狼疮（SLE）易发生于女性，可以累及心脏、关节、皮肤、血管、肺、肝、肾、神经系统和人体的任何器官组织，可出现各种各样的症状和体征，临床表现具有高度异质性。30%~50% 的 SLE 患者面部出现蝶形红斑，65% 的 SLE 患者出现关节症状，50%~70% 的患者出现狼疮肾炎等。血清中存在大量自身抗体是 SLE 的特征之一。其中与 SLE 相关的自身抗体有抗 dsDNA 抗体、抗组蛋白抗体、抗 Sm 抗体、抗核小体抗体和抗 RNP 抗体等。特定种类的抗体同特定的临床表现相关，可用于辅助诊断，部分自身抗体如抗 dsDNA 抗体可用于评估疾病活动度。

目前尚无根治 SLE 的药物。SLE 的治疗药物主要包括糖皮质激素、羟氯喹等抗疟药、免疫抑制剂和生物制剂等。抑制 B 细胞的异常增殖、减少自身抗体的生成是治疗 SLE 的关键。以 BAFF 为靶点的贝利尤单抗是全球首个获批治疗 SLE 的靶向生物制剂。具有 BAFF/增殖诱导配体（a proliferation-inducing ligand，APRIL）双靶向的泰它西普是首个获批用于临床治疗 SLE 的国产生物制剂。其他生物制剂包括抗 CD22/CD38/CD40 抗体、BTK 抑制剂、IFN 抑制剂等已进入临床试验阶段。

携带某些基因型的个体易患 SLE。人第 6 号染色体的 HLA Ⅰ类、Ⅱ类和Ⅲ类基因的基因型与 SLE 的发生相关，与 SLE 发生相关的基因还有 *IRF5*、*PTPN22*、*STAT4*、*CDKN1A*、*ITGAM*、*BLK*、*TNFSF4* 和 *BANK1* 等。其他与 SLE 发生相关的因素有：病毒和细菌感染、药物、应激、雌激素和紫外线等。

在遗传和环境因素的共同作用下，体内凋亡细胞增加且伴有凋亡细胞的清除障碍，凋亡细胞释放的核酸和核蛋白增加，刺激人体产生抗核抗体。抗核抗体和核酸或核蛋白形成大量的免疫复合物。这些免疫复合物沉积在各种器官的血管壁和肾小球基底膜，主要通过Ⅲ型超敏反应引起 SLE。

二、类风湿关节炎

类风湿关节炎（RA）是以侵蚀性多关节炎为主要表现的慢性系统性自身免疫病。其特征是手、足小关节的对称性、侵袭性的多关节炎症，可以导致关节畸形及功能丧失。RA 经常伴有关节外器官受累，可出现 RF 及抗 CCP 抗体阳性。任何年龄都可发病，高发年龄为 40~60 岁，女性发病率为男性的 2~4 倍。RA 的病理特征主要为滑膜衬里细胞增生、大量炎性细胞浸润到间质、微血管的新生、软骨和骨组织的破坏等。RA 患者的主要症状有：关节晨僵、疼痛、肿胀甚至畸形；关节外表现，如发热、类风湿结节、类风湿血管炎、心包炎、间质性肺炎等。

RA 治疗的策略主要是减轻关节炎症，防止不可逆的骨质破坏，争取达到病情完全缓解或降低活动度。RA 的治疗药物主要包括：①非甾体抗炎药，如双氯芬酸、塞来昔布等；②糖皮质激素；③改善病情的抗风湿药（disease modifying anti-rheumatic drugs，DMARDs），包括：传统合成 DMARDs（如甲氨蝶呤、来氟米特等），靶向合成 DMARDs（如 JAKs 抑制剂托法替布）；生物 DMARDs 如 TNF-α 拮抗剂英夫利西单抗、依那西普、阿达木单抗等；IL-6 受体拮抗剂托珠单抗；抗 CD20 单抗利妥昔单抗等。

已知 HLA-DR 可能是对 RA 发病影响最大的危险因子。自身抗体阳性的 RA 发病与多个 HLA-DRB1 等位基因呈正相关，其中与 HLA-DRB1*04 和 HLA-DRB1*10 最为相关，而与 HLA-DRB1*13 呈负相关。此外，性激素、吸烟、饮酒、感染等因素都可以导致 RA 易感。

RA 在疾病起始阶段出现滑膜细胞受炎症因子刺激分泌细胞因子和趋化因子，继而招募并激活固有免疫细胞;在疾病进行阶段,慢性炎症促进适应性免疫细胞活化,例如T细胞活化,Th17细胞分化等,加重免疫反应;最后在免疫系统产生的慢性炎症的作用下,导致软骨破坏等骨损伤的发生,造成患者关节的破坏。

三、1型糖尿病

1型糖尿病(T1DM,也称IDDM),是因胰岛β细胞受到破坏而发生的一种糖尿病。T1DM多见于年轻患者,急性起病,"三多一少"症状明显,也可直接表现为酮症或酮症酸中毒。按病因可分为自身免疫性T1DM和特发性T1DM两种亚型,以自身免疫性T1DM居多。自身免疫性T1DM患者中可见胰岛自身抗体阳性或胰岛抗原特异性T细胞阳性,也是诊断自身免疫性T1DM的关键指标。胰岛细胞自身抗体包括GADA、IA-2A、IAA、ZnT8A等。此外,有15%~20%的患者体内一直检测不到胰岛自身抗体或其他的免疫学证据,可诊断为特发性T1DM。

T1DM是多基因疾病,目前认为HLA基因为T1DM主效基因,非HLA基因(INS、CTLA4、PTPN22基因等)也在T1DM的发病中发挥了一定作用。此外,环境对T1DM发生有很大的影响,病毒感染是已被关注的致病因素。由病毒感染(如柯萨奇病毒感染或风疹病毒感染)激发的抗病毒免疫反应在攻击病毒感染细胞同时可攻击胰腺的胰岛β细胞。

T1DM是一种淋巴细胞介导的,以免疫性胰岛炎和选择性胰岛β细胞损伤为特征的器官特异性自身免疫病,特异性抗原、组织相容性抗原和T淋巴细胞受体构成三元复合体,共同参与免疫反应,以特异性免疫识别为条件,激活T淋巴细胞,将胰岛β细胞作为自身抗原,选择性损伤胰岛β细胞,当80%~90%的胰岛β细胞被破坏时,出现临床表现。免疫检查点抑制剂可罕见引起免疫检查点抑制剂诱导的T1DM,其机制有待进一步研究。

四、毒性弥漫性甲状腺肿

毒性弥漫性甲状腺肿(Graves病)是一种甲状腺激素分泌增多的自身免疫性甲状腺病,以甲亢、弥漫性甲状腺肿为特征,高发年龄为30~60岁,女性多见。Graves病病理可见甲状腺滤泡上皮增生,滤泡间不同程度的淋巴细胞浸润,浸润的淋巴细胞以T淋巴细胞为主,伴少量B细胞及浆细胞。Graves病特征性表现有甲状腺弥漫性肿大,Graves眼病,胫前黏液性水肿和肢端肥大;也可有甲状腺毒症的临床表现,如高代谢症群、心动过速、心房颤动、胃肠活动增强、多言好动等。TSH受体刺激性抗体(TSH receptor-stimulating antibody,TSAb)是诊断Graves病的主要指标,同时可能存在抗甲状腺过氧化物酶(TPO)抗体、抗甲状腺球蛋白抗体(anti-thyroglobulin antibody,TgAb)及抗钠/碘同向转运体抗体等。Graves病的治疗包括抗甲状腺药物(如他巴唑和丙硫氧嘧啶)、I[131]和手术治疗。

Graves病是一种遗传因素和环境因素共同作用的器官特异性自身免疫病。已经鉴定多个HLA基因及非HLA基因与Graves病相关,耶尔森菌、性激素、精神因素和应激都可能与Graves病发病相关。

第五节　自身免疫病的诊治

一、自身免疫病的预防和早期诊断

自身免疫病的发生受遗传、环境等多种因素的影响,而且存在着极大的个体差异,因此,至今仍然没有可靠的普遍适用的预防自身免疫病发生的方法。减少暴露于具有潜在风险的环境因素,避免一些可引起免疫耐受异常的触发因素,可能有利于预防疾病。这些因素包括:病原微生物感染,如病毒感染,可采用疫苗和抗生素控制微生物的感染,尤其是控制微生物的持续性感染,从而降低某些自身免疫病的发生率;物理因素,如紫外线损伤,可通过日常防晒等措施避免自身免疫病发生或加重;化学物质或药物,如肼屈嗪、卡马西平、奎尼丁、青霉胺等可诱发药物性狼疮,尤其对于具有自身免疫病遗传背景的个体,应谨慎使用此类药物;此外,吸烟是多种自身免疫病的危险因素,应避免或减少主动吸烟及被动吸烟,从而降低疾病的发生率。

系统性自身免疫病的临床表现复杂、异质性强,早期诊断和鉴别诊断困难,影响疾病预后,一些新型生物标志物对于疾病早期诊断具有重要意义。随着生物标志物筛选新技术的发展应用,越来越多的新型自身抗原被发现,如正五聚蛋白 3(pentraxin3,PTX3)、葡萄糖-6-磷酸异构酶(glucose-6-phosphate isomerase,GPI)等,这些蛋白相关自身抗体检测有助于识别早期 RA,尤其是血清学阴性(抗 CCP⁻ 和 RF⁻)RA 患者。

二、自身免疫病的治疗

目前自身免疫病仍缺乏理想的治疗方法,治疗主要以改善症状、延缓疾病进展及组织损害为目标。自身免疫病的致病过程中涉及免疫细胞和细胞内信号分子的异常激活、炎症性细胞因子水平的异常升高,针对致病过程中的各个环节进行阻断或调节以影响疾病进程,或是根据疾病的病理变化和组织损伤进行相应处理,以达到治疗目的(图 13-4)。

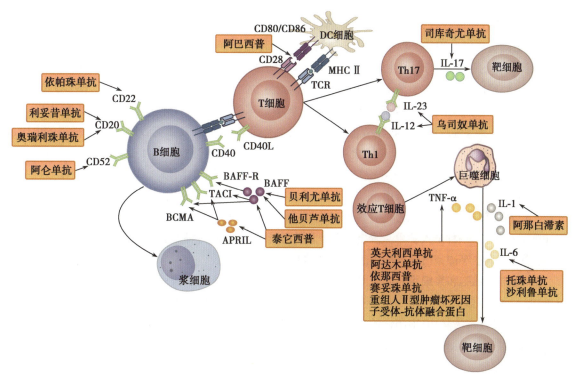

图 13-4　自身免疫病生物治疗药物及靶点
TACI,跨膜活化分子和钙调蛋白相互作用分子;BCMA,B 细胞成熟抗;APRIL,增殖诱导配体。

(一) 非甾体抗炎药

非甾体抗炎药通过抑制前列腺素的合成达到抗炎、镇痛和解热的作用,可以快速减轻患者关节局部的炎症反应,但不能控制疾病进展。根据作用机制的不同,可以分为非选择性环氧合酶抑制剂和选择性环氧合酶-2 抑制剂,其副作用主要包括消化系统损害、肝肾损害及血液系统损害等。

(二) 糖皮质激素

糖皮质激素可以诱导抗炎分子的合成、抑制炎症因子的产生、诱导炎性细胞凋亡、抑制免疫细胞增殖等,具有抗炎、抗休克、非特异性抑制免疫等作用。糖皮质激素是目前治疗自身免疫病最有效的药物之一,能够快速缓解病情,延缓疾病进展。糖皮质激素长期使用可造成较多副作用,主要包括感

NOTES

染、高血压、类固醇性糖尿病、骨质疏松、库欣综合征等。

(三) 免疫调节/抑制剂

氨基喹啉类药物,如羟氯喹,通过稳定溶酶体功能、减少炎症因子的分泌、抑制 Toll 样受体激活及抗原-抗体复合物的形成等,发挥抗炎、免疫调节的作用,其主要应用于 SLE、RA 及干燥综合征等。

免疫抑制剂是除糖皮质激素外,目前治疗自身免疫病的主要用药,主要包括抗代谢药、烷化剂、钙调磷酸酶抑制剂和 mTOR 抑制剂等。其中,吗替麦考酚酯通过抑制次黄嘌呤单核苷酸脱氢酶抑制鸟嘌呤核苷酸的合成,抑制 T 细胞、B 细胞及巨噬细胞的增殖。环磷酰胺为细胞周期非特异性细胞毒性药物,对各期 T 细胞和 B 细胞均具有杀伤作用,抑制机体免疫反应,是治疗重症狼疮的有效药物之一;其副作用主要包括骨髓抑制、性腺抑制以及出血性膀胱炎。环孢素及他克莫司可通过抑制 IL-2 的合成,选择性作用于 T 细胞活化初期,但不影响 Treg 细胞的活化。西罗莫司主要通过阻断 mTOR 功能,抑制 Th17 细胞和 B 细胞的过度活化,并促进 Treg 细胞扩增,发挥强有力的免疫抑制作用;此类药物的肾毒性低,但存在骨髓抑制、肝损害等副作用。中药如雷公藤多苷片,同时具有抗炎及抑制免疫的作用,在国内已被广泛应用于 RA 等自身免疫病的治疗。

(四) 生物制剂

生物制剂通过靶向炎症细胞因子、细胞表面受体或信号分子而发挥免疫调节或抗炎作用,目前主要用于一线治疗药物疗效欠佳或无法耐受的自身免疫病患者(图 13-4),主要分为三大类。

1. 靶向炎症细胞因子　如 TNF-α 抑制剂、IL-6 受体拮抗剂、IL-1 受体拮抗剂和 IL-17 抑制剂等。目前临床应用的 TNF-α 抑制剂主要包括英夫利西单抗、阿达木单抗、依那西普及赛妥珠单抗等,用于 RA、强直性脊柱炎、银屑病关节炎及 IBD 等疾病的治疗,临床起效迅速,耐受性良好。TNF-α 抑制剂的主要不良反应是感染,包括结核分枝杆菌感染、肺炎链球菌脓毒血症和侵袭性真菌感染等。IL-6 受体拮抗剂(如托珠单抗)通过阻断 IL-6 信号转导,减少炎症反应,抑制 B 细胞活化及 Th17 细胞的形成,减少骨吸收和软骨转化,可用于 RA、全身型幼年特发性关节炎等治疗。IL-1 受体拮抗剂,如阿那白滞素,是重组的非糖基化的人 IL-1 受体拮抗剂,已被批准用于 RA 的治疗。基于 IL-17 和 IL-23 在炎症反应、自身免疫病中的重要作用,靶向 IL-17A(如司库奇尤单抗)和靶向 IL-12/IL-23(如乌司奴单抗)的药物已在银屑病关节炎、强直性脊柱炎和克罗恩病的治疗中取得较好疗效。此外,IFN-α 受体拮抗剂如阿尼鲁单抗,一种全人源单克隆抗体I型干扰素受体拮抗剂,可抑制I型干扰素信号通路的活化,目前在美国、日本等国家已被批准用于 SLE 的治疗。

2. 靶向 B 细胞和浆细胞　如抗 CD20 单抗、贝利尤单抗及泰它西普等。抗 CD20 单抗,如利妥昔单抗,是一种针对 CD20 的人-鼠嵌合抗体,可以通过抗体依赖的细胞毒作用、补体依赖的细胞毒作用及促进凋亡等方式清除 CD20 阳性的 B 细胞,已用于临床 SLE、RA 及 ANCA 相关血管炎等疾病的治疗。贝利尤单抗(一种 BAFF 抑制剂),是一种重组完全人源化 IgG2λ 单克隆抗体,也是首个批准用于 SLE 治疗的生物制剂。泰它西普可同时抑制 BAFF 和 APRIL,是首个双靶点治疗 SLE 的生物制剂,除了抑制 B 细胞的异常增殖外,还可直接作用于浆细胞,抑制自身抗体生成进而发挥治疗作用。此外,靶向浆细胞的药物(如 CD38 单抗)目前已进入临床试验阶段。

3. 靶向 T 细胞　如阿巴西普,是一种融合蛋白,由 CTLA-4 与 IgG 抗体的 Fc 段组成,其通过与 CD80 和 CD86 结合后,阻断 T 细胞协调刺激信号的传递,抑制 T 细胞活化,从而抑制炎症及免疫反应,目前已用于 RA 的治疗。

(五) 小分子靶向药

JAK 抑制剂是一种口服小分子靶向药物,不同于单克隆抗体,其主要通过靶向抑制 JAKs(JAK1、JAK2、JAK3 或 TYK2)的激酶活性,抑制 JAK/STAT 信号的激活,同时阻断下游多种细胞因子的作用,进而抑制 T 细胞、B 细胞等免疫细胞的功能。目前临床常用的 JAK 抑制剂包括托法替布、巴瑞替尼及芦可替尼,已用于治疗 RA、银屑病关节炎和强直性脊柱炎等疾病。由于 JAK 抑制剂广泛而强效的免疫抑制作用,治疗期间可能增加感染、肿瘤的发生风险,同时需警惕静脉血栓、心血管不良事件的发生。

（六）新型治疗

IL-2 是一种多效细胞因子,低剂量 IL-2 可以激活 Treg 细胞,起到免疫调节作用。有研究表明改造后的 IL-2 在自身免疫病治疗上展示出较好的前景。CAR-T 是一种新型细胞免疫治疗方法,通过基因工程技术为 T 细胞装上导航系统 CAR 并激活,可精准、高效地识别肿瘤细胞,并通过免疫作用持久地杀灭肿瘤细胞。自身免疫病存在分泌多种自身抗体、具有特异性表面抗原受体的多种 B 细胞,有研究表明靶向 B 细胞(CD19)的 CAR-T 可以有效地治疗 SLE。但是,此类 CAR-T 并非有选择性、特异性地攻击自身反应性 B 细胞,而是攻击所有的 B 细胞,因而存在潜在的风险。此外,已有研究表明肠道细菌失衡与自身免疫病(如 SLE、RA)发生发展之间存在关联,饮食干预或调节肠道菌群也具有一定的辅助治疗自身免疫病应用前景。

（七）其他

免疫球蛋白通过调节活化型/抑制型 Fc 受体、抗独特型抗体、抑制补体介导的炎症反应、调节树突状细胞及 T 淋巴细胞活化、中和 B 淋巴细胞产生的抗体、影响细胞因子网络和细胞趋化等机制发挥免疫调节作用。难治性或合并感染的自身免疫病患者使用静脉注射免疫球蛋白可能改善临床结局。血浆置换作为一种血液净化技术,能够快速、有效地清除自身免疫病患者体内的自身抗体、免疫复合物及炎症因子等致病成分,通常在自身免疫病危重症患者的抢救中作为一种辅助手段发挥治疗作用。

思考题

1. 自身免疫病发病的免疫病理机制有哪些?
2. 列举常见自身免疫病的特异性自身抗体。
3. 自身免疫病常见生物/小分子靶向药物干预的免疫通路有哪些?

（张 烜）

第十四章

免疫缺陷病

【学习要点】

- 免疫缺陷病可分为两大类:原发性免疫缺陷病(由遗传基因异常或先天性免疫系统发育障碍所致)和获得性免疫缺陷病(由后天因素造成的免疫功能障碍所致)。
- 免疫缺陷病的临床特点包括反复感染、高发恶性肿瘤和自身免疫性疾病。
- 免疫缺陷病的治疗原则:控制和减少感染、替代疗法、免疫重建(如造血干细胞移植)。

免疫缺陷病(immunodeficiency disease,IDD)是遗传或后天因素所致的免疫系统功能障碍,表现为免疫细胞发育和功能异常,导致患者易感病原体和易发相关疾病的临床综合征。对其研究可追溯到19世纪末对反复感染患儿的观察,随着遗传学和分子生物学的发展,21世纪对IDD的分类、诊断和治疗策略显著进步。根据病因将免疫缺陷病分为原发性免疫缺陷病(primary immunodeficiency disease,PIDD)和获得性免疫缺陷病(acquired immunodeficiency disease,AIDD)。PIDD由遗传因素或先天性免疫系统发育不全造成的免疫功能障碍所致;AIDD由后天因素所造成的免疫功能障碍所致。其共同特点为:一是高度易感性,免疫防御功能障碍,导致易反复感染且难以治愈,这通常是患者首要的临床表现,也是主要死因;二是肿瘤风险增加,免疫监视功能障碍或对潜在致癌因子的易感性增加,导致某些肿瘤,特别是淋巴细胞恶性肿瘤的发病率上升,尤其在T细胞缺陷患者,其发病率显著高于同龄正常人群;三是免疫稳态失衡和免疫功能障碍,导致患者易于发生自身免疫病和超敏反应性疾病,如系统性红斑狼疮、类风湿关节炎和恶性贫血等,其发病率显著高于正常人群。IDD的主要治疗方法包括替代疗法如免疫球蛋白、免疫重建、基因疗法等。

第一节 原发性免疫缺陷病

原发性免疫缺陷病(PIDD)又称为先天性免疫缺陷病(congenital immunodeficiency disease,CIDD)或免疫出生错误(inborn errors of immunity,IEI),发生机制较为复杂,主要由遗传基因异常或先天性发育障碍所致。往往影响免疫系统中的关键组分,如免疫细胞和免疫分子,多于婴幼儿期或儿童时期发作,且一般为终身性。根据2022年国际免疫学会联合会(International Union of Immunological Societies,IUIS)发布的最新分类,PIDD包含485种IEI,相较于2019版的430种新增了55种基因缺陷及1种由自身抗体所致的免疫出生错误拟表型。2022版具体的分类疾病和名称如下:同时影响细胞和体液免疫的缺陷、具有相关或综合征特征的CIDD、抗体为主的缺陷、免疫失调性疾病、先天性吞噬细胞数量或功能缺陷、固有和先天免疫缺陷、自身炎症性疾病、补体缺陷、骨髓衰竭及PIDD的表型模拟疾病。

随着分子生物学技术的发展,已对某些PIDD的基因突变或缺陷进行了定位,为阐明其发病机制、临床诊断和治疗奠定了基础。

一、同时影响细胞和体液免疫的缺陷

联合免疫缺陷病(combined immunodeficiency disease,CID)是同时累及机体细胞免疫和体液免

疫的 PIDD,由 T 和 B 细胞均出现发育障碍或缺乏细胞间相互作用所致,临床表现更为严重,常发生反复且难以控制的细菌、病毒和真菌感染,多见于新生儿和婴幼儿。重症联合免疫缺陷病(severe combined immunodeficiency disease,SCID)是最严重的原发性免疫缺陷病,存在严重的体液免疫和细胞免疫缺陷,由 T 细胞发育异常和/或 B 细胞发育不成熟引起,包括 T⁻B⁺ SCID、T⁻B⁻ SCID 等20多种疾病。患者多为新生儿和婴幼儿,于出生不久即可发生反复感染,例如,轮状病毒和细菌感染引起的腹泻;由卡氏肺孢菌感染引起的肺炎;口腔和皮肤的白念珠菌感染等。如果接种活疫苗(脊髓灰质炎疫苗或卡介苗),患者可死于疫苗病原体进行性感染。患者外周血淋巴细胞 <3000/ml,淋巴组织内的淋巴细胞极少甚至无淋巴细胞存在,胸腺内无淋巴样细胞和 Hassall 小体。如不接受骨髓移植治疗,患者一般在出生 2 年内夭折。SCID 的病因是与淋巴细胞成熟有关的基因突变或缺陷。能引起 SCID 的主要突变基因有 *IL2RG、JAK3、IL7R、RAG1、RAG2、DCLRE1C、LIG4、PRKDC、CD3D、CD3E、ADA* 和 *CD45*,各个基因突变引起的疾病表型不同。

(一) T 细胞缺陷、B 细胞正常的重症联合免疫缺陷病(T⁻B⁺ SCID)

T⁻B⁺ SCID 又称 X 连锁重症联合免疫缺陷病(X-SCID),是最常见的一类 SCID,占 SCID 的 50%~60%。患者通常表现为反复感染、生长发育障碍等。患者胸腺上皮细胞发育异常,T 细胞和 NK 细胞的成熟障碍导致外周血 T 细胞和 NK 细胞大幅减少,由于缺乏 T 细胞对抗体生成的辅助作用,B 细胞数量正常但缺乏功能,血清 Ig 水平低下。X-SCID 因 X 染色体上编码 IL-2、IL-4、IL-7、IL-11 和 IL-15 受体信号转导链,即 γ 链的基因缺陷,导致胸腺细胞成熟、NK 细胞增生等障碍。另一类 SCID 为常染色体隐性遗传,其特点与 X-SCID 相同,但发生机制不同。导致这类 SCID 的不是 γ 链基因的缺陷,而是 JAK3 激酶基因的突变,阻断了 IL-7 和 IL-15 受体的信号转导过程,从而导致 SCID。

(二) T、B 细胞重症联合免疫缺陷病(T⁻B⁻ SCID)

T⁻B⁻ SCID 为常染色体隐性遗传病,特征为循环淋巴细胞显著偏低、各种 Ig 缺乏。腺苷脱氨酶(adenosine deaminase,ADA)缺陷占 SCID 的 10%~15%,ADA 缺陷使细胞内 dATP 或 dGTP 积聚,抑制 DNA 合成所必需的核糖核苷酸还原酶的活性,并干扰末端脱氧核苷酸转移酶的活性,影响淋巴细胞生长和发育,临床表现为免疫缺陷病的典型特征,还可见耳聋、行为障碍、肋软骨异常和肝功能异常等。导致 T⁻B⁻SCID 的缺陷基因包括重组活化基因 *RAG1/RAG2、ADA、IL2RG、FOXN1* 等。其中,*RAG1* 和 *RAG2* 基因缺陷最为常见,因无法生成功能性的受体,影响 T 细胞和 B 细胞正常发育,导致严重的免疫缺陷,增加个体感染风险。患者往往在婴儿期或幼儿期就经历多次严重感染,包括呼吸道感染、真菌感染等;患者可能在儿童或青少年时出现自身免疫性疾病,也可能会出现生长迟缓和发育问题,更容易发生恶性肿瘤。

二、具有相关或综合征特征的缺陷

这类疾病包括 Wiskott-Aldrich 综合征(Wiskott-Aldrich syndrome,WAS)、DNA 修复缺陷病等 9 种疾病。除 WAS 和角化不良素基因(*DKC1*)突变引起的 Hoyeraal-Hreidarsson 综合征为 X 连锁遗传外,其余均为常染色体遗传。可引起该类疾病的突变基因有 *WASP、ATM、PMS2、RMRP、STAT3、SP110、DKC1、IKZF* 等。

Wiskott-Aldrich 综合征(WAS)是 X 连锁免疫缺陷病,男性发病。特点为湿疹,血小板体积小、数量减少,淋巴细胞数正常而体积小于正常淋巴细胞,故又称为伴湿疹血小板减少的免疫缺陷病。患病初期,免疫功能缺陷主要表现为多糖抗原的抗体应答低下,临床表现为反复的细菌感染(尤其是由具有荚膜的细菌引起的感染)、血小板减少和皮肤湿疹。随着年龄的增长,淋巴细胞数减少及功能障碍,细胞免疫缺陷加剧,可伴发自身免疫病和恶性肿瘤。同时存在血小板减少、反复感染、湿疹三联症者占27%。WAS 的发病机制是 *WASP* 基因缺陷。WASP 蛋白对淋巴细胞和血小板的发育具有关键性作用。*WASP* 基因缺陷时,将导致淋巴细胞和血小板发育障碍和免疫细胞间相互作用受阻,使患者细胞和体液免疫应答能力下降或缺陷。另外,WAS 患者的 CD43 编码基因也缺陷,导致患者淋巴细胞、巨噬细胞、中性粒细胞和血小板的 CD43 表达水平降低。

三、抗体为主的缺陷

这是一类以抗体生成及抗体功能缺陷为特征的疾病,患者一般血清 Ig 减少或缺乏,出生后 7~9月龄开始发病,患儿易感肿瘤和自身免疫性疾病,对有荚膜的化脓性细菌易感,导致反复的细菌感染,但对真菌和病毒则不易感。这类疾病包括:①血清 Ig 和 B 细胞显著降低或缺失型;②至少两类血清Ig 显著降低伴 B 细胞功能正常或降低型;③血清 IgG、IgA 显著降低伴 IgM 正常或升高伴 B 细胞数目正常型;④Ig 同种型缺陷或轻链缺陷伴 B 细胞数目正常型;⑤特异性抗体缺陷伴 Ig 水平正常和 B 细胞数目正常型;⑥婴儿暂时性低丙种球蛋白血症。发病机制为:参与 B 细胞分化发育过程的信号分子基因,包括 *BTK*、*TACI*、*λ5*、*Igα*、*Igβ*、*BLNK*、*ICOS*、*CD19*、*CD81*、*CD20*、*CD40*、*κ* 等缺陷,导致 B 细胞停留在分化发育的某一阶段,成熟 B 细胞数量减少或功能缺陷,导致抗体生成及功能缺陷。

(一) X 连锁无丙种球蛋白血症(X-linked agammaglobulinemia,XLA)

X 连锁无丙种球蛋白血症又称为 Bruton 无丙种球蛋白血症,是第一个被发现的 PIDD,也是最常见的一种原发性 B 细胞缺陷病,由 B 细胞成熟缺陷所致。XLA 为 X 连锁隐性遗传,女性为携带者,男性发病,通常于出生后 6~9 个月后发病(此时从母体获得的 IgG 类抗体已降解和消耗),表现为扁桃体缺如、反复化脓性感染。约 20% 患者伴有自身免疫病,原因不详。特点是:外周成熟 B 细胞、浆细胞计数通常显著降低或缺失,血清中 IgG 含量低于 2.0g/L 甚至低于 1.0g/L,其他各类 Ig 通常难以检出。

发病机制是由位于 X 染色体(Xq21.3-q22)上的 *BTK* 基因缺陷导致 B 细胞成熟障碍。Btk 表达于所有 B 细胞(包括前体 B 细胞)及中性粒细胞。由于 XLA 患者 *BTK* 基因缺陷,Btk 合成障碍,使 B细胞发育过程停滞于前体 B 细胞阶段而不能继续发育,导致成熟 B 细胞的减少或缺失。

(二) 普通变异型免疫缺陷病(common variable immunodeficiency,CVID)

是一种常见的低丙种球蛋白血症,又称成人型或迟发性低丙种球蛋白血症,为一组遗传方式不定、病因不明、主要影响抗体合成的 PIDD。临床表现多样,常发病于学龄期和成人期,易患反复细菌感染,部分合并自身免疫性疾病、淋巴组织增生和/或肉芽肿病。大多数 CVID 是由于 T 细胞功能异常不能提供有效的辅助作用,导致 B 细胞不能合成抗体和发生类别转换。患者体内 IgG 和 IgA 水平显著降低,IgM 可能正常或下降,伴 B 细胞数正常或降低。可能的机制:*TACI*、*BAFF-R*、*MSH5* 呈多态性改变。

(三) 选择性 IgA 缺陷(selective IgA deficiency,sIgA)

是最多见的选择性免疫球蛋白缺陷。有家族史患者多数(75%~90%)由常染色体显性或隐性遗传所致,少数(10%~25%)可继发于苯妥英钠治疗后。约半数无明显症状,或仅有呼吸道、消化道及泌尿道的反复感染,一般预后良好,少数患者可出现严重感染。患者常伴有自身免疫病或超敏反应性疾病,例如,类风湿关节炎(RA)、系统性红斑狼疮(SLE)以及过敏性鼻炎等。约 20% 同时缺乏 IgG2 和IgG4。主要免疫学异常为血清 IgA 水平降低(通常 <50mg/L),血清 IgG 和 IgM 水平正常或略高,细胞免疫功能正常。有些 B 细胞缺陷病患者表现为选择性缺乏某一类或若干类 Ig,发病机制可能为:B 细胞分化缺陷或 Th 细胞功能缺陷,B 细胞不能分化为能分泌 IgA 的浆细胞。

(四) 选择性 IgG 亚类缺陷(selective IgG subclass deficiency)

通常由 B 细胞分化异常所致,极少数病例是由编码恒定区(Cγ)基因的缺失所致。患者的免疫学异常主要包括血清 IgG 水平正常,但 IgG 的某一亚类或若干亚类水平低于正常水平。选择性 IgG3缺陷多见于成人;选择性 IgG2 缺陷则多见于儿童,并伴有选择性 IgA 缺陷。多数患者无临床症状,有些患者则有反复细菌感染。

(五) 高 IgM 综合征(hyperimmunoglobulin M syndrome,HIGM)

是较为罕见的免疫缺陷病,主要临床表现是反复感染,尤其是呼吸道感染,比其他类别 Ig 缺陷病表现更为严重。对机会性感染(如卡氏肺孢菌)的易感性显著增加,表明患者的体液免疫和细胞免疫均有缺陷。约 70% 高 IgM 综合征患者呈 X 连锁隐性遗传，故患者多为男性。发病机制是由于 Ig 类别转换机制缺陷，患者血清中缺乏 IgG、IgA 和 IgE，而 IgM 水平则呈代偿性升高，有时高达 10mg/ml（正常为 1.5mg/ml）；外周血中 B 细胞数量正常，但几乎没有产生 IgG、IgA 的活化 B 细胞；外周血及淋巴组织中有大量分泌 IgM 的浆细胞；组织特别是胃肠道组织被产生 IgM 的细胞浸润；淋巴结中无生发中心。导致 Ig 类别转换机制缺陷的原因是 T 细胞的 CD40 配体（CD40L）基因发生突变，致使 T 细胞表达的 CD40L 不能与 B 细胞表达的 CD40 结合，或者即使能与 CD40 结合，也不能形成 Ig 类别转换所需的共刺激信号。CD40L 基因位于 X 染色体的长臂，这类高 IgM 综合征又称为 X 连锁高 IgM 综合征（X-linked hyper-IgM syndrome）。少数高 IgM 综合征的遗传方式是常染色体隐性遗传，这类高 IgM 综合征由脱氨酶基因缺陷所致，该酶与抗体的类别转换和亲和力的成熟有关。

四、免疫失调性缺陷

免疫失调性免疫缺陷病包括免疫缺陷伴色素减退、家族性噬血细胞性淋巴组织细胞增生症（familial hemophagocytic lymphohistiocytosis，FHL）、X 连锁淋巴组织增生综合征（X-linked lymphoproliferative syndrome，XLP）、自身免疫性多内分泌腺病-念珠菌病-外胚层营养不良（autoimmune polyendocrinopathy-candidiasis-ectodermal dystrophy，APECED）综合征等疾病，临床可能表现为严重的炎症反应、发热、NK 细胞和 CTL 细胞活性减低。除 *SH2D1A*、*XIAP* 基因突变引起的 XLP 和 *FOXP3* 基因突变引起的自身免疫综合征为 X 连锁遗传外，其余均为常染色体遗传。

免疫系统通过不同机制使经抗原活化的已经发生偏移的克隆库或 TCR/BCR 受体库恢复到稳定状态。即抗原被清除后，机体通过 Fas/FasL 途径、TNF-α 信号转导途径诱导 AICD 而控制活化淋巴细胞数量，发挥免疫自稳作用。因此上述途径中相关基因缺陷都会引起免疫失调性疾病。已知发现，编码 Fas 分子及其下游途径的 *TNFRSF6*、*TNFSF6*、*CASP10* 等基因突变可引起 ALPS。

（一）家族性噬血细胞性淋巴组织细胞增生症（FHL）

是一种罕见的遗传性疾病，其发病机制主要涉及免疫系统的异常激活。该疾病通常由 *PRF1*、*UNC13D*、*STX11*、*STXBP2*、*SLC7A7*、*CDC42*、*FAAP24*、*RHOG*、*LYST*、*RAB27A* 和 *AP3D1* 等基因的突变，导致细胞毒性颗粒释放异常，诱发炎症细胞因子的过度产生和巨噬细胞的异常活化，引发全身性炎症反应和组织损伤。FHL 的临床表现多样，通常以发热、肝脾大、淋巴结肿大、贫血、凝血功能障碍和肝功能异常为特征。此外，由于噬血现象，患者还可能出现低纤维蛋白原血症、低白蛋白血症、低补体血症和高甘油三酯血症等实验室检查异常。治疗策略包括：免疫抑制、化疗、异基因造血干细胞移植（allo-HSCT）、生物治疗如 IFN-γ 等。早期诊断和积极治疗对于改善 FHL 患者的预后至关重要。

（二）自身免疫性多内分泌腺病-念珠菌病-外胚层营养不良（APECED）综合征

是一种罕见的常染色体隐性遗传病，其特征是内分泌和非内分泌表现的三联症。APECED 由位于 21 号染色体上的 *AIRE*（自身免疫调节因子）基因的突变引起。当 *AIRE* 基因发生突变时，胸腺髓质上皮细胞不能正确表达组织特异性抗原，导致 T 细胞免疫耐受的破坏、自身反应性 T 细胞的产生，引发针对组织和器官的免疫反应，导致组织炎症和损伤。其临床表现通常逐步显现，包括多内分泌腺病、念珠菌病、外胚层营养不良等。治疗需要多学科综合方法，包括：激素替代治疗、抗真菌治疗、支持性治疗、免疫抑制治疗等。定期监测和早期干预对于预防并发症和有效管理疾病至关重要。

五、先天性吞噬细胞数量或功能缺陷

这类疾病包括中性粒细胞分化缺陷、运动缺陷、呼吸爆发缺陷、对分枝杆菌的遗传易感缺陷（反复感染）及其他缺陷五种疾病。临床表现为化脓性细菌和真菌的反复感染，轻者仅累及皮肤，重者则感染重要器官而危及生命。新发现的相关缺陷基因有：*p40 phox*、*gp91 phox*、*IRF8*、*TAZ*、*COH1*、*C16/f57*、*GATA2*。

（一）X 连锁慢性肉芽肿病（X-linked chronic granulomatous disease，CGD）

CGD 是常见的吞噬细胞功能缺陷性疾病，因呼吸爆发缺陷所致。患者多数为 X 连锁遗传，多为

男性,表现为反复、严重的化脓性感染,在淋巴结、肺等多器官形成化脓性肉芽肿,并伴有反应性高丙种球蛋白血症。CGD 病因是细胞色素 b-β 亚单位(*CYBB*)基因突变,导致中性粒细胞、单核/巨噬细胞缺乏 NADPH 氧化酶,不能有效杀灭被吞噬菌,后者持续存活并随吞噬细胞游走播散至全身。持续存在的慢性感染可使吞噬细胞在感染局部聚集,并持续刺激 CD4⁺T 细胞以招募和激活更多巨噬细胞,导致肉芽肿的形成。临床上可考虑应用 IFN-γ 来改善免疫反应,或采用骨髓或造血干细胞(HSC)移植,以替代缺陷的免疫系统。

(二) Chédiak-Higashi 综合征

Chédiak-Higashi 综合征是一种吞噬细胞功能缺陷疾病,为常染色体隐性遗传。临床特征为反复的化脓性细菌感染、眼和皮肤白化病及多器官的淋巴细胞浸润。中性粒细胞、单核细胞和淋巴细胞含有异常巨大的胞质颗粒。该疾病由 *LYST* 基因突变引起,导致溶酶体运输调节异常,巨大的溶酶体不能与吞噬体融合成吞噬溶酶体,细胞内杀菌功能缺陷。

(三) 孟德尔式易感分枝杆菌病(mendelian susceptibility to mycobacterial disease,MSMD)

MSMD 是一种由 IL-12/IL-23/IFN-γ 及其受体或信号转导分子缺陷引起的罕见常染色体隐性遗传性综合征,MSMD 患者易受弱毒力分枝杆菌如卡介苗、非结核分枝杆菌等感染。分枝杆菌为胞内菌,宿主抗胞内菌感染主要依赖细胞免疫应答。DC 和巨噬细胞经由 TLR 识别分枝杆菌的病原体相关分子模式(PAMP)而被活化,产生 IL-12 和 IL-23 等细胞因子,激活 Th 及 NK 细胞,分泌 IFN-γ、IL-17 和 TNF-α 等细胞因子;IFN-γ 进一步增强巨噬细胞的抗原提呈和杀伤病原体能力,如此形成 IL-12/IL-23/IFN-γ 环路(图 14-1)。MSMD 是由于此环路参与基因如 IL-12p40、IL-12Rβ1、IFN-γ 受体、STAT1 等缺陷,导致巨噬细胞和 T 细胞对胞内菌的杀伤作用减弱甚至消失,因而易发生分枝杆菌等胞内菌感染。

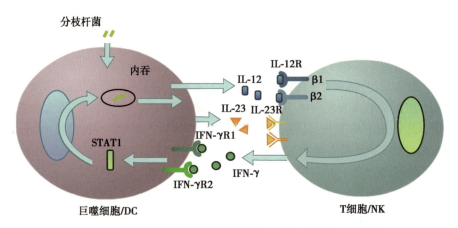

图 14-1   免疫系统对分枝杆菌应答的 IL-12/IL-23/IFN-γ 环路

六、固有和先天免疫缺陷

固有免疫缺陷病包括无汗性外胚层发育不良伴免疫缺陷(anhidrotic ectodermal dysplasia with immunodeficiency,EDA-ID)、IL-1 受体相关激酶 4(IL-1 receptor associated kinase 4,IRAK4)缺陷等多种疾病。

(一) 无汗性外胚层发育不良伴免疫缺陷(EDA-ID)

是 *NEMO* 基因突变导致的发育缺陷综合征。患者多为男性,表现为少汗或无汗、对热的耐受性差、毛发稀疏、无牙或少牙、反复发生化脓性细菌感染。NF-κB 在静息状态下以无活性形式存在,上游信号刺激诱导 NF-κB 抑制蛋白(IκB)发生磷酸化,促进 NF-κB 蛋白二聚体形成并进入胞核,激活并参与基因转录。NEMO 是调节 NF-κB 功能的关键因子,当发生错义突变后,IκB 不能发生磷酸化,

NF-κB 及其相关信号通路活化受阻,进而引起经典型 EDA-ID。

（二）IL-1 受体相关激酶 4 缺陷（IRAK4 缺陷）

是指 *IRAK4* 基因的突变或缺陷,导致 IRAK4 蛋白质功能异常或无法正常表达,从而引发的先天性免疫缺陷病。IRAK4 是介导免疫应答的重要信号分子。在正常情况下,当免疫细胞的特定受体(如 TLR 和 IL-1 受体)受到激活,IRAK4 被招募到细胞内,与其相关蛋白(如 MyD88 和 TRAF6)相互作用,最终导致核转录因子 NF-κB 等促炎症因子的激活。当其发生突变或缺陷时,细胞对 TLR 和 IL-1 受体激活的反应减弱或完全中断,影响炎症反应的正常启动。因此,*IRAK4* 缺陷患者的免疫细胞对于感染的识别和有效反应能力下降。临床可表现为反复出现的细菌性感染,如蜂窝织炎、脓皮病、呼吸道感染、骨关节感染、中耳炎等。这些感染可能反复发作、难以治愈,并可能导致严重的并发症。部分患者对病毒和真菌感染的易感性增加。

七、自身炎症性疾病

免疫系统的异常激活可能会导致免疫缺陷,使患者更容易受到感染或出现免疫相关问题,包括感染易感性、白细胞数量异常、自身免疫反应如溶血性贫血或关节炎等。自身炎症性疾病包括涉及和未涉及炎症小体两种免疫缺陷疾病。其发病机制是参与 NF-κB 信号途径、细胞凋亡及 IL-1β 分泌过程中的信号分子基因如 *MEFV*、*MVK*、*NLRP3*、*NLRP12*、*TNFRSF1A*、*IL-10/IL-10R*、*PSTPIP1/CD2BP1*、*NOD2*、*LPIN2*、*LPIN1*、*PRF1* 等突变引起信号转导紊乱。

（一）家族性地中海热（familial Mediterranean fever,FMF）

是一种遗传性自身炎症性疾病,其发病机制主要与 *MEFV* 基因的突变有关。当 *MEFV* 基因发生突变时,其编码的蛋白 pyrin 的功能受损,导致炎症反应失控,IL-1β 水平增加,从而引发周期性的发热和炎症。典型临床表现包括周期性发热,伴有腹膜炎、胸膜炎、关节炎或皮肤病变。发作通常持续 1 至 3 天,并可自行缓解。秋水仙碱是 FMF 的一线治疗用药,其他治疗用药包括糖皮质激素或生物制剂如 IL-1 抑制剂。及时诊断和治疗对改善 FMF 患者的预后至关重要。若未得到适当治疗,FMF 可进展为淀粉样变性,最终可能导致肾功能衰竭。

（二）Cryopyrin 相关周期性综合征（cryopyrin-associated periodic syndrome,CAPS）

是一组罕见的遗传性疾病,其特征是慢性炎症反应和自身炎症。其发病机制主要与 *NLRP3* 基因突变有关,其可引起其编码的蛋白 NLRP3 炎症小体激活,促进促炎因子 IL-1β 的分泌,从而引发炎症反应。临床表现包括:周期性发热、皮肤症状、关节症状、眼部症状、肌肉症状,部分患者可能合并腹痛、淋巴结肿大、肝脾大等。治疗主要在于控制炎症反应。生物制剂如 IL-1 受体拮抗剂(例如阿那白滞素)和 IL-1β 拮抗剂,可以有效控制炎症;非甾体抗炎药、糖皮质激素可用于改善症状;旨在修复有缺陷的 *NLRP3* 基因的遗传治疗仍在研究中。

八、补体缺陷

是最为罕见的原发性免疫缺陷病,多数补体缺陷病为常染色体隐性遗传,少数为常染色体显性遗传。补体系统的固有成分、补体调节蛋白和补体受体都可发生遗传性缺陷,其遗传方式和基因定位也已明确。

补体固有成分缺陷将直接影响吞噬细胞的吞噬功能、免疫复合物的清除及炎症应答。所以,患者主要表现为抗感染能力低下,发生免疫复合物疾病(如 SLE)的倾向性也增加。其中,C3 及末端补体成分(C5~C9)的缺陷主要与易感性增加相关,因为它们在补体介导的微生物清除中发挥关键作用。相比之下,经典途径早期成分的缺陷,如 C1q、C1r、C1s、C2 及 C4,与 SLE 的发病机制密切相关,这是由于这些成分在免疫复合物及凋亡细胞清除中的作用受损,导致自身耐受丧失和自身抗体的产生。

补体受体缺陷包括 CR3(CD11b/CD18)和 CR4(CD11c/CD18)缺陷,由 CD18 基因突变所致。因补体受体缺陷引起的疾病称为白细胞黏附缺陷症(见吞噬细胞缺陷)。

补体调节蛋白缺陷可导致补体激活失控、补体固有成分的过度消耗。有些调节蛋白缺陷的临床表现与补体固有成分的缺陷相似，例如，I 因子和 H 因子缺陷的患者也表现为抗感染能力低下和发生免疫复合物疾病的倾向性增加。而有些调节蛋白缺陷则表现某些特有的症状和体征，如 C1INH 缺陷所致的遗传性血管神经性水肿和 CD59 缺陷引起的阵发性睡眠性血红蛋白尿症。

（一）遗传性血管神经性水肿（hereditary angioneurotic edema，HAE）

为常见补体缺陷病，由 *C1INH* 基因缺陷引起，是一种常染色体显性遗传性疾病。临床表现包括周期性皮肤和黏膜水肿以及由此引起的腹痛、呕吐、腹泻甚至呼吸道阻塞，严重的喉头水肿可导致窒息死亡。C1r 和 C1s 在经典途径的识别阶段被激活后，C1INH 作为 $C1r_2$-$C1s_2$ 的底物被裂解，并与 $C1r_2$-$C1s_2$ 共价结合，导致 $C1r_2$-$C1s_2$ 与 C1q 的解离，从而中止经典途径的激活。C1INH 缺乏使 C1 的激活失控，C4 和 C2 被大量降解，生成过量的 C4a 和 C2b。C2b 具有激肽样作用，故称为 C2 激肽。另外，C1INH 也是Ⅻ因子和激肽释放酶抑制剂。C1INH 缺乏将使Ⅻ因子和激肽释放酶的激活失控，生成大量的缓激肽。C2 激肽和缓激肽都能增加血管通透性，导致水肿的形成。

（二）阵发性睡眠性血红蛋白尿症（paro-xysmal nocturnal hemoglobinuria，PNH）

是由衰变加速因子（decay accelerating factor，DAF）和膜反应性溶解抑制物（membrane inhibitor of reactive lysis，MIRL）缺陷引起的疾病。DAF 和 MIRL 通过与细胞膜糖基磷脂酰肌醇（GPI）形成的共价键锚定在红细胞、内皮细胞等细胞表面。DAF 通过竞争性抑制 C2 与 C4b 的结合，进而抑制 C3 转化酶（C4b2a）在细胞表面形成。MIRL 则通过与 C8 结合阻断攻膜复合物（MAC）的形成。DAF 和 MIRL 都是补体细胞溶解效应的抑制因子。阵发性睡眠性血红蛋白尿症（PNH）患者由于编码 N-乙酰葡萄糖胺转移酶的 *PIGA* 基因突变，不能合成 GPI，致使 DAF 和 MIRL 不能锚定在红细胞表面，导致在红细胞表面形成攻膜复合物及红细胞被溶解。临床表现为慢性溶血性贫血、全血细胞减少和静脉血栓形成，晨尿中出现血红蛋白。

（三）非典型溶血尿毒症综合征（atypical hemolytic uremic syndrome，aHUS）

发病机制主要涉及补体系统的过度激活，引起小血管内形成微血栓，这些微血栓会尤其影响肾脏，导致器官损伤。aHUS 的发病与补体途径中特定基因包括 *CFH*、*CFI*、*C3*、*CFB* 和 *MCP* 等的突变密切相关，这可导致补体级联反应的失控，补体成分在血管内皮细胞表面沉积，形成 C3 转化酶，进而激活下游的补体途径，导致炎症和血管损伤。临床表现包括微血管病性溶血性贫血、血小板减少和急性肾损伤。部分患者可表现为突发的腹痛、腹泻、乏力、易怒和嗜睡。治疗方案包括补体抑制剂、血浆置换、对症支持治疗及肾移植等。其中依库珠单抗可通过阻断补体途径的 C5 成分，减少微血栓形成，改善溶血和血小板减少，逆转急性肾损伤，改善患者预后。

九、骨髓衰竭

骨髓衰竭综合征（bone marrow failure syndromes，BMFS）是一组异质性疾病，其核心特征是 HSC 功能异常导致一系或多系血细胞减少。其发病机制是参与 JAK-STAT、TPO 信号途径、DNA 修复、端粒维持过程中的信号分子基因如 *JAK2*、*MPL*、*RUNX1*、*TP53*、*FANCA*、*GATA2*、*SBDS*、*TERT*、*DNMT3A* 等突变引起信号转导紊乱。患者常出现进行性贫血、中性粒细胞和血小板减少，临床表现为疲乏、面色苍白等症状。部分患者反复感染、黏膜出血、出现瘀点和瘀斑。治疗策略包括对症治疗、生长因子疗法、免疫抑制治疗等。allo-HSCT 是某些类型骨髓衰竭的潜在根治性治疗。

范科尼贫血（Fanconi anemia，FA）是一种由 *FANC* 基因家族突变引发的遗传性疾病，其病理机制为 DNA 交叉连接修复缺陷，引发染色体断裂和细胞周期阻滞，最终导致 HSC 功能障碍和凋亡。此外，FA 患者的细胞表现出加速衰老的特征，如端粒缩短和 p53 信号通路的异常激活。该病临床表现通常在儿童早期出现，包括骨髓衰竭、进行性贫血、中性粒细胞和血小板减少、先天性畸形、增长迟缓、皮肤表现、癌症风险、其他可能的表现包括内分泌异常（如糖尿病）、肾脏畸形（如马蹄肾）、心血管疾病（如先天性心脏病）。allo-HSCT 是 FA 的主要治疗手段，可以提供长期生存和潜在的治愈。支持性治疗包括输血支持、抗生素预防和治疗感染、生长因子(如 G-CSF)和免疫抑制剂(如环孢素)等。基因治疗正在研究中,如使用病毒载体将正常 *FANC* 基因导入患者 HSC,以修复 DNA 修复缺陷。未经治疗的 FA 患者预后较差,通常在儿童早期因感染或恶性肿瘤而死亡。

十、原发性免疫缺陷病的拟表型

PIDD 的拟表型是一群特殊且罕见的免疫缺陷病,主要包括由体细胞基因突变(而非基因组突变)或针对各种细胞因子如 IL-12、IFN-α、IFN-γ、IL-6、GM-CSF 产生的自身抗体,导致的与经典 PIDD 表型类似的疾病。这些疾病不遵循孟德尔遗传模式。常见的包括由 *TNFRSF6*、*FAS* 等基因体细胞突变引起的自身免疫性淋巴增殖综合征(autoimmune lymphoproliferative syndrome,ALPS)等。

FAS 基因体细胞突变导致的 ALPS 类型Ⅲ(ALPS-sFAS)现在已成为第二常见的 ALPS 类型(*FAS* 基因的生殖系突变是最常见的类型)。临床表现与其他类型的 ALPS 相似,即脾大、淋巴结病、肝大、双阴性 T 细胞高表达、血清高水平的 IL-10 及维生素 B_{12}、血清 FAS 配体增加等。所有临床上怀疑 ALPS 且没有生殖系突变的患者都应该检测 *FAS* 基因的体细胞突变。治疗侧重于疾病表现,与其他类型的 ALPS 相似。自身免疫表现用免疫抑制剂治疗(糖皮质激素、环孢素和他克莫司等),在难治性疾病中,可考虑静脉注射免疫球蛋白(IVIg)、血浆置换和硼替佐米。少数患者可尝试 HSC 移植。

第二节　获得性免疫缺陷病

获得性免疫缺陷病(acquired immunodeficiency disease,AIDD)是因感染、肿瘤、理化等因素导致的暂时或永久性免疫功能受损,人群发病率较高,各年龄组人群均可发病。获得性免疫缺陷病的诱因包括:①免疫抑制剂(激素、环孢素等);②营养不良;③感染(结核分枝杆菌、麻风分枝杆菌、HIV、EB 病毒、麻疹病毒、风疹病毒、巨细胞病毒和寄生虫);④肿瘤(白血病、淋巴瘤、骨髓瘤等);⑤遗传性疾病(染色体异常、酶缺乏);⑥外科手术及创伤(脾切除、胸腺切除、麻醉等);⑦特殊器官或系统功能不全及消耗性疾病(糖尿病、尿毒症、肾病综合征等);⑧衰老等。

一、药物引起的免疫缺陷

能够抑制免疫功能的药物称为免疫抑制剂。通常将免疫抑制剂分为三类:抗炎药物(糖皮质激素类药物)、细胞毒性药物(环磷酰胺、甲氨蝶呤)和真菌或细菌衍生物(环孢素、FK506、西罗莫司)。免疫抑制剂主要用于治疗移植排斥反应、自身免疫病、变态反应性疾病等。免疫抑制剂的作用广泛,长期或大剂量应用免疫抑制可使机体的免疫功能遭受严重抑制甚至缺陷,导致机会感染和肿瘤的发病率增加。

1. 糖皮质激素　是常见的免疫抑制剂,可抑制多种免疫细胞的功能,引起暂时性外周 T 细胞显著减少,但停药 24 小时内免疫功能可恢复至正常。糖皮质激素抑制 T 细胞合成 IL-2,抑制 B 细胞合成各类抗体。生理水平和药理水平的糖皮质激素抑制多种细胞因子(IL-1、IL-2、IL-4、IL-6、IL-10、TNF-α 和 IFN-γ)的合成。但对细胞因子的生物学活性影响不明显。

2. 环磷酰胺　属烷化剂类免疫抑制剂,是常用的细胞毒性药物,对 B 细胞有较强的抑制作用。环磷酰胺的代谢产物(环磷酰胺氮芥)能与 DNA 发生烷化,处于增生和分裂阶段的 T 细胞和 B 细胞对烷化剂较敏感。环磷酰胺可抑制 T 细胞和 B 细胞的数量及功能。在低剂量条件下,B 细胞数减少甚于 T 细胞,$CD8^+$ T 细胞数减少甚于 $CD4^+$ T 细胞。由于 $CD8^+$ T 细胞减少较 $CD4^+$ T 细胞更明显,$CD4^+$ T 细胞的功能相对增强,所以,低剂量环磷酰胺对免疫功能的影响主要是抑制细胞免疫。高剂量条件下,各类淋巴细胞数减低程度相近,主要抑制抗体的生成。

3. 甲氨蝶呤　也是常用的细胞毒性药物,对粒细胞抑制作用较强,也抑制 T、B 细胞功能。甲氨蝶呤是叶酸类似物,其主要作用点是胸腺嘧啶核苷酸合成反应中的一碳单位转移反应。长期使用甲氨蝶呤(常于 3 个月后)可引起各类抗体合成减少。甲氨蝶呤抑制二氢叶酸还原酶活性导致的另一后果是腺苷的释放。腺苷对活化的多形核白细胞具有很强的抑制作用,因此,甲氨蝶呤也是炎症反应抑制剂。

4. 环孢素(CsA)、他克莫司(FK506)、西罗莫司　是导致免疫缺陷的常见免疫抑制剂,能阻断 IL-2 依赖性 T 细胞的增殖和分化。CsA 通过与细胞内的环孢亲和素结合,形成的复合物与钙调磷酸酶结合并抑制其活性。对钙调磷酸酶活性的抑制使胞质转录因子 NFAT 不能向核内转移,从而阻断了 IL-2 的转录。FK506 的结构与 CsA 不同,属于大环内酯类药物,但其作用机制与 CsA 相似,也是通过抑制钙调磷酸酶阻断 IL-2 的转录。FK506 的优点是肾脏毒性较 CsA 低得多。西罗莫司可通过抑制 IL-2 依赖性信号转导通路,抑制 T 细胞增生,但确切机制尚待阐明。

5. 生物制剂　生物制剂如针对 B 细胞清除的 CD20 单克隆抗体等,针对细胞因子的单克隆抗体,如 TNF-α、IL-17、IL-6 等抑制剂,以及小分子靶向药如 JAK 抑制剂的使用,与免疫相关疾病的感染风险增加有关,如肝炎、结核和带状疱疹等病毒感染。

6. 抗生素　抗生素类药物也能抑制免疫功能:氯霉素类药物能抑制抗体生成,体外能抑制 T 细胞增殖反应;四环素类药物能抑制抗体生成和白细胞趋化功能;氨基糖苷类抗生素如链霉素、卡那霉素等对 T、B 细胞也有抑制作用。

二、营养不良相关获得性免疫缺陷

(一) 营养缺乏是获得性免疫缺陷最常见的诱因之一

食物短缺、肿瘤恶病质、特殊器官系统功能不全及消耗性疾病等,可引起 Ig 或白细胞丢失;慢性肾病、消化系统疾患等可因营养不良而导致免疫功能障碍。营养不良通常影响细胞免疫、体液免疫、吞噬细胞功能、补体系统及细胞因子(IL-2、TNF 等)的合成。

(二) 营养不良极易造成淋巴样组织的损伤和功能不全

营养不良导致的最显著的形态学特征是淋巴组织萎缩。胸腺对营养不良最为敏感,营养不良儿童的胸腺除了体积和重量明显减低外,组织学观察显示皮质-髓质界限消失,皮质和髓质内淋巴样细胞极少,Hassall 小体增大、变性或钙化。脾萎缩见于中央动脉周围淋巴鞘,淋巴结萎缩见于副皮质区。

(三) 蛋白质-能量营养不良(PEM)影响免疫功能

中度/重度 PEM 影响淋巴细胞数量及功能,包括 CD4$^+$T 细胞数减少;CD4$^+$T/CD8$^+$T 细胞比值下降;CD4$^+$T 细胞对 B 细胞的辅助功能降低;丝裂原诱导的淋巴细胞增生性应答降低;外周血中不成熟 T 细胞增多(可能与白细胞末端脱氧核苷酸转移酶活性增高有关);胸腺因子活性减低(可能是 T 细胞数和功能异常的诱因);常见疫苗诱导的分泌性 IgA 抗体应答减弱(是黏膜感染率升高的原因)。PEM 可降低吞噬细胞胞内杀灭微生物的能力。对吞噬功能的影响也与 PEM 导致的 C3、C5 和 B 因子合成减少有关,因为 C3b 是重要的调理素。PEM 患者的溶酶体酶合成轻度减低、黏膜表面有大量细菌黏附、创伤愈合功能受损,表明 PEM 也影响天然免疫。

(四) 微量元素与维生素可影响免疫功能

1. 锌缺乏　影响 T 细胞功能,表现为皮肤迟发型超敏反应低下、CD4$^+$/CD8$^+$T 细胞比值低于正常。锌缺乏引起的特殊病征是血清胸腺因子活性减低、淋巴样器官萎缩以及免疫功能的代间效应(inter-generation effect)。动物实验发现,锌缺乏孕鼠的 F1 代、F2 代,甚至 F3 代小鼠合成 IgM 的细胞数和 IgM 抗体水平均低于正常小鼠,锌缺乏的这种作用称为代间效应。

2. 铁缺乏　影响 T 细胞、中性粒细胞和巨噬细胞功能,因其需要铁依赖性酶的参与,所以,铁缺乏时中性粒细胞杀伤细菌和真菌的能力下降;丝裂原或抗原诱导的淋巴细胞应答水平降低;NK 细胞功能受损。

3. 硒缺乏　对于免疫应答很重要,硒缺乏会影响 T 细胞功能,病毒在硒缺乏者体内更易发生突变,致病力也发生变化。例如,从硒缺乏小鼠分离的柯萨奇病毒可引起更为严重的心肌损伤。克山病的心肌损伤与柯萨奇病毒引起的小鼠心肌损伤相似。补充硒可缓解克山病患者的病情。

4. 维生素 D 缺乏　维生素 D 属于类固醇激素,主要包括维生素 D_2 与维生素 D_3。中国人群普遍存在维生素 D 不足或缺乏。维生素 D 介导的固有免疫应答广泛存在于角化细胞、胃肠黏膜或支气管黏膜上皮细胞等,因此,维生素 D 对细菌、病毒等各种病原体尤其是呼吸道病原体感染具有保护作用。维生素 D 可以对获得性宿主免疫应答起调节作用,维生素 D 缺乏时自身免疫性疾病风险升高。

5. 维生素 A 缺乏　显著抑制 T、B 细胞功能,导致上皮化生,由于上皮结构的改变,使黏附于上皮的细菌数增加。另外,维生素 A 缺乏还能导致某些亚群的淋巴细胞对丝裂原的应答水平降低。

三、感染继发的免疫缺陷病

最常见的为获得性免疫缺陷综合征(acquired immunodeficiency syndrome,AIDS),是因人类免疫缺陷病毒(human immunodeficiency virus,HIV)感染破坏机体 $CD4^+$ T 细胞和单核/巨噬细胞,引起细胞免疫严重缺陷,导致的以机会性感染、恶性肿瘤和神经系统病变为特征的临床综合征。据估计,全球有超过 2 300 万人死于 AIDS,另有近 4 000 万人感染 HIV。自 2004 年以来,虽然某些西方国家的 HIV 感染率已有所下降,但在东欧和中亚,HIV 的感染率已上升 50% 以上。迄今尚无有效疫苗预防 HIV 感染,也没有根治 AIDS 的方法,已开发若干有效抗病毒药物用于控制 HIV 感染。

HIV 属逆转录病毒,分为 HIV-1 和 HIV-2 两型。HIV-1 广泛分布于世界各地,在西半球最常见,约 95% 的 AIDS 由 HIV-1 引起,HIV-2 型致病能力较弱,病程较长,症状较轻,主要局限于非洲西部。由于 HIV-1 生物学特征已被更广泛研究,因此这里将重点阐述 HIV-1 的生物学特征。

(一) HIV 的传播途径

HIV 主要存在于 HIV 感染者和艾滋病患者的血液、精液、阴道分泌物、乳汁等体液中,主要通过性接触、血液接触和垂直传播。据统计,我国 2017 年新报告的 134 512 名 HIV 感染者或艾滋病患者中,95% 以上都是经由不安全的性接触感染。与 HIV 感染者或艾滋病患者共用注射器吸毒、使用未消毒的医疗器械、使用未消毒的针头文身或者输入被 HIV 污染的血液等都可能造成感染。HIV 阳性孕妇可能发生宫内传播;分娩时,产道中的 HIV 可导致新生儿感染;母乳喂养也可能引起垂直传播。

(二) HIV 的结构

HIV 的结构包括包膜蛋白、逆转录酶、整合酶、衣壳蛋白和 RNA 基因组(图 14-2、表 14-1)。HIV 包膜蛋白是人类免疫缺陷病毒外层的一种蛋白质,由病毒基因编码并在病毒复制过程中合成,参与病毒吸附和进入宿主细胞的过程,其中最主要的是由糖蛋白 gp41 和 gp120 组成的病毒包膜刺突。逆转

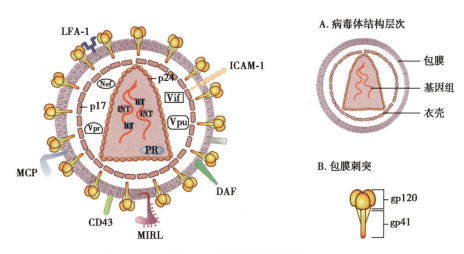

图 14-2　HIV 病毒体结构

LFA-1,淋巴细胞功能相关抗原-1;MCP,膜辅蛋白;MIRL,膜反应性溶解抑制物;DAF,衰变加速因子;ICAM-1,细胞间黏附分子-1。

表 14-1　HIV 基因和主要蛋白

基因	蛋白	功能
Gag	基质蛋白 p17 衣壳蛋白 p24	充当 HIV 包膜支架 保护 RNA 基因组
Pol	逆转录病毒（RT） 整合酶（INT） 蛋白酶（PR）	逆转录病毒 RNA 为病毒 DNA 将病毒 DNA 插入宿主 DNA 以形成前病毒 剪切 Gag 和 Pol 编码的多蛋白为更小的功能蛋白
Env	跨膜型包膜蛋白 gp41 非跨膜型包膜蛋白 gp120 调节蛋白	促进病毒与宿主细胞膜融合的包膜刺突组成成分 结合宿主细胞受体以启动病毒进入的包膜刺突组成成分
Tat	Tat	维持宿主细胞转录前病毒 DNA
Rev	Rev 附属蛋白	促进病毒 mRNA 到宿主细胞质的转运与翻译
Vif	Vif	通过抑制宿主抗病毒蛋白促进病毒 cDNA 合成
Vpr	Vpr	促进病毒 DNA 转运入细胞以便整合为前病毒；诱导细胞周期阻滞；是未整合的病毒 DNA 表达所必需的
Vpu	Vpu	可能促进子代病毒体出芽
Nef	Nef	以多种方式发挥作用，促进支撑病毒 DNA 合成的宿主细胞的生存与激活

录酶是由 HIV 基因编码并表达的一种酶类，能够催化从 RNA 到 DNA 的转录过程。逆转录酶主要存在于病毒颗粒内部，对于病毒的复制至关重要。整合酶是一种由 HIV 编码的酶类，负责将病毒 DNA 整合到宿主细胞染色体中，通常在感染后的早期阶段活跃，在宿主细胞内发挥重要作用。衣壳蛋白是构成人类免疫缺陷病毒核心的重要组成部分，由病毒基因编码并在病毒复制时合成。RNA 基因组是人类免疫缺陷病毒遗传信息的主要载体，包括多个编码区和非编码区，以单股负链形式存在，通过一系列的加工和装配形成成熟的病毒颗粒。

（三）HIV 的感染过程

HIV 迪过其外膜糖蛋白 gp120 与靶细胞膜表面 CD4 分子结合，导致病毒膜蛋白变构，暴露新的位点与靶细胞膜表面的趋化因子受体 CXCR4（T 细胞）或 CCR5（MΦ 或 DC）结合，导致 gp120 构象改变，暴露出被其掩盖的 gp41。gp41 的 N 末端疏水序列（融合肽）直接插入靶细胞膜，介导病毒包膜与细胞膜融合，使病毒核衣壳进入靶细胞。具体感染后过程如图 14-3。

（四）HIV 感染导致机体异常免疫应答

HIV 感染机体后，进行性破坏机体免疫系统（尤其是细胞免疫），但在病程不同阶段，机体免疫系统可通过不同应答机制阻止病毒复制。

1. 体液免疫应答方面，HIV 感染后，机体可产生不同的抗病毒抗体（图 14-4）

（1）中和抗体：一般靶向病毒包膜蛋白，可阻断病毒向淋巴器官播散。由于能诱发中和抗体的抗原表位常被遮蔽，故体内中和抗体的效价一般较低。低效价抗体使 HIV 抗原表位逐渐变异。多数抗包膜抗体不能识别完整病毒，且中和抗体一般为毒株特异性，不具有广泛交叉反应性，一旦发生抗原表位突变，即丧失中和作用。

（2）抗 p24 衣壳蛋白抗体：CD4+T 细胞减少及出现艾滋病症状常伴随抗 p24 抗体消失，但尚不清楚该抗体是否对机体具有保护作用。

（3）抗 gp120 和抗 gp41 抗体：主要为 IgG，通过 ADCC 而损伤感染细胞。

2. HIV 感染后，机体的细胞免疫应答如下

（1）CD8+T 细胞应答（图 14-4）：HIV 感染特异性激活 CD8+T 细胞，杀伤 HIV 感染的靶细胞。HIV

NOTES

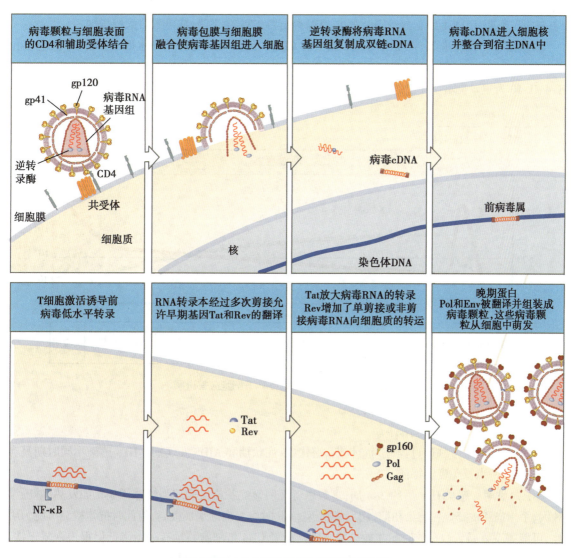

图 14-3　HIV 感染免疫细胞机制示意图

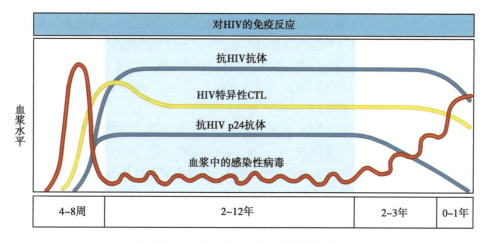

图 14-4　HIV 感染后体液免疫应答进展

感染者体内均存在包膜蛋白特异性 CTL。CD8⁺ CTL 能明显抑制 HIV 在 CD4⁺T 细胞中复制,其细胞毒效应和血浆病毒水平与病程和预后相关。急性期,机体不断产生特异性抗体和 CTL,抑制 HIV 复制;在疾病晚期,CD4⁺T 细胞数目不断减少,HIV 特异性 CTL 也下降,病毒数目大幅增加。

(2)CD4⁺T 细胞应答(图 14-5):HIV 刺激的 CD4⁺T 细胞可分泌各种细胞因子,辅助体液免疫和细胞免疫。在无症状期,AIDS 患者外周血淋巴细胞以分泌 IL-2、IFN-γ 为主;出现临床症状后,以分泌 IL-4、IL-10 为主。提示 Th1 型细胞免疫对宿主有保护作用。

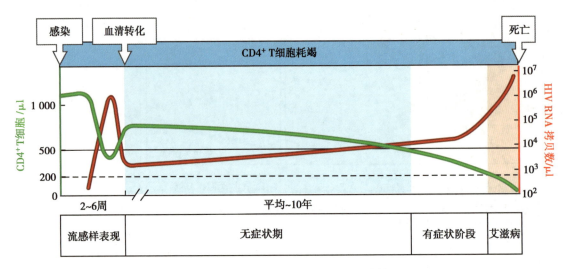

图 14-5　HIV 感染后 CD4⁺T 细胞应答进展

(五) HIV 感染的临床分期

HIV 感染的整个临床过程分为急性期、潜伏期、症状期和 AIDS 发病期。HIV 感染不同时期具有不同的临床特点及免疫学特征。

1. 急性期　感染 HIV 后约 2~4 周,多数患者无明显症状或仅表现为流感样症状如发热、淋巴结肿大、手指痛和皮疹。在感染初期,病毒复制迅速,此时血浆病毒水平很高,但此时抗体检测可能为阴性,可能需要数周到数月的时间才能被检测到。患者 CD4⁺T 细胞数量有一定降低但很快恢复正常。急性期血浆可检出抗病毒包膜蛋白 gp41、gp120 和抗 p24 的抗体,并可检出 p24 特异 CTL。这些特异性免疫应答对急性期清除 HIV 有重要意义。

2. 潜伏期(慢性 HIV 感染)　在急性感染期之后,患者通常会进入潜伏期,无症状或仅有轻微感染,一般持续 6 个月至数年。在此期间,病毒仍然活跃地复制,但免疫系统逐渐衰竭受损,表现为:①CD4⁺T 细胞稳定下降,而 CD8⁺T 细胞数目相对不变,CD4/CD8 比值降低甚至倒置(<1);②外周淋巴组织含大量 CD4⁺T 细胞、MΦ 和 FDC,成为 HIV 持续复制的场所,并促进 AIDS 病情进展,淋巴组织中 CD4⁺T 细胞遭破坏,不能有效补充外周血 CD4⁺T 细胞;③CD4⁺T 细胞数目不断减少,淋巴组织逐渐破坏。

3. 症状期　出现 AIDS 相关综合征,表现为发热、盗汗、消瘦、腹泻和全身淋巴结肿大等。此期 CD4⁺T 细胞持续下降,免疫功能极度衰退。

4. 典型 AIDS 发病期　是 HIV 感染最严重的阶段,免疫系统功能严重降低,此时血液中 CD4⁺T 细胞绝对数低于 200 个/μl,病毒载量急剧上升,患者出现广泛机会性感染、肿瘤、恶病质、肾衰竭及中枢神经系统变性等并发症。机会性感染是 AIDS 患者死亡的主要原因。

(六) AIDS 的诊断

AIDS 的免疫学诊断方法主要包括检测病毒抗原、抗病毒抗体、病毒核酸、免疫细胞数目和功能等。

1. **HIV 抗原检测**　HIV 的核心抗原 p24 出现于急性感染期和 AIDS 晚期,可作为早期或晚期病毒量的间接指标。受 p24 表达量影响,其阳性率通常较低。在潜伏期,该抗原检测常为阴性。

2. **抗 HIV 抗体检测**　检测抗 HIV 抗体,用于 AIDS 诊断、血液筛查、监测等。我国现阶段检测 HIV 主要是抗体检测。

3. **HIV 核酸检测**　核酸检测的方式相比其他检测方式而言,具有快速、敏感、特异性高等优点,并能够有效诊断出早期的 HIV 感染。目前,定性或定量检测 HIV 核酸可用于疾病早期诊断、疑难样本的辅助诊断、HIV 遗传变异监测及耐药性监测、病程监控及预测和指导抗病毒治疗及疗效判定。

4. **$CD4^+$ 和 $CD8^+$ T 细胞计数**　$CD4^+$ 和 $CD8^+$ T 细胞的数量可评价 HIV 感染者免疫状况,辅助临床进行疾病分期、进展评估、预后判断、抗病毒治疗适应证选择及疗效评价。如当 $CD4^+$ T 淋巴细胞 <200 个/μl 时,应给予抗肺孢子菌肺炎的预防性治疗。

（七）HIV 的预防和治疗

1. HIV 的主要预防措施

（1）宣传教育:通过提供有关 HIV 的知识和信息,提高公众对 HIV 的认识和意识。教育内容包括预防方法、感染风险和保护措施。

（2）安全性行为:采用安全性行为可以降低感染 HIV 的风险。包括使用避孕套、减少性伴侣数量、避免与 HIV 患者发生性接触等。

（3）避免接触感染性液体:避免直接接触感染者的血液、精液、精子和阴道分泌物等具有传染性的液体。

（4）防止垂直传播:对于妊娠的 HIV 感染者,采取抗病毒治疗和产科干预措施可以降低垂直传播的风险。

（5）疫苗接种:迄今尚未研制成功有效的 HIV 疫苗。现代预防性疫苗主要作用原理是通过接种疫苗预先诱生中和性抗体达到预防目的,而 HIV 易发生基因突变,疫苗抗原难以确认,且候选疫苗从研制到临床需时甚长,其间高变异 HIV 的抗原性可能发生巨大改变,同一疫苗对不同感染者体内的病毒无法产生相似保护作用。

（6）其他预防措施还包括禁毒、对血液及血制品进行严格检验和管理、防止医院交叉感染等。

2. HIV 的治疗　AIDS 的治疗策略是以不同药物多环节抑制病毒复制,阻止 AIDS 的进程。高效抗逆转录病毒治疗（highly active antiretroviral therapy,HAART）,俗称"鸡尾酒疗法",采用 2 种或 3 种逆转录酶抑制剂及至少 1 种蛋白质抑制剂进行联合治疗,这是临床上最行之有效的感染早期抗 HIV/AIDS 治疗方案,可使血浆病毒量减少至极低水平。抗逆转录病毒治疗已经改变了 AIDS 的疾病进程,并极大地减少了严重机会性感染与肿瘤等的发病。现有超过 30 种抗逆转录病毒药物可用于治疗 HIV 感染者,最常用于初治感染者的抗逆转录病毒药物包括:核苷类逆转录酶抑制剂（NRTI）、整合酶链转移抑制剂（INSTI）、非核苷类逆转录酶抑制剂（NNRTI）和蛋白酶抑制剂（PI）。

除 HAART 疗法,将编码 HIV 阻断肽基因与 CD4 基因融合,导入骨髓细胞并回输,骨髓细胞在体内分化成 $CD4^+$ T 细胞,进而分泌阻断肽形成屏障,保护淋巴细胞免受病毒感染,成为新型免疫治疗手段。CCR5 是治疗 HIV-1 感染的合理但并非绝对的保护性靶点,因为 CCR5 缺失的血细胞在很大程度上抵抗 HIV-1 进入胞内。"柏林病人" Timothy Ray Brown 是一名同时患有艾滋病和急性髓细胞性白血病的患者。2007 年,他在德国柏林接受了来自 $CCR5^{\Delta32}$ 突变携带者的 HSC 移植。$CCR5^{\Delta32}$ 突变是一种自然发生的基因变异,能够使 CCR5 受体缺失,让 HIV 无法进入细胞。移植后,Brown 的两种疾病都得到了缓解。在不使用抗逆转录病毒药物的情况下,体内长期未检测到 HIV,被认为是"功能性治愈"。2013 年,一例感染 HIV 的幼儿被"功能性治愈",体内 HIV 检测为阴性,机体免疫功能也呈现正常,被称为"密西西比案例"。这些病例给 AIDS 治疗带来了新的希望。

对于某些严重的 HIV 感染者,可能需要进行手术治疗,例如骨髓或 HSC 移植等。对于处于晚期的 HIV 感染者,支持和治疗症状也是非常重要的,这包括提供营养支持、管理疼痛、处理精神症状等。

NOTES

第三节　免疫缺陷病的实验室诊断和治疗原则

一、实验室诊断

免疫缺陷病的临床表现和免疫学特征复杂,实验室诊断应采取多方面、综合性的检测方法。检测方法主要包括以下几方面。

1. 体液免疫检测　①血清免疫球蛋白浓度测定:免疫球蛋白 IgG、IgM、IgA、IgE 等;②血清特异性抗体滴度测定;③外周血淋巴细胞计数,通过流式细胞术检测 B 细胞亚群(例如初始和记忆 B 细胞亚群);④抗体对增强免疫的反应。

2. 细胞免疫检测　①T 细胞受体切除环(TREC)新生儿筛查;②流式细胞术检测 CD4[+]T 细胞、CD8[+]T 细胞和自然杀伤(NK)细胞数量,T 细胞亚群分布(如初始、记忆和活化 T 细胞亚群);③T/B 细胞缺陷试验;④T 细胞/NK 细胞毒性检测;⑤对抗原刺激的应答,细胞表面标志物表达和细胞因子(如 IFN-γ、TNF-α)的产生。

3. 吞噬细胞检测　①血细胞计数及分类;②细胞吞噬作用测定;③中性粒细胞染色、外周血涂片形态检测;④流式细胞术检测相关趋化/黏附分子;⑤髓过氧化物酶、葡萄糖-6-磷酸脱氢酶(G6PD)等关键酶的检测;⑥骨髓检查各时期细胞(淋巴细胞、浆细胞)的发育和增生状况。

4. 补体检测　①CH50 测定(总补体溶血活性);②AH50 测定(旁路途径溶血活性);③瘦素通路功能。

5. 基因学检测　通过染色体 DNA 测序,发现基因突变或缺失片段,为 PIDD 的诊断提供准确的遗传学依据。检测方法有全基因组测序、全外显子测序、靶向基因测序、拷贝数变异检测等。

6. 其他　淋巴结、直肠黏膜活检等。

二、治疗原则及手段

免疫缺陷病的治疗原则主要分为:去除免疫缺陷病因、免疫支持、感染预防及治疗、对症治疗等。治疗手段如下。

(一) 抗感染治疗减少免疫缺陷患者死亡

感染是引起免疫缺陷病患者死亡的主要原因。用抗生素以及抗真菌、抗原虫、抗支原体和抗病毒药物控制和长期预防感染是治疗大多数患者的重要手段之一。感染预防措施的广泛推广可以减少新感染的发生,包括正确使用安全套、HIV 检测、HIV 暴露后预防(PEP)治疗等。此外,通过追踪感染者的接触者,并及早进行 HIV 检测和治疗,可以有效控制疫情传播。

(二) 免疫重建治疗原发性免疫缺陷病

根据免疫缺陷的类型和机制,针对性地进行同种异体胸腺、骨髓或 HSC 移植,替代受损的免疫系统以实现免疫重建。骨髓移植已成功地用于 SCID、Wiskott-Aldrich 综合征、DiGeorge 综合征、慢性肉芽肿病、裸淋巴细胞综合征、白细胞黏附缺陷症等原发性免疫缺陷病。allo-HSCT 是根治部分 PIDD 的重要甚至唯一手段,接受人类白细胞抗原全相合的同胞供者移植后,PIDD 患者的长期存活率可达 90% 以上,SCID 移植后的长期存活率在 70% 以上,Wiskott-Aldrich 综合征患者移植后的总体存活率在 80% 以上,慢性肉芽肿病患者接受 HLA 全相合移植后长期存活率可达 90% 以上。

(三) 基因治疗是原发性免疫缺陷病的理想方法

基因编辑技术被研究用于几种 SCID、HIGM、XLA、X 连锁多内分泌腺病伴肠病伴免疫失调综合征、白细胞黏附缺陷症以及 CGD 等疾病的治疗。虽然基因组编辑平台在涉及 HSC 方面仍然面临着很多困难,如潜在基因毒性和效率较低,但动物模型和体外研究表明其可纠正基因缺陷。

基因添加技术的临床初始应用数据显示,对于存在 X-SCID 的年龄较大儿童和年轻成人,γ 逆转

NOTES

录病毒基因治疗的成功率较低,很多此类患者之前都接受过单倍型相合 HSC 移植。对于接受单倍型相合 HSC 移植后仍有免疫功能障碍的年龄较大患者,有两点技术进步可有效修复免疫功能,即使用转导效率较高的慢病毒载体和给予低剂量预处理来打开骨髓龛。既往针对 ADA 缺陷-SCID 的基因治疗表明,用减低强度预处理打开骨髓龛以便引入矫正后 HSC 的方法有益,可改善免疫重建以及基因标记 B 细胞和 NK 细胞的发育。安全性方面,第一代 γ 逆转录病毒使用病毒长末端重复序列(long terminal repeat,LTR)驱动正确 cDNA 表达,尽管使用该技术实现成功的基因治疗可改善 T 细胞、NK 细胞和 B 细胞重建,但会伴发严重不良事件,其中最明显的是插入突变导致淋巴细胞增生性疾病。在对 X-SCID 患者使用 γ 逆转录病毒载体的早期试验中,20 例患者中有 6 例因前病毒整合入或靠近原癌基因、癌症相关基因或生长调节基因而发生白血病。美国 FDA 要求临床上暂缓进行所有使用逆转录病毒载体将基因导入血液 HSC 的活性基因治疗试验。此后,临床试验采用了几种提高安全性的措施,包括使用自我失活型(self-inactivating,SIN)载体或除 LTR 之外的启动子来驱动基因表达,用于治疗 X-SCID、ADA-SCID、Artemis-SCID(即 ART-SCID)、X-CGD 和 WAS。

(四)免疫制剂治疗免疫缺陷病

静脉注射 Ig 是治疗 PIDD 的主要手段,用于治疗 B 细胞免疫缺陷类疾病,如抗体缺陷、Bruton(X 连锁)无丙种球蛋白血症以及常染色体遗传和其他无丙种球蛋白血症、普通变异型免疫缺陷病、高 IgM 综合征。免疫球蛋白治疗 PIDD 的主要目标是预防脓毒症、肺炎和其他严重急性细菌感染,减少抗生素使用,减少住院,改善肺功能以及改善生长发育和生活质量。

重组 IFN-γ 可用于治疗慢性肉芽肿病,重组 IL-2 可用于增强 AIDS 患者的免疫功能,重组 ADA 用于治疗 ADA 缺陷。

(五)酶替代疗法和代谢治疗

ADA 缺乏症大约导致了 20% 的 SCID,可通过用聚乙二醇稳定的重组 ADA(即 PEG-ADA)进行酶替代治疗,肌内注射,一周 1~2 次。PEG-ADA 酶替代疗法通过对免疫毒性代谢产物的脱毒作用,部分重建患者免疫系统,恢复 T 细胞和 B 细胞功能,从而可以对灭活疫苗产生免疫应答。但有报告显示,长期使用会出现进行性淋巴细胞减少和功能减退,因此推荐将其作为过渡性治疗。罕见的维生素 B_{12}/叶酸细胞内代谢缺陷可引发联合免疫缺陷,可通过终身补充维生素 B_{12} 或叶酸治疗。

思考题

1. 简述 2022 年 IUIS 关于原发性免疫缺陷病的分类及其共同特点。
2. 试述 AIDS 的主要特点和发病机制。
3. 试述免疫缺陷病的治疗策略。

(孙凌云)

第十五章

肿 瘤 免 疫

【学习要点】

● 尽管肿瘤组织来源的肿瘤抗原和 DAMP 常常不足以诱导机体产生能够清除肿瘤细胞的强大抗肿瘤免疫应答,但其发现和鉴定具有重要的应用价值。

● 免疫细胞包括特异性抗肿瘤 T 细胞、非特异的 NK 细胞、巨噬细胞、γδT 细胞、NKT 细胞、中性粒细胞等,是机体抗肿瘤的主力。

● 肿瘤细胞本身具有逃避免疫监视的能力,肿瘤微环境中具有免疫抑制功能的细胞和分子也是肿瘤免疫逃逸的关键因素。

● 肿瘤免疫治疗包括免疫细胞疗法和抗体疗法等,是人类战胜肿瘤的希望。

作为严重影响人类健康的重大疾病,肿瘤的发生发展和防治与免疫系统有着十分密切的关系。一方面,机体免疫功能的异常是肿瘤发生的关键原因和机制,另一方面,基于免疫学原理防治肿瘤也是人类战胜肿瘤的希望。在免疫学发展过程中形成了一个新的分支学科——肿瘤免疫学(tumor immunology)。该分支学科重点研究肿瘤细胞的免疫原性、机体杀伤与清除肿瘤细胞的免疫效应机制、肿瘤免疫逃逸机制以及肿瘤免疫诊断与防治的方法等,已成为精准医学时代最具潜力的前沿学科之一。

早在 1863 年病理学家 Rudolf Virchow 就发现肿瘤组织中有大量炎症细胞的浸润,并提出了肿瘤起源于慢性炎症的猜想。19 世纪末,William Coley 医生通过注射细菌的毒素(脂多糖)来治疗肿瘤,开启肿瘤免疫治疗的探索。20 世纪初,体液免疫学之父 Paul Ehrlich 提出了"异常胚系"(aberrant germs)的概念,认为"异常胚系"即肿瘤细胞,在机体内是经常产生和存在的,正是因为有免疫系统的"不断检查"(keep in check),机体才能幸免于难,从而开启人类对于肿瘤免疫学的研究。20 世纪 50 年代初期,利用化学致癌剂在小鼠诱发产生肿瘤的实验证明了特异性肿瘤抗原的存在。此后在其他致瘤因素导致的肿瘤中也证实了这一结论,并证明其所诱导的免疫应答具有一定的抗肿瘤作用,从而使免疫学在肿瘤发生发展和诊断治疗中的作用得到重视,部分研究成果也逐渐在肿瘤的临床诊治中得到推广和应用,如某些肿瘤相关抗原的检测成为恶性肿瘤临床诊断和预后判断的常用方法。1957 年,澳大利亚免疫学家 Macfarlane Burnet 等提出"肿瘤免疫监视学说",认为机体中经常产生的突变细胞可被免疫系统所识别而清除,为肿瘤的免疫治疗和免疫预防奠定了理论基础。20 世纪末,随着分子生物学和分子遗传学的迅速发展,对肿瘤的免疫原性、机体的抗肿瘤效应和肿瘤逃避机体免疫监视的机制等有了更为深入的认识,寻找通过调节免疫功能促使肿瘤消退的方法成为肿瘤免疫学研究的热点。在此基础上陆续研发了多种免疫相关的抗肿瘤治疗新疗法,即免疫疗法。该疗法已成为肿瘤治疗的重要手段之一,并具有广阔的应用前景。

第一节　肿瘤的免疫原性

肿瘤的免疫原性(tumor immunogenicity)是指肿瘤组织内的各种细胞和组织成分刺激机体免疫系统产生免疫应答的能力。和其他激发机体免疫应答的物质一样,肿瘤组织能表达可诱导机体产生适应性免疫的抗原和能够诱导机体产生固有免疫的DAMP。肿瘤抗原及肿瘤来源的DAMP不足以诱导机体产生能够清除肿瘤细胞的强大免疫应答,这是肿瘤形成的关键因素之一。此外,宿主本身的很多因素如衰老、感染以及免疫抑制剂的使用等,也会影响其免疫系统对于肿瘤的应答能力。

一、肿瘤抗原

肿瘤抗原(tumor antigen)是细胞在癌变过程中出现的新生抗原(neoantigen)或者异常表达的抗原物质的总称。肿瘤抗原不仅能诱导宿主机体产生适应性免疫应答(细胞免疫和体液免疫应答),也可以应用于肿瘤的免疫学诊断和免疫治疗,因此肿瘤抗原是肿瘤免疫学的核心内容之一。自从20世纪50年代确认了肿瘤抗原的存在并证明其可以诱发机体的适应性抗肿瘤免疫应答(图15-1)后,陆续发现和鉴定了多种人类肿瘤抗原(图15-2),并已广泛应用于肿瘤的预防、诊断、治疗以及预后判断,在肿瘤的防治中发挥了重要作用。

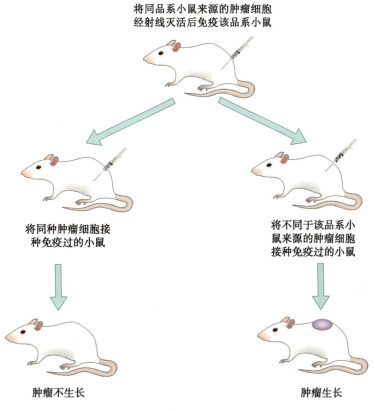

图 15-1　肿瘤抗原诱导的特异性免疫应答的实验证明

(一) 肿瘤抗原的分类和产生机制

根据抗原与肿瘤的关系,可将肿瘤抗原分为两类:①仅表达于某种或某几种肿瘤细胞而不存在于正常细胞的肿瘤特异性抗原(tumor specific antigen,TSA),这类抗原的存在已通过动物实验得到证实,且在此基础上通过自体CTL识别法发现和鉴定出多个人类肿瘤TSA(图15-2);②存在于正常组织或细胞,但在肿瘤细胞的表达量远超正常的肿瘤相关抗原(tumor associated antigen,TAA)。尽管发现和鉴定出的TSA可以精准地用于肿瘤的诊断和治疗,但严格意义上的TSA数量极少,临床实践中更关注的是肿瘤抗原包括TAA作为肿瘤标志物在诊断肿瘤和判断预后中的意义及其作为靶标在肿瘤治疗中的价值。

根据诱发肿瘤的原因和肿瘤发生的机制,肿瘤抗原大致可分为四类。

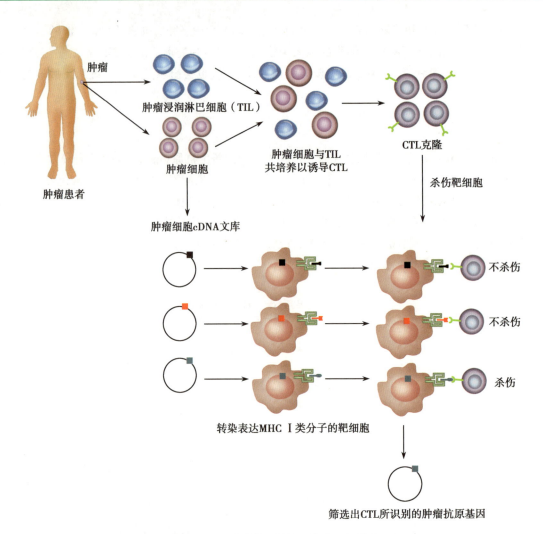

图 15-2　人肿瘤特异性抗原的发现与鉴定

1. 致癌病毒的表达产物　致癌病毒感染后病毒基因的导入可诱导细胞发生转化,表达出可为免疫系统所识别的新的病毒相关抗原。在已发现的 600 多种动物肿瘤病毒中,1947 年发现的 Rous 肉瘤病毒是经过证实的第一株动物肿瘤病毒。已知多种人类肿瘤的发生与病毒有关,如人类嗜 T 细胞病毒(human T-cell lymphotropic virus,HTLV-1)能够感染并转化人 CD4[+]T 细胞,引起成人急性 T 细胞白血病;某些亚型的乳头状瘤病毒(HPV)和疱疹病毒感染与宫颈癌有关;乙型肝炎和丙型肝炎病毒感染与人类原发性肝癌有关;EB 病毒与鼻咽癌及某些类型淋巴瘤(Burkitt 淋巴瘤、霍奇金淋巴瘤、NK/T 细胞淋巴瘤)有关。

病毒诱发的肿瘤抗原与物理或化学因素诱发的肿瘤抗原具有显著不同的特点,同一种病毒诱发的不同类型肿瘤均可表达相同的肿瘤抗原,并且具有较强的免疫原性。此类抗原又称为肿瘤病毒相关抗原。通过免疫疗法增强此类抗原所诱导产生的特异性 T 细胞应答的作用,是治疗此类肿瘤的一条有效途径。当然,预防此类病毒的感染也是防止此类肿瘤发生的行之有效的手段,如针对 HPV 的疫苗降低了宫颈癌和其他 HPV 相关病变的发病率,接种乙肝疫苗也已大大减少了乙型肝炎相关肝癌的发生。

2. 突变基因编码的新生抗原　基因突变是肿瘤的一大特征,在肿瘤发生发展过程中,众多的突变基因编码的新蛋白分子也伴随着众多的新表位产生,从而形成新的肿瘤抗原。除 *p53*、*Ras* 等常见突变外,这些基因突变产生的新抗原绝大多数是肿瘤本身甚至是同一肿瘤内的某些细胞亚群所特有的,并非所有患有同一类型肿瘤的个体所共有。

通过基因突变产生的新抗原具有免疫原性和肿瘤特异性均比较强的特点,机体尚未形成针对此类抗原的免疫耐受,基于此类抗原的肿瘤免疫治疗的效应持久且具有免疫记忆的能力,这为肿瘤的精准个体化治疗提供了较为理想的靶点,也为预防肿瘤的复发带来希望。

3. 基因异常表达的产物　在肿瘤发生时,健康状态下本应沉默的基因可能会异常表达出肿瘤抗原。这些肿瘤产生的过量物质对宿主来说是自体产生的,其刺激机体产生免疫应答的能力很弱。具体而言,此类抗原主要包括四种。

（1）肿瘤胚胎抗原（oncofetal antigen）:胚胎抗原（fetal antigen）是一类在正常情况下表达于胚胎组织而不表达于成熟组织上的蛋白分子。肿瘤细胞因相应编码基因脱抑制而异常表达此类分子。此类抗原在其发育阶段是以自身蛋白的形式出现,宿主对其已形成免疫耐受,故在宿主体内难以激发有效的抗肿瘤免疫应答。尽管如此,肿瘤胚胎抗原如甲胎蛋白（alpha-fetoprotein,AFP）以及癌胚抗原（carcinoembryonic antigen,CEA）等的检测为肿瘤免疫诊断和预后判断提供了有效手段。

（2）癌-睾丸抗原（cancer-testis antigen）:健康状态下,此类抗原以多个家族成员（已发现40多个不同基因家族的200多个基因）的形式存在且仅表达于生殖细胞如精子、卵子以及胎盘的滋养层细胞,该家族成员在多种肿瘤组织中以不同频率表达。最先发现的癌-睾丸抗原是黑色素瘤抗原（melanoma antigen,MAGE）,该基因家族由12个基因组成,其中6个基因在黑色素瘤、头颈部肿瘤、非小细胞肺癌和膀胱癌等中有显著的表达。机体多未形成针对此类抗原的免疫耐受,其在肿瘤的诊断和免疫治疗方面均有应用价值。

（3）异常表达的分化抗原（differentiation antigen）:存在于正常细胞表面,为特定组织类型以及该组织正常分化的特定阶段所特有,又称组织特异性抗原。这种异常表达的抗原对诊断有一定价值。部分表达于肿瘤细胞表面的抗原可以作为有潜力的免疫治疗靶点用于肿瘤的免疫治疗,如一些淋巴瘤和白血病起源于B细胞,并表达该谱系特征的表面标志如CD19和CD20等,针对CD19研发的CAR-T及针对CD20的抗体在这些肿瘤的临床治疗中取得明显的疗效。

（4）异常表达产生的其他抗原:此类抗原的基因未突变,但表达时在转录调控等水平发生异常,导致产生高水平的抗原分子。如人表皮生长因子受体2（human epidermal growth factor receptor 2,HER2）由原癌基因HER2/neu编码,该蛋白分子也简称HER2/neu,在一些乳腺癌中过度表达。无证据表明该蛋白在患者中可诱导保护性免疫反应,原因可能在于正常细胞也表达该分子,使得机体对其具有耐受性,但在临床实践中,靶向HER2的单克隆抗体已应用于治疗HER2高表达的肿瘤患者且在部分患者中取得确切疗效。

4. 修饰异常的抗原　蛋白水平的异常修饰等也会导致新抗原的产生。如一种大分子量糖蛋白黏蛋白（mucin）成员MUC1,通常只在乳腺导管上皮细胞表达。正常情况下,MUC1高度糖基化,在腺上皮细胞的分布局限于细胞的顶部,即朝向腺腔的位置,是一个相对隔绝于免疫系统的部位。而腺癌细胞MUC1异常表达或表达量明显增加,其表达量为正常的10倍以上,表达量与肿瘤恶性程度成正比;而且其分布极性消失,除细胞顶部外,整个腺上皮细胞表面及细胞质中均表达MUC1,而且糖链的糖基化不全,糖链变短、变少、结构简单,导致新表位形成或者隐蔽表位的暴露,成为可被免疫系统识别的肿瘤抗原。

（二）发现和鉴定肿瘤抗原的价值

肿瘤抗原能诱导机体产生抗肿瘤免疫应答反应,是肿瘤免疫诊断和免疫防治的分子基础。某种肿瘤抗原一经发现,很可能对该类肿瘤的诊断、预防和治疗以及预后判断产生巨大的推动作用,鉴于此,肿瘤抗原的发现和鉴定一直是肿瘤领域研究的热点,并发现了一些重要的肿瘤抗原。发现和鉴定这些具有临床诊断和治疗价值的肿瘤抗原和相关靶点是20世纪末以来肿瘤免疫关键进展之一。

常见人类肿瘤抗原及其产生机制如表15-1所示。

表 15-1　不同机制产生的常见人类肿瘤抗原

产生机制	肿瘤抗原	肿瘤
致癌病毒产物	人乳头状瘤病毒 E6 和 E7 蛋白 EB 病毒核抗原 1（EBNA-1）蛋白 猿猴空泡病毒 40（SV40）T 抗原	宫颈癌 EBV 相关淋巴瘤、鼻咽癌 SV40 诱导的啮齿类动物肿瘤
基因突变产物	突变的 p53 蛋白 突变的 Ras 蛋白	约 50% 人类肿瘤 约 10% 人类肿瘤
胚胎抗原	甲胎蛋白（AFP） 癌胚抗原（CEA）	肝癌 消化道肿瘤、乳腺癌等
静止基因异常活化	黑色素瘤抗原 MAGE-1、MAGE-3 等	黑色素瘤等
癌基因产物	过表达的 HER2/neu	乳腺癌等
过量表达的细胞蛋白	gp100，MART	黑色素瘤
分化抗原	CD20 CD19 前列腺特异性抗原（PSA）	起源于 B 细胞淋巴瘤和白血病 前列腺癌
糖基化蛋白异常	神经节苷脂 GM2 和 GD2 黏蛋白 MUC1	黑色素瘤 黑色素瘤、腺癌等

二、肿瘤组织来源的 DAMP

（一）肿瘤组织来源 DAMP 的产生途径和作用

肿瘤组织来源于自体细胞，不像细菌等病原体拥有能够激发强烈固有免疫应答的 PAMP。和其他受损或坏死组织类似，肿瘤也能产生可诱导机体固有免疫的 DAMP。肿瘤来源的 DAMP 主要通过三条途径产生：①来自机体细胞突变后修复失败而死亡的细胞，此类情况主要发生在肿瘤形成的早期，可激发抗肿瘤的固有免疫应答，在肿瘤形成早期保护机体免受肿瘤侵害中发挥着关键作用；②来自局部死亡的炎性细胞，慢性炎症是肿瘤形成的关键机制之一，在慢性炎症局部会浸润大量炎性细胞，这些细胞死亡后会释放可激发抗肿瘤固有免疫的 DAMP，此类 DAMP 在肿瘤形成早期也会激发重要的抗肿瘤作用，但在瘤体形成后其诱发的抗肿瘤作用很有限，受到此类 DAMP 诱导而浸润的部分炎性细胞甚至会被肿瘤驯化而产生促瘤作用；③来自因为缺氧或营养缺乏而死亡的肿瘤细胞，此类情况主要发生在肿瘤形成以后，尽管这些 DAMP 也可激发固有免疫应答，但此时机体处于严重的免疫抑制状态，在肿瘤局部强大的免疫抑制微环境下，此类 DAMP 激发抗肿瘤的固有免疫应答作用很弱。

（二）已经发现的主要 DAMP 及其作用机制

与其他因损伤而死亡的细胞释放的 DAMP 类似，肿瘤来源 DAMP 尚无统一分类。已经鉴定的 DAMP 很多，其中核蛋白高速泳动族蛋白 B1（HMGB1）、细胞外三磷酸腺苷（eATP）、主要组织相容性复合体 I 类链相关蛋白 A 和 B（MICA，MICB）、钙网蛋白（CRT）、热休克蛋白（HSP）90 等的作用已得到确认，且不断有新的 DAMP 被发现。这些 DAMP 被免疫细胞包括 DC、巨噬细胞、NK 细胞等表达的模式识别受体（PRR）识别后触发这些细胞的活化，进而启动抗肿瘤固有免疫应答。

（三）认识肿瘤来源 DAMP 及其作用的意义

鉴定和发现肿瘤来源的 DAMP 并认识其功能和作用机制，不仅有助于深入理解机体的抗肿瘤固有免疫机制，而且对于肿瘤的治疗具有应用价值。例如，化疗或放疗杀伤的机体细胞（包括肿瘤细胞）所释放的 DAMP 和抗原均具有免疫激活作用，是这两类传统疗法抗肿瘤作用的新机制。巧妙地发挥这些 DAMP 的作用，在放疗和化疗的过程中，选择恰当的时机联合应用合适的免疫疗法，可有效提高肿瘤的治疗效果。又如在研制治疗性肿瘤疫苗时,同时提高肿瘤抗原的免疫原性和激发抗肿瘤固有免疫功能可有效增强其免疫激活作用,是肿瘤疫苗研制的策略之一。如何充分发挥机体的固有免疫功能是肿瘤预防和治疗的新思路。

第二节　抗肿瘤免疫效应机制

免疫监视(immune surveillance)是免疫系统三大功能之一,其监视的对象是体内恶性转化的细胞,可将其识别和清除。免疫系统的这种抗肿瘤作用包括固有免疫应答和适应性免疫应答(细胞免疫应答和体液免疫应答),两者共同参与抗肿瘤免疫效应,免疫细胞包括特异性T细胞、非特异的NK细胞、巨噬细胞、γδT、NKT以及中性粒细胞等是机体抗肿瘤免疫的主力军。肿瘤是一种全身性疾病,机体抗肿瘤的免疫效应,不但取决于肿瘤的免疫原性,还受到其他因素如宿主的免疫功能和肿瘤微环境等的影响。

一、不同类型免疫应答在肿瘤发生发展中的作用

(一)固有免疫的双向作用

固有免疫在机体抗肿瘤免疫效应中的确切作用尚不十分清楚,也存在争议。已知固有免疫在肿瘤发生发展中具有双向作用:体内突变细胞或转化的细胞因各种原因死亡后释放的DAMP具有激发固有免疫的作用,其中激活的NK细胞及巨噬细胞等具有直接杀伤突变细胞的作用,是抗肿瘤的主力军之一;然而,一旦肿瘤在机体内形成,多种固有免疫细胞如巨噬细胞等常被肿瘤驯化,成为肿瘤发生发展的重要推手。

(二)特异性细胞免疫的主力军作用及特异性体液免疫的双向作用

肿瘤抗原诱导机体适应性免疫应答而产生的效应细胞中,CD8+CTL负责精准杀伤肿瘤细胞,是特异性抗肿瘤免疫的核心机制,CD4+Th细胞发挥抗肿瘤免疫的重要辅助作用。尽管抗体在肿瘤免疫治疗中得到广泛应用且部分成为一线治疗药物,但肿瘤抗原诱导机体体液免疫应答自发产生抗体的抗肿瘤作用十分有限,甚至有阻碍肿瘤免疫应答的可能并促进肿瘤的生长,对于肿瘤的发生发展也具有双向作用。

二、免疫细胞的抗肿瘤效应机制

机体免疫系统主要依赖特异性和非特异性免疫细胞发挥抗肿瘤作用(图15-3)。

(一)T细胞介导的特异性抗肿瘤免疫效应

1. CD8+CTL　CD8+CTL负责杀伤肿瘤细胞,是肿瘤免疫应答和肿瘤免疫治疗最主要的效应细胞。CD8+CTL是通过DC交叉提呈肿瘤抗原并在双重信号作用下活化和增殖的。DC加工处理后的肿瘤抗原肽与MHC I类分子形成复合体,表达于细胞表面并提呈给CD8+T细胞,与T细胞表面TCR-CD3复合物结合,该T细胞表达IL-2和IFN-γ受体,受CD4+T细胞产生的相应细胞因子刺激而活化为CD8+CTL。CD8+CTL对肿瘤细胞的直接杀伤作用方式主要有两种:一是穿孔素/颗粒酶途径,其机制是CTL与靶细胞接触产生脱颗粒作用,排出穿孔素(perforin)插入靶细胞膜上,形成膜通道,使颗粒酶(granzyme)等效应分子进入靶细胞,导致靶细胞死亡,其中穿孔素造成靶细胞膜损伤,颗粒酶使DNA断裂,导致靶细胞凋亡;二是死亡受体途径(Fas/FasL途径和TNF/TNFR途径),其机制是CTL激活后表达Fas配体(FasL),它被释放到胞外与靶细胞表面的Fas分子结合,传导凋亡信号进入胞内,活化靶细胞内的DNA降解酶,引起靶细胞凋亡。另外,CD8+CTL也可以通过分泌细胞因子如TNF等与其受体结合杀伤肿瘤细胞。

临床实践中,CD8+T细胞的数量和功能可作为患者免疫功能评估以及预后判断的指标之一。基于CD8+CTL强大的抗肿瘤作用,过继回输T细胞治疗肿瘤是肿瘤免疫治疗的重要方式,分离肿瘤来

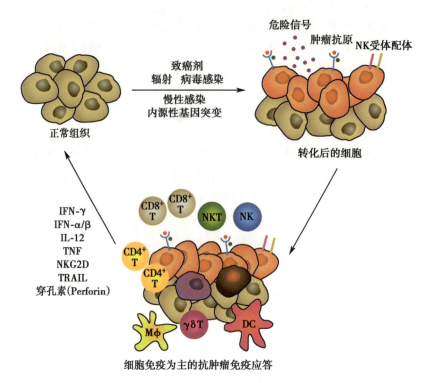

图 15-3　以细胞免疫为主导的抗肿瘤免疫应答（免疫监视）

源的肿瘤浸润淋巴细胞（TIL）并在体外扩增后回输治疗肿瘤是较早开展的 T 细胞治疗肿瘤的临床项目；TCR-T、CAR-T 等则是基于 T 细胞功能的更为强大的新一代治疗用免疫细胞，已在治疗急性白血病等方面展现出其良好的效果。

2. **CD4$^+$T 细胞**　CD4$^+$T 发挥抗肿瘤免疫的重要辅助作用。在接受专职 APC 上的 MHC Ⅱ类分子与抗原肽复合物和共刺激分子双重信号后，CD4$^+$T 细胞活化和增殖，并释放出多种细胞因子，其中主要为 IL-2、IFN-γ、TNF 等。这些因子在调节 CTL、NK 细胞、巨噬细胞和 DC 抗肿瘤效应中起重要作用。CD4$^+$T 细胞能够增强 CD8$^+$CTL 抗肿瘤效应。随着肿瘤特异性 CD4$^+$T 细胞在许多肿瘤患者体内被发现，在对 CD4$^+$T 细胞所识别的 MHC Ⅱ类分子限制性肿瘤抗原的研究中，找到了 CDC27 等能被 CD4$^+$T 细胞所识别的肿瘤抗原。此类肿瘤抗原的鉴定，对于全面理解 CD4$^+$和 CD8$^+$T 细胞抗肿瘤的机制，以及肿瘤疫苗的开发、肿瘤的治疗等具有重要的意义。理想的肿瘤疫苗应该能同时激活 CD4$^+$和 CD8$^+$T 细胞，因此采用联合 MHC Ⅰ类和 MHC Ⅱ类限制性肿瘤抗原治疗肿瘤可能更为有效。

（二）固有免疫细胞的抗肿瘤免疫作用

1. **NK 细胞**　活化的 NK 细胞可直接杀伤某些肿瘤细胞，并且不受 MHC 限制。当 NK 细胞被 IL-2、IFN-γ 等细胞因子活化后，其抗肿瘤谱和杀伤效率大幅度提高。NK 细胞的活性受活化性和抑制性受体所调节。NK 细胞活化性杀伤细胞免疫球蛋白样受体（killer cell immunoglobulin-like receptor，KIR）能识别结合分布于某些肿瘤细胞、病毒感染细胞和自身组织细胞上的糖基配体，其胞质区内有 ITAM 结构，可转导活化信号，触发 NK 细胞的杀伤作用。NK 细胞抑制性 KIR，主要识别 HLA-B 和 HLA-C 编码的基因产物（MHC Ⅰ类分子），传导抑制信号，阻止 NK 细胞对正常细胞的杀伤作用。对肿瘤细胞和病毒感染细胞而言，由于表面 MHC Ⅰ类分子表达减少或消失而影响 NK 细胞表面抑制性 KIR 对相应配体的识别，使 NK 细胞表面活化受体的作用占主导地位，表现为 NK 细胞活化产生杀伤作用，使肿瘤细胞等靶细胞溶解破坏或发生凋亡。NK 细胞杀伤肿瘤的机制与 CTL 相似，也通过穿孔素/颗粒酶途径及死亡受体途径发挥杀伤作用。NK 细胞还可以通过人抗肿瘤抗体 IgG1 和 IgG3 作为桥梁，其 Fab 端特异性识别肿瘤，Fc 段与 NK 细胞 FcγR 结合，产生抗体依赖细胞介导的细胞毒（ADCC）作用，提高 NK 细胞杀伤肿瘤细胞的效率。

鉴于 NK 细胞杀伤肿瘤具有非 MHC 限制性的优点,过继回输体外扩增的功能正常或经过修饰的 NK 细胞(如 CAR-NK)成为肿瘤免疫治疗的新方式,具有一定的应用前景。

2. **巨噬细胞**　巨噬细胞在抗肿瘤免疫中具有双向作用。巨噬细胞具有吞噬杀伤肿瘤细胞的作用,还具有抗原提呈功能(与 DC 相比,其抗原提呈能力极低),并参与调节特异性 T 细胞免疫。未活化的巨噬细胞对肿瘤细胞无杀伤作用,活化后作为效应细胞产生非特异性杀伤和抑制肿瘤作用。活化的巨噬细胞可产生多种杀伤靶细胞的效应因子,包括过氧化氢(H_2O_2)、超氧阴离子(O_2^-)、一氧化氮(NO)、TNF 及溶酶体产物等,巨噬细胞还可通过 ADCC 途径及调理吞噬作用杀伤靶细胞。但肿瘤局部的巨噬细胞常被肿瘤微环境内的某些因子诱导分化为抑制性巨噬细胞,不仅不具有抗肿瘤作用,还能促进肿瘤的生长。鉴于巨噬细胞的作用,既可以过继回输活化的巨噬细胞(如 CAR-巨噬细胞)治疗肿瘤,又可通过靶向清除瘤体内的肿瘤相关巨噬细胞(TAM)以解除肿瘤的免疫抑制状态进而增强机体的抗肿瘤能力。

3. **γδT 细胞**　γδT 细胞是机体内发挥免疫监视作用的重要免疫细胞,可通过多种途径对肿瘤细胞进行识别和杀伤。γδT 细胞主要通过细胞表面的受体-配体模式实现对肿瘤细胞的识别,包括对肿瘤抗原和应激受体配体的识别。γδT 细胞对抗原的识别方式为非 MHC 限制性,且无需抗原处理和提呈,使其在体内具有比 αβT 细胞反应更迅速的特点。γδT 细胞免疫监视功能具有广泛性,因为其识别的配体如 HSP 及磷酸类小分子物质在自然界中普遍存在。活化的 γδT 细胞表面的 FcγRⅢ(CD16)受体可以与 IgG 的 Fc 段结合,通过 ADCC 效应杀伤肿瘤细胞。γδT 细胞杀伤肿瘤细胞等靶细胞的机制与 NK 细胞和 CTL 细胞相似,即通过穿孔素/颗粒酶途径和死亡受体途径非特异性杀伤肿瘤细胞。基于此,发挥 γδT 细胞的抗肿瘤作用是肿瘤免疫治疗的策略之一,具有临床应用前景。

4. **NKT 细胞**　NKT 细胞(natural killer T cell),是一群特殊的 T 细胞亚群,其细胞表面既有 T 细胞受体(TCR),又有 NK 细胞受体;可以产生大量细胞因子发挥免疫调节作用,也具有与 NK 细胞相似的细胞毒性作用。鉴于 NKT 细胞独特的生物学特性,其在免疫监视和抗肿瘤免疫中也发挥着独特的作用:既可以通过识别 CD1d 而杀伤表达 CD1d 的肿瘤细胞和免疫抑制性细胞,如髓源性抑制细胞(MDSC)和肿瘤相关巨噬细胞(TAM)等,也可以通过其表达的大量细胞因子激活抗原提呈细胞如 DC 等,因此 NKT 细胞可谓是固有免疫和适应性免疫之间的"桥梁细胞"。将 NKT 细胞用于肿瘤免疫治疗也称为 NKT 疗法,已进入临床试用。

5. **中性粒细胞**　中性粒细胞在抗肿瘤免疫中亦具有双重作用。中性粒细胞可通过释放活性氧分子、细胞因子(如 TNF 和 IL-1 等)、PGE_2 及白三烯等物质发挥抑瘤作用。中性粒细胞的功能和效应机制与单核/巨噬细胞有许多共同之处,对肿瘤细胞的杀伤是非特异性的。在某些情况下中性粒细胞参与慢性炎症,分泌促进肿瘤生长与转移的因子。

三、特异性体液免疫应答的抗肿瘤作用机制

肿瘤患者血清可检测出对肿瘤应答的抗体,这提示体液免疫应答可能在抗肿瘤中发挥作用。已知特异性体液免疫在肿瘤免疫中具有双向作用,既可通过多种机制发挥其抗肿瘤作用,在有些情况下又具有促进肿瘤生长的作用,如机体自然产生的某些抗体能与肿瘤细胞表面的肿瘤抗原结合,影响特异性细胞免疫应答对肿瘤细胞的识别与攻击,有利于肿瘤细胞的继续生长。尽管患者自发产生的针对肿瘤的自身抗体抗肿瘤作用有限,但随着技术的发展,基于抗体独特的特点和功能而研发出的各种以抗体为基础的肿瘤免疫疗法,已在临床广泛应用,部分抗体药物已成为临床一线治疗药物,产生了巨大的社会和经济效益。抗体可通过多种机制发挥抗肿瘤作用。

1. **ADCC 效应**　IgG 类抗体能使多种效应细胞如巨噬细胞、NK 细胞以及中性粒细胞等发挥 ADCC 效应,使肿瘤细胞溶解。该类介导 ADCC 的抗体在肿瘤形成早期即可在血清中检出,对防止肿瘤细胞的血行转移具有一定作用。

2. **补体依赖的细胞毒作用**(complement dependent cytotoxicity,CDC)　补体细胞毒性抗体

（IgM）和某些 IgG 亚类（IgG1 和 IgG3）与肿瘤细胞结合后,可激活补体系统,溶解肿瘤细胞。CDC 在一定程度上可防止肿瘤细胞转移。

3. 免疫调理作用 吞噬细胞对肿瘤细胞的吞噬和杀伤作用可通过其表面的 Fc 受体与肿瘤细胞表面的某些抗体的结合而得到增强,具有这种调理作用的抗体多为 IgG 的某些亚类（IgG1 或 IgG2）。

4. 抗体可封闭肿瘤细胞表面某些受体 抗体可通过封闭肿瘤细胞表面的某些受体影响肿瘤的生物学行为。例如转铁蛋白可促进某些肿瘤细胞的生长,其抗体可通过封闭转铁蛋白受体,阻碍其功能,从而抑制肿瘤细胞的生长;抗肿瘤抗原 p185 的抗体能与肿瘤细胞表面 p185 分子结合,抑制肿瘤细胞增殖。

5. 抗体干扰肿瘤细胞的黏附特性 抗体与肿瘤细胞抗原结合后,可修饰其表面结构,阻断肿瘤细胞表面黏附分子与血管内皮细胞或其他细胞表面的黏附分子的配体结合,使肿瘤细胞黏附特性发生改变甚至丧失,有助于控制肿瘤细胞的生长和转移。

四、非特异免疫效应分子的抗肿瘤作用

机体内天然产生的多种非特异性的免疫效应分子如 IFN、TNF 等细胞因子、补体分子以及多种酶类也具有非特异性的抑制或杀伤肿瘤细胞的作用,这些分子还可通过激活机体免疫细胞的功能等间接途径发挥抗肿瘤作用。这些分子对临床肿瘤治疗药物研发具有一定价值,如多种细胞因子疗法已经在临床推广应用。

第三节 肿瘤免疫逃逸机制

正常人体每天有 10^{14} 个细胞处于分裂中,其中大约有 $10^7{\sim}10^9$ 个细胞可发生突变,免疫系统通过免疫监视功能识别和清除这些突变的细胞以维持机体的生理平衡和稳定。尽管机体存在免疫监视机制,但由于免疫监视作用有一定的限度,突变细胞也常常为了生存而具备一些抵抗免疫监视的能力,且不同个体免疫功能存在差异,部分个体难以完全清除突变细胞,肿瘤因此得以发生发展。研究肿瘤细胞通过何种机制逃避免疫系统攻击,使机体不能产生有效的抗肿瘤免疫应答是肿瘤免疫学的一项很重要的内容。21 世纪初美国肿瘤生物学家 Robert D. Schreiber 提出了"肿瘤免疫编辑（cancer immunoediting）"理论,该理论认为,肿瘤发生过程中,突变细胞与免疫系统之间经历清除期、平衡期和逃逸期,其恶性程度逐渐增强。该理论较好地解释了肿瘤与免疫系统的相互斗争和相互依存的关系。肿瘤免疫逃逸的机制十分复杂,在肿瘤发生、发展的不同阶段,主要机制各异。尽管对肿瘤免疫逃逸的机制尚不十分清楚,也没有形成获得广泛认可的肿瘤免疫逃逸理论,但总体上可从肿瘤细胞本身、肿瘤的免疫微环境及宿主免疫状态三方面来解释。

一、肿瘤细胞所具有的逃避免疫监视的能力

肿瘤细胞能够通过多种方式实现免疫逃逸（图 15-4）。

1. 肿瘤细胞的抗原缺失和抗原调变及抗原覆盖 肿瘤细胞之间存在着免疫原性的差异,那些免疫原性较强的肿瘤细胞可以诱导有效的抗肿瘤免疫应答,易被机体清除,而那些免疫原性相对弱的肿瘤细胞则能逃脱免疫系统的监视而选择性地增殖,这一过程称为免疫选择（immunoselection）。经过不断地选择,肿瘤的免疫原性越来越弱。宿主对肿瘤抗原的免疫应答导致肿瘤细胞表面抗原减少、减弱或缺失,从而使免疫系统不能识别,此过程称为抗原调变（antigenic modulation）。抗原调变使免疫系统识别肿瘤细胞的能力越来越弱。

肿瘤细胞表面抗原被封闭或覆盖也可影响对肿瘤的免疫识别与攻击。肿瘤细胞表面抗原被某些物质覆盖的现象称为抗原覆盖。由于肿瘤细胞可表达高水平的黏多糖等成分,可覆盖肿瘤抗原而干扰免疫效应细胞的识别与攻击。如有些人胶质细胞瘤细胞可合成并分泌糖蛋白,可阻止 CTL 对肿瘤

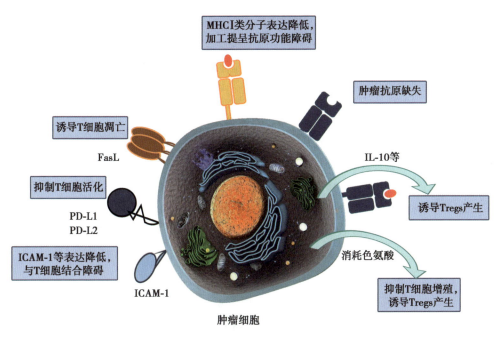

图 15-4　肿瘤细胞的免疫逃逸机制

细胞的识别与杀伤。血清中存在的封闭因子（blocking factor）可封闭肿瘤细胞表面的抗原表位或效应细胞的抗原识别受体，从而使肿瘤细胞不易被机体免疫系统识别，逃避淋巴细胞的攻击。封闭因子的本质是封闭抗体（blocking antibody）、可溶性抗原或抗原-抗体复合物等。

2. 肿瘤细胞 MHC Ⅰ类分子及 ICAM-1 等黏附分子表达低下或加工、提呈抗原的功能障碍　某些肿瘤细胞表面 MHC Ⅰ类分子及 ICAM-1 等黏附分子表达降低或缺失，其特异性 CTL 不能识别肿瘤细胞表面抗原，因此可逃避宿主免疫系统的攻击。MHC Ⅰ类分子表达缺失的原因可能有二：①缺失编码 MHC Ⅰ类分子重链基因的第 6 号染色体，部分缺失 MHC Ⅰ基因或 MHC Ⅰ等位基因转录下调。这一机制已在一系列人类肿瘤如黑色素瘤、Burkitt 淋巴瘤等中得到证实，其中一部分肿瘤可通过 IFN-γ 治疗使 MHC Ⅰ类分子表达增加。②由 LMP2、LMP7、TAP1 和 TAP2 等信号缺失或功能异常所致。同时肿瘤细胞表面可异常表达某些非经典的 MHC Ⅰ类分子（如 HLA-E、HLA-G 等），被 NK 细胞表面抑制性 KIR 识别，从而启动抑制信号，抑制 NK 细胞的肿瘤杀伤作用。

通过药物诱导肿瘤细胞表达 MHC 分子或将 MHC 分子转染的肿瘤细胞用作瘤苗，是研发肿瘤治疗性疫苗的策略之一。

3. 肿瘤细胞表达或分泌某些免疫分子抑制机体的抗肿瘤免疫功能　肿瘤细胞表达很多具有免疫抑制功能的分子参与其免疫逃逸（表 15-2）。肿瘤细胞本身低表达或不表达共刺激分子，但可通过表达共抑制分子的配体 PD-L1/PD-L2 等抑制 T 细胞对其杀伤，也可产生或分泌一系列免疫抑制性分子如 IL-10、TGF-β、PGE$_2$ 和吲哚胺 2,3 双加氧酶（IDO）等抑制宿主的免疫应答，这些免疫抑制分子积累于肿瘤局部，形成一个较强的免疫抑制区，通过不同机制抑制进入其中的免疫细胞的功能，如 CTL 的杀伤；IDO 改变肿瘤微环境的代谢状态，通过分解色氨酸这一 T 细胞等生存所必需的氨基酸抑制 T 细胞的功能。这些免疫抑制分子也能诱导耐受性 DC 的产生，使机体建立对肿瘤抗原的免疫耐受。

靶向这些免疫抑制分子是肿瘤免疫治疗的主要策略之一，如靶向 PD-1 及其配体等的免疫检查点疗法被认为是肿瘤免疫治疗的重大突破。

4. 肿瘤细胞主动诱导抑制性免疫细胞的产生　肿瘤细胞可通过产生的各种分子主动诱导荷瘤机体产生调节性 T 细胞（Treg）、肿瘤相关巨噬细胞（TAM）、髓源性抑制细胞（MDSC）等免疫抑制性细胞，抑制机体的抗肿瘤免疫应答。肿瘤患者体内的这些免疫细胞亚群已经成为肿瘤治疗重要的靶细胞。

NOTES

表 15-2 与免疫逃逸相关的肿瘤来源的各种因子

肿瘤来源的因子		抑制抗肿瘤免疫的机制
细胞因子	TGF-β	抑制 T 细胞和 NK 细胞功能,促进 Treg 扩增
	IL-10	具有广泛的免疫抑制作用,促进 Treg 扩增
	GM-CSF	促进 TAM 扩增,招募 MDSC 至肿瘤局部
	IL-6、IL-8、TNF-α、IL-1β	促进慢性炎症,参与促炎性细胞因子级联反应
小分子物质	PGE₂	抑制 T 细胞反应,下调肿瘤细胞表面的 HLA-DR 分子
	腺苷(adenosine)	上调淋巴细胞中 cAMP 水平,抑制淋巴细胞功能
	活性氧(ROS)	抑制 T 细胞和 NK 细胞介导的细胞毒作用
酶	精氨酸酶(arginase)1	参与 L-精氨酸代谢,抑制 T 细胞反应
	IDO	清除色氨酸,抑制 T 细胞反应
	诱生型 NO 合酶(iNOS)	产生免疫抑制性的 NO
	环氧合酶-2(COX-2)	产生免疫抑制性的 PGE₂
死亡受体的配体	FasL、TRAIL、TNF-α	诱导表达相关死亡受体的免疫细胞凋亡
免疫调节性配体	PD-L1(B7-H1)	结合 T 细胞和 DC 表达的 PD-1 抑制其功能
	MICA/MICB	结合 NK 细胞受体 NKG2D 抑制其活性

5. 肿瘤细胞的抗凋亡作用和反向攻击 肿瘤细胞表面的 Fas 分子表达障碍可导致肿瘤细胞抵抗 FasL 介导的细胞凋亡。在正常情况下,肿瘤细胞表达 Fas,活化的肿瘤特异性 T 细胞高表达 FasL,两者结合介导肿瘤细胞凋亡。人类多种肿瘤细胞有 Fas 的转录水平下调现象,有些肿瘤还发生 *Fas* 基因突变,从而阻断了 FasL 介导的细胞凋亡,使得肿瘤细胞逃避免疫攻击。

肿瘤细胞还可通过 Fas/FasL 反向攻击(Fas/FasL counterattack)机制导致肿瘤特异性 CTL 细胞的凋亡。T 细胞表面一般都表达 Fas 分子,某些肿瘤细胞高表达 FasL,它们与浸润到肿瘤周围的 T 细胞上的 Fas 结合,诱导这些 T 细胞的凋亡。肿瘤患者 Fas/FasL 系统的改变影响机体抗肿瘤免疫效应,但 Fas/FasL 反向攻击作为肿瘤免疫逃逸机制,也为肿瘤的免疫治疗提供了新策略:①阻断 Fas 介导的对抗肿瘤 T 细胞的杀伤作用;②增强肿瘤细胞表达 Fas 分子,恢复肿瘤细胞对 FasL 的敏感性;③封闭肿瘤细胞表达的 FasL 或应用 Fas 抗体,以改善体内 T 细胞的免疫作用。肿瘤患者 Fas/FasL 系统的检测,也可以用于肿瘤复发转移和预后的判断。

二、肿瘤微环境的作用

肿瘤微环境内包含各种能抑制和促进肿瘤细胞分化、增殖、转移的复杂成分,也包含能抑制和促进机体免疫细胞分化、功能和效应的复杂成分,如免疫效应细胞和免疫效应分子、各种免疫抑制性细胞及免疫抑制分子等。这些免疫激活和抑制性的细胞和分子部分来源于肿瘤细胞和肿瘤局部免疫细胞,或由机体其他部位趋化而来,不仅在肿瘤局部发挥作用,对于机体全身性免疫功能也具有抑制作用。肿瘤微环境常常处于严重的免疫抑制状态,也浸润了大量炎性细胞而表现出炎症微环境的特点。肿瘤与微环境之间既相互依存,又相互促进,相互抗衡。某些个体形成肿瘤的原因之一是肿瘤微环境促进了肿瘤细胞的生长,保护了肿瘤细胞免受免疫效应细胞的清除。肿瘤微环境内重要的免疫抑制性亚群如下。

1. 调节性 T 细胞(Treg) Treg 是 1995 年首次由 Shimon Sakaguchi 等发现的一群能抑制其他免疫细胞功能的 T 细胞,特异性表达转录因子 Foxp3。肿瘤患者中 Treg 数量增多,如在乳腺癌、卵巢癌、肺癌以及肝癌等多种实体肿瘤患者外周血和肿瘤局部微环境中 Treg 比例增高,且数量与患者肿瘤进展程度和预后、生存率呈负相关。这些升高的 Treg 细胞能抑制抗肿瘤免疫、降低肿瘤免疫治疗的效果。去除 Treg 或封闭其抑制功能,可以增强抗肿瘤免疫反应。Treg 是肿瘤治疗领域关注的热点,如何清除或逆转 Treg 的抑制作用是肿瘤免疫治疗的一个关键问题。

2. 肿瘤相关巨噬细胞(TAM) 肿瘤内浸润有丰富的巨噬细胞,称 TAM。TAM 非但没有抗肿瘤作用,而且还是肿瘤的"帮凶",能够抑制抗肿瘤免疫应答、通过各种途径促进肿瘤的生长。在原位,TAM 能够促进肿瘤血管形成,促进肿瘤的侵袭和转移;在转移部位,TAM 能够事先营造易于肿瘤转移的环境,促进肿瘤细胞外渗(extravasation)、存活和持续增殖;TAM 还能够直接抑制 CTL 细胞和 NK 细胞对肿瘤的杀伤作用。因此,TAM 是肿瘤免疫治疗的重要靶点。

3. 髓源性抑制细胞(MDSC) MDSC 是一群具有免疫抑制功能的异质性细胞,主要由粒细胞、DC 和巨噬细胞的骨髓前体细胞组成,其免疫抑制功能主要是由其表达的精氨酸酶(arginase)1 介导的。肿瘤能够从骨髓招募大量的 MDSC 聚集于肿瘤微环境中,抑制抗肿瘤免疫应答。MDSC 能够直接抑制 CD4$^+$ T 细胞、CD8$^+$ T 细胞、DC、NK 细胞的功能,也能够诱导 Treg 的产生。

三、宿主免疫功能的降低或障碍

宿主免疫功能的高低也是肿瘤细胞能否实现免疫逃逸的关键。当宿主处于免疫功能低下状态时,如长期服用免疫抑制剂或 HIV 感染等都可导致肿瘤细胞逃避宿主免疫系统的攻击。宿主体内 APC 及 T 细胞等功能低下或功能障碍时,也会导致肿瘤的发生。如肿瘤患者 T 细胞 CD3 分子的 ζ 链常常表达下降,且信号转导过程中涉及的 p56Lck 和 p59Fyn 等分子的表达也会出现异常。这些都会导致 T 细胞的活化障碍,信号转导缺陷的 T 细胞也容易被破坏。这种 T 细胞活化障碍在体外用 CD3 和 CD28 分子的单抗以及 IL-2 刺激,可以使之恢复。肿瘤细胞本身产生的免疫抑制因子及其诱导产生的免疫抑制细胞也能导致宿主免疫功能低下或免疫抑制,从而在免疫应答多个环节抑制机体抗肿瘤免疫反应。此外,衰老人群免疫功能降低也与肿瘤高发密切相关。

第四节 肿瘤的免疫学检测和诊断

肿瘤的免疫学检测主要涉及肿瘤的免疫学诊断和宿主免疫功能状态的评估。

一、肿瘤的免疫学诊断

一个理想的肿瘤标志物应该具有肿瘤特异性、敏感性,且与肿瘤细胞数量呈现正相关,以及存在于所有肿瘤患者体内。但尚未发现这类肿瘤标志物,临床肿瘤确诊主要凭借病理学诊断。在临床肿瘤诊断中,肿瘤抗原检测是广泛应用的辅助性诊断手段,也常用于体检筛查和治疗后的预后判断。

1. 血清肿瘤相关标志物检测 多数肿瘤释放到血液循环里的抗原分子能够用于免疫检测(表 15-3)。肿瘤标志物在辅助早期诊断、监测疗效及预测肿瘤复发上有重要意义。

表 15-3 肿瘤标志物分布

肿瘤标志物	主要肿瘤类型	其他部位组织相关恶性肿瘤	其他生理病理状态
AFP	肝癌	胃、胆囊和胰腺	硬化症、病毒性肝炎、妊娠
CEA	结直肠癌	胸、肺、胃、膀胱、胰腺、骨髓、甲状腺、头颈部、子宫、肝脏、淋巴瘤、黑色素瘤	吸烟、胃溃疡、感染性肠炎、胰腺炎、甲状腺功能减退、硬化症、胆汁阻塞
CA19-9	胰腺癌、胆管癌	结肠、食管和肝脏	胰腺炎、胆囊疾病、硬化症
CA125	卵巢癌	子宫内膜、输卵管、乳腺、肺、食管、胃、肝脏、胰腺	月经、妊娠、纤维瘤、卵巢囊肿、盆腔炎、硬化症、腹水、胸膜心包积液、子宫内膜异位
PSA	前列腺癌		前列腺炎、前列腺肥大、前列腺损伤

2. 细胞表面肿瘤标志物检测　常用免疫组织化学染色法或流式细胞仪分析技术进行检测。可用于体外鉴定未分化肿瘤的细胞起源和检测骨髓、脑脊液、淋巴器官和其他的可疑转移灶等。例如对淋巴瘤和白血病细胞表面各种 CD 分子的检测有助于淋巴瘤和白血病的诊断和分型。

3. 肿瘤相关抗体的检测　黑色素瘤患者血清中可检测到抗自身黑色素瘤抗体,鼻咽癌和 Burkitt 淋巴瘤患者的血清中可检测出抗 EB 病毒抗体,且抗体水平的变化与病情的发展和恢复有关。

4. 体内肿瘤的放射免疫成像诊断　将放射性核素标记的肿瘤相关抗原的抗体从静脉注入体内或腔内注射均可将放射性核素导向肿瘤所在部位,体内显像分析可以准确定位肿瘤浸润的范围。经美国 FDA 批准已将该方法用于人结直肠癌、肺癌、卵巢癌、前列腺癌等的临床研究。比如,放射性核素标记的单克隆抗体 B72.3 可识别肿瘤抗原 TAG-72(tumor-associated glycoprotein-72),用于肿瘤定位研究以发现隐蔽肿瘤的位置。尽管肿瘤特异性抗体很少,但通过检测肿瘤相关抗原分子的抗体可确定抗原量或在非正常位置肿瘤抗原的表达情况,这在肿瘤诊断上还是非常有价值的。

二、对肿瘤患者免疫功能状态的评估和肿瘤发展及预后的判断

肿瘤患者免疫功能状态并不能直接反映机体抗肿瘤免疫效应,但对于动态观察肿瘤的生长转移及患者预后有一定参考价值。一般而言,免疫功能正常者预后较好,晚期肿瘤或有广泛转移的患者其免疫功能常明显低下。常用的评估免疫功能状态的指标包括 T 细胞及其亚群、巨噬细胞、NK 细胞等的功能及血清中某些细胞因子的水平等。

第五节　肿瘤的免疫治疗

肿瘤免疫治疗是通过调动宿主的免疫防御机制或给予某些生物活性物质以取得或者增强抗肿瘤免疫效应的治疗方法的总称。免疫检查点疗法以及 CAR-T 在临床应用的成功标志着肿瘤免疫治疗进入新的兴盛期。免疫疗法对于部分血液肿瘤如急性白血病等展现出了出乎意料的疗效,但对于晚期负荷较大的实体肿瘤则疗效有限,常作为辅助疗法与手术、放/化疗等常规疗法联合应用,用于提高常规疗法的治疗效果并有助于防止肿瘤复发和转移。此外,将多种免疫疗法联合应用,也是提高临床治疗效果的一种策略。

一、肿瘤免疫疗法的分类

肿瘤免疫疗法尚无统一分类方法,一般根据其治疗作用的机制,大致可分为如下两类。

1. 主动免疫治疗　指利用肿瘤抗原的免疫原性,激活患者自身免疫系统产生针对肿瘤免疫应答的治疗方法,如肿瘤疫苗可以激发机体产生特异性免疫效应细胞 CTL,是一类特异性主动免疫疗法;一些免疫调节剂(如卡介苗、短小棒状杆菌、酵母多糖、香菇多糖、OK432 等)可非特异性地增强宿主的免疫功能、激活宿主的抗肿瘤免疫应答,是一类非特异性主动免疫疗法。

2. 被动免疫治疗　指直接给患者输注外源性免疫效应物质,包括抗体、细胞因子、免疫效应细胞等,由其在宿主体内发挥抗肿瘤作用,该疗法不依赖于宿主本身的免疫功能状态,可比较快速地发挥治疗作用。比较特殊的是肿瘤的免疫检查点治疗,其通过抗体靶向阻断免疫检查点分子的作用,以激活机体的免疫功能从而发挥抗肿瘤作用,对其归类尚存争议,但严格区分意义不大。

二、常用肿瘤免疫疗法

1. 以抗体为基础的免疫治疗　抗体治疗是指运用各种特异性抗体或抗体片段治疗疾病的治疗手段。临床上的治疗性抗体多为单克隆抗体,用于疾病治疗的抗体,也称抗体药物,抗体药物的应用是肿瘤免疫治疗方面最令人瞩目的进展之一。抗肿瘤的抗体药物种类繁多,设计思路各尽其妙,最常用的为基因工程抗体(genetic engineering antibody)。用人抗体的部分氨基酸序列代替某些鼠源性抗

体的氨基酸序列,保留其特异性抗原结合部位,经修饰而成。基因工程抗体经改造后具有更佳的生物学效应,免疫原性大大降低,不良反应明显减少。基因工程抗体包括嵌合抗体、部分人源化抗体、完全人源化抗体、单链抗体(scFV)、双价抗体和双特异性抗体等。疗效确切的多种基因工程抗体已广泛应用于肿瘤的临床治疗且已经产生了巨大的社会和经济效益,例如用于乳腺癌治疗的基因工程抗体(例如曲妥珠单抗 Trastuzumab),其靶向抗原为人表皮生长因子受体 2(HER2);治疗 B 细胞淋巴瘤的基因工程抗体(例如利妥昔单抗 Rituximab),靶向抗原为 CD20;治疗转移性结直肠癌的基因工程抗体(例如西妥昔单抗 Cetuximab),靶向抗原为表皮生长因子受体。

将毒素、放射性核素、化疗药物与抗体连接,可发挥抗体本身的抗肿瘤作用或其导向作用,将其由静脉注入体内,可使药物等集中于瘤体内,既增强了疗效又可减少对机体的毒副作用,此类产品也称为生物导弹。已经研发的这些疗法包括抗体导向化学疗法(antibody-guided chemotherapy)、免疫毒素疗法(immunotoxin therapy)、放射免疫疗法(radioimmunotherapy)、抗体-超抗原融合蛋白导向疗法、抗肿瘤新生血管治疗、抗体导向酶促前药疗法(antibody directed enzyme-prodrug therapy)等。

2. 过继免疫细胞治疗 指将具有抗肿瘤活性的体外培养的免疫细胞过继回输于荷瘤宿主体内,以达到治疗肿瘤为目的的免疫疗法,常用流程见图 15-5。1985 年,Rosenberg 用淋巴因子激活的杀伤细胞(lymphokine activated killer cell,LAK)过继免疫治疗肿瘤,在肿瘤研究领域曾引起巨大轰动。20 世纪 80 年代末 LAK 热潮席卷我国,此间尝试了各种治疗方案,其中包括异体 LAK、肿瘤局部注射、协同其他生物反应调节剂(BRM)、化疗药物等,降低了 IL-2 使用剂量。除了 LAK 外还报道了

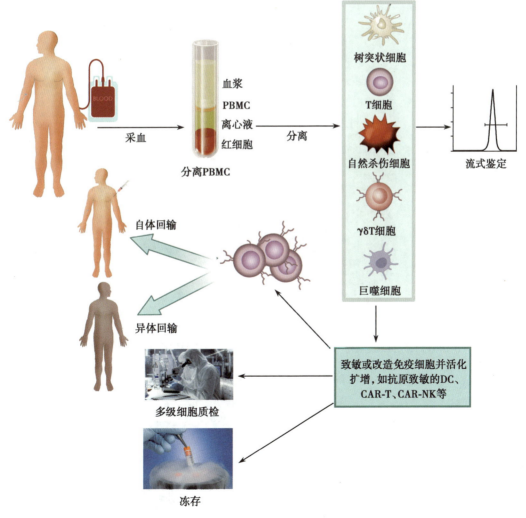

图 15-5 过继免疫细胞治疗的流程

A-LAK（黏附性 LAK）、CD3AK（IL-2 和抗 CD3 抗体共同诱导激活淋巴细胞）、细胞因子诱导的杀伤细胞（cytokine induced killer cell，CIK cell）、肿瘤浸润淋巴细胞（tumor infiltrating lymphocyte，TIL）、TCR-T 及最令人瞩目的嵌合抗原受体 T 细胞（chimeric antigen receptor T cell，CAR-T）等。从临床疗效来看，这些方法大部分对癌性腹水治疗效果较好，对黑色素瘤、肾癌、淋巴瘤有效率一般为 20%~30%，对于其他肿瘤的疗效相对较低。CAR-T 治疗难治性白血病取得重大成功，显示巨大应用前景。全球已有多款 CAR-T 细胞疗法获批上市，且通过对新一代 CAR-T 的研发，其治疗效果不断提高，应用范围不断扩大。该疗法对实体瘤治疗的效果不理想，有待突破。基于 CAR-T 的成功，也已研发出 CAR-NK、CAR-巨噬细胞等，其临床疗效有待验证。

　　3. 免疫检查点治疗　　免疫检查点（immune checkpoint）是指免疫系统中存在的一些抑制性信号通路，通过调节外周组织中免疫反应的持续性和强度从而避免组织损伤，并参与维持对于自身抗原的耐受。利用免疫检查点的抑制性信号通路抑制 T 细胞活性是肿瘤逃避免疫杀伤的重要机制。研究最为深入的免疫检查点包括细胞毒性 T 淋巴细胞相关抗原 4（cytotoxic T lymphocyte-associated antigen-4，CTLA-4）、程序性死亡受体 1 及其配体（programmed death-1/programmed death-ligand 1，PD-1/PD-L1），2018 年两位免疫学家本庶佑和 James Allison 教授因“免疫检查点抑制剂（immune checkpoint inhibitor，ICI）治疗癌症”的研究而获得诺贝尔生理学或医学奖，靶向 CTLA-4 和 PD-1/PD-L1 的抗体（图 15-6）已经在临床一线治疗中应用，包括黑色素瘤、非小细胞肺癌、肾细胞癌、肝细胞癌、结直肠癌

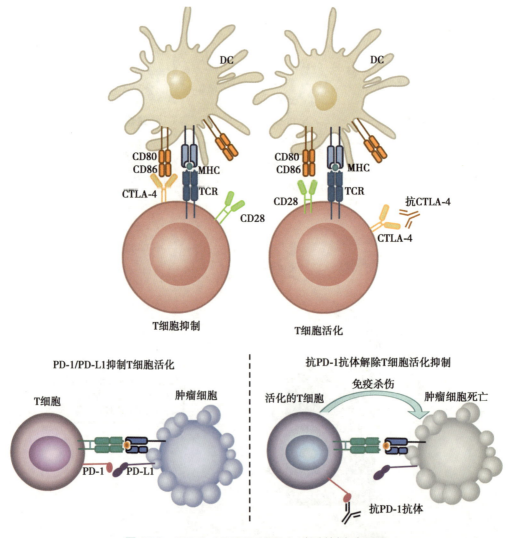

图 15-6　CTLA-4 和 PD-1/PD-L1 抑制剂治疗原理

等,并取得了一定疗效。

免疫检查点治疗存在的问题首先在于其临床疗效有待进一步提高;其次是其能够增强机体的免疫应答能力,但也会增加机体的炎症反应,伴随着出现一些免疫相关不良反应。常见不良反应包括胃肠道毒性、内分泌毒性、皮肤毒性和肝脏毒性;少见毒性包括中枢神经毒性、心血管毒性、肺毒性、骨骼和肌肉毒性、血液系统毒性等。除了经典的检查点 CTLA-4 和 PD-1/PD-L1,也陆续发现许多新的检查点可作为潜在的免疫靶标,例如 4-1BB、OX40、CD27、LAG3、CD224、TNFRSF25 等,针对这些检查点的药物可阻断抑制信号的传递,诱发 T 细胞的抗肿瘤效应。

4. 肿瘤主动特异性免疫治疗——肿瘤疫苗 肿瘤疫苗的治疗原理是将肿瘤抗原(肿瘤细胞、肿瘤相关蛋白或多肽、表达肿瘤抗原的基因等)导入患者体内,增强抗原的免疫原性,克服肿瘤引起的免疫抑制状态,激活患者自身的免疫系统,诱导机体抗肿瘤免疫应答,从而达到控制或清除肿瘤的目的。肿瘤疫苗种类很多,肿瘤多肽或蛋白疫苗因特异性好、结构简单、易于制备、化学性质稳定,并可以通过修饰来提高多肽的免疫原性,受到广泛关注,但临床试验的效果不理想,如何提高其治疗效果是亟待解决的难题。将肿瘤抗原多肽致敏 DC 制备成瘤苗是最符合免疫学原理的设计思路,2010 年,美国 FDA 批准首个细胞治疗性疫苗 Provenge 上市,用于治疗前列腺癌,这款治疗性疫苗所采用树突状细胞的发现者 Ralph Steinman 教授也在 2011 年获得诺贝尔生理学或医学奖。通过现代生物学技术,合成或提取肿瘤患者抗原多肽,或合成其 mRNA 直接免疫患者,或者制备成致敏 DC 作为瘤苗,可以实现更为精准的个体化免疫治疗,正在临床试验中。此外,各种新型瘤苗如肿瘤核酸疫苗(包括 DNA 疫苗和 RNA 疫苗)等也不断涌现,其效果有待临床验证。

肿瘤的疫苗治疗还面临着诸多挑战,例如:①如何有效地预测并筛选特异性及个体化的肿瘤新抗原进而实现患者的个体化免疫治疗(常用流程见图 15-7);②如何通过载体在体内外高效表达肿瘤抗

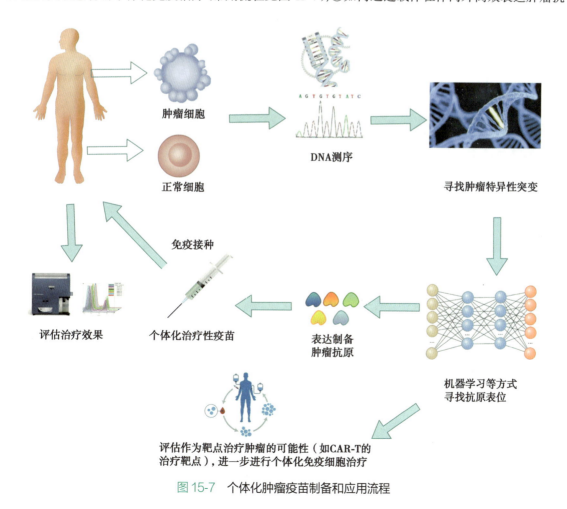

图 15-7　个体化肿瘤疫苗制备和应用流程

原,诱导有效的抗肿瘤免疫应答;③如何打破对肿瘤抗原的耐受性和免疫抑制状态,从而提升肿瘤疫苗疗效。针对上述问题,通过大规模的基因测序以及大数据信息化处理预测新的肿瘤抗原,验证并预测候选肿瘤疫苗的效应,最后通过与其他免疫疗法(如免疫检查点疗法)联合应用,有望提高肿瘤疫苗的治疗效应。

思考题

　1. 肿瘤组织是否具有免疫原性? 发现和鉴定肿瘤抗原以及肿瘤来源的 DAMP 有何意义?

　2. 机体抗肿瘤免疫效应机制中起主导作用的是免疫系统中的哪些成分? 它们是如何发挥作用的?

　3. 肿瘤是如何实现免疫逃逸的?

　4. 常用的肿瘤免疫疗法有哪些? 如何对肿瘤患者实现个体化免疫治疗?

(于益芝)

第十六章
移 植 免 疫

【学习要点】

• 同种异体器官或组织移植是临床上常见的类型,移植后引起的排斥反应是决定移植成败和患者生存的关键因素,移植排斥反应的本质是受者(或供者)免疫细胞对供者移植物(或受者组织细胞)产生的免疫应答。

• T细胞介导的细胞免疫在移植排斥中发挥重要作用,T细胞对同种异型抗原的识别与对一般抗原的识别不同,包括直接识别和间接识别。

• 实体脏器移植引起宿主抗移植物反应(HVGR);骨髓(或造血干细胞)等免疫器官或组织的移植可发生移植物抗宿主反应(GVHR),严重时引起疾病,称为移植物抗宿主病(GVHD)。

• 移植排斥反应的防治原则为严格选择供者、移植后的免疫监测、免疫抑制剂的应用及诱导移植耐受。

移植(transplantation)是用自体或异体的正常细胞、组织或器官置换病变的或功能缺损的细胞、组织或器官,以维持和重建机体生理功能的治疗方法。移植已成为治疗器官衰竭和多种恶性肿瘤的有效手段,然而移植后引起的移植排斥反应(graft reaction)是决定移植成败和患者生存的关键因素。移植排斥反应本质上是受者(或供者)免疫细胞对供者移植物(或受者组织细胞)产生的免疫应答。根据移植物的来源及其遗传背景不同,可将移植分为四类:①自体移植(autologous transplantation):指移植物取自受者自身,一般不会发生排斥反应;②同系移植(syngeneic transplantation):指遗传基因完全相同或基本近似个体间的移植,如同卵双生个体间的移植,或近交系动物间的移植,一般不发生排斥反应;③同种异体移植(allogeneic transplantation):指同一种属内遗传基因不同个体间的移植,可发生不同程度的排斥反应,临床移植多属此类型;④异种移植(xenogeneic transplantation):指不同种属个体间的移植,由于异种动物间遗传背景差异甚大,受者体内可能存在抗异种供者组织细胞组分的天然抗体,移植后可能发生严重的排斥反应。

免疫生物学和免疫遗传学进展极大促进了临床同种移植的开展。20世纪40—50年代,Peter Medawar等学者提出的移植排斥的免疫学本质、诱导免疫耐受的理论,以及Jean Dausset、Baruj Benacerraf及George Snell发现的组织相容性抗原为移植术的成功奠定了理论基础。在这些理论的指导下,1955年美国Joseph Murray及其团队成功完成首例人同卵双生个体间肾移植,移植后患者获得长期存活,由此开辟了人体间器官移植的新纪元;1956年美国E. Donnall Thomas施行首例人同卵双生个体间骨髓移植,成功治疗白血病。此后,随着免疫抑制药物的应用,使器官移植从基因型相同的人体间移植发展到基因型不同的人体间的移植,从肾移植、骨髓移植发展到肝、心、肺等多种器官移植,其成功率明显提高,已成为临床多种疾病的重要治疗手段。目前,同种异体组织或器官移植是临床的主要移植类型,故本章前三节重点介绍同种异体移植的免疫学相关问题。异种移植是解决人同种异体器官短缺的重要途径,并取得了一些进展,所涉及的独特免疫学问题将在第四节简述。

第一节　同种异体移植排斥反应的免疫机制

同种异体间细胞、组织或器官的移植常会发生不同程度的排斥反应,本质是受者免疫系统对供者移植物或供者免疫细胞对受者组织细胞中同种异型抗原产生的免疫应答。同种异体器官移植首先引发固有免疫效应，导致移植物炎症反应及相应组织损伤，随后才发生适应性免疫排斥反应。适应性免疫（T 细胞介导的细胞免疫和 B 细胞介导的体液免疫）反应在同种异体移植排斥反应中发挥主要作用，固有免疫是适应性免疫应答的基础。

一、固有免疫机制

（一）固有免疫的启动

移植术中，损伤相关分子模式（damage associated molecular pattern，DAMP）参与固有免疫的启动。DAMP 是指移植器官缺氧、再灌注损伤坏死的细胞释放的某些胞内蛋白，如热休克蛋白（heat shock protein，HSP）、高速泳动族蛋白（high mobility group protein B1，HMGB1）等，它们与固有免疫细胞上的相应配体（如 TLR2、TLR4 等）结合可启动固有免疫。另外，移植前的预处理也可激活 APC、NK 细胞、中性粒细胞，介导炎症反应。

（二）固有免疫细胞的参与

1. 巨噬细胞　在移植排斥不同阶段的作用各异：①移植早期发生缺血再灌注，移植物内巨噬细胞通过快速上调炎症反应而导致移植物组织二次损伤；②急性排斥反应中，移植物内浸润的巨噬细胞通过诱导炎症而加重组织损伤；③慢性排斥反应中，巨噬细胞是主要的效应细胞，可介导慢性炎症和纤维化。

2. DC　DC 是重要的抗原提呈细胞，在启动 T 细胞介导的适应性免疫中发挥重要作用，成熟的刺激性 DC 具有启动 T 细胞免疫促进排斥反应的作用；而未成熟的耐受性 DC 具有抑制免疫应答，控制排斥反应的作用。

3. NK 细胞　NK 细胞在宿主抗移植物反应和移植物抗宿主反应中均发挥重要作用。正常情况下，人 NK 细胞表面的抑制性受体可识别并结合自身组织细胞表面的 MHC Ⅰ类分子或自身抗原肽-自身 MHC Ⅰ类分子复合物，通过启动负调节信号而抑制 NK 细胞杀伤活性。同种移植术后，受者 NK 细胞表面的活化受体识别移植物细胞表面的同种异型 MHC 分子，从而使 NK 细胞激活并介导移植物损伤。此外，活化的 T 细胞所产生的多种细胞因子可激活 NK 细胞，增强细胞毒作用，参与对移植物的损伤效应。

4. 中性粒细胞　是参与早期炎症反应最重要的细胞成分。在移植物局部所产生的 CXC 亚家族趋化因子和补体 C5a 等协同作用下，中性粒细胞向发生缺血-再灌注损伤的移植物部位浸润。活化的中性粒细胞释放大量氧自由基和蛋白溶解酶等效应分子，可造成移植物组织损伤。

二、适应性免疫机制

（一）诱导适应性免疫排斥反应的抗原

引起移植排斥反应的抗原称为移植抗原（transplantation antigen）。同一种属不同个体间，由等位基因差异而形成的多态性产物，即为同种异型抗原（allogenic or allotypic antigen），包括主要组织相容性抗原（major histocompatibility antigen，MHA）、次要组织相容性抗原（minor histocompatibility antigen，mHA）、血型抗原和组织特异性抗原。

1. 主要组织相容性抗原　主要组织相容性抗原指能引起快速、强烈排斥反应的移植抗原，即由 MHC 编码的分子，是引起移植排斥反应的主要抗原。人类主要组织相容性抗原即 HLA 分子。编码 HLA 分子的基因为 HLA 复合体，是迄今已知的人体最复杂的基因复合体，具有高度的多态性（详见第六章）。除了同卵双生或同卵多生子女外，无关个体间 HLA 型别完全相同的概率很低，这为同种间器官移植寻求配型合适的供体带来很大困难。供、受者间 HLA 型别的差异是发生移植排斥反应的主要原因。

2. 次要组织相容性抗原　次要组织相容性抗原（mHA）指能引起弱而缓慢排斥反应的移植抗原。mHA 主要包括两类。

（1）性染色体编码的mHA：由雄性动物所具有的、由Y染色体上基因编码的雄性小鼠的H-Y抗原,表达于精子、表皮细胞及脑细胞表面。故在某些近交系小鼠或大鼠中,来源于雌性供者的移植物可被同系雄性受者所接受,但来源于雄性供者的移植物则被同系雌性受者排斥。

（2）常染色体编码的mHA：由常染色体编码的被MHC I类和MHC II类分子提呈的、具有多态性的一些自身蛋白,有的广泛表达于机体的多种组织细胞,有的仅表达于造血细胞。如人类的HA-1~HA-5等。

3. 血型抗原　是指表达于红细胞及某些组织细胞表面、决定血型的抗原,如人类ABO血型抗原。ABO血型抗原除表达于红细胞表面外,也可表达于血管内皮细胞、肝和肾等组织细胞表面。因此,当供、受者间ABO血型不合也可引起移植排斥反应,特别是受者血清中血型抗原的抗体可与供者移植物血管内皮细胞表面血型抗原结合,通过激活补体而引起血管内皮细胞损伤和血管内凝血,导致超急性排斥反应。

4. 组织特异性抗原　组织特异性抗原指特异性表达于某一器官、组织或细胞表面的抗原,如血管内皮细胞和皮肤抗原。同种异体不同组织器官移植后发生排斥反应的强度各异,从强到弱依次为皮肤、肾、心、胰、肝,其机制之一可能是不同组织特异性抗原的免疫原性不同。

（二）适应性免疫排斥反应的机制

适应性免疫在同种异体移植排斥反应发挥主要作用。图16-1示近交系小鼠皮肤移植实验,和普通抗原诱导的免疫应答一样,移植排斥反应同样具有特异性和记忆性。

1. T细胞介导的细胞免疫　同种反应性T细胞是参与同种异体移植排斥反应的主要效应细胞。其实验依据如图16-2所示:正常A系小鼠的皮肤移植给先天性无胸腺(即体内无成熟T细胞)的B系小鼠,不发生排斥;如果该无胸腺的B系小鼠先接受来自正常B系小鼠的T细胞,然后接受来自A系小鼠皮肤移植,则产生排斥反应,说明T细胞在移植排斥反应中起关键作用。

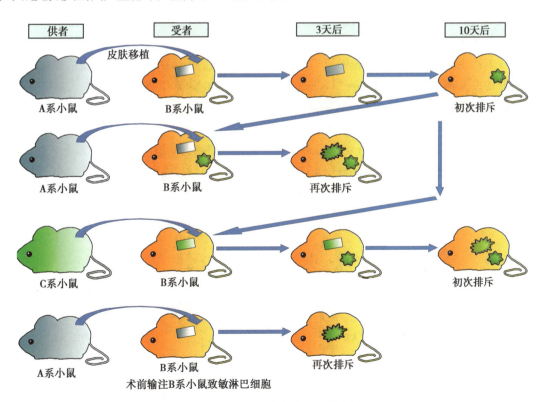

图 16-1　近交系小鼠皮肤移植实验

将A系小鼠皮片移植给B系小鼠,7~10天后皮片移植物被排斥,此为初次排斥。若将已发生初次排斥的B系小鼠作为受者再次接受A系小鼠皮片的移植,则3~4天后会发生迅速而强烈的排斥反应,此为再次排斥。若已发生初次排斥反应的受者接受C系小鼠皮肤移植,则遵循初次排斥规律。

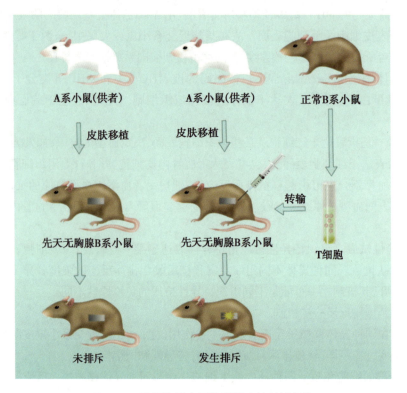

图 16-2　T 细胞是介导排斥反应的关键细胞

（1）T 细胞对同种异型抗原的识别：长期以来，有关 T 细胞对同种异型抗原的识别和效应机制存在诸多令人困惑的问题。按照 Rolf Zinkernagel 和 Peter Doherty 所提出的经典 MHC 限制性理论，T 细胞仅可识别由自身 MHC 分子提呈的抗原。然而，移植排斥反应中受者 T 细胞可直接识别同种异型 MHC 分子并产生应答。因此，T 细胞如何"跨越" MHC 限制性的屏障而识别同种异型抗原，成为移植免疫学研究的基本问题之一。Robert I.Lechler 和 J.Richard Batchelor 于 20 世纪 80 年代初提出，受者 T 细胞可通过直接途径和间接途径识别移植物细胞表面的同种异型 MHC 分子（图 16-3），得到广泛的认可。

1）直接识别：直接识别（direct recognition）是指受者 T 细胞直接识别移植物细胞上表达的完整 MHC 分子，不需要受者 APC 加工提呈（图 16-3）。直接识别在急性排斥反应早期发挥重要作用。

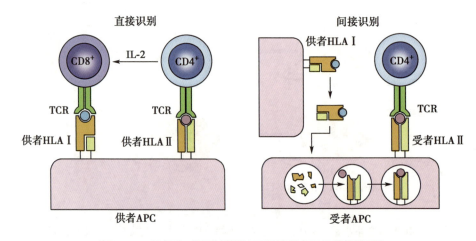

图 16-3　T 细胞对同种异型抗原的直接识别和间接识别

直接识别所致排斥反应的特点包括：①应答快：因无须经历抗原摄取和加工，故应答速度快；②反应强度大：识别同种异型抗原 T 细胞克隆数远远高于识别一般特异性抗原的 T 细胞克隆数。人体内，同种反应特异性 T 细胞克隆约占 T 细胞库总数的 1%~10%，而针对一般特异性抗原的 T 细胞克隆仅占 1/100 000~1/10 000，故同种反应强度大；③主要在急性排斥的早期发挥作用：由于移植物内 APC 数量有限，同时 APC 进入受者血液循环即分布于全身，并随时间推移而逐渐消失，故直接识别主要在急性排斥反应早期发挥作用，而在急性排斥反应的中、晚期或慢性排斥反应中则作用不大。

关于直接识别的确切机制目前尚不清楚，目前比较公认的观点是 T 细胞通过交叉识别模式直接识别供者 APC 细胞表面的抗原肽-MHC 分子。即 TCR 识别靶分子并非绝对专一，而是具有交叉识别性。供者同种异型 MHC 分子与外来或自身抗原肽所形成的构象表位与受者自身 MHC 分子与外来或自身抗原肽所形成的构象表位具有相似性，故可出现高频交叉识别（图 16-4）。这样供者 APC 表面所表达的多种供者同种异型肽-MHC 复合结构，能被受者 T 细胞识别。

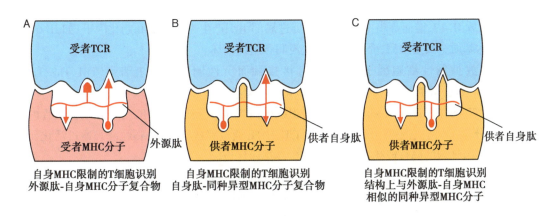

图 16-4　同种异型直接识别的机制

A. 正常免疫应答过程中，受者 TCR 特异性识别外来抗原肽-自身 MHC 分子所形成的复合物；B/C. 同种异体移植时，受者同一 TCR 可识别供者自身肽-供者 MHC 分子构成的相似复合物。

初始和记忆 T 细胞均具有交叉识别特性。具有直接识别能力的同种反应性 T 细胞并非单一克隆，它们实际上是受者体内识别外源性抗原，同时又可交叉识别同种异型抗原的多克隆细胞群，主要包括两类细胞：①同种异型初始 T 细胞：在胸腺分化成熟过程中获得对 MHC 识别具有遗传性敏感和较高水平的交叉反应性；②同种异型记忆 T 细胞：由既往的移植、输血、妊娠或病毒感染等诱导产生，特点是易被激活，对共刺激分子依赖的阈值低且易聚集至炎症局部，而初始 T 细胞则多停留于中枢免疫器官。由于免疫抑制药物对记忆性细胞的抑制效果不如对初始 T 细胞的作用，故记忆性同种异型 T 细胞更值得关注。

2）间接识别：间接识别（indirect recognition）是指受者 T 细胞识别经自身 APC 加工提呈的供者 MHC 抗原肽，常引起较迟发生的排斥反应。移植术后，受者 APC 随血流进入移植物内，可摄取并加工移植物细胞脱落的同种异型 MHC 分子（等同于普通外源性抗原），并经 MHC II 类分子途径提呈给受者 CD4$^+$T 细胞；被同种异型抗原激活的 CD4$^+$T 细胞分泌多种细胞因子，促进同种抗原特异性 CTL 及 B 细胞增殖，导致移植排斥发生。另外，某些被吞噬的同种异型 MHC 分子，可进入 MHC I 类分子途径，通过交叉抗原提呈活化 CD8$^+$T 细胞。间接识别的 T 细胞数目约为直接识别的 1/100。在急性排斥反应早期，间接识别与直接识别机制协同发挥作用；在急性排斥反应中、晚期和慢性排斥反应中，间接识别机制起更为重要的作用。

（2）同种反应性 T 细胞的活化、增殖和分化：一般来说，同种反应性 T 细胞的活化需要双信号刺激，即 TCR 识别 APC 上的抗原肽-完整 MHC 分子传递第一信号；T 细胞上的共刺激分子受体与 APC 表面的共刺激分子相互作用为 T 细胞的活化提供第二信号。目前，研究最为广泛的共刺激分子受体和分子为 CD28 和 CD80/CD86、CD40 与 CD40L、ICOS 和 ICOSL、4-1BB 和 4-1BBL 以及 CD27 和 CD70，在以上信号刺激下，同种反应性 T 细胞增殖、分化成不同的效应 CD4⁺Th（如 Th1 和 Th17 等）和 CD8⁺CTL，进而发挥免疫效应。

（3）同种反应性 T 细胞的效应功能和机制：同种反应性 T 细胞包括 CD4⁺Th 和 CD8⁺CTL 两类细胞，分别通过不同机制引起移植排斥反应。

1）CD4⁺Th 及其亚群的作用：CD4⁺Th 在急性排斥反应及慢性排斥反应中均发挥重要作用，但不同 Th 亚群在移植排斥反应中的作用和机制不尽相同。在此仅介绍两种重要的效应 Th 亚群（Th1 和 Th17）及具有负调控作用的 Treg。

Th1 是介导急性排斥反应的主要效应细胞，受者初始 CD4⁺Th1 细胞通过直接识别机制参与早期急性排斥反应，CD4⁺Th1 细胞通过间接识别机制参与中晚期急性排斥反应。其机制为：活化的 Th1 细胞主要通过分泌 IFN-γ 和 TNF-α 等多种促炎性细胞因子募集和活化单核/巨噬细胞在移植物局部形成以单个核细胞浸润为主的迟发型超敏反应性炎症，使移植物组织损伤。

Th17 可释放 IL-17，继而募集中性粒细胞，促进局部组织产生炎症因子和趋化因子（如 IL-6、IL-8、MCP-1）并表达基质金属蛋白酶，介导炎性细胞浸润和组织破坏。

Treg 可释放抑制性细胞因子，或通过直接接触而负性调节效应 T 细胞（Th1、Th2、Th17 和 CD8⁺CTL 等）的活化、增殖，从而抑制移植排斥反应发生。

2）CD8⁺CTL 的作用：CD8⁺T 细胞通过直接识别供体 APC 上完整的 MHC 分子及供体血管内皮细胞上的 MHC 分子，活化、增殖并分化成效应性 CTL，CTL 通过释放穿孔素、颗粒酶和通过活化死亡受体途径，引起移植细胞的凋亡或死亡，主要参与急性排斥反应。

2. B 细胞介导的体液免疫　体液免疫主要参与超急性排斥反应。移植抗原特异性 CD4⁺Th 细胞被激活后，可辅助 B 细胞分化为浆细胞，后者分泌针对同种异型抗原的特异性抗体，通过调理作用、ADCC 和激活补体，损伤血管内皮细胞、介导凝血、血小板聚集、溶解移植物细胞和释放促炎性介质等，参与排斥反应发生。近期临床研究显示，患者体内存在的供者特异性抗体（donor specific antibody，DSA）不仅介导超急性排斥反应，也在急性和慢性排斥反应发生和发展中起重要作用。

第二节　移植排斥反应的临床类型

移植排斥反应包括宿主抗移植物反应（host versus graft reaction，HVGR）和移植物抗宿主反应（graft versus host reaction，GVHR）两大类。前者见于一般实质脏器移植，后者主要发生于骨髓移植或其他含免疫细胞移植。

一、宿主抗移植物反应

HVGR 是宿主免疫系统对移植物发动的攻击，可导致移植物被排斥。各类器官移植排斥反应的免疫学效应机制基本相同，根据排斥反应发生的时间、强度、机制、病理和临床表现，大致可分为超急性排斥、急性排斥、慢性排斥反应三类。

（一）超急性排斥反应

超急性排斥反应（hyperacute rejection）是指移植器官与受者血管接通后数分钟至 24 小时内发生的排斥反应。该反应是由于受者体内预先存在抗供者组织抗原的抗体（多为 IgM 类），包括抗供者 ABO 血型抗原、血小板抗原、HLA 分子及血管内皮细胞抗原的抗体，常见于反复输血、多次妊娠、长期血液透析或再次移植的个体。天然抗体可与供者移植的组织抗原结合，通过激活补体而直接破坏靶细胞，或通过补体激活所产生的活性片段引起血管通透性增高和中性粒细胞浸润，导致毛细血管内皮细胞的损伤、纤维蛋白沉积和大量血小板聚集，并形成血栓，从而使移植器官发生不可逆性缺血、变性和坏死（图 16-5）。免疫抑制药物对治疗此类排斥反应应用效果不佳。

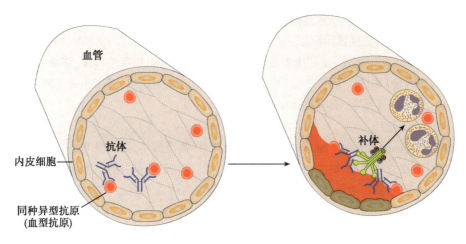

图 16-5　超急性排斥反应

预先存在的抗体与血管内皮细胞上的抗原结合,激活补体引起细胞的损伤和血栓形成。

(二) 急性排斥反应

急性排斥反应(acute rejection)是同种异基因器官移植中最常见的一类排斥反应,在现代免疫抑制剂应用前,急性排斥反应一般在移植后数天至几周出现,80%~90% 发生于术后一个月内。

急性排斥反应由 T 细胞介导细胞免疫和抗体介导的体液免疫反应引起,病理学检查可见,移植物组织出现大量巨噬细胞、淋巴细胞浸润和器官功能的损伤(图 16-6)。如肾移植受者临床表现为移植

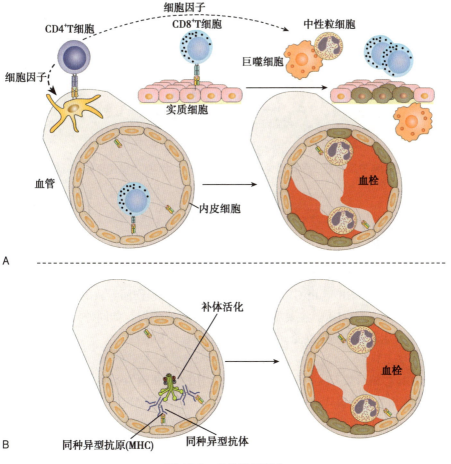

图 16-6　急性排斥反应

A. T 细胞介导的细胞免疫;B. 抗体介导的体液免疫。

肾区胀痛、少尿或无尿,血液中尿素氮和肌酐升高、补体水平下降、血小板减少。尽早给予适当的免疫抑制剂治疗,大多可缓解急性排斥反应。

急性排斥反应的发生率高,其临床表现取决于供-受者间组织相容性程度、移植后的免疫抑制使用方案以及诱发因素(如感染等)。一般而言,急性排斥反应发生越早,其临床表现越严重;急性排斥反应发生越晚,大多进展缓慢,临床症状较轻。

(三) 慢性排斥反应

慢性排斥反应(chronic rejection)发生于移植后数月,甚至数年,其病变与慢性炎症相似,正常器官组织结构损伤,血管平滑肌增生、纤维化,导致移植器官功能进行性减退,甚至完全丧失(图 16-7)。慢性排斥反应中,移植脏器功能衰退可能由免疫和非免疫两种机制引起,故称为慢性移植物功能丧失(chronic allograft dysfunction,CAD)更为准确。慢性排斥过程中,受者 CD4⁺Th 细胞通过间接识别血管内皮细胞表面的 MHC 抗原而被激活,分化成 Th1 细胞,通过释放促炎性细胞因子介导慢性迟发型超敏反应性炎症。另外,Th2 细胞辅助 B 细胞产生抗体,通过激活补体和 ADCC 作用,损伤移植器官的血管内皮细胞。慢性排斥反应的机制尚未完全清楚,且其对免疫抑制疗法不敏感,是移植物不能长期存活的主要原因之一。

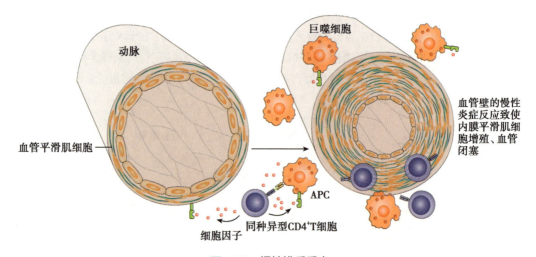

图 16-7 慢性排斥反应

同种异型反应性 CD4⁺T 细胞释放多种促炎性细胞因子,引起血管壁的慢性炎症和纤维化增生,导致血管壁增厚、管腔狭窄。

二、移植物抗宿主反应

供者移植物中含有的免疫细胞识别宿主组织抗原所致的移植物对宿主组织器官的排斥反应,称为移植物抗宿主反应(GVHR)。由 GVHR 引起宿主组织器官损伤而导致的疾病叫移植物抗宿主病(graft versus host disease,GVHD)。主要见于免疫组织或器官的移植(如同种异型造血干细胞移植、胸腺移植等)。根据临床表现和病理改变,可将 GVHD 分为急性和慢性。

(一) 急性 GVHD

急性 GVHD 指移植后数天或 2 个月内发生的 GVHD。其机制为:①预处理(射线照射等)导致组织损伤,释放损伤相关分子模式(DAMP)分子;②预处理可激活 APC、NK 细胞、中性粒细胞,介导炎症反应;③效应 T 细胞(CTL、Th1、Th17 等)发挥细胞毒作用或释放细胞因子介导炎症反应。

(二) 慢性 GVHD

慢性 GVHD 主要是 Th2 介导的、以纤维化为主的血管病变,其发病机制尚未完全明了。慢性 GVHD 有如下特点:①胸腺损伤,可能由预处理刺激所致,或由前期急性 GVHD 造成;②胸腺损伤导致同种异型反应性 CD4⁺ T 细胞的阴性选择受损;③Th2 产生 IL-4、IL-5、IL-11 等炎性细胞因子及介导组织纤维化的细胞因子(如 TGF-β1);④活化的巨噬细胞分泌血小板衍生生长因子(PDGF)及 TGF-β1,诱导组织成纤维细胞增殖、活化;⑤Treg 数量减少;⑥微环境中大量 B 细胞活化因子(BAFF),导致 B 细胞功能失调,自身反应性 B 细胞增多并产生自身抗体。

第三节　移植排斥反应的防治原则

器官移植术成败在很大程度上取决于移植排斥反应的防治,基本原则是严格选择供者、加强移植后的免疫监测、抑制受者免疫应答及诱导移植耐受。

一、供者器官和组织的选择

选择合适供者是器官移植成功的重要策略。大量临床资料已证明,器官移植成败主要取决于供、受者间的组织相容性。因此,术前须进行一系列检测,以尽可能选择较理想的供者。为防治移植排斥反应,临床进行多种常规检测,包括供受者 ABO 血型配对、HLA 配型、受者体内预存抗体检测等。但并非所有类型的器官移植均须进行上述所有检测。

(一) ABO 血型配对

ABO 血型抗原不仅表达于红细胞表面,也可表达于多种器官的组织细胞表面。若供受者间 ABO 血型不符,存在于受者体内、针对异型 ABO 血型抗原的特异性 IgM 抗体可介导超急性排斥反应。因此,移植术受者须常规进行 ABO 血型配对。

(二) 预存抗体的筛选

有的患者因妊娠、输血或曾进行器官移植,其体内可能产生针对同种异型 HLA 抗原的特异性预存抗体,后者可介导超急性或急性血管性排斥反应。因此,须对受者筛选预存抗体,其原理为:取受者血清置于细胞培养板不同孔中,分别与供者细胞库随机提供的 40~50 份细胞混合,借助补体介导的溶细胞作用或应用荧光标记的抗人 IgG 二抗进行检测,其结果被称为群体反应性抗体(panel reactive antibody,PRA),反映供者细胞库中能与受者血清发生反应的比例。

(三) HLA 基因配型

HLA 型别匹配程度是决定供、受者间组织相容性的关键因素。不同 HLA 基因座产物对移植排斥的影响各异。一般而言,HLA-DR 对移植排斥最为重要,其次为 HLA-B 和 HLA-A,故临床上常规检测 DR、A、B 基因座上的 6 个基因。目前主要采用 PCR 相关技术(PCR-SNP)和直接测序进行分型。不同器官移植对 HLA 分型的要求严格程度不同,骨髓、干细胞移植及肾移植对 HLA 的相配度要求高。由于肝脏是免疫耐受器官,HLA 的表达水平低,HLA 配型对患者的预后影响不大,故一般不需要配型。

(四) HLA 交叉配型

目前的 HLA 分型技术尚难以检出某些同种抗原的差异,故有必要进行交叉配型,这在骨髓移植中尤为重要。交叉配型的方法为:将供者和受者淋巴细胞互为反应细胞,即做两组单向混合淋巴细胞培养,两组中任何一组反应过强,均提示供者选择不当。

二、移植物和受者的预处理

(一) 移植物的预处理

实质脏器移植时,尽可能清除移植物中过路细胞有助于减轻或防止排斥反应的发生。同种异体骨髓移植中,为预防可能出现的 GVHD,可对骨髓移植物进行预处理,其原理是清除骨髓移植物中的 T 细胞。

(二) 受者的预处理

实质脏器移植中,供、受者间 ABO 血型不符可能导致强的移植排斥反应。某些情况下,为逾越

ABO屏障而进行实质脏器移植,有必要对受者进行预处理。其方法为:术前给受者输注供者特异性血小板;借助血浆置换术去除受者体内天然抗A或抗B凝集素;受者脾切除;免疫抑制疗法等。

三、移植后排斥反应的监测

移植后的免疫检测极为重要,早期发现和诊断排斥反应,对及时采取防治措施具有重要指导意义。

(一)移植器官功能的监测

监测移植器官的功能变化,是临床发现是否出现移植排斥反应的简便和常用的方法。如肾移植后监测肾功能(血液中尿素、肌酐的含量,尿的多少、蛋白量等)。

(二)免疫学监测方法

1. 体液免疫的检测 相关的免疫指标主要有血型抗体、HLA抗体、供者组织细胞抗体以及血管内皮细胞抗体等,抗体的存在预示着排斥反应的可能。

2. 细胞免疫的检测 包括参与细胞免疫的有关细胞数量、功能和细胞因子水平的检测。细胞免疫水平的动态检测,对急性排斥的早期发现以及与病毒感染的鉴别,具有重要价值。

3. 补体水平检测 补体的含量及活性与急性排斥反应的发生密切相关。若发生急性排斥反应,因补体的消耗,会出现补体含量的下降。

必须指出,上述指标均有一定参考价值,但都存在特异性不强、灵敏度不高等问题。临床上亟待建立一套能指导临床器官移植的免疫学监测方法。

四、免疫抑制药物的应用

免疫抑制药物在防治移植排斥反应中发挥重要作用,目前临床应用的免疫抑制药物及其作用机制为:①肾上腺皮质激素:具有抑制免疫的作用,是临床上预防和治疗移植排斥反应的常用药物。②环孢素:是仅含11个氨基酸的环形多肽,可抑制与TCR信号转导相关的钙调磷酸酶(calcineurin)活性,通过抑制转录因子NFAT,阻断IL-2基因转录,从而抑制T细胞增殖,已在临床广泛应用。③FTY720:可促进淋巴细胞凋亡,诱导淋巴细胞归巢,介导Th1向Th2细胞偏移,已在临床广泛应用。④西罗莫司(RAPA):通过与哺乳动物雷帕霉素靶蛋白(mammalian target of rapamycin,mTOR)氨基酸残基2025-2114区结合而使mTOR失活,发挥免疫抑制作用,已在临床广泛应用。⑤中药制剂:某些中草药具有明显免疫调节或免疫抑制作用。如雷公藤等已用于器官移植后排斥反应的治疗。

五、移植耐受的诱导

诱导受者建立长期、稳定的移植耐受是解决移植排斥的关键。由于免疫耐受具有特异性,与免疫药物引起的对免疫系统的普遍抑制作用相比,具有明显的优势,可以大幅度减少免疫抑制剂的用量,降低机会性感染和药物中毒的发生率。

(一)诱导中枢耐受的方法

1. 针对骨髓诱导的免疫耐受 骨髓移植前,通过对受者预处理,如通过给予大剂量免疫抑制剂或放射照射清除或抑制受者骨髓的免疫细胞,然后进行骨髓移植,临床实践发现部分供者骨髓细胞在受者体内可长期存活,与受者骨髓细胞处于一种共存状态,即嵌合状态。已形成嵌合的受者在不给予免疫抑制剂的情况下,对供者同种异型抗原产生耐受,移植物得以存活并维持正常生理功能。其机制可能为:同种异型骨髓移植后,受者获得来自供者的T细胞和DC,这些细胞在胸腺内被受者T细胞所识别,通过阴性选择,可识别同种异型抗原的受者T细胞被清除。

2. 针对胸腺诱导免疫耐受 胸腺内注射供者抗原或进行同种胸腺移植诱导耐受。

(二)诱导外周耐受的方法

诱导外周免疫耐受的方法主要有两种策略,一是抑制效应性免疫细胞的活化和功能,如,利用抗

CD3、CD4 或 CD8 的抗体清除效应 T 细胞,或通过阻断共刺激通路诱导同种反应性 T 细胞失能等;二是通过诱导或转输抑制性免疫细胞(如耐受性 DC、Treg)诱导免疫耐受。下面重点介绍六种已进入临床研究或有应用前景的方法。

1. **阻断共刺激通路诱导同种反应性 T 细胞失能** ①用 CTLA-4-Ig 融合蛋白结合 APC 上的 CD80/CD86,竞争性阻断 CD28 与 CD80/CD86 的结合,阻断共刺激通路介导的 T 细胞活化;②应用抗 CD40L 单抗,阻断 CD40L-CD40 共刺激通路介导的 T 细胞和 B 细胞的活化(图 16-8)。动物实验和临床试验均已显示,上述策略可有效延长移植物存活时间。

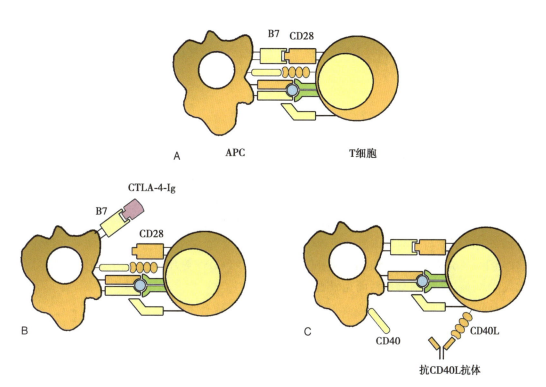

图 16-8　CTLA-4-Ig 融合蛋白和抗 CD40L 单抗阻断共刺激通路

A. 正常免疫应答;B. CTLA-4-Ig 融合蛋白阻断共刺激信号;C. 抗 CD40L 抗体阻断共刺激信号。

2. **清除 B 细胞的抗体药物** 抗体介导的体液免疫在急性排斥反应中发挥重要作用,通过用靶向 B 细胞的抗体清除 B 细胞可减少抗体的产生。临床上可用治疗 B 细胞淋巴瘤和自身免疫疾病的抗 CD20 单抗,治疗急性排斥反应。

3. **转输 Treg** 同种抗原特异性 Treg 可抑制 T 细胞介导的同种移植排斥反应,诱导移植物长期耐受。因为 Treg 具有抑制同种反应性 CTL 的细胞毒作用并可直接或间接下调 DC 共刺激分子和黏附分子的表达,抑制同种反应性 T 细胞激活、增殖并诱导其失能或凋亡。转输 Treg 治疗 GVHD 已经进入临床试验并取得一些有价值的结果。

4. **转输耐受性 DC** 某些耐受性 DC 亚群低表达共刺激分子和 MHC Ⅱ类分子,可分泌具有免疫抑制作用的细胞因子和效应分子。体外诱导的此类 DC 过继输给受者,有助于诱导移植耐受。

5. **转输髓源性抑制细胞** 髓源性抑制细胞(MDSC)可在体外扩增获得,该群细胞可通过多种途径抑制免疫功能,过继转输 MDSC 后能显著抑制同种异基因皮肤移植排斥反应。

6. **转输间充质干细胞** 间充质干细胞(mesenchymal stem cell,MSC)是一种存在于人体多种组织和器官间质中的成体干细胞,可抑制效应 T 细胞、B 细胞、NK 细胞和 DC 的分化、增殖或功能,也可诱导 Treg 产生。其在移植排斥反应的预防和治疗领域具有良好的前景,已经开始进入临床应用研究。

第四节　异种器官移植排斥反应的免疫机制

同种异体实体器官移植是治疗器官衰竭和多种恶性肿瘤的有效手段,但器官短缺的矛盾日益突出,很多患者因得不到供体器官移植而死亡。为了克服人供体器官不足的瓶颈,科学家一直在探索将其他哺乳动物的器官移植到人体的可能性。猪的器官大小与人体器官的大小比较吻合且猪繁殖快,一般不引起伦理学方面的争议,被公认是向人类提供异种移植物的最理想动物种属。随着异种移植排斥反应机制的不断揭示和转基因技术的成熟,自 2021 年起,已报道多例转基因猪心、猪肝、猪肾的人体移植试验,取得短期的成功,给人们带来了希望,但要实现异种实体器官在移植人体长期存活,尚有很多问题需要解决。目前,异种实体器官移植重点要解决超急性排斥反应和急性排斥反应的问题,其机制和特点如下。

一、超急性排斥反应

异种移植的主要问题是人体内存在大量针对其他哺乳动物细胞的天然抗体,移植后引发的超急性排斥,使移植失败。此类是针对异种哺乳动物(如猪)细胞表面的多糖分子的天然抗体,95% 属 IgM 类。这种天然抗体介导超急性排斥的机制与同种异体移植中 ABO 血型抗原不合所致的超急性排斥反应类似,补体系统和凝血系统激活引起血管内皮细胞损伤在其中起重要作用。然而,人补体在猪细胞上活化的后果通常比在人同种异体细胞上活化补体的后果更严重,这可能是因为猪细胞产生的一些补体调节蛋白不能与人类补体蛋白相互作用,因此不能限制人类补体系统活化诱导的损伤程度。出于这些原因,研究人员已经开发出人类补体调节蛋白(如 CD59 等)的转基因猪,将此类转基因猪器官植入人体,可通过抑制补体激活而克服超急性排斥。

二、急性排斥反应

即使防止了超急性排斥反应,异种移植物也常在移植后 2~3 天内因发生急性血管排斥反应而受损,这种形式的排斥反应被称为迟发性异种移植排斥反应、加速性急性排斥反应或急性血管排斥反应。其特征是血管内血栓形成和血管壁坏死。异种移植急性排斥反应的机制与同种异型移植排斥相似,仍是受者 T 细胞针对异种组织抗原产生免疫应答,但其反应更为强烈。人 T 细胞识别异种(猪)MHC 分子也涉及直接识别和间接识别。已发现,人 TCR 交叉识别可扩展至对异种抗原的识别,参与T 细胞活化的多个分子对(如 CD4/MHC Ⅱ类分子、CD8/MHC Ⅰ类分子、CD2/LFA-3、CD28/B7、CD40L/CD40 和 VLA-4/VCAM-1 等),均可跨越人与猪的种属界限而相互作用。另外,灵长类动物血小板和猪内皮细胞之间可能存在不相容性,从而促进血栓形成,而不依赖于抗体介导的损伤。

思考题

1. T 细胞对同种异型抗原识别与对普通抗原识别有何不同?
2. 简述 MHC 抗原诱导同种反应性 T 细胞应答的过程和机制。
3. 列举 3 种诱导机体对移植物免疫耐受的方法并简述其机制。

（张利宁）

第十七章
感 染 免 疫

【学习要点】

- 宿主面对病原体快速启动固有免疫,阻止或减慢感染的建立和进程;随后,适应性免疫在清除病原体和防止再感染方面发挥重要功能。
- 宿主抗病原体效应取决于病原体的来源和类型;通常 Th1 应答产生主要针对胞内病原体的细胞免疫,而 Th2 应答产生主要针对胞外病原体的体液免疫。
- 在免疫压力下,病原体通过其结构和非结构产物,以不同机制逃避宿主的免疫攻击。

感染是一种高度复杂的生物学过程,涉及入侵病原体与宿主之间的动态相互作用。固有免疫在病原体感染早期发挥防御作用;适应性免疫通过诱导效应细胞和抗体产生,发挥清除病原体和防止再感染的重要功能。然而,机体适应性免疫需要几天时间才能产生足够明显的免疫反应,固有免疫在此期间发挥关键的防御作用。病原体逃避机体的免疫防御并且在体内建立微环境之后,产生相应的生物学效应,一方面病原体不断地扩增自己的领地,另一方面机体的免疫系统不停地尝试着清除入侵的病原体。当这些病原体的复制增加到了一定程度之后,机体就会经历疾病阶段(图 17-1)。

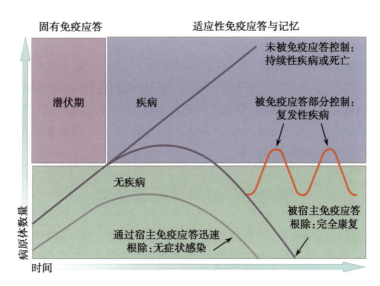

图 17-1 感染的进展与结局

第一节 感染免疫的共同特征

感染性病原体的种类繁多,包括细菌、病毒、立克次体、真菌及寄生虫等,因此,不同病原学特性引发的传染过程存在差别,宿主针对不同病原体的免疫保护机制也各具特色。然而宿主在防御不同病原体感染的免疫反应中仍然展现出某些共同的特征。

（一）抗感染免疫依赖于固有免疫和适应性免疫的协同作用，但机体针对不同病原体的抗感染机制各异

固有免疫提供早期防御，而适应性免疫提供后期更持久及更强的免疫保护。许多病原体通过进化而逃避机体的固有免疫，这使得针对这些病原体的适应性免疫防御显得尤为关键。适应性免疫通过产生的效应分子和效应细胞清除病原体；更重要的是，通过其形成免疫记忆，从而有效地预防再感染的发生。

由于不同病原体的入侵和定植方式各异，清除这些病原体则需要采取不同的免疫机制。对于细胞外病原体，体液免疫应答起主要作用。B 细胞产生的抗体可以中和毒素、阻止病原体附着，并促进补体系统和吞噬细胞的清除作用。对于细胞内病原体，细胞免疫应答更为重要。细胞毒性 T 细胞可以直接杀死被感染的细胞，而辅助性 T 细胞则通过分泌细胞因子来协调机体免疫反应。

（二）病原体通过免疫逃逸维持其在宿主体内的生存繁殖，但不同的病原体免疫逃逸的机制不一样

感染建立后，病原体会发展出多种免疫逃逸策略，以逃避免疫系统的攻击并提高其在宿主体内的存活和致病能力。这些机制包括抑制宿主免疫反应、改变病原体抗原特性等。

不同种类病原体可通过独特的免疫逃逸策略来抵抗宿主免疫系统。细菌可能通过改变其细胞壁结构来避免被免疫细胞识别，或者分泌特定酶来降解抗体。例如，肺炎链球菌能够产生荚膜，阻止吞噬细胞的吞噬作用。某些细菌还能在宿主细胞内生存，逃避体液免疫的攻击。病毒可能通过快速突变来改变其表面抗原，使得宿主的抗体无法识别。如流感病毒通过抗原漂移和抗原转变来逃避免疫系统的识别。寄生虫和真菌则可能通过模拟宿主细胞表面结构或释放免疫抑制因子来达成免疫逃逸。寄生虫如疟原虫能够改变其表面蛋白，从而令宿主难以产生有效的免疫应答。

（三）抗感染免疫应答可能引发免疫病理损伤，不同病原体导致组织损伤机制各具特征

针对病原体的免疫防御机制对于宿主的存活至关重要，但免疫系统的过度反应也可能引发机体组织和细胞的病理损伤。这种免疫病理损伤是免疫系统在清除病原体过程中对自身组织造成的副作用，可能导致炎症和组织损害。

不同病原体引发的免疫病理损伤取决于病原体的性质以及宿主免疫系统的反应方式。细菌感染可能引发过度的炎症反应，如败血症中，细胞因子风暴会导致全身性炎症和器官损伤。病毒感染过程中过度的 T 细胞反应可能导致组织损伤，如在肝炎病毒感染中，免疫系统对感染细胞的攻击会引起肝细胞损伤。寄生虫感染诱导过度的 Th2 免疫应答会导致过敏性炎症。慢性真菌感染引发持续的炎症反应，是造成组织损伤和纤维化的关键因素。

第二节　胞外菌感染免疫

胞外菌（extracellular bacteria）是指寄居在宿主细胞外的细菌。胞外菌感染时，病原菌主要位于宿主细胞外的组织液、血液、淋巴液等细胞外液中，摄取营养进行生长、繁殖。很多种类的胞外菌都是致病的，其致病机制与外毒素的毒性作用、内毒素释放引发局部炎症反应有关。常见胞外菌有：葡萄球菌、链球菌、脑膜炎球菌、多数革兰氏阴性菌和厌氧芽孢梭菌等。胞外菌感染可导致许多严重疾病，包括肺炎、脑膜炎、败血症和感染性心内膜炎等。

一、胞外菌感染的致病机制

胞外菌感染大都发生在结缔组织间隙，呼吸道、泌尿生殖道、胃肠道的腔道以及血液中。胞外菌通常分泌渗入或酶解黏膜上皮组分的蛋白质，以使得其能进入深层组织。表 17-1 中列举了由胞外菌感染而引起的疾病。

表 17-1　胞外菌及其所诱导的疾病

病原体	疾病	病原体	疾病
炭疽杆菌	炭疽	淋球菌	淋病
伯氏疏螺旋体	莱姆病	金黄色葡萄球菌	食物中毒、中毒性休克
肉毒梭菌	肉毒中毒	化脓性链球菌	脓毒性咽喉炎、肉腐性疾病
破伤风梭菌	破伤风	肺炎链球菌	肺炎、中耳炎
白喉棒状杆菌	白喉	苍白密螺旋体	梅毒
大肠埃希菌 O157∶H7	出血性结肠炎	霍乱弧菌	霍乱
幽门螺杆菌	溃疡	小肠结肠炎耶尔森菌	严重腹泻
流感嗜血杆菌	肺炎、脑膜炎	鼠疫耶尔森菌	鼠疫
脑膜炎奈瑟菌	细菌性脑膜炎		

　　许多疾病症状都是由胞外菌的毒素所导致的。外毒素是一种由革兰氏阳性菌和少数革兰氏阴性菌分泌产生的毒素蛋白。外毒素的产生和释放是细菌生存和繁殖的一种策略,其干扰细胞正常生理功能,破坏细胞膜完整性,或干扰神经信号传导,从而对宿主多种生理过程产生破坏性影响。内毒素由 LPS、蛋白质和磷脂组成,镶嵌在革兰氏阴性菌的胞壁上,其对于宿主的损伤大都是免疫病理反应。例如,革兰氏阴性菌的 LPS 可以激活巨噬细胞并释放大量炎症介质,诱发高热和内毒素休克。

二、机体免疫系统抵御胞外菌感染的机制

　　机体免疫系统在抵御胞外菌感染时,主要依赖于固有免疫和体液免疫的协同作用。固有免疫的初级屏障,如皮肤和黏膜,也在抵御胞外菌的早期阶段发挥重要作用。当细菌突破这些屏障时,巨噬细胞和中性粒细胞通过识别细菌的特定分子模式迅速启动应答,进行吞噬并释放细胞因子以招募更多免疫细胞。体液免疫中,B 细胞产生的抗体是关键防御因素。这些抗体能够中和细菌毒素、阻止细菌附着于宿主细胞表面,并通过激活补体系统来增强免疫反应。补体系统的激活不仅直接导致细菌的溶解,还通过调理作用促进巨噬细胞和中性粒细胞等吞噬细胞对细菌的识别和清除。

(一)固有免疫在抵御胞外菌感染中的作用

　　1. 吞噬作用　在正常的免疫状态下,致病性胞外菌进入人体后,固有免疫中的吞噬细胞(如中性粒细胞和巨噬细胞)通过吞噬和消灭病原微生物发挥早期防御作用。中性粒细胞吞噬金黄色葡萄球菌后,通过溶菌酶、酸性水解酶等破坏细菌膜结构或通过代谢产物(如活性氧或酸性代谢产物)来启动对细菌的杀伤。此外,活化中性粒细胞通过向细胞外释放由解聚染色质和细胞内颗粒蛋白组成的中性粒细胞胞外诱捕网(neutrophil extracellular traps,NETs),以捕获和杀死病原体。中性粒细胞和巨噬细胞可协同捕捉和"吃掉"细菌,中性粒细胞产生的 NETs 可显著增强巨噬细胞的杀菌能力(图 17-2)。

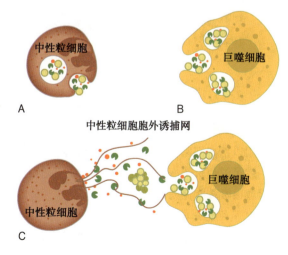

图 17-2　吞噬细胞对胞外菌的清除
A. 中性粒细胞吞噬细菌;B. 巨噬细胞吞噬细菌;C. 中性粒细胞和巨噬细胞的协同作用。

　　2. 补体　补体系统中的旁路途径和 MBL 途径是不依赖于抗体的补体激活途径。旁路途径可以通过革兰氏阳性菌细胞壁上的肽聚糖或者革兰氏阴性菌细胞壁的 LPS 激活;MBL 通路则通过

细菌表面的糖和 MBL 结合而被激活。几乎所有类型的细菌都可与补体活化过程中产生的调理素(如 C3b)结合,通过吞噬作用而被清除。此外,补体蛋白在细菌表面形成 MAC 破坏膜整体性,介导细菌的裂解。

3. 炎症应答　病原微生物入侵宿主后,宿主依赖细胞表面或者细胞内的 PRR 识别微生物的 PAMP,进而激活下游信号通路,诱发炎症反应以启动抗感染免疫应答。

(二) 适应性免疫在抵御胞外菌感染中的作用

体液免疫是抵御胞外菌感染的主要适应性免疫应答。胞外菌的多糖成分,如细胞壁组分和荚膜,属 TI-Ag,能直接刺激 B1 细胞产生 IgM 抗体。胞外菌多数蛋白抗原是 TD-Ag,在 APC 和 Th2 细胞辅助下,先产生 IgM 抗体,后转换为 IgG,并有 IgA 或 IgE 的生成。

1. 抗体介导的体液免疫　胞外菌不能很好地隐藏在宿主细胞内,因此抗体可以有效杀伤这些细菌(图 17-3)。细菌胞壁上的多聚糖具有 TI-Ag 特性,直接诱导 B 细胞的活化;细菌组分中 TD-Ag 在 APC 参与及 T 细胞辅助下,诱导 B 细胞介导体液免疫应答。胞外菌感染后,机体能产生相应抗体(IgG、IgM),抗体通过与细菌发生中和反应阻止细菌与宿主细胞结合。另外,当细菌表面抗原和 IgG、IgM 结合产生的免疫复合物通过经典途径使补体活化,即可发生溶菌。同时,抗体可以扮演调理素的角色,将细菌整个包被起来,使其被表达 FcR 的吞噬细胞所吞噬并清除。此外,黏膜表面的抗体主要是分泌型 IgA,其可防止细菌被黏膜上皮细胞吸附,在局部免疫中发挥作用。

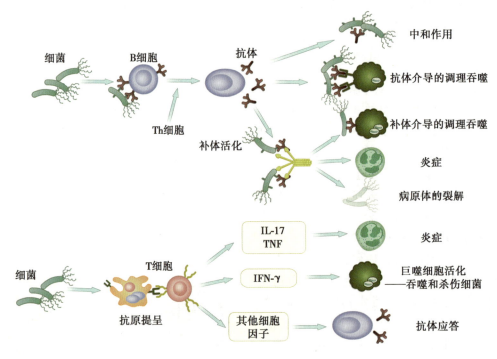

图 17-3　适应性免疫在抵御胞外菌感染中的作用

用以抵御细菌毒素的抗体称为抗毒素。倘若毒素是导致机体发病的唯一因素,那么抗毒素单独使用就足够使机体恢复。例如,在人破伤风或白喉中,仅仅依赖于单一抗毒素就可应对破伤风梭菌外毒素或白喉棒状杆菌外毒素的侵袭。

2. T 细胞介导的细胞免疫　胞外菌的 TD-Ag 可激活 CD4⁺T 细胞,而活化 T 细胞还可通过分泌细胞因子(如 IFN-γ、TNF 及 IL-17 等)增强巨噬细胞吞噬和杀菌能力(图 17-3)。

三、胞外菌逃避宿主免疫杀伤的机制

细菌通过多种机制避免被宿主免疫系统识别和消灭,从而导致免疫系统无法有效清除感染,这种

现象被称为免疫逃逸。胞外菌常通过结构性屏障、胞外酶的分泌、表面抗原变异以及生物膜的形成来对抗宿主的体液免疫。胞外菌逃避免疫应答的策略归纳见表 17-2。

表 17-2　胞外菌对免疫系统的逃避机制

免疫系统中被干预的组分		细菌逃避机制
逃避免疫攻击	逃避吞噬作用	封闭巨噬细胞受体与细菌衣壳的结合
		临时隐藏于非巨噬细胞中
		细菌蛋白进入胞内破坏巨噬细胞的功能
	逃避补体杀伤	通过自身结构以阻止补体与细菌的结合
		失活补体级联反应过程中各个环节
		细菌蛋白结合宿主的补体调节因子
		诱导宿主产生 IgA 抗体，减弱补体激活
	逃避固有免疫识别	通过结构修饰掩盖表位，阻止 PRR 识别
		干扰炎症小体的活化
	逃避与抗体的接触	改变表面分子的表达
		分泌降解 Ig 的蛋白酶
		产生 Ig 结合蛋白
产生免疫抑制效应	抑制炎症应答	细菌蛋白抑制 TLR 信号转导和细胞因子释放
	抑制免疫细胞	干扰 DCs 的功能，影响抗原提呈

（一）胞外菌逃避免疫攻击

1. 逃避吞噬作用　细菌表面的多聚糖外衣可以保护细菌,防止其与吞噬细胞表面的受体相结合而被吞噬。另外,一些没有包裹多聚糖外衣的胞外菌可临时进入非吞噬细胞(如上皮细胞和成纤维细胞)而避免被吞噬细胞俘获。此外,进入细胞的胞外菌蛋白还具有抗吞噬的能力,例如,小肠结肠炎耶尔森菌属通过胞内信号转导和对肌动蛋白的重新整合,将细菌的磷酸酯酶传递入巨噬细胞使相应的宿主蛋白酪氨酸磷酸化,阻断巨噬细胞对细菌的吞噬作用(图 17-4A)。

2. 逃避补体杀伤　一些胞外菌由于其自身结构的优势可以避免遭到补体的杀伤。如,导致梅毒的苍白密螺旋体的外膜缺乏跨膜蛋白,几乎没有合适的位置能供 C3b 附着。另外,胞壁 LPS 包含长且突出表面的链,可以阻止细菌表面上的补体 MAC 的装配。此外,大量致病性细菌的衣壳含有的唾液酸残基会抑制补体旁路途径激活。值得注意的是,许多胞外菌成分能将补体活化各个阶段产生的片段灭活,例如乙型溶血性链球菌的胞壁上含有唾液酸,可以降解 C3b,从而抑制补体活化。此外,某些链球菌可以产生与补体调节蛋白 H 因子相结合的蛋白,并固定在细菌表面,被招募的 H 因子可以使 C3b 降解,以达到使补体失活的目的(图 17-4B)。

3. 逃避固有免疫识别　细菌病原体通过结构修饰掩盖表位,阻止 PRR 识别。例如,耶尔森菌和鼠伤寒沙门菌通过修饰脂质 A 结构以逃避固有免疫细胞 TLR4 的识别(图 17-4C)。胞外菌也通过干扰炎症小体的活化,从而达到免疫逃逸的目的。例如,副溶血性弧菌可以通过诱导自噬,阻止 NLRC4 炎症小体活化,抑制其介导的 caspase-1 激活,从而避免固有免疫应答的启动。

4. 逃避与抗体的接触　一些胞外菌(如淋球菌)为了确保能与宿主细胞紧密有效地结合,常常会自发改变其与宿主细胞表面结合的氨基酸序列,这会导致中和抗体无法识别细菌,引发机体持续感染。另外,细菌可以产生免疫球蛋白结合蛋白(如金黄色葡萄球菌的 SPA 和 SBI)。这些蛋白能够隔离抗体,抑制抗体介导的调理吞噬作用。此外,一些细菌分泌蛋白酶来裂解抗体,使其失活,例如,流感嗜血杆菌分泌 IgA 蛋白酶,降解血液和黏液中的可溶性 IgA;化脓性链球菌细菌糖苷酶 EndoS,特异性催化 IgG 去糖基化(图 17-4D)。

NOTES

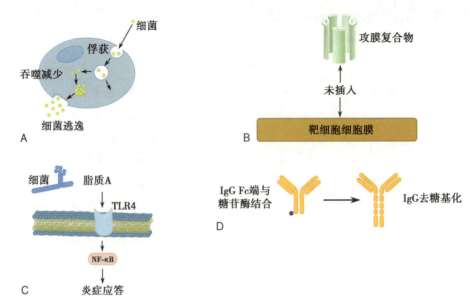

图 17-4　胞外菌逃避免疫攻击的机制

A. 逃避吞噬作用；B. 逃避补体杀伤；C. 逃避固有免疫识别；D. 细菌分泌水解酶裂解 Ig。

（二）胞外菌的免疫抑制效应

1. 抑制炎症应答　胞外菌可通过释放效应蛋白干扰宿主的免疫系统。例如，黏膜炎莫拉菌的毒力蛋白 UspA1 和脑膜炎奈瑟球菌的 Opa 可与上皮细胞的 TLR2 结合，抑制 TLR2 信号转导和细胞因子释放。

2. 抑制免疫细胞　一些细菌可以通过干扰 DCs 的功能，进而影响其介导的适应性免疫应答。例如，沙门菌的 *SPI-2* 编码的 SpiC 蛋白可以抑制 DCs 中吞噬体和溶酶体的融合，使 DCs 无法处理抗原及发挥抗原提呈作用，进而阻止效应 T 细胞激活。

四、常见胞外菌感染——败血症

败血症（septicemia）是病原菌侵入血液循环，在其中生长繁殖并产生大量毒素，从而诱发全身炎症反应综合征（systemic inflammatory response syndrome，SIRS）的急性感染。脓毒症（sepsis）是败血症的严重阶段，它不仅表现为感染的临床症状，还包括由于体内炎症介质释放导致的器官功能障碍。

（一）败血症的致病机制

病原菌侵入人体后是否发生败血症取决于细菌的毒力和机体的免疫防御状况。革兰氏阳性细菌主要产生外毒素而致病，如金黄色葡萄球菌可产生血浆凝固酶、溶血素、DNA 分解酶、肠毒素等多种酶及毒素，导致严重的败血症及感染性休克。革兰氏阴性杆菌所产生的内毒素能损伤心肌及血管内皮，激活内源性凝血系统，导致微循环障碍。机体免疫防御功能受损或局部屏障功能丧失等均会使得机体更容易受到病原菌的侵袭，从而引发败血症。当皮肤黏膜有破损或发生化脓性炎症时，细菌则容易侵入体内，例如严重烧伤造成皮肤大面积创面，加上血浆渗出有利于细菌繁殖与入侵。各种原因引起的中性粒细胞缺乏，尤其中性粒细胞低于 $0.5 \times 10^9/L$ 时，败血症发生率明显增高。此外，营养不良、先天性免疫缺陷病、肾病综合征患者在使用糖皮质激素治疗时，以及肿瘤患者在接受化疗或放疗时，都可能因机体免疫功能低下而引发败血症。

（二）败血症中机体的免疫防御作用

败血症引发的免疫反应是动态变化的，既有促炎症机制，也有抗炎症机制。感染前期，固有免疫细胞通过一系列 PRR 识别微生物表达的 PAMP 启动免疫应答，其特征是抗炎和修复反应，通过消除病原微生物以恢复机体稳态。此外,适应性免疫是通过 APC 向 T 淋巴细胞提呈抗原,激活 B 细胞,产生病原体特异性抗体发挥免疫防御作用,并对此种病原体的感染产生免疫记忆。

(三) 败血症中细菌的免疫逃逸机制

大多数败血症患者会表现出深度的免疫抑制,这与不良后果相关。败血症患者的免疫抑制涉及不同的细胞类型和特征,与免疫细胞凋亡增强、T 细胞耗竭以及活化免疫细胞表面分子表达减少等有关。免疫抑制状态可引发致病菌的免疫逃逸,导致器官衰竭、对继发感染的易感性增加以及死亡率上升。

(四) 针对败血症的免疫治疗策略

除了临床上使用了一系列新的抗生素,免疫干预策略在败血症治疗中也受到高度关注。一方面,可以通过增强机体固有免疫功能促进抗感染效应,例如细胞因子 IFN-γ 治疗能明显上调单核细胞 HLA-DR 的表达,增强其分泌 TNF-α 的能力,进而有助于清除致病菌;脓毒症状态下,GM-CSF 可通过增强中性粒细胞和单核/巨噬细胞的吞噬杀菌能力改善机体抗感染功能。另一方面,可以通过增强机体适应性免疫功能促进抗感染效应,例如接受细胞因子 IL-7 治疗后,脓毒症患者绝对淋巴细胞计数明显增加,并且 T 细胞保持较好的活化能力;在败血症患者中使用抗 PD-L1 抗体治疗后发现,抗 PD-L1 治疗的耐受性良好,并可诱导绝对淋巴细胞计数的增加。另外,符合下列条件的败血症患者:①体温 >38.5℃;②败血症局灶感染证据;③内毒素血症;④血培养阳性;⑤败血症休克;⑥临床症状持续时间≤24 小时,应尽早选用 β 球蛋白静脉注射。该制剂能够促进单核/巨噬细胞的吞噬作用,中和细菌毒素,激活补体系统。

合理使用适量的肾上腺皮质激素可以抑制败血症患者的急性炎症反应。肾上腺皮质激素通过抑制中性粒细胞聚集、阻止补体活化、下调 TNF-α 等细胞因子表达及抑制诱生型一氧化氮合酶(inducible nitric oxide synthase,iNOS)活性等发挥抗炎作用。在内毒素激活单核/巨噬细胞之前应用肾上腺皮质激素,则可显著减少炎性细胞因子的产生,同时提升周围组织灌注量,保护脏器功能。此外,采用重组人 IL-1R 拮抗剂治疗败血症患者,能明显延长败血症合并多系统器官功能衰竭患者的生存时间。

第三节　胞内菌感染免疫

胞内菌(intracellular bacteria)感染对于宿主细胞来说是一种威胁,因为细菌可以利用宿主细胞的资源生存并且避免被免疫系统清除。胞内菌感染可导致多种疾病,包括细菌性肺炎、细菌性膀胱炎、细菌性脑膜炎等。

一、胞内菌感染的致病机制

胞内菌感染是指细菌进入宿主细胞内部并在其中生长繁殖的过程。这种感染方式常见于沙门菌、结核分枝杆菌等细菌。多数胞内菌与胞外菌一样,通过破坏黏膜和皮肤屏障的方式进入宿主体内,但是也有一些胞内菌是通过传病媒介(传病媒介是指将病菌传入终末宿主的媒介生物)的叮咬直接进入宿主血液中,如壁虱、蚊子和螨。胞内菌侵入宿主体内后,直接进入宿主细胞繁殖,以逃避吞噬细胞、补体及抗体的攻击。胞内菌常见的靶细胞有上皮细胞、内皮细胞、肝细胞和巨噬细胞等。因为巨噬细胞具有运动能力,所以细菌侵染巨噬细胞后可以播散至全身。

胞内菌通过网格蛋白介导的胞吞作用进入宿主细胞,并被包裹在网格蛋白小泡中。胞内菌需要在宿主细胞内复制,因此会维持宿主细胞的存活。因此,胞内菌通常毒性不强,不会产生导致组织损伤的细菌毒素。然而,它们的胞内生活方式使其难以从宿主体内被彻底清除,并可能引发慢性疾病。表 17-3 列出了胞内菌及其导致的疾病。

表 17-3　胞内菌及其导致的疾病

病原体	疾病	病原体	疾病
马耳他布鲁氏菌	高热、布鲁氏菌病	肺炎支原体	非典型肺炎
沙眼衣原体	眼和生殖疾病	立氏立克次体	落基山斑点热
嗜肺军团菌	军团病	伤寒杆菌	伤寒热
单核细胞增生李斯特菌	李斯特菌病	鼠伤寒沙门菌	食物中毒
麻风分枝杆菌	麻风	福氏志贺菌	肠道疾病
结核分枝杆菌	结核病	百日咳鲍特菌	百日咳

二、机体免疫系统抵御胞内菌感染的机制

机体免疫系统在抵御胞内菌感染时,主要依赖于固有免疫和细胞免疫的协同作用。固有免疫中,细胞自噬是关键过程之一。细胞通过自噬体包裹并降解胞内病原体,限制其生长和扩散。胞内菌感染可被细胞内 PRR 识别,诱导促炎性细胞因子表达。这些细胞因子可直接抑制病原体复制,还能增强 NK 细胞的活性。NK 细胞识别并杀死被感染的宿主细胞,同时分泌 IFN-γ,进一步激活巨噬细胞。适应性免疫中,CD8⁺ CTL 细胞直接识别并杀死被感染的细胞。CD4⁺ Th1 通过分泌 IFN-γ,激活巨噬细胞,增强其对胞内病原体的杀伤能力。

(一) 固有免疫在抵御胞内菌感染中的作用

1. 细胞自噬　细胞自噬被认为是对抗胞内菌感染最有效的武器。一般情况下,胞内菌被宿主细胞内吞后进入胞质,宿主细胞会启动自噬途径,自噬体将病原体包裹并与溶酶体融合,降解其中的病原体。例如,巨噬细胞内自噬激活可促进结核分枝杆菌吞噬体成熟为吞噬溶酶体,抑制结核分枝杆菌的存活。相反,自噬水平降低会增加结核分枝杆菌存活率,并与结核分枝杆菌感染患者的不良预后相关(图 17-5A)。

2. 固有免疫细胞的激活

(1) 中性粒细胞和巨噬细胞:中性粒细胞分泌的防御素可以在胞内菌进入宿主细胞之前破坏它们,从而控制早期感染。活化的巨噬细胞在吞噬及杀灭胞内菌的过程中也起着重要的作用(图 17-5B、C)。此外,巨噬细胞通过 TLR 介导免疫应答发挥抗菌作用。例如,分枝杆菌的脂蛋白和脂多糖组分被巨噬细胞 TLR2 和 TLR4 识别,并使其信号通路活化,产生促炎性细胞因子,进一步引起 NK 细胞活化和 Th1 分化。

(2) NK 细胞和 NKT 细胞:NK 细胞通过 MHC Ⅰ类分子的低水平表达(感染通常会使其下调)来识别被感染的宿主细胞,并杀伤宿主细胞。另外,活化的 NK 细胞通过分泌大量的 IFN-γ,促进巨噬细胞活化,增强 Th1 细胞分化(图 17-5D)。此外,分枝杆菌的脂类和磷脂酰胆碱甘露糖苷能激活 NKT 细胞,活化的 NKT 细胞能产生大量细胞因子,发挥与 NK 细胞相似的细胞毒作用。

(3) γδT 细胞:γδT 细胞在抵抗某些胞内菌感染方面起着重要作用。多种胞内菌(特别是分枝杆菌)可释放出磷酸化分子(包括焦磷酸化分子),引发效应 γδT 细胞增殖,使其分泌 IFN-γ 或发挥杀菌作用(图 17-5E)。

(二) 适应性免疫在抵御胞内菌感染中的作用

细胞免疫是抵抗胞内菌感染的主要适应性免疫应答。CD4⁺T 细胞(尤其是 Th1 细胞)分泌细胞因子,如 IFN-γ,激活巨噬细胞增强其杀菌能力。CD8⁺ CTL 细胞识别并杀死被感染的宿主细胞,从而消除胞内细菌。

1. T 细胞介导的细胞免疫

(1) CD4⁺T 细胞:早期感染阶段,巨噬细胞产生的 IL-12 促进 Th1 细胞分化。活化的 Th1 细胞通过细胞间接触(特别是 CD40L)或分泌 TNF-α 和 IFN-γ 等细胞因子,进一步激活巨噬细胞(图 17-6A),

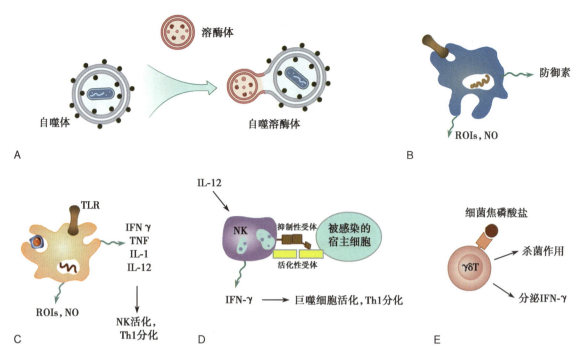

图 17-5　固有免疫在抵御胞内菌感染中的作用

A. 细胞自噬；B. 中性粒细胞的活化；C. 巨噬细胞的活化；D. NK 细胞的活化；E. γδT 细胞的活化。

产生大量的反应性氧中间物（reactive oxygen intermediate，ROI）和反应性氮中间物（reactive nitrogen intermediate，RNI），可有效杀伤几乎所有的胞内病原体。

　　Th1 应答对于抵抗胞内病原体至关重要，这在麻风分枝杆菌感染患者的免疫应答中得以证实。Th2 应答占优势（优先分泌 IL-4 和 IL-10）的患者易患破坏性的瘤型麻风，而 Th1 应答占优势（优先分泌 IFN-γ）的患者则易患较不严重的结核样型麻风。在抵御胞内菌感染方面，由 Th1 应答介导的细胞免疫比 Th2 应答介导的体液免疫更加有效。

　　（2）CD8⁺T 细胞：细菌在被感染细胞的胞质内复制，某些细菌蛋白进入内源性抗原加工途径，由 MHC Ⅰ类分子提呈，诱导 CD8⁺T 细胞活化并分化为 CTL 细胞。活化的 CTL 细胞针对感染靶细胞发挥细胞毒作用。与针对病毒感染细胞的破坏作用不一样，CTL 细胞很少通过 Fas 介导的细胞凋亡途径或穿孔素介导的细胞溶解作用来杀伤被胞内菌感染的靶细胞。确切地说，CTL 细胞通过分泌 TNF-α、IFN-γ 和/或具有直接抗菌活性的颗粒酶组分来清除靶细胞。缺乏 IFN-γ 受体的个体很容易被分枝杆菌感染（图 17-6B）。

　　2. 抗体介导的体液免疫　被感染的细胞死亡时释放的细菌组

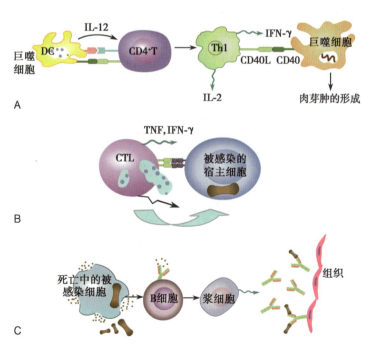

图 17-6　适应性免疫在抵御胞内菌感染中的作用

A. Th1 应答和巨噬细胞的过度活化；B. CTL 的活化；C. 中和性的抗体。

分可激活 B 细胞,诱导其活化产生中和性抗体。这些抗体可与刚进入宿主的细菌结合,或与释放到胞外但尚未感染新宿主细胞的子代细菌结合。被抗体结合的细菌无法进入宿主细胞,通过抗体的调理吞噬作用或经典的补体介导的溶解作用被清除(图 17-6C)。

三、胞内菌逃避宿主免疫杀伤的机制

像胞外菌一样,在宿主免疫反应的压力下,胞内菌也进化出逃避免疫杀伤的机制。胞内菌依靠进入和存活于宿主细胞,特别是巨噬细胞等免疫细胞中,以躲避宿主的免疫杀伤。其次,胞内菌会采取多种策略阻止胞内溶酶体酶的消化。胞内菌逃避免疫应答的策略归纳见表 17-4。

表 17-4　胞内菌对免疫系统的逃避机制

免疫系统中被干预的组分		细菌逃避机制
逃避免疫攻击	吞噬体的破坏作用	感染非吞噬细胞; 合成能够抑制吞噬体与溶酶体融合、吞噬体酸化、ROI/RNI 杀伤的分子; 募集宿主蛋白阻断溶酶体的功能
	自噬的杀伤	阻抑自噬溶酶体的形成
	抗体接触	通过伪足入侵转移到新的宿主细胞中
产生免疫抑制效应	抑制炎症应答	减少 TNF-α 分泌并增加 IL-10 分泌
	抑制免疫细胞	减弱巨噬细胞的活性,增加细菌生存能力; 减少 APCs 抗原提呈作用,逃避 T 细胞应答

(一) 胞内菌逃避免疫攻击

1. **逃避吞噬体破坏**　一些胞内菌通过在非吞噬细胞中复制,逃避吞噬体的杀伤。例如,麻风分枝杆菌会感染人体外周神经系统中的施万(Schwann)细胞而逃避杀伤。另外,某些胞内菌会有意进入吞噬细胞,迫使吞噬作用失活,或设法逃避吞噬细胞的杀伤。例如,李斯特菌经由 Fc 受体和补体受体进入小鼠吞噬细胞,通过合成李斯特菌溶血素 O(listeria lysin O,LLO),在吞噬溶酶体的膜上形成孔隙,使细菌通过孔隙逃逸到细胞质中增殖。另外,结核分枝杆菌被巨噬细胞吞噬进入吞噬体后,会将富含色氨酸天冬氨酸膜蛋白(tryptophan-aspartate containing coat protein,TACO)聚集到吞噬体,抑制吞噬体与溶酶体的融合;或通过阻断吞噬体膜上的质子泵功能来抑制吞噬体内的酸化过程,逃避吞噬体破坏。此外,一些种类的沙门菌通过减少 NADPH 氧化酶聚集到吞噬体周围,抑制 ROI/RNI 生成,从而阻止吞噬细胞的杀伤(图 17-7A)。

2. **逃避自噬杀伤**　在自噬激活早期,细菌可分泌效应蛋白躲避细胞自噬。

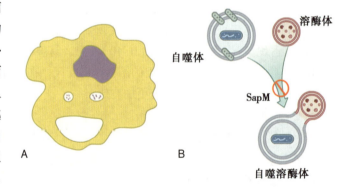

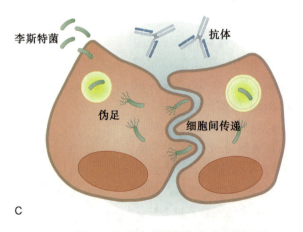

图 17-7　胞内菌逃避免疫攻击的机制

A. 逃避吞噬体的破坏;B. 阻止自噬溶酶体的形成;C. 逃避抗体的识别。

例如,李斯特菌的肌动蛋白聚集因子(actin assembly inducing protein,ActA)与细胞 Arp2/3 复合物结合,使微丝蛋白聚集,减少自噬体形成;当细菌 *actA* 基因缺失后,细菌被自噬体包裹的比例明显增加。结核分枝杆菌则会通过多种自身菌体蛋白抑制自噬体成熟,包括 Eis 蛋白、Hsp16.3 和 PknG 等。此外,结核分枝杆菌通过分泌性酸性磷酸酶 M(secreted acid phosphatase M,SapM)阻止自噬体和溶酶体的融合,抑制自噬溶酶体的形成(图 17-7B)。

3. 逃避抗体接触　一些胞内菌可从一个宿主细胞直接移动到另一个宿主细胞,使抗体没有机会与其结合,从而逃避体液免疫应答。例如,李斯特菌可诱导宿主产生基于肌动蛋白结构的伪足,内陷进入邻近的细胞(图 17-7C)。邻近的细胞吞噬了包含着细菌的伪足,将细菌包裹在液泡中。随后,细菌通过 LLO 和磷脂酶破坏囊泡,进入到新细胞的胞质中。此过程中细菌没有暴露到胞外环境,因此不会成为抗体的靶标。

(二)胞内菌的免疫抑制效应

1. 抑制炎症应答　胞内菌可通过释放效应蛋白干扰宿主的免疫系统。例如,毒力较强的致病结核分枝杆菌携带特有的 *eis* 基因,可表达分泌型蛋白质,使肺泡巨噬细胞减少 TNF-α 的表达并增加 IL-10 的表达,进而抑制肺泡巨噬细胞的活化,有利于结核分枝杆菌在巨噬细胞内的潜伏。

2. 抑制免疫细胞　胞内菌可以通过调控代谢影响免疫细胞的活性和功能。例如,结核分枝杆菌通过与宿主细胞竞争铁离子,减弱肺泡巨噬细胞的活性,增强结核分枝杆菌自身的生存能力。此外,一些胞内菌通过干预 APC 功能来逃避 T 细胞免疫应答。例如,结核分枝杆菌感染 DCs 后会引起 MHC I 类分子、II 类分子和 CD1 的下调,使细菌抗原无法提呈给 T 细胞和 NKT 细胞。

胞外菌感染免疫与胞内菌感染免疫的特征比较见表 17-5。

表 17-5　胞外菌感染免疫与胞内菌感染免疫的比较

特征	胞外菌感染	胞内菌感染
病原体分布	宿主细胞外	宿主细胞内
典型病原体	链球菌、葡萄球菌	结核分枝杆菌、沙门菌
主要免疫机制	以体液免疫为主	以细胞免疫为主
关键免疫细胞	CD4$^+$Th2 细胞、B 细胞	CD4$^+$Th1 细胞、CD8$^+$T 细胞、巨噬细胞
关键免疫分子	抗体、补体	IFN-γ、IL-12、TNF-α 等
主要免疫逃逸策略	逃避与抗体接触和识别	抑制吞噬体与溶酶体的融合

四、常见胞内菌感染——结核病

结核病(tuberculosis)是单因所致胞内菌感染引发的感染性疾病中死亡率最高的疾病,可累及全身多个脏器,以肺结核最为常见,是成人最主要的传染性杀手之一。

(一)结核病的致病机制

结核分枝杆菌主要通过呼吸道侵入人体,若未能被及时、有效地清除,结核分枝杆菌会在巨噬细胞中寄居和繁殖,使感染者出现原发性结核或潜伏性感染。潜伏感染者多为结核菌素皮肤试验阳性,而 5%~10% 的感染者会在其一生中发展成活动性结核。这表明,结核病的发生、发展和结局不仅与感染的细菌量和毒力有关,机体的免疫功能也在其中起到了非常重要的作用。

(二)结核病中机体的免疫防御作用

巨噬细胞将结核分枝杆菌吞噬后,通过多种机制将其杀灭或抑制。首先,巨噬细胞将结核分枝杆菌吞入后形成吞噬体,吞噬体与溶酶体融合形成吞噬溶酶体,溶酶体内的酸性水解酶能够杀灭结核分枝杆菌或抑制其胞内生长。其次,巨噬细胞通过 TLR 等受体与结核分枝杆菌及其组分作用后,激活相关信号通路,诱导 iNOS 表达,通过 NO 介导对结核分枝杆菌的杀伤,并诱导巨噬细胞分泌细胞因子,

NOTES

参与固有免疫应答。此外,巨噬细胞活化后产生高浓度的 ROI 和 RNI 等自由基杀灭结核分枝杆菌。同时,巨噬细胞通过活化 caspase 蛋白酶诱导细胞凋亡,以防止胞内结核分枝杆菌的生长和播散。另外,巨噬细胞将结核分枝杆菌降解成免疫原性多肽,通过 MHC 分子将结核抗原肽分别提呈给 CD4$^+$或 CD8$^+$T 细胞。活化的 CD4$^+$Th 细胞通过分泌细胞因子进一步活化巨噬细胞,促进其对结核分枝杆菌的杀伤作用;而 CD8$^+$T 细胞可释放细胞因子激活固有免疫细胞的杀菌能力,或通过细胞毒机制直接杀伤被结核分枝杆菌感染的巨噬细胞。

(三)肉芽肿的形成

当结核分枝杆菌在抵抗 CD8$^+$T 细胞和活化巨噬细胞的杀伤作用时,机体会试图将病原体隔离在被感染的巨噬细胞内,形成被称为肉芽肿(granuloma)的组织结构(图 17-8)。肉芽肿的内层包含巨噬细胞和 CD4$^+$T 细胞,外层由 CD8$^+$T 细胞组成。最终,肉芽肿的外层钙化、纤维化,中间的细胞坏死。肉芽肿的持续存在是结核转为慢性的明显信号。如果肉芽肿破裂,病原体就会被释放到体内,重新开始复制。如果宿主的免疫应答处于免疫抑制状态,无法聚集抵抗新一次攻击所必需的 T 细胞和巨噬细胞,病原体就会进入血液,感染全身组织。

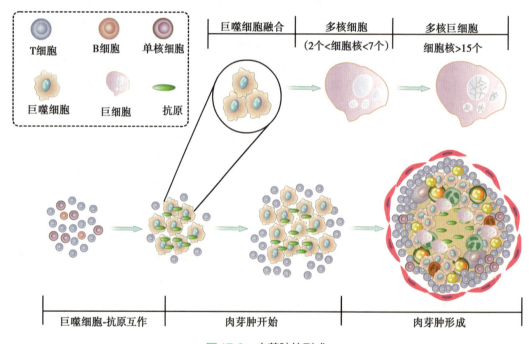

图 17-8　肉芽肿的形成

巨噬细胞的极化状态在调节结核性肉芽肿的形成和发展中起到关键作用。M1 和 M2 型极化的巨噬细胞在结核性肉芽肿中共存,M1 型巨噬细胞被认为是促进肉芽肿形成的关键细胞,而 M2 型巨噬细胞对肉芽肿有明显的抑制作用。维持 M1 型巨噬细胞的活化需要 Th1 细胞和 CTL 细胞持续产生 IFN-γ。由 Th2 细胞产生的 IL-4 和 IL-13 促进 M2 型巨噬细胞分化而抑制肉芽肿的形成。

(四)结核病中细菌的免疫逃逸机制

结核分枝杆菌的细胞壁成分及分泌蛋白可通过抑制吞噬体的成熟、酸化及其与溶酶体的融合,从而逃避宿主的吞噬作用,有利于其在宿主细胞内的存活和传播。值得注意的是,结核分枝杆菌亦可采用多种策略来避免自噬相关的免疫清除作用。此外,结核分枝杆菌通过干扰宿主细胞凋亡、抑制抗原提呈过程、破坏巨噬细胞和 T 细胞功能等手段达到免疫逃逸的目的。

(五)针对结核病的免疫治疗策略

除了开发新型抗结核分枝杆菌药物外,提高宿主免疫应答水平和减轻宿主免疫炎性损伤的结核病免疫治疗愈发受到关注。现代免疫疗法主要采用疫苗接种和生物应答调节剂等主动免疫治疗策略。一方面,母牛分枝杆菌疫苗被推荐用于初发、复治及耐多药结核病患者的辅助性治疗,其可促进外周血淋巴细胞增殖反应、改善细胞免疫功能、增强巨噬细胞杀灭结核分枝杆菌的能力;草分枝杆菌疫苗被推荐应用于免疫功能低下的肺结核及肺外结核患者,以改善痰菌转阴率,其可增强 Th 细胞活性和 NK 细胞活性、刺激 B 细胞的增殖和分化以促进特异性抗体形成。另一方面,细胞因子 IL-2 被推荐应用于免疫功能下降的敏感肺结核和耐药结核病患者,其主要功能是促进 CTL 细胞杀灭结核分枝杆菌的作用;IFN-γ 或 IFN-α 被推荐应用于无 IFN-γ 分泌或反应缺陷的结核病、复治和重症结核患者,其可刺激巨噬细胞、活化 NK 细胞和增强 CD8$^+$T 细胞反应。此外,结核病的免疫治疗还包括免疫调节和免疫重建,前者主要通过免疫调节剂(如卡介苗多糖核酸、胸腺肽 α1 等),使机体原有的免疫功能增强;后者是指通过干细胞移植技术恢复或增强患者的细胞免疫功能。

第四节　病毒感染免疫

病毒属于胞内病原体,主要由衣壳蛋白质外壳和核酸组成。大多数病毒通过与宿主细胞表面的相应受体结合而进入细胞,在宿主或病毒蛋白酶的作用下,病毒基因组进行复制并合成病毒 mRNA,最后在宿主细胞内进行病毒蛋白的翻译和子代病毒颗粒的组装。子代病毒颗粒从被感染的细胞中释放出来,可侵袭邻近的宿主细胞,也可以通过血液循环感染机体多个部位的组织或细胞。

一、病毒感染的致病机制

病毒可以杀伤宿主细胞或让宿主细胞处于异常状态,使其不能发挥正常的生物学效应,经过累积后出现临床症状。同时,病毒感染引发的免疫反应还能诱发炎症,导致免疫病理性疾病。

临床上通常将病毒感染分为急性感染和慢性感染。当宿主受到病毒的侵袭,会经历急性感染,这时疾病的严重程度取决于病毒的毒力和致病性,一般情况下机体的免疫反应会快速高效地清除这些病毒。而持续性的病毒感染可导致慢性疾病发生。许多慢性感染病毒在宿主内长期处于临床潜伏期。在潜伏期中,有效的细胞免疫应答能阻止新的病毒颗粒进行组装,抑制病毒在宿主细胞中的扩散和复制,避免宿主产生新的疾病症状。然而,如果宿主细胞的老化或者免疫抑制使其免疫应答能力减弱,处在潜伏期中的病毒就会重新活化、复制,导致急性疾病的再次发生。例如,潜伏期的水痘-带状疱疹病毒重新活化导致皮肤出现带状疱疹;潜伏期的人乳头状瘤病毒(HPV)活化导致宫颈癌的发生;人类免疫缺陷病毒(HIV)在机体的 CD4$^+$T 细胞内潜伏,导致 CD4$^+$T 细胞数量减少,免疫功能急剧下降,引起 HIV 大规模的扩增,最终导致 AIDS 的发生。

不同的病原体可引起急性感染和/或慢性感染,导致炎症、肿瘤等疾病的发生。表 17-6 中列举了临床常见的病毒及其导致的疾病。

表 17-6　病毒及其导致的疾病

病原体	疾病
腺病毒	急性呼吸系统感染
巨细胞病毒(CMV)	肺炎、肝炎
EB 病毒(EBV)	传染性单核细胞增多症、Burkitt 淋巴瘤
肝炎病毒(HAV、HBV、HCV)	肝炎、肝硬化、肝癌
单纯疱疹病毒(HSV)	口唇疱疹、生殖器疱疹
人类免疫缺陷病毒(HIV)	获得性免疫缺陷综合征(AIDS)
人乳头状瘤病毒(HPV)	皮肤疣、生殖器疣、宫颈癌
人类嗜 T 细胞病毒(HTLV-1)	T 细胞白血病和淋巴瘤
流感病毒	流感

续表

病原体	疾病
卡波西肉瘤相关疱疹病毒（KSHV）	卡波西肉瘤
麻疹病毒（MV）	麻疹
脊髓灰质炎病毒	脊髓灰质炎、脊髓灰质炎后综合征
狂犬病病毒	狂犬病
鼻病毒	普通感冒
SARS（严重急性呼吸综合征）病毒	严重急性呼吸综合征
水痘-带状疱疹病毒（VZV）	水痘、带状疱疹
天花病毒	天花
西尼罗病毒	流感样病、疲劳、脑炎
埃博拉病毒（EBOV）	埃博拉病毒病

二、机体免疫系统抗病毒感染的机制

（一）固有免疫在抗病毒感染中的作用

1. 干扰素　在病毒感染早期，引起免疫应答最重要的分子是干扰素（interferon，IFN），其中 IFN-α 和 IFN-β 为Ⅰ型干扰素，IFN-γ 为Ⅱ型干扰素，图 17-9 总结了三种 IFN 的功能。IFN-α 和 IFN-β 主要是在病毒感染初期由上皮细胞、成纤维细胞和浆细胞样 DC 等分泌，而 IFN-γ 初期是由活化的巨噬细胞和 NK 细胞分泌，后期则由 Th1 细胞和 CD8⁺CTL 细胞产生。

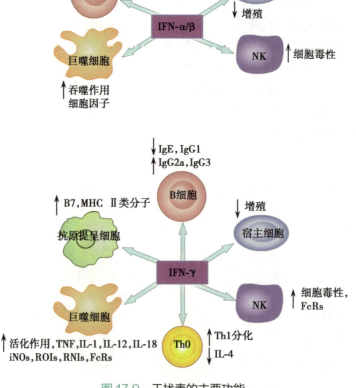

图 17-9　干扰素的主要功能

IFN作用于未感染宿主细胞,参与一系列代谢和酶相关事件,使机体呈现出抗病毒状态,抵御病毒的侵袭和复制(图17-10A)。

2. NK细胞　在CTL细胞发挥效应之前,NK细胞是抗病毒早期最重要的效应细胞。病毒感染后,宿主细胞表面的MHCI类分子下调,引起NK细胞识别被感染细胞并对其发挥直接杀伤作用。此外,NK细胞产生的炎症性细胞因子在感染早期也会发挥防御作用(图17-10B)。研究表明,NK细胞受损或功能缺陷的个体,对病毒感染的敏感性增高(如疱疹病毒)。NK细胞还可以通过ADCC发挥抗病毒效应。

3. 巨噬细胞　巨噬细胞在病毒感染早期开始活化,产生大量的促炎介质(图17-10C)。IFN-γ可以增强巨噬细胞的促炎功能,使其表达iNOS从而促进NO的生成。NO刺激巨噬细胞产生ROIs和RNIs,有助于杀伤被其吞噬的病毒。另外,巨噬细胞也可以通过ADCC途径来清除病毒。

4. 补体　补体既是固有免疫的主要组分,也是体液免疫的主要参与者。病毒颗粒的表面成分可以直接激活补体的凝集素和旁路途径。C3b(或C3d)的调理作用可促进中性粒细胞和巨噬细胞对病毒的吞噬(图17-10D)。

(二)适应性免疫在抗病毒感染中的作用

1. T细胞介导的细胞免疫

(1)CD4⁺T细胞:一方面,DC吞噬完整的病毒颗粒或其组分,并加工和提呈抗原;另一方面,DC利用多种TLR识别病毒抗原,通过外源途径提呈病毒抗原肽,最终有效地激活CD4⁺T细胞(图17-10E)。CD4⁺T细胞对于抵抗大多数的病毒感染十分重要,因为其不仅为初始CD8⁺T细胞的活化提供IL-2,还可以为B细胞提供CD40L介导的共刺激信号和细胞因子,促进B细胞分化并产生抗体。另外,机体还存在一群CD4⁺CTL细胞,可直接通过效应分子杀伤病毒感染的细胞。

(2)CD8⁺T细胞:CD8⁺T细胞(也称CTL细胞)介导的特异性免疫应答是抗病毒的关键。一方面,病原体在细胞内复制,通过内源性抗原提呈途径将抗原肽提呈在感染细胞表面,成为CTL细胞的靶标;另一方面,病毒特异性CTL细胞在引流淋巴结被激活后到达感染部位,通过穿孔素及颗粒酶介导的细胞毒性作用、Fas途径介导的细胞凋亡,或分泌TNF-α和IFN-γ等直接杀伤病毒感染的细胞(图17-10F)。

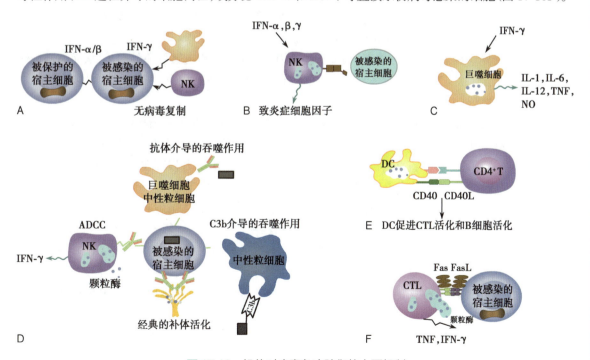

图17-10　机体对病毒免疫防御的主要机制

A.抗病毒状态的诱导;B.NK细胞的活化;C.巨噬细胞的活化;D.抗病毒抗体和补体;E.CD4⁺T细胞的活化;F.CTL的活化。

2. 抗体介导的体液免疫 病毒感染机体后,B 细胞能识别被提呈在感染细胞表面的病毒成分(抗原信号),也能识别感染细胞释放的子代病毒颗粒。早期反应性 B 细胞产生 IgM,随后生发中心的 CD4⁺T 细胞帮助 B 细胞抗体类型从 IgM 转换为 IgG 和 IgA。在病毒被清除后,部分 T 和 B 细胞会转化为长期记忆细胞,当机体再次感染同种病毒时,记忆 T 和 B 细胞会迅速激活并发挥抗病毒作用。然而在病毒感染早期产生的抗体多不能发挥抗病毒作用,但晚期产生的中和抗体可以进入血液循环结合病毒,阻止病毒结合宿主细胞上的病毒受体,从而阻止病毒的进一步扩散。

抗病毒抗体的 Fc 端可以结合吞噬细胞和 NK 细胞表面的 FcR,激活 ADCC;也可以激活补体,在有胞膜病毒和被感染的宿主细胞表面形成 MAC,杀死病毒或被感染的细胞;补体成分也可以发挥调理作用,促进吞噬细胞对病毒颗粒的吞噬功能(图 17-10D)。这是 T-B 细胞协同抗病毒的经典途径。

值得注意的是,一些抗病毒应答不需要 T 细胞的辅助,只通过 B 细胞应答就可清除病毒(至少部分清除)。例如,水痘-带状疱疹病毒(VZV)表面有某种高度重复的结构可引起 TI-Ag 应答,TI-Ag 反应比 TD-Ag 反应迅速,且仅涉及 B 细胞反应而不需要 B-T 细胞间的相互作用。抗病毒 TI-Ag 反应可以在炎症早期发挥作用,减少病毒的扩散,直到机体产生针对病毒抗原的抗体应答。

三、病毒逃避宿主免疫杀伤的机制

基因组较小的病毒可以快速复制,在宿主免疫应答产生之前转移到新的宿主细胞建立新的感染。基因组大的病毒则需要较长时间进行复制,通过干扰宿主免疫应答使其有充足的时间建立新的感染。一旦建立感染,病毒可通过多种机制逃避宿主抗病毒免疫的攻击。

(一) 病毒逃避免疫攻击

1. 潜伏于宿主 当病毒在宿主细胞中以一种缺陷的形式存在时,如感染所需的病毒基因转录失活或新病毒转录子的表达受限,致使病毒在一段时间内不具有感染性。而在宿主免疫低下时,有效感染需要的病毒基因再次活化而恢复感染性。例如,HIV 可以将其 RNA 基因组中的一个 cDNA 拷贝整合到宿主细胞 DNA 中,从而使病毒基因转录受限。水痘-带状疱疹病毒(VZV)和单纯疱疹病毒(HSV)的 DNA 基因组形成核小体蛋白复合物,阻止感染基因的转录过程。值得注意的是,某些潜伏的病毒具有致癌的风险,如 EB 病毒可以导致 B 细胞淋巴瘤和鼻咽癌,卡波西肉瘤相关疱疹病毒(KSHV)可以引起 AIDS 相关的卡波西肉瘤的发生。

2. 病毒变异 在宿主免疫压力下,病毒某些基因产生变异可引起其抗原的变异,从而逃避机体预存的免疫(记忆性淋巴细胞或抗体)识别。病毒抗原的改变有两种主要方式:抗原漂移(antigenic drift)和抗原转换(antigenic shift)。

血凝素(hemagglutinin,HA)和神经氨酸酶(neuraminidase,NA)是流感病毒包膜表面呈放射状排列的两种刺突,抗原结构不稳定,易发生变异,是流感病毒亚型划分的主要依据。流感病毒的一个特征就是时常发生抗原漂移。流感病毒的基因组以分节段的单链 RNA 片段存在,甲型和乙型流感病毒 RNA 有 8 个节段,丙型流感病毒 RNA 有 7 个节段,病毒核酸的多数节段只负责编码一个病毒蛋白。基于这样的遗传学结构,当两种不同毒株的流感病毒同时感染一个宿主细胞时,就会发生基因组片段的重新分配(图 17-11)。而含有亲代 RNA 新的毒株病毒颗粒的出现,显著改变了提呈到免疫系统的抗原表位谱。因此,新一代的流感病毒不会被前一代病毒诱导的宿主免疫应答(包括 CTL 细胞和抗体)所识别。抗原漂移是 20 世纪四次流感大暴发的主要原因。HIV 是另一种可以发生快速抗原漂移的病毒,即使在同一 HIV 感染个体中也可以出现。这种变异通常是由涉及其基因组复制的逆转录酶功能异常所引起的。

3. 消除宿主抗病毒状态 一些病毒通过错综复杂的机制来干扰宿主的抗病毒状态。如当 HSV 感染已经建立了抗病毒状态的细胞时,病毒会表达一种蛋白逆转这种受阻状态,使得病毒蛋白的合成得以恢复。牛痘病毒和丙型肝炎病毒也可以合成蛋白质,打破维持抗病毒状态所需的代谢和酶活动。腺病毒和 KSHV 通过干扰宿主转录因子活性或表达宿主转录因子类似蛋白,从而干扰宿主细胞建立

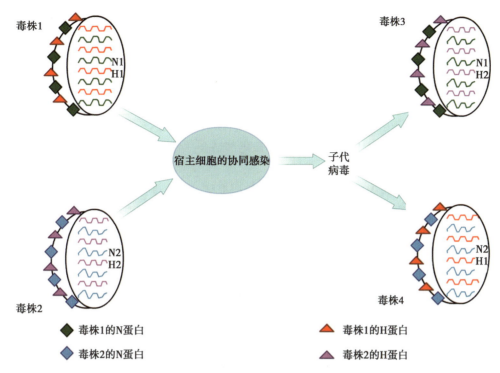

图 17-11 流感病毒基因重配示意图

抗病毒状态所需的基因转录。

4. 调控宿主细胞的凋亡 宿主细胞在病毒完成复制之前发生凋亡可导致病毒的灭亡,而具有大基因组的复杂病毒发展出了能阻断这些"死亡诱导途径"相关环节的方法。例如,腺病毒合成一个多蛋白复合物,引起 Fas 和 TNFR 的内化,将这些死亡受体从细胞表面清除,从而阻断 FasL 或 TNF 介导的凋亡。一些痘病毒会表达 TNFR 的类似物,作为 TNF 和相关细胞因子的诱饵受体。而腺病毒、疱疹病毒和痘病毒能表达多种蛋白质,抑制凋亡所需的酶级联反应。另外一些病毒可以增加与宿主细胞存活相关的蛋白的水平,或表达某些生存蛋白的类似物,从而阻止宿主细胞过早凋亡。

(二)病毒抑制免疫应答

1. 阻止补体杀伤 病毒可表达调节补体激活的蛋白,阻止补体介导的针对病毒感染靶细胞的杀伤。某些痘病毒和疱疹病毒分泌阻碍旁路途径中 C3 转化酶形成的蛋白质,导致补体系统活化障碍。多种病毒可以表达补体激活调节剂(regulators of complement activation,RCA)蛋白类似物或上调宿主 RCA 蛋白的表达,抑制补体激活,防止病毒感染的细胞受到 MAC 介导的细胞裂解,如 HIV 和牛痘病毒等通过在宿主细胞膜表面出芽的方式获得 RCA 蛋白、DAF 蛋白和 MIRL 蛋白,逃避补体杀伤。

2. "愚弄"NK 细胞 CMV 表达 MHC I 类分子的类似物,可以结合 NK 细胞抑制性受体,使得 NK 细胞认为它识别的是一个正常的 MHC I 类分子,因此不会被激活,而被感染的细胞也不会被 NK 细胞裂解。快速复制的西尼罗病毒(WNV)上调宿主 MHC I 类分子的表达,也使 NK 细胞不能发生识别和活化。

3. 抑制炎症因子效应 在病毒感染的早期,宿主细胞生成大量的细胞因子和趋化因子来协调抗病毒反应。一些痘病毒可以改变局部的细胞因子环境,使其不利于形成免疫应答所必需的条件。痘病毒通过合成趋化因子类似物,结合宿主细胞表面的趋化因子受体,阻断淋巴细胞、巨噬细胞和中性粒细胞的趋化,还可以分泌干扰素受体类似物,阻断 IFN-α 和 IFN-β 效应。KSHV 和腺病毒都能表达一种蛋白质,抑制 IFN 诱导的相关基因转录。疱疹病毒能下调细胞因子受体的表达,而 CMV 则干扰趋化因子基因的转录。某些病毒可抑制 IL-12 生成,干扰 Th1 分化和抗病毒细胞免疫应答。EBV 合成 IL-12 的类似物,可以竞争性抑制宿主 IL-12 的活性;还可以产生 IL-10 的类似物,抑制巨噬细胞生成 IL-12 和淋巴细胞生成 IFN-γ。

4. 干扰抗原提呈细胞的功能　一些病毒可干扰 MHC I 类分子限制性抗原提呈,造成 CD8⁺T 细胞活化障碍,抑制抗病毒细胞免疫。如腺病毒可以抑制被感染宿主细胞的 MHC I 类分子的合成;CMV 表达某种蛋白降解新合成的 MHC I 类分子,或与成熟的肽-MHC I 类分子结构关联;EBV 产生抵抗蛋白质水解的病毒蛋白,阻止 MHC 结合肽的产生;HIV 则能表达一种被称为 Nef 的胞内蛋白,可以同时与宿主的网格蛋白和 MHC I 类分子的胞质尾部结合,促进 MHC I 类分子的内化并被溶酶体降解。

另外一些病毒通过干扰 MHC II 类分子介导的抗原提呈,从而抑制宿主 CD4⁺T 细胞活化。腺病毒和 CMV 都可以合成某种蛋白质来抑制 MHC II 类分子表达所需要的胞内信号转导。CMV 蛋白还可以与恒定链竞争结合 MHC II 类分子。HIV 的 Nef 蛋白可以诱导细胞表面 MHC II 类分子的内化和在溶酶体内的降解。

一些病毒还可以通过干扰 DC 细胞的发育分化,影响 T 细胞的免疫反应。I 型人类嗜 T 细胞病毒(HTLV-1)、HSV-1 和牛痘病毒感染 DC 前体或未成熟的 DC,阻止 DC 成熟。麻疹病毒引起 DC 形成称为合胞体的聚集物,在合胞体中的病毒自由复制,使 DC 成熟受到影响。CMV 感染使 DC 变为耐受型,导致与其相遇的 T 细胞无能而不能被激活。

5. 干扰抗体功能　一些病毒可以直接干扰抗病毒抗体的产生和效应功能。麻疹病毒表达一种对 B 细胞激活起抑制作用的蛋白。HSV-1 的包膜糖蛋白 gE(envelope glycoprotein E)可以结合 IgG 的 Fc 结构域,干扰 C1 结合到抗原-抗体复合物上影响经典的补体激活途径,亦可抑制 ADCC 效应。

四、常见病毒感染——甲型流感

甲型流感是由甲型流行性感冒病毒(influenza A virus,IAV)感染引起的急性呼吸道传染病,可引发多种并发症和重症。IAV 为流行性感冒病毒(influenza virus)中最常见的一种,属于 RNA 病毒,主要通过打喷嚏和咳嗽等飞沫传播,经口腔、鼻腔、眼睛等黏膜直接或间接接触感染。IAV 进入呼吸道后,与呼吸道表面纤毛柱状上皮细胞的特殊受体结合而进入细胞,然后在细胞内复制,新的病毒颗粒不断被释放并播散而再感染支气管、肺泡上皮细胞。IAV 感染人体后的潜伏期为 1~7 天,主要以发热、头痛、肌痛和全身不适起病,常伴有咽喉痛、干咳,可有鼻塞、流涕、胸骨后不适等症状。重症患者持续高热,伴有剧烈咳嗽,咳脓痰、血痰,胸痛,呕吐,腹泻,甚至会发生肺炎。IAV 感染可以通过特异性抗体检测和核酸 PCR 检测来精确诊断。

(一)甲型流感病毒的致病机制

IAV 主要通过 HA 和 NA 黏附和感染宿主细胞。IAV 通过 HA1 蛋白识别和结合上呼吸道和肺上皮细胞表面的唾液酸受体(sialic acid receptor,SAR),HA2 促进病毒与宿主细胞膜融合。H1N1 感染上呼吸道纤毛上皮细胞和杯状细胞,而 H5N1 主要感染肺泡巨噬细胞和上皮细胞。

IAV 感染的上皮细胞产生 MCP-1(CCL-2)、MCP-3(CCL-7)、IL-8、TNF-α 和 IL-6 等趋化因子和细胞因子,诱导内皮细胞黏附分子表达,使单核细胞、巨噬细胞、DC 细胞和 NK 细胞等固有免疫细胞迁移到感染部位,激活固有免疫应答。

(二)机体对甲型流感病毒的免疫防御作用

1. 固有免疫激活及抗 IAV 感染　吞噬细胞迁移到 IAV 感染部位,首先吞噬 IAV 感染的上皮细胞,控制病毒的传播。重要的是,巨噬细胞和 DC 细胞等表达多种 PRR,包括 RIG-I、TLR 和 NLR 等。PRR 识别 IAV 来源的 RNA,激活胞内转录因子 NF-κB、IRF3 和 IRF7,进入核内激活编码 IFN 和炎症因子的基因转录,如各种细胞因子(TNF-α、IL-6、IL-1β 等)、I 型干扰素(IFN-α 和 IFN-β)和 III 型干扰素等。

IFN-α/β 和 IFN-λ 分别与干扰素 α 受体(interferon alpha receptor,IFNAR)和干扰素 λ 受体(interferon lambda receptor，IFNLR）结合，启动 JAK-STAT 信号，激活各种 IFN 活化基因（interferon-stimulated genes，ISGs）的转录。ISGs 可以多种形式抑制病毒感染，抑制 IAV 基因的转录，导致 IAV 蛋白的降解，阻止新病毒的释放和传播。

可溶型 PRR，如表面活化蛋白 A（surfactant protein A，SP-A），表面活化蛋白 D（surfactant protein D，SP-D），MBL 结合到唾液酸受体或高甘露糖型寡糖（high mannose oligosaccharide），阻止 HA 结合和进入感染宿主细胞。

NK 细胞通过 NKp44、NKp46 等受体识别 IAV-HA，激活后通过分泌穿孔素、颗粒酶和 IFN-γ 攻击并裂解病毒感染的宿主细胞。

DC 细胞通过 CCL19/21-CCR7 实现在肺和淋巴结间的迁移，除了吞噬 IAV 感染的细胞，释放炎症因子，还将 IAV 抗原提呈给淋巴结的 T 细胞，激活 T 和 B 细胞介导的适应性免疫应答。

2. 适应性免疫激活及抗 IAV 感染

（1）CD8⁺T 细胞抵抗 IAV：DC 细胞从肺部摄取并加工抗原，迁移到引流淋巴结，通过 MHC I 类分子提呈抗原给 CD8⁺初始 T 细胞，后者被激活后，发生增殖并分化为效应性细胞，即 CD8⁺CTL 细胞。感染环境中的 I 型 IFN、IFN-γ、IL-12、IL-2 促进了 CD8⁺CTL 细胞的分化。CD8⁺CTL 细胞下调 CCR7 表达，上调 CXCR3 和 CCR4 表达，完成从淋巴结到肺部的迁移，CD8⁺CTL 细胞分泌穿孔素（perforin）、颗粒酶（GZMA、GZMB），直接杀伤 IAV 感染的宿主细胞。GZMA 也可以剪切病毒本身或与感染相关的宿主蛋白，限制病毒的复制。CD8⁺CTL 细胞表达 TNF、FasL 和 TRAIL 等诱导 IAV 感染细胞的凋亡。小部分 CD8⁺CTL 细胞可以分化为记忆 T 细胞，在机体内长期存活提供保护。鼻腔部上皮中 IAV 抗原特异性 CD8⁺记忆 T 细胞能抑制 IAV 病毒从上呼吸道进入到肺部；肺部组织驻留的 CD8⁺记忆 T 细胞，能限制 IAV 的复制，并迅速清除病毒。

（2）CD4⁺T 细胞抵抗 IAV：DC 细胞从肺部迁移到引流淋巴结，通过 MHC II 类分子将 IAV 抗原提呈给 CD4⁺T 细胞。在 DC 细胞、上皮细胞和其他炎症细胞提供的共刺激分子和细胞因子的作用下，CD4⁺T 细胞分化为 Th1 或 Th2 细胞。Th1 细胞分泌 IFN-γ、TNF 和 IL-2 等调控 CD8⁺T 细胞分化。Th2 细胞分泌 IL-4 和 IL-13 促进 B 细胞分化及抗体免疫应答。CD4⁺T 细胞也通过表达 CD40L 刺激 B 细胞的激活和抗体的产生。

（3）B 细胞抵抗 IAV：在 T 细胞辅助下，一部分 B 细胞活化产生中等亲和力抗体（IgA、IgM），而一部分细胞分化为长寿命浆细胞或记忆 B 细胞，分泌高亲和力抗体（IgG）。抗体阻止病毒感染主要通过识别和结合 IAV 的 HA 和 NA 蛋白，阻止病毒黏附宿主细胞，也可以结合 Fc 受体促进吞噬细胞对病毒的吞噬，从而抑制呼吸道 IAV 的传播。抗体结合 NA 蛋白，抑制其酶活性，阻止病毒感染、释放和传播。抗体还可以通过识别 HA 和 NA，诱导 ADCC 效应。补体 C1q 结合免疫复合物，激活补体级联反应，形成攻膜复合物，裂解 IAV 感染的细胞。

（三）甲型流感病毒的免疫逃逸机制

（1）HA 和 NA 蛋白：HA 和 NA 是 IAV 感染宿主细胞的主要蛋白，也是宿主免疫系统识别 IAV 的主要抗原，它们的抗原性转变可以逃避固有免疫的识别，降低宿主通过适应性免疫应答清除 IAV 的能力。如 H1N1 → H2N2 转变，H2N2 → H3N2 转变，都会带来新的病毒流行。HA 也会促进 IFNAR 泛素化和降解而降低其表达水平，从而抑制 ISGs 的表达。NA 阻止 NK 细胞上 NKp46 和 NKp44 受体识别 IAV-HA，从而降低 NK 细胞对病毒的清除作用。

（2）非结构蛋白 1（nonstructural protein 1，NS1）：NS1 蛋白抑制 E3 泛素连接酶 TRIM25，抑制后者对 TRIM25 依赖的 RIG-I 的泛素化，阻止 RIG-I 激活。NS1 蛋白也可以抑制蛋白激酶 R 的激活，抑制 IFNs 的表达。NS1 蛋白还能抑制 mRNA 的加工，降解真核转录因子，降低干扰素诱导跨膜蛋白 3 的表达，有利于病毒早期复制。NS1 蛋白抑制 NF-κB 和 STATs 的磷酸化，阻止其入核，从而抑制 IFNs 和 ISGs 相关基因转录。NS1 蛋白还可以与 dsDNA 结合，拮抗 RNA 聚合酶 II 集合在启动子附近 DNA，从而抑制 IFNs 和 ISGs 的转录。

（四）针对甲型流感病毒的免疫预防与治疗策略

接种疫苗是一种比较有效的预防 IAV 感染和传播的手段，IAV 疫苗免疫能够诱导产生抗原特异性记忆 CD8$^+$T 细胞和记忆 B 细胞，从而利用适应性免疫的记忆功能，实现对病毒的快速而有效的清除。目前，针对 IAV 的疫苗有灭活流感疫苗、减毒流感疫苗和重组血凝素流感疫苗等。未接种疫苗或仍有症状的个体，一般采取抗病毒治疗（抑制 HA 和 NA 活性及病毒复制等），同时给予对症治疗（退热、镇痛、消炎等）以缓解症状。不管是疫苗预防的效果还是抗病毒治疗的效果，都会受到个体年龄和免疫系统差异等因素影响。

第五节 寄生虫感染免疫

寄生虫包括单细胞的原生动物和多细胞的蠕虫，是病原体中个体最大的致病群体之一。寄生虫在宿主体内生长和成熟，经常引起长期且严重的组织、器官损伤。一些原生动物在细胞外增殖，另一些则进行细胞内增殖。寄生虫也频繁地通过中间宿主来感染终末宿主。例如，人类被感染了疟原虫的按蚊属蚊子叮咬后，感染上疟疾。

一、寄生虫感染的致病机制

大部分寄生虫有多个阶段的生活周期，不同阶段的寄生虫能够感染不同的宿主种类，而且很多寄生虫有包括人和动物在内的多种宿主，这就使得它比只感染人的病原体更难控制。表 17-7 和表 17-8 中列举了由原生动物和蠕虫所引起的疾病。

<table>
<tr><td colspan="2">表 17-7　原生动物及其导致的疾病</td><td colspan="2">表 17-8　蠕虫及其导致的疾病</td></tr>
<tr><th>病原体</th><th>疾病</th><th>病原体</th><th>疾病</th></tr>
<tr><td>溶组织内阿米巴</td><td>小肠病</td><td>蛔虫</td><td>蛔虫病</td></tr>
<tr><td>杜氏利什曼原虫</td><td>内脏利什曼病</td><td>棘球绦虫</td><td>囊型包虫病</td></tr>
<tr><td>硕大利什曼原虫</td><td>皮肤、耳朵和脸部利什曼病</td><td>盘尾丝虫</td><td>盘尾丝虫病</td></tr>
<tr><td>恶性疟原虫</td><td>恶性疟疾</td><td>血吸虫</td><td>血吸虫病</td></tr>
<tr><td>刚地弓形虫</td><td>弓形虫病</td><td>旋毛形线虫</td><td>旋毛虫病</td></tr>
<tr><td>布鲁斯锥虫</td><td>非洲昏睡病</td><td>班氏吴策线虫</td><td>象皮肿</td></tr>
<tr><td>克鲁斯锥虫</td><td>美洲锥虫病</td><td></td><td></td></tr>
</table>

二、机体免疫系统抵御寄生虫感染的机制

不同的寄生虫引发不同类型的免疫应答，具体取决于寄生虫的大小、细胞构成和其生活周期。一般而言，原生动物型寄生虫感染趋向于诱导 Th1 应答，而蠕虫感染则更易引起 Th2 应答。

（一）抗原生动物寄生虫免疫

1. 体液防御　抗寄生虫抗体可以通过介导中和作用、调理吞噬、激活补体经典途径等作用，对小的细胞外原生动物发挥免疫防御作用。大的胞外原生动物可被中性粒细胞和巨噬细胞介导的 ADCC 途径清除。

2. Th1 应答，IFN-γ 和巨噬细胞高度活化　Th1 应答是抗原生动物寄生虫免疫的关键，Th1 效应细胞产生的 IFN-γ 是巨噬细胞活化所必需的。与许多胞内菌一样，很多原生动物型寄生虫被巨噬细胞吞噬后，不能诱发巨噬细胞的呼吸爆发，因而不会在普通的吞噬体中被消化。高度活化的巨噬细胞能够产生足够的 ROIs、RNIs 和 TNF，发挥消化清除寄生虫的作用。如果高度活化的巨噬细胞仍不能

NOTES

清除感染,则会形成肉芽肿。

IFN-γ 具有多种其他的抗原生动物效应,包括:①对许多原生动物的不同形态均有直接的毒性;②刺激 DC 和巨噬细胞产生 IL-12,随之触发 NK 细胞和 NKT 细胞产生更多的 IFN-γ;③诱导感染的巨噬细胞表达 iNOS,产生 NO,清除寄生虫或被寄生虫感染的细胞;④上调吞噬体成熟相关酶的表达;⑤上调被感染的巨噬细胞表面 Fas 的表达,增强 T 细胞通过 FasL-Fas 途径介导的细胞凋亡。需要注意的是:Th2 类细胞因子(如 TGF-β、IL-4、IL-10 和 IL-13)可抑制 IFN-γ 和 iNOS 的产生,因此 Th2 应答优势的个体对原生动物寄生虫易感性更高。

3. CTL 和 γδT 细胞　如果原生动物寄生虫从巨噬细胞吞噬体逃出进入胞质,寄生虫抗原可启动内源性抗原处理途径,其抗原多肽由 MHC Ⅰ类分子提呈给 CTL 细胞,被感染的宿主细胞成为 CTL 靶标。CTL 细胞分泌的 IFN-γ 对急性原生动物感染的防御作用最大,穿孔素/颗粒酶介导的细胞溶解则并不十分有效,而穿孔素/颗粒酶在控制原生动物感染的慢性阶段发挥重要作用。与 CTL 细胞类似,活化的 γδT 细胞产生的 IFN-γ 对抗原生动物寄生虫感染也具有重要作用。

(二) 抗蠕虫寄生虫免疫

Th1 应答对抗原生动物寄生虫免疫是主要的,而 Th2 应答则是防御更大体型的多细胞蠕虫的关键。首先,Th0 细胞活化、分化为 Th2 细胞,通过 CD40-CD40L 相互作用促进 B 细胞分泌抗体,并类型转换为 IgE(图 17-12A)。其次,IgE 抗体进入循环,结合肥大细胞表面的 FcεRⅠ,当蠕虫抗原结合到细胞表面的 IgE 时,触发肥大细胞脱颗粒(图 17-12B),肥大细胞释放组胺等生物介质引起宿主肠道和支气管平滑肌收缩,使寄生虫脱离黏膜并被驱出宿主。另外,肥大细胞合成的组胺和其他蛋白对一些蠕虫也有直接毒性。同时,IgE 还可直接结合病原体和嗜酸性粒细胞表面的 FcεRⅠ分子,触发嗜酸性粒细胞脱颗粒,释放杀伤蠕虫的物质(图 17-12C)。

Th2 类细胞因子 IL-4、IL-5 和 IL-13 对防御蠕虫也很重要。IL-4 是驱动 B 细胞分泌的抗体向 IgE 转换的主要因子。IL-5 可促进嗜酸性粒细胞的增殖、分化和活化,并支持浆细胞分泌的抗体向 IgA 转

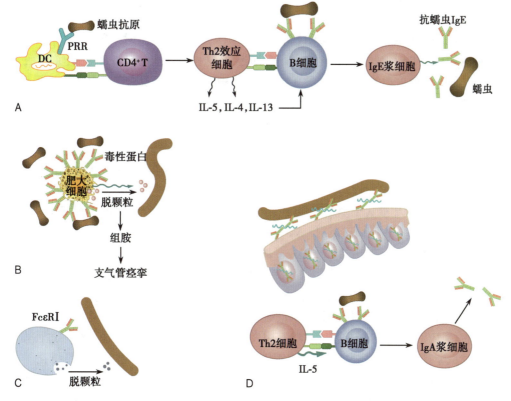

图 17-12　机体对蠕虫免疫防御的主要机制
A. 活化的 CD4+T 细胞和 IgE 的产生;B. 肥大细胞的活化;C. 嗜酸性粒细胞的活化;D. sIgA 的产生。

化,分泌型的 IgA 能抵御寄生虫对组织黏膜表面的黏附和定植(图 17-12D)。IL-4 和 IL-13 抑制巨噬细胞产生 IL-12 和 IFN-γ,也抑制 Th1 极化。IL-13 对支气管和胃肠的驱逐反应也十分重要。

三、寄生虫逃避宿主免疫杀伤的机制

寄生虫具有多阶段生活周期的特点,这一特点使其能通过多种机制逃避免疫攻击。

(一) 寄生虫逃避免疫攻击

1. 逃避抗体识别　具有多重生活周期的原生动物通过抗原变异逃避抗体识别。宿主刚刚产生了针对某一阶段寄生虫抗原的体液免疫应答,寄生虫就已发育到下一阶段,呈现出不同的抗原,导致防御滞后。如布鲁斯锥虫在某一时间点仅表达其上百种可变表面糖蛋白(variant surface glycoprotein, VSG)基因中的一种,当发育到下一阶段,可通过关闭上一个 VSG 基因,活化另一个 VSG 基因,变换蛋白外壳表位,使针对上个 VSG 表位的抗体不再能识别它。硕大利什曼原虫通过将自己隔离在宿主巨噬细胞内来逃避抗体的攻击。一些血吸虫通过获得宿主的糖脂和球蛋白外壳来伪装自己。有的寄生虫通过脱落部分外膜、弹出寄生虫抗原和宿主抗体免疫复合物来阻止抗体的攻击。也有一些蠕虫通过产生某种物质来消化抗体。

2. 逃避吞噬溶酶体杀伤　许多原生动物发展出了逃避吞噬溶酶体的方法。例如,一些肠内的原生动物能溶解粒细胞和巨噬细胞,避免被吞噬;刚地弓形虫阻止巨噬细胞吞噬体与溶酶体融合;克鲁斯锥虫在吞噬体与溶酶体融合之前能够酶解吞噬体膜,逃逸到宿主细胞的胞质中;硕大利什曼原虫经常存在于吞噬体中,干预吞噬细胞呼吸爆发。

3. 逃避补体攻击　原生动物和蠕虫均可通过蛋白水解的方式排除吸附到其表面的补体蛋白,或剪切抗体结合寄生虫的 Fc 部分。还有一些寄生虫可分泌一些分子强迫液相补体活化,以耗竭补体组分。此外,一些寄生虫通过表达模仿哺乳动物 RCA、DAF 蛋白的物质,逃避补体攻击。

(二) 寄生虫的免疫抑制效应

原生动物和蠕虫均可通过干扰宿主 T 细胞应答来保证存活。例如:恶性疟原虫可促使 Th 细胞分泌 IL-10,而不是 IFN-γ,导致 APC 表面 MHC Ⅱ类分子的表达下调,抑制 NO 的产生。硕大利什曼原虫表达可与巨噬细胞表面的 CR3 和 FcγRs 结合的分子,减少 IL-12 的产生,抑制 Th1 应答。钩虫能分泌多种可诱导宿主 T 细胞低应答甚至产生耐受的蛋白,这种免疫抑制状态致使大量的钩虫集聚在宿主体内。其他一些丝虫类的蠕虫可诱导 APC 下调其表面 MHC Ⅰ、Ⅱ类分子及其他抗原提呈相关基因的表达,使这些 APC 不能有效活化 T 细胞。

四、常见寄生虫感染——血吸虫病

血吸虫病是由血吸虫寄生于人或哺乳动物引起的,属于人畜共患病。血吸虫病发于亚、非、拉美等国家,主要分为两种类型:一种是肠血吸虫病,主要为曼氏血吸虫和日本血吸虫引起;另一种是尿路血吸虫病,由埃及血吸虫引起。中国主要流行的是日本血吸虫,多在南方地区夏秋季节多发。血吸虫可通过皮肤和黏膜进入人或动物体内,急性期表现为发热、咳嗽、血痰、胸腹痛、腹泻、便血等症状,晚期表现消瘦、腹腔积液、肝脾大、消化道出血等症状。

血吸虫主要包括四个生命周期,即尾蚴、童虫、成虫和虫卵。尾蚴入侵皮肤,导致局部毛细血管扩张充血,伴有水肿和中性粒细胞、单核细胞浸润。童虫在宿主体内移行,对肺等器官造成机械损伤,出现毛细血管栓塞、破裂,局部细胞浸润和点状出血。成虫寄生于血管内,其代谢产物、分泌物、排泄物等刺激机体抗体产生,形成免疫复合物,引起宿主发生Ⅲ型超敏反应,导致宿主发生一过性血管炎或静脉内膜炎。虫卵是主要的致病虫期,可致组织出现肉芽肿(Ⅳ型超敏反应)和慢性纤维化。

在血吸虫的感染过程中,初始 CD4⁺T 细胞识别由 DC 提呈的抗原,可分化为不同的 Th 细胞亚群。在感染的急性期,血吸虫可溶性虫卵抗原(soluble egg antigen,SEA)可促进 Th1 细胞分化,释放 IL-2 和 IFN-γ 等炎症因子。随后,SEA 主要诱导 Th2 型免疫应答,分泌 IL-4、IL-5 和 IL-13 等细胞因子。

另外,在 T 细胞辅助下,一部分 B 细胞活化产生针对血吸虫的 IgG 和 IgE 抗体,通过 ADCC 效应实现杀伤作用。

血吸虫病可通过粪便涂片、直肠镜检查、血清特异性抗体检测等方法进行诊断。预防血吸虫感染的有效途径包括控制传染源、切断传播途径和保护易感者。吡喹酮是治疗血吸虫病的首选药物,青蒿素衍生物蒿甲醚和青蒿琥酯对童虫也有很好的杀灭作用。目前,血吸虫疫苗的研究和应用之间尚有一定距离,有赖于对血吸虫的生物学特性,以及与宿主细胞及免疫的互作关系的深入了解。

第六节 真菌感染免疫

真菌感染在人类中相对常见,严重程度从常见的轻度浅表感染到威胁生命的侵入性感染。条件性致病真菌可以在免疫力低下时引起机会性感染,如念珠菌、曲霉、新型隐球菌等,它们一般对于健康人没有危害,但 AIDS 患者、糖尿病患者以及放/化疗患者由于免疫力低下,容易被条件致病真菌感染。

一、真菌感染的致病机制

真菌的生长方式包括单细胞的独立生长和多细胞的聚集生长(如菌丝体)。双相型真菌在其生活周期的某个阶段为单细胞形式,在另一阶段又变为多细胞形式。所有的真菌细胞像细菌一样有细胞壁,但和哺乳细胞一样具有细胞膜。尽管许多真菌在土壤中度过其大部分的生命周期,但也有些真菌共生在人体黏膜(如皮肤、咽部、胃肠道和泌尿生殖道等)表面的局部。

一些真菌仅感染皮肤、头发和指甲,另一些真菌可以通过皮肤、呼吸道、消化道等途径侵入宿主体内。一旦真菌成功侵入宿主体内,它们会使用特殊的附着因子与宿主细胞表面结合,从而定植在宿主体内。真菌感染引起的疾病称真菌病,表 17-9 列举几种由真菌感染引起的疾病。

表 17-9 真菌及其引起的疾病

病原体	疾病
曲霉	呼吸道感染、急性和慢性肺炎
皮炎芽生菌	芽生菌病(皮肤损伤,急、慢性肺炎)
念珠菌	酵母菌感染(阴道炎、膀胱炎)
新型隐球菌	脑膜炎、肺部感染
荚膜组织胞浆菌	组织胞浆菌病(肺部病变)
卡氏肺囊虫	肺炎和肺损害
皮肤癣菌	皮肤、指甲和头发感染
耶氏肺孢子菌	肺炎和肺损害
巴西副球孢子菌	鼻口黏膜溃疡
毛霉菌	毛霉菌病(脑、鼻窦和肺病变,眼睛肿胀)

二、机体免疫系统抵御真菌感染的机制

(一)固有免疫在抵御真菌感染中的作用

中性粒细胞和巨噬细胞可吞噬及清除真菌酵母细胞、孢子和菌丝,其是真菌感染的重要抵抗方式。粒细胞减少症患者或中性粒细胞功能受损的患者特别容易发生系统性真菌感染。中性粒细胞和巨噬细胞表面的 PRR 与真菌 PAMP 结合激活固有免疫通路,介导炎症应答发挥抗真菌作用(图 17-13A)。

NK 细胞抑制新型隐球菌和巴西副球孢子菌的生长,但对荚膜组织胞浆菌感染无效(图 17-13B)。γδT 细胞缺陷小鼠对酵母感染敏感性增高的现象,表明 γδT 细胞有利于黏膜的抗真菌防御(图 17-13C)。

真菌组分是补体旁路途径的强激活剂,但其细胞壁对补体介导的裂解具有抵抗作用;而补体活化

过程中产生的 C5a、C3a,可招募炎性细胞至感染部位。

（二）适应性免疫在抵御真菌感染中的作用

细胞免疫对于抗真菌感染最为关键,其中 Th1 应答对宿主发挥免疫保护作用。树突状细胞提呈真菌抗原,激活 Th1 细胞分泌 IFN-γ,使巨噬细胞活化。Th2 应答在真菌感染中相对罕见,并且不是十分有效。被真菌感染后出现 Th2 应答而不是 Th1 应答的患者,对某些病原体的抗性很弱(图 17-13D)。抗体在真菌入侵机体的过程中能发挥的防御作用十分有限。其中抗体介导的调理作用可促进吞噬,在真菌抗原的清除和提呈过程中发挥一定作用(图 17-13E)。

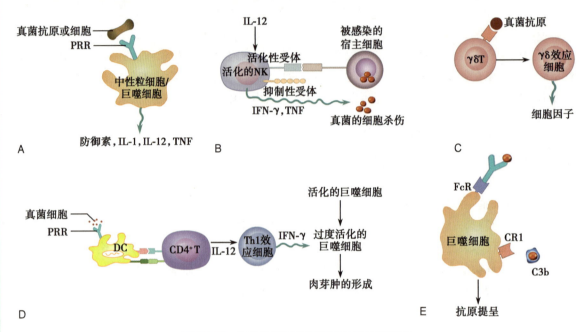

图 17-13　机体免疫系统抵御真菌感染的机制

A. 中性粒细胞/巨噬细胞的活化;B. NK 细胞的活化;C. γδT 细胞的活化;D. Th1 应答和巨噬细胞的过度活化;E. 调理吞噬作用。

三、真菌逃避宿主免疫杀伤的机制

许多真菌在其生活周期的不同阶段表现为不同的特点,使其具有很多机会逃避免疫防御(表 17-10)。部分真菌的细胞壁和细胞膜缺乏 PAMP 等结构,不能触发 PRR 介导的固有免疫识别或补体介导的裂解作用。一些真菌被包被起来,可抵御抗体的识别和吞噬作用。某些真菌成分可被蛋白酶修饰,从而逃避宿主免疫系统的识别。

表 17-10　真菌对免疫系统的逃避机制

免疫系统中被干预的组分		真菌逃避机制
逃避免疫攻击	逃避 PRR 识别	细胞壁无 LPS 或肽聚糖
	逃避抗体的接触	具有多阶段的生活周期; 分泌阻断 B 细胞分化和增殖的分子
	逃避补体杀伤	具有细胞壁,阻止补体接触细胞膜
	逃避吞噬作用	具有阻止吞噬作用的衣壳
产生免疫抑制效应	抑制巨噬细胞	分泌抑制细胞因子产生和 B7 表达的分子
	抑制 T 细胞	分泌诱导无效的 Th2 应答而不是 Th1 应答的分子; 分泌阻断 T 细胞分化和增殖的分子; 激活调节性 T 细胞

真菌成分亦可直接干扰吞噬细胞的功能。例如,白念珠菌的毒力因子念珠菌素(candidalysin)可诱导巨噬细胞的程序性死亡。此外,许多真菌还能产生毒素或其他具有免疫抑制作用的介质。一些真菌分子通过破坏 Th1 应答促使免疫偏离到无效的 Th2 应答。新型隐球菌外壳的多聚糖可阻挡单核/巨噬细胞细胞因子的产生,下调巨噬细胞 B7 的表达,并激活调节性 T 细胞。

四、常见真菌感染——隐球菌病

隐球菌病(cryptococcosis)是由新型隐球菌引起的条件致病性真菌感染。该病通常不会感染正常人,但在免疫功能低下者中易发。本病常见于白血病、淋巴瘤、组织细胞增生症、胰岛素依赖型糖尿病、免疫缺陷病患者,以及使用糖皮质激素或免疫抑制剂治疗的人群。近年来,随着艾滋病发病率的上升,隐球菌病的发生率也相应增加。

在早期病灶中,大量新型隐球菌聚集,由于菌体被胶状荚膜包裹,与组织无直接接触,因此组织炎症反应较轻。感染数月后,可能形成肉芽肿,伴随巨细胞、巨噬细胞和成纤维细胞增生,以及淋巴细胞和浆细胞浸润,偶尔出现坏死灶和小空洞。脑组织尤其容易形成小空洞,脑膜增厚,并伴有肉芽肿,以基底节和大脑皮质受累最为严重。肺部病变则表现为少量淋巴细胞浸润、肉芽肿形成和广泛纤维化。

隐球菌病的诊断需基于微生物学鉴定、组织病理学检查或隐球菌多糖抗原(cryptococcal polysaccharide antigen,CrAg)检测。通常实验室检测 CrAg,以乳胶凝集试验最为灵敏而特异。隐球菌病的治疗策略取决于患者的免疫功能状态和疾病的严重程度。对于无症状或轻至中度且无中枢神经系统受累的感染,口服氟康唑是首选治疗方案。对于重度疾病或中枢神经系统受累的病例,推荐使用两性霉素 B 联合氟胞嘧啶进行诱导治疗,随后以氟康唑进行巩固治疗。IFN-γ 可增强巨噬细胞和中性粒细胞对多种病原体的抗真菌活性。在治疗艾滋病相关的隐球菌性脑膜炎时,IFN-γ 与标准抗真菌治疗方案联合使用,可有效缓解患者临床症状。

思考题

1. 简述机体免疫系统抵御胞外菌感染的机制。
2. 简述胞内菌进行免疫逃逸的机制。
3. 阐述机体通过固有免疫和适应性免疫协调抵抗病毒感染的机制。
4. 简述病毒的免疫逃逸机制。
5. 简述固有免疫抗真菌感染的机制。

(马 骊 张保军)

第十八章
免疫学诊断

【学习要点】

- 抗原以及抗体、补体、细胞因子等免疫分子的检测在感染性疾病、自身免疫病、免疫缺陷病和肿瘤等疾病的诊疗中发挥着关键作用，为疾病诊断或辅助诊断提供了重要依据。
- 免疫细胞类别与数量的检测在疾病诊断中发挥着重要的作用，既可用于疾病诊断，也可监测治疗效果，如细胞的免疫分型在血液系统恶性肿瘤的鉴别诊断中发挥重要作用。
- 随着测序技术与生物信息学的发展，组学技术、单细胞技术与人工智能技术也逐渐应用于免疫学诊断。
- 对 T 细胞、B 细胞、NK 细胞和中性粒细胞等免疫细胞的功能评价，包括固有免疫和适应性免疫功能的评价，可评估个体的免疫状态，辅助疾病诊断。

免疫学诊断（immunological diagnosis）是指应用免疫学理论、技术和方法对机体的免疫状态进行评估，确定疾病的病因或病变部位，以诊断临床疾病或监测治疗效果。免疫学诊断的应用范围很广，包括传染病、自身免疫病和肿瘤的诊断与评估，以及妊娠诊断等。检测抗原、特异性抗体、免疫细胞的种类和亚群、免疫细胞计数和功能，可为临床疾病的诊疗提供依据。

免疫学诊断方法的选择主要基于特异性、灵敏度和预测值，也取决于其最终应用，疾病初筛适宜使用灵敏度高的方法，疾病诊断适宜使用特异性高的方法。初筛试验阳性结果需利用确诊试验进一步评估。

第一节 基于抗原与免疫分子检测的疾病诊断技术

抗原以及抗体、补体、细胞因子、细胞黏附分子、人类白细胞抗原等分子的检测可用于诊断或辅助诊断感染性疾病、自身免疫病、免疫缺陷病和肿瘤等疾病。

一、基于抗原抗体特异性结合的诊断技术

用已知的抗原（或抗体）来检测未知的抗体（或抗原）的血清学反应是免疫学诊断的经典方法，广泛用于多种疾病的诊断。

（一）靶向抗原的检测技术

基于抗原抗体反应的检测技术，可用于检测感染性疾病中的病原体抗原或肿瘤疾病中的肿瘤特异性抗原等，为疾病诊断提供了重要依据。

1. 酶联免疫吸附试验检测抗原 测定血清中可溶性抗原最常用的方法是酶联免疫吸附试验（enzyme linked immunosorbent assay，ELISA）。ELISA 检测抗原的基本方法是将已知抗体吸附在固相载体（聚苯乙烯微量反应板）表面，使其在固相载体表面形成酶标记抗原-抗体复合物，洗涤去除液相中的游离成分，并利用复合物上标记的酶催化底物显色，其颜色的深浅与待检标本中抗原的量相关（图 18-1）。常用的标志物有辣根过氧化物酶（horseradish peroxidase，HRP）和碱性磷酸酶（alkaline phosphatase，ALP）等。例如，ELISA 检测 EB 病毒（Epstein-Barr virus，EBV）血清学标志物可用于 EB 病

毒感染的诊断,也用于鼻咽癌的辅助诊断及疗效监测。双抗体夹心法 ELISA 可用于测定样品中人乙型肝炎病毒表面抗原(hepatitis B surface antigen,HBsAg)水平,该抗原是诊断乙肝病毒感染的关键指标。ELISA 也可用于检测组织多肽抗原(tissue polypeptide antigen,TPA)等肿瘤标志物。TPA 在恶性肿瘤患者血清中的检出率达 70% 以上,常用于增殖迅速的恶性肿瘤的辅助诊断(正常参考值<130U/L),以及肿瘤疗效监测。癌胚抗原(carcinoembryonic antigen,CEA)是一种可在多种肿瘤中表达的肿瘤标志物,用于辅助恶性肿瘤的诊断、预后判断、疗效监测等。联合检测血清中 CEA、TPA 和癌抗原 15-3(cancer antigen 15-3,CA15-3)具有乳腺肿瘤鉴别诊断价值。

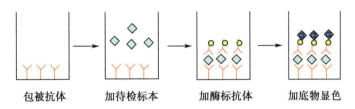

包被抗体　　加待检标本　　加酶标抗体　　加底物显色

图 18-1　双抗夹心酶联免疫吸附试验原理

2. 放射免疫测定法检测抗原　　放射免疫测定法(radioimmunoassay,RIA)是用放射性核素标记抗原或抗体进行免疫学检测的免疫标记技术(图 18-2)。该法结合了放射性核素高灵敏度和抗原抗体反应的特异性,使检测的灵敏度达到 pg 水平。常用于标记的放射性核素为 ^{125}I 和 ^{131}I,常用于胰岛素、甲状腺素(T_4)、生长激素等微量抗原的测定。T_4 为判断甲状腺功能亢进症或甲状腺功能减退症的常用指标,也具有评估病情严重程度和疗效监测的价值。

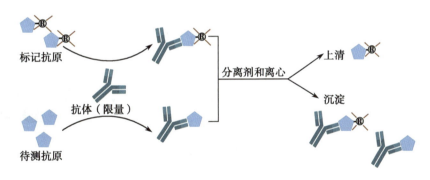

标记抗原　　抗体(限量)　　待测抗原　　分离剂和离心　　上清　　沉淀

图 18-2　放射免疫测定法原理
当样本中含待测抗原时,待测抗原与抗体结合,致使放射性标记抗原与抗体结合受到抑制,抑制程度与待测抗原含量成正比。

3. 固相膜免疫分析技术检测抗原　　固相膜免疫分析技术以微孔膜为固相载体,包被已知抗体,待测样本经微孔膜渗滤作用使样本中的抗原与膜上包被的抗体结合,再通过标志物与之反应形成肉眼可见的显色结果。常用标志物有酶、荧光素、胶体金和胶体硒等。其中,以胶体金作为标志物的固相膜免疫分析技术也称免疫金标技术(immuno-gold labeling technique,IGLT)(图 18-3)。当金标志物大量聚集时,可形成肉眼可见的红色或粉红色斑点。该技术是临床常用检测技术之一,用于定性或半定量快速免疫检测方法中,如检测 HBsAg、人绒毛膜促性腺激素(hCG)、甲型和乙型流感病毒抗原等,具有简单、快速、准确和无污染等优点。

4. 化学发光免疫技术检测抗原　　化学发光免疫分析(chemiluminescence immunoassay,CLIA)利用化学发光物质(如吖啶酯、鲁米诺等)标记的抗体定量检测抗原。发光物质在反应剂激发下生成激发态中间体,当恢复至稳定的基态时发射光子,通过自动发光分析仪测定光子的量,可反映待测样品中抗原或抗体的含量(图 18-4)。该方法因具有灵敏度高、检测范围宽、操作简便快速、标志物稳定性好、无污染、仪器简单经济等优点,已逐步取代放射性免疫分析与普通酶免疫分析,成为临床最常用的

NOTES

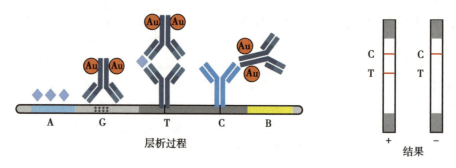

图 18-3 免疫金标技术原理

字母 G 区为金标特异性抗体,T 区为包被特异性抗体,C 区为包被抗免疫球蛋白抗体,B 区为吸水纸。于 A 区滴加待测标本,通过层析作用,待测标本向 B 端移动,流经 G 区时将金标抗体复溶,若待测标本中含待测抗原,即形成金标抗体-抗原复合物,移至 T 区时,形成金标抗体-抗原-抗体复合物被固定下来,在 T 区显示红色线条,呈阳性反应。过量的金标记抗体移至 C 区被抗金标抗体捕获,呈现红色质控线条。

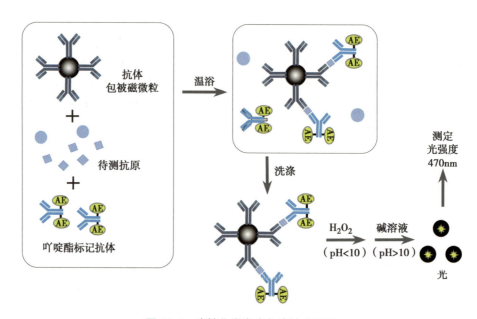

图 18-4 直接化学发光免疫技术原理

用化学发光剂吖啶酯(AE)直接标记抗体与待测标本中相应的抗原反应,通过磁场把结合状态和游离状态的化学发光剂标志物分离,在结合状态部分中加入发光促进剂(NaOH—H_2O_2)进行发光反应,并发出波长为 470nm 的光,其发光强度可进行定量检测。

免疫学检测方法,广泛用于临床感染性标志物、肿瘤标志物等的检测,如甲胎蛋白(alpha-fetoprotein,AFP)、CEA、糖类抗原和前列腺特异性抗原(prostate specific antigen,PSA)等。这些标志物对于肿瘤的筛查、诊断及疗效评估具有重要意义。

5. 沉淀反应检测抗原 可溶性抗原(细菌培养滤液、细胞或组织的浸出液、血清蛋白等)与相应抗体特异结合后,在电解质参与下出现的沉淀现象称为沉淀反应(precipitation)。该反应多以半固体琼脂作为介质,抗原抗体在凝胶中扩散至两者比例合适处,形成肉眼可见的沉淀。免疫比浊法(immunonephelometry)的原理也是沉淀反应,当抗体浓度固定时,形成的免疫复合物的量与检样中抗原量以及反应液的浊度成正比。免疫比浊法常用于检测血清中特定免疫球蛋白或补体的水平,也可检测铜蓝蛋白用于肝豆状核变性(Wilson 病)的辅助诊断;应用免疫比浊法检测的类风湿因子(rheumatoid factor,RF)是诊断类风湿关节炎的一个重要的实验室指标。此外,胶乳免疫比浊法检测 β2 微球蛋白在临床诊断中具有重要的应用价值,尤其是在肾脏疾病、恶性肿瘤诊断以及糖尿病肾损伤的早期诊断等方面。

6. 免疫印迹技术检测抗原 免疫印迹(immunoblotting)技术又称为 Western-blot,是将凝胶电泳的高分辨力同固相免疫测定结合起来的一种方法。该法的基本步骤为先将复杂的混合物在分离胶中分离,然后将这些分子转移至膜上,再用特异性的抗体鉴定这些单个的抗原成分。在临床上,该方法广泛用于感染病原体的免疫学检测,如 HIV、梅毒螺旋体和莱姆病的病原体伯氏疏螺旋体。

7. 免疫 PCR 检测抗原 免疫 PCR(immuno-PCR,IM-PCR)是将免疫学反应和 PCR 技术相结合而创建的一种新的检测技术,兼具抗原、抗体反应的特异性和 PCR 技术的高灵敏度。它运用 PCR 的高灵敏度来放大抗原抗体反应的特异性,甚至可检测一至数个抗原分子。因此,免疫 PCR 法可用于梅毒的早期诊断,以及乙型肝炎病毒(HBV)的筛查与诊断,即通过检测 HBsAg 或 HBcAg 等抗原有效地诊断 HBV 感染。该方法与 ELISA 的原理类似,不同之处在于以 DNA 分子作为标志物,也可采用直接法、间接法和双抗体夹心法。

8. 免疫组织化学技术检测抗原 免疫组织化学技术(immunohistochemistry technique)是在组织切片或细胞涂片上,利用抗体检测抗原并将其可视化的技术。应用标记的特异性抗体(单克隆抗体或多克隆抗体)在组织(或细胞)原位,通过抗原抗体反应和组织化学的呈色反应,对相应抗原进行定位、定性和定量检测。该技术具有免疫反应的特异性和组织化学的可见性,可在组织、细胞、亚细胞水平检测各种抗原物质。常用的相关技术有免疫电镜技术、酶免疫组化和免疫组化等。免疫组化的临床应用包括恶性肿瘤的诊断与鉴别诊断,确定转移性恶性肿瘤的原发部位,发现微小转移灶,还可对某特定肿瘤进行病理分型,对软组织肿瘤进行组织学分类。由于软组织肿瘤种类多、组织形态相像,相对难于区分其组织来源,应用多种标志进行免疫组化检测对软组织肿瘤的诊断不可或缺。

(二) 靶向抗体的检测技术

抗体检测在免疫学诊断中扮演着重要的角色,它涉及多种检测方法和技术,可用于诊断和监测多种疾病,如检出针对病原体的特异性抗体是临床诊断的重要依据。

1. 凝集反应检测抗体 颗粒性抗原(细菌、细胞或表面包被抗原的颗粒)与相应的抗体在电解质存在的条件下结合,可出现肉眼可见的凝集团块的现象,称为凝集反应(agglutination reaction)。试验的灵敏度和特异性由抗原的纯度和非可溶颗粒决定。凝集反应常用于血型鉴定、感染性疾病的诊断以及自身抗体的检测。基于凝集反应的肥达试验(Widal test)以伤寒沙门菌 O 抗原、H 抗原以及甲型、乙型副伤寒沙门菌 H 抗原测定患者体内特异性抗体含量,可用于诊断伤寒沙门菌感染。诊断布鲁氏菌病所用的瑞特试验(Wright test)、诊断流行性斑疹伤寒、恙虫病的外斐反应(Weil-Felix reaction)以及筛查梅毒的甲苯胺红不加热血清素试验(tolulized red unheated serum test,TRUST)均属于凝集反应。

2. 荧光免疫技术检测抗体 免疫荧光法(immunofluorescence,IF)是将荧光素高效示踪性与抗原抗体反应特异性相结合的一种免疫标记技术。IF 为半定量方法,检测抗体灵敏度为 $0.1\mu g/ml$,是目前临床实验室中最常用的筛查特异性抗体与细胞抗原的技术,可用于检测多种病原体的抗原或抗体,对传染性疾病进行辅助诊断。免疫荧光法检测抗核抗体(antinuclear antibody,ANA)用于自身免疫病的临床诊断、鉴别诊断、疗效评价和预后评估,并可作为自身免疫病的重要初筛试验。用于标记抗体的荧光素主要有异硫氰酸荧光素(FITC)、四乙基罗丹明和藻红蛋白(PE)等。FITC 发黄绿色荧光,PE 发红色荧光。可单独使用一种荧光素,也可同时使用两种或多种荧光素标记的不同抗体,作双色或多色染色,检查不同抗原。IF 分为直接荧光法和间接荧光法。直接荧光法中,荧光素直接标记抗体,特异性强,但检测不同的目标物需制备不同的荧光素标记抗体。间接荧光法中,荧光素标记于二抗,灵敏度比直接荧光法高,但非特异性的荧光增多(图 18-5)。间接免疫荧光法检测 ANA 可用于辅助诊断 SLE。其方法是以人喉表皮样癌细胞 Hep-2 和鼠肝作抗原固定于载玻片上,与受检者血清反应,再加入 FITC 标记的抗人 Ig,在荧光显微镜下可观察到 ANA 的荧光强度和荧光核型。对于自身免疫性脑炎,抗谷氨酸受体抗体的检测可用于辅助诊断抗 N-甲基-D-天冬氨酸受体脑炎。

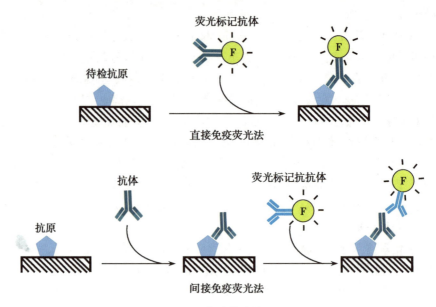

图 18-5 免疫荧光法原理

抗 dsDNA 抗体可见于活动期 SLE,阳性率 70%~90%。抗 ssDNA 抗体在 SLE 患者中的阳性率为 70%~95%,尤其是合并存在狼疮肾炎的情况。抗 ssDNA 抗体还可见于重叠结缔组织病、药物诱导的狼疮和慢性活动性肝炎等。抗 Sm 抗体诊断 SLE 的特异性达 99%。抗核小体抗体诊断 SLE 的灵敏度为 58%~71%,特异性为 97%~99%。90% 以上的桥本甲状腺炎患者、约 50% 的甲状腺功能亢进患者和约 35% 的甲状腺癌患者可出现抗甲状腺球蛋白(thyroglobulin,TG)抗体阳性。重症肌无力、肝病、风湿性血管病、糖尿病也可出现抗 TG 抗体阳性。

在进行自身抗体检测时,包括抗核抗体在内的部分自身抗体,在自身免疫病中的灵敏度高但特异性不强。而有些自身抗体在自身免疫病中的灵敏度低,但特异性很高。因此,通常以抗核抗体作为筛查检测指标,而其他针对特异性靶抗原成分的自身抗体用于进一步诊断。在自身免疫病患者体内,因有多种自身抗原的存在,自身抗体的种类也具有交叉重叠现象,故检测出多种自身抗体阳性时还必须结合临床症状综合分析。

3. 化学发光免疫技术检测抗体 在临床诊断方面,化学发光法除用于抗原检测外,也可以检测相关病原体的特异性抗体,可用于病原体感染的辅助诊断。如检测弓形虫、风疹病毒、巨细胞病毒、单纯疱疹病毒等 IgM 和 IgG 可辅助诊断相关病原体的感染。化学发光法测定抗甲状腺球蛋白抗体(anti-TgAb)和抗甲状腺过氧化物酶抗体(anti-TPOAb),对于甲状腺疾病,尤其是自身免疫性甲状腺疾病(如桥本甲状腺炎和格雷夫斯病)的诊断、鉴别诊断及病情评估具有重要价值。临床上,对类风湿关节炎的诊断具有高度特异性的抗环瓜氨酸肽抗体(anti-cyclic citrullinated peptide antibody,anti-CCP)也通常采用化学发光法进行检测。与 ELISA 法相比,化学发光法具有更高的灵敏度和精密度,适用于大规模检测和自动化检测。

4. 免疫印迹技术检测抗体 使用免疫印迹技术检测可提取的核抗原(extractable nuclear antigens,ENA)的抗体,即抗核抗体谱,包含识别双链 DNA、Sm、核糖体、Scl-70(sclerosis-70)、Jo-1、SSB(Sjögren B)、SSA(Sjögren A)、RNP 等的抗体(图 18-6)。抗核抗体谱检测是目前临床上用于自身免疫病诊断和鉴别诊断的重要检测项目。免疫印迹技术检测 HIV 抗体是 HIV 感染诊断的"金标准",可用于获得性免疫缺陷综合征(AIDS)的确诊;检测梅毒特异性抗体可用于梅毒感染的筛查及早期诊断。

5. 免疫固定电泳检测抗体 浆细胞或 B 细胞单克隆大量增殖时所产生的异常免疫球蛋白称为 M 蛋白,常出现于恶性淋巴瘤、巨球蛋白血症、多发性骨髓瘤患者的血或尿中,其本质是免疫球蛋白

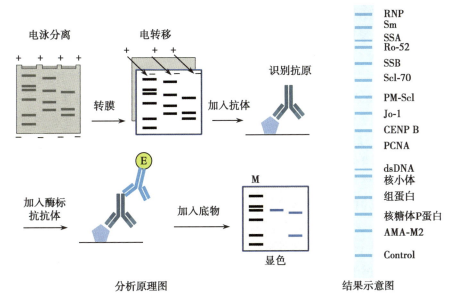

图 18-6　免疫印迹技术原理

或其片段(轻链、重链等)。在临床上,免疫固定电泳(immunofixation electrophoresis,IFE)广泛用于检测血清和尿液中由浆细胞或 B 细胞单克隆恶性增殖产生的 M 蛋白。免疫固定电泳也可用于尿液中本周蛋白(Bence-Jones protein,BJP)和脑脊液寡克隆区带的鉴定与分型等。寡克隆区带主要反映脑脊液中免疫球蛋白合成的情况,不过,寡克隆区带不同于 M 蛋白,并非无功能的免疫球蛋白,而是特异性抗体,可针对中枢神经系统内特定抗原发生反应。脑脊液寡克隆区带阳性是多发性硬化(multiple sclerosis,MS)患者最常见的免疫学异常表现,是临床诊断 MS 最有意义的辅助检查。BJP 即免疫球蛋白轻链或其聚合体,35%~65% 多发性骨髓瘤的患者的尿中可检出 BJP 且多为 λ 型。例如,若一种单克隆抗体可与抗 IgG 和抗 λ 抗血清相结合,则可确定其重链分类为 IgG 类,轻链分型为 λ 型(图18-7)。该方法可鉴定特定的单克隆免疫球蛋白血症,对于骨髓瘤、华氏巨球蛋白血症(Waldenström macroglobulinemia)和其他浆细胞肿瘤具有诊断价值。但 IFE 也存在一些不足之处,比如对抗血清的

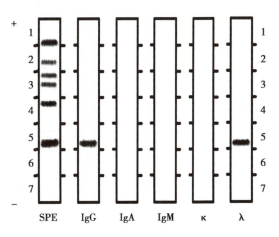

图 18-7　免疫固定电泳结果示意图

使用免疫固定电泳对单克隆免疫球蛋白分型时,先将待测样本在固相载体上进行区带电泳,再与特异性抗体反应。左侧第一条泳道为参考泳道,即血清蛋白电泳(serum protein electrophoresis,SPE),血清中的蛋白经电泳分离、染色,显示 γ 球蛋白(IgG)接近底部。其余五条泳道为同一种单克隆抗体经电泳、抗血清反应与染色后的结果。结果表明,该蛋白依重链分类为 IgG 类,轻链分型为 λ 型。

质量和浓度要求较高,成本较高,且其高灵敏度可使一些非特异性小片段显现,干扰结果的判读。

二、基于固有免疫分子检测的诊断技术

固有免疫分子包括补体系统、细胞因子、黏附分子、人类白细胞抗原、CD 分子等,它们在免疫反应中发挥关键作用并且可用于辅助疾病诊断。

(一)补体的检测

补体是机体免疫防御系统的重要组成部分,其主要功能是抗感染,同时也可引起炎症,参与超敏

反应。补体活性和含量的测定可反映机体的免疫水平,辅助诊断疾病,补体 C3 和 C4 是临床常用的检测指标,可作为自身免疫病辅助诊断和疗效评估的重要依据。补体活性测定包括总补体活性测定和单个补体成分测定。

1. 总补体活性测定　主要反映经典途径补体成分(C1~C9)的活性。常用 CH50(50% complement haemolytic activity),该方法是一种相对定量的测量血清总补体活性的方法。补体能使经溶血素(抗绵羊红细胞抗体)致敏的绵羊红细胞发生溶血,且溶血程度与补体含量和活性呈正相关,但并非线性相关。将新鲜待检血清做一系列稀释后,与一定量致敏红细胞反应,测定溶血程度,以 50% 溶血的血清量作为判定终点,可测知补体总溶血活性。

2. 单个补体成分测定　补体系统由多种成分构成,在某些疾病状态下,虽然总补体在数量上正常,但某些单个补体成分可能存在功能或数量的缺陷。单个补体蛋白水平常用免疫比浊法,利用针对补体特异的抗体来测定。

(1)补体 C1q 的测定:补体 C1q 增高见于骨髓炎、痛风、类风湿关节炎、过敏性紫癜等。C1q 降低见于 SLE、重症联合免疫缺陷病、混合性结缔组织疾病、重度营养不良、肾病综合征、肾小球肾炎等。

(2)补体 C3 的测定:血清中补体 C3 的正常范围是 0.7~1.4g/L。补体 C3 升高常见于急性炎症、某些传染病早期、急性病毒性肝炎、风湿性疾病、癌症、心肌梗死等。C3 降低常见于遗传性 C3 缺乏症、慢性活动性肝炎、肝硬化、肝坏死、活动性 SLE、急性肾小球肾炎、营养不良等。

(3)补体 C4 的测定:血清中补体 C4 的正常范围是 0.1~0.4g/L。补体 C4 升高常见于风湿性疾病急性期、急性病毒性肝炎、癌症、心肌梗死等。C4 降低常见于遗传性 C4 缺乏症、活动性 SLE(常早于 C3 降低)、慢性活动性肝炎、肝硬化、肝坏死、急性肾小球肾炎、营养不良等。

(4)补体旁路 B 因子的测定:B 因子升高见于某些自身免疫病、恶性肿瘤、肾病综合征、慢性肾炎等。B 因子减低见于自身免疫性溶血性贫血、肝病、急性肾小球肾炎等。

(二)细胞因子的检测

免疫细胞分泌的细胞因子在机体的免疫调节、炎症应答、肿瘤转移等生理和病理过程中起重要作用。细胞因子的水平可反映机体的固有免疫和适应性免疫功能。在创伤、心力衰竭、急性呼吸窘迫综合征和脓毒血症等多种疾病情况下,可发生细胞因子风暴,又称高细胞因子血症,患者体液中迅速、大量产生多种促炎性细胞因子,如 IL-1、IL-6、IL-12、IL-18、TNF-α、IFN-γ、MCP-1 等,可引发全身炎症反应综合征。在类风湿关节炎、强直性脊柱炎和银屑病等自身免疫病患者体内高表达 TNF-α 细胞因子;类风湿关节炎患者的滑膜液中,TNF-α、IL-1、IL-6、IL-8 等细胞因子水平明显高于正常对照。发生急性移植排斥反应时,受者血清及移植局部 TNF-α、IL-1、IL-2、IL-6、IFN-γ 等细胞因子水平升高。IL-8 表达水平增高与 2 型糖尿病特别是糖尿病肾病的发生发展相关,还可以用于自身免疫病和肿瘤发展的监测。IL-6 表达水平的变化有助于区分 Th1 和 Th2 细胞类型,反映免疫应答状态;在肺癌患者血清中 Th1 型和 Th2 型细胞因子的表达水平与肺癌的临床病理特征有关;慢性肝炎急性期和活动期患者 IL-6 水平显著升高,而在恢复期和稳定期降低,因此 IL-6 可作为监测肝炎活动性的指标。IL-4 升高常见于病毒感染、血液系统疾病和硬皮病等,可以辅助诊断超敏反应和过敏性疾病;IL-4 和 IL-10 联合检测有助于评估原发性高血压等心血管疾病的风险和治疗效果。在脓毒症、COVID-19 感染等情况下,细胞因子水平的变化与疾病的严重程度密切相关。因此,细胞因子检测已被广泛地用于临床诊断,其检测方法较多,主要包括生物学检测法、免疫学检测法和分子生物学检测法。

1. 细胞因子生物学检测　细胞因子生物学检测又称生物活性检测,是根据细胞因子特定的生物活性而设计的检测方法。各种细胞因子具有不同的活性,例如,IL-2 促进淋巴细胞增殖,TNF 杀伤肿瘤细胞,CSF 刺激造血细胞集落形成,IFN 保护细胞免受病毒攻击。因此,选择某一细胞因子独特的生物活性,即可对其进行检测。生物活性检测法又可分为以下几类。

(1)细胞增殖法:许多细胞因子具有刺激细胞生长的活性,如 IL-2 刺激 T 细胞生长,IL-3 刺激肥大细胞生长,IL-6 刺激浆细胞生长等。利用这一特性,筛选出对特定细胞因子起反应的细胞,可建立

NOTES

依赖于某种因子的细胞系,即依赖细胞株,这些细胞株只有在加入特定因子后才能增殖并存活。例如,在一定浓度范围内,IL-2 依赖株 CTLL-2 细胞增殖与 IL-2 含量呈正相关。因此,可通过测定细胞增殖情况(如使用 ^{3}H-TdR 掺入法或 MTT 法等)鉴定 IL-2 的含量。

(2)靶细胞杀伤法:某些细胞因子(如 TNF-α 和 TNF-β)具有在体外杀伤靶细胞或抑制靶细胞生长的特性。检测细胞因子杀伤靶细胞活性的方法有乳酸脱氢酶法、^{51}Cr 释放法和细胞凋亡检测法。基本方法为:将不同稀释度待测样品或细胞因子标准品与靶细胞株共同培养,检测存活的靶细胞数,通过与对照组比较判定细胞的杀伤率。

(3)抗病毒活性测定法:干扰素可抑制病毒所导致的细胞病变,测定其抗病毒活性可反映该细胞因子的水平。用细胞因子样品处理易感细胞,使之建立抗病毒状态,再用适量病毒攻击细胞,通过检测病毒引起的细胞病变程度来判定样品中细胞因子的活性。

2. 细胞因子免疫学检测　免疫学检测法常用方法包括 ELISA、酶联免疫斑点试验(enzyme linked immunospot assay,ELISPOT)、流式微球阵列(cytometric bead array,CBA)及胞内细胞因子染色(intracellular cytokine staining,ICS)。本法仅测定细胞因子的抗原性,不代表该因子的活性。

(1)流式微球阵列:是一种结合流式细胞仪荧光检测和微球免疫分析的多用途检测分析技术,通过结合有特定捕获抗体的一系列荧光编码微球来识别并捕获可溶性细胞因子(图 18-8)。CBA 能从单个样本中获得多个数据指标,可同步检测多达 36 种蛋白、具有高灵敏度(pg/ml 水平)和高重复性。可直接测定样品中特定细胞因子的种类与含量,为大规模检测临床患者血清中细胞因子提供了方便。

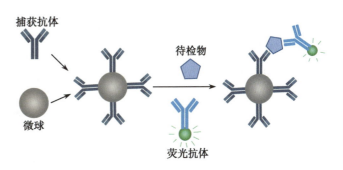

图 18-8　流式微球阵列原理

CBA 微球大小近似并具有荧光,包被有特异性捕获抗体。当微球上的特异性抗体与样品中的相应抗原结合后,加入荧光标记的抗体,通过流式细胞仪进行荧光检测。不同荧光强度的微球包被识别不同细胞因子的特异性捕获抗体可组成微球列阵,这些微球通过流式细胞仪红色通道来检测。

(2)胞内细胞因子染色法:用标记抗体区分细胞亚群,用抗细胞因子抗体与胞内细胞因子结合,即可检测不同细胞亚群细胞因子的分泌。可以在同一个细胞内同时检测两种或更多种细胞因子,也可根据细胞免疫分型区别细胞因子分泌细胞的亚型。该方法主要通过流式细胞术(flow cytometry,FCM)来分析和定量特定细胞类型中细胞因子的表达情况,从而提供关于免疫应答、疾病状态以及治疗效果的重要信息。

流式细胞术是一种在功能水平上对单细胞或其他生物粒子进行定量分析和分选的检测手段。该技术也具有检测免疫细胞内抗原的功能,如胞内细胞因子检测。通过明确细胞因子类型,可阐明免疫反应中辅助性 T 细胞(Th1/Th2/Th17)的状态,也可阐明 T 细胞在抗原刺激后的应答反应,如免疫接种或疾病状态相关的免疫应答。细胞因子的调节分泌可以用于检测单个 T 细胞对多克隆刺激和特异性抗原的反应。对于结核分枝杆菌纯化蛋白衍生物(PPD)的皮肤测试呈阳性的受试者,检测其 CD3$^+$ T 细胞细胞质内 IFN-γ 和 IL-4 的表达,可辅助结核病诊断。对于结核病患者,其 CD3$^+$ T 细胞对结核分枝杆菌反应产生 Th1 型细胞因子(IFN-γ)为主的应答,不产生 Th2 型细胞因子(IL-4)。

3. 分子生物学方法检测细胞因子　分子生物学方法可检测细胞因子的基因表达情况。制备细胞因子的 cDNA 探针或根据已知的核苷酸序列人工合成寡聚核苷酸探针,用这些基因探针可检测特定细胞因子基因表达。具体的实验方法可使用斑点杂交、细胞或组织原位杂交、Northern blot、RT-PCR、实时定量 PCR 等。分子生物学法只能检测细胞因子基因表达情况,不能直接提供有关因子的蛋白浓度及活性等。检测细胞因子的 mRNA 水平,适用于含量极少或容易降解的细胞因子,可从少量细胞中检出其细胞因子的表达水平,可以辅助炎症性疾病和自身免疫病等疾病的诊断和治疗。

（三）细胞黏附分子的检测

细胞间黏附分子的功能涉及促进细胞相互作用、细胞与血管壁的黏附、细胞运动以及与补体片段的相互作用等。黏附分子的异常表达与缺陷可造成不同严重程度的疾病。黏附分子有可溶型和膜型两种形式，均与机体的免疫状态和疾病的发生相关，在其中发挥着重要的作用。黏附分子的检测有助于炎症、肿瘤转移和器官移植排斥反应的辅助诊断。

1. 细胞黏附分子作为疾病标志物的检测　细胞间黏附分子-1（intercellular adhesion molecule-1，ICAM-1）作为一种细胞表面糖蛋白，介导免疫细胞和内皮细胞之间的相互作用，在细胞黏附和免疫应答中发挥着至关重要的作用。研究表明，ICAM-1 在三阴性乳腺癌和结直肠癌中过表达，可在一定程度反映肿瘤的恶性程度和侵袭转移能力。靶向 ICAM-1 的造影剂有助于肿瘤的可视化、分期诊断和治疗监测。ICAM-1 与冠心病软斑块的形成及病情严重程度密切相关。

可溶型细胞间黏附分子-1（soluble intercellular adhesion molecule-1，sICAM-1）可由外周血中的单核细胞释放，与 ICAM-1 相比，缺少跨膜区和胞质段，但具有与淋巴细胞功能相关抗原-1（lymphocyte function associated antigen-1，LFA-1）结合的能力，可通过"竞争抑制"参与多种炎症过程和免疫反应。在多种疾病过程中，均伴有血液中 sICAM-1 升高，如自身免疫病、肉芽肿性疾病（结核、肺结节病等）、肿瘤、移植排斥、超敏反应性疾病等。监测血液中 sICAM-1 水平也可判断疾病的活动期。结节病患者肺泡巨噬细胞高表达 ICAM-1，血清可溶性 ICAM-1 也显著高于健康对照组，检测血清 sICAM-1 水平可评价结节病活动性，儿童急性哮喘发作时，sICAM-1 水平明显高于疾病稳定期。此外，sICAM-1 还与某些疾病进程有关。肺癌和良性肺部疾病患者血液中均有 sICAM-1 升高，但肺癌患者随疾病进展其 sICAM-1 进一步升高，当伴有肝转移时 sICAM-1 达到相对高点。

ICAM 和 P-选择素可作为心血管疾病的风险指标，其在动脉粥样硬化患者的血浆中水平较高。ICAM 也是肾脏炎症的主要标志之一，其在 IgA 肾病、非 IgA 系膜增殖性肾小球肾炎、急性肾衰、慢性梗阻性肾病的肾小管上皮细胞、肾小球内皮细胞持续表达。慢性病毒性肝炎患者血液中可溶性的 E-选择素、ICAM-1、血管细胞黏附分子-1（vascular cell adhesion molecule-1，VCAM-1）均增高；酒精性肝炎所致肝硬化患者 ICAM-1 表达显著增高；肝移植患者、肝血管性血栓患者血液中 P-选择素显著升高；肝移植后的急性排斥反应中，ICAM-1、VCAM-1 和血小板内皮细胞黏附分子-1（platelet endothelial cell adhesion molecule-1，PECAM-1）在血管内皮细胞中高表达。黏附分子还参与某些自身免疫病的组织损伤。SLE 患者血液中 E-选择素、ICAM-1 和 VCAM-1 表达增高；类风湿关节炎患者血液中 E-选择素高表达。

2. 细胞黏附分子缺陷的检测　白细胞黏附缺陷症（leukocyte adhesion deficiency，LAD）属于原发性免疫缺陷病，为常染色体隐性遗传，影响粒细胞和淋巴细胞向血管间隙迁移，以及细胞毒性作用和对细菌的吞噬作用。白细胞黏附缺陷症的原因在于白细胞表面黏附分子（如整合素、选择素）缺乏，其诊断主要依据流式细胞仪检测出的 CD11、CD18 等白细胞表面黏附分子的缺失或严重缺陷。同时，患者全血细胞计数常见白细胞增多。

白细胞黏附缺陷症主要分为 3 型，LAD-1、LAD-2 和 LAD-3。LAD-1 是由于整合素 β2（CD18）分子亚单位基因 ITGB2 突变，导致白细胞黏附功能和趋化功能缺陷。反复皮肤感染、伤口愈合延迟和持续粒细胞增多症的患者经 FCM 检测，可诊断 LAD-1。患者通常 CD18 表达减少而不是缺失，可通过检测粒细胞（和淋巴细胞）活化后，CD18（以及 CD11a、CD11b 和 CD11c）表达不上调来确诊该病。LAD-2 由二磷酸葡萄糖（GDP）-岩藻糖转运蛋白基因突变所致，造成选择素岩藻糖基碳水化合物配体缺乏。LAD-3 由编码造血细胞 kindlin-3 的 FERMT3 基因突变引起，致使整合素 β1、β2 和 β3 活化缺陷。

（四）人类白细胞抗原的检测

以 FCM 检测 HLA-B27 主要用于脊柱关节炎（spondyloarthritis，SPA）的诊断和分型，还可用于强直性脊柱炎（ankylosing spondylitis，AS）的早期筛查。AS 患者中，HLA-B27 的阳性率约为 90%，而健康人群中 HLA-B27 阳性率约为 9%。FCM 检测 HLA-B27 可作为一种筛选实验，其准确性和可靠性受到多种因素的影响,包括抗体的选择、样本处理以及判读标准等,可使用两种或更多不同单克隆抗体,以提高检测的特异性和准确性。

HLA-G 是机体内重要的免疫耐受分子,其在许多肿瘤组织中的高表达。HLA-G 的表达与乳腺癌、食管癌、胃癌和肝细胞癌患者的不良预后相关。HLA-G 联合胃蛋白酶原对于早期胃癌及癌前病变具有良好诊断价值。

第二节 基于免疫细胞亚群及功能特点的疾病诊断技术

免疫细胞亚群的检测在疾病诊断及疗效监测中发挥着重要的作用。根据免疫细胞亚群特有的表面标志可使用流式细胞术或免疫磁珠法等实验方法加以分离和鉴定。细胞的免疫分型常用于诊断血液系统恶性肿瘤。检测外周血不同淋巴细胞亚群的比例和数量,可评估个体的免疫状态,也可用于诊断自身免疫病和免疫缺陷病等。

一、流式细胞术分选鉴定免疫细胞亚群

流式细胞仪可根据所规定的参量把指定的细胞亚群从整个群体中分选出来,该技术称为荧光激活细胞分选(fluorescence activated cell sorting,FACS)。其不仅可以检测细胞内的荧光信号,也可检测暴露在细胞表面、由荧光抗体标记的免疫分型标志物,实现对活细胞进行分选。其分选原理是把液滴形成的信号加在压电晶体上,使流动室随之振动,液柱断裂成一连串均匀的液滴,一部分液滴中包有细胞,如果其特征与要进行分选的细胞特征相符,则仪器在被选定的细胞刚形成液滴时给整个液柱充以指定的电荷,而未被选定细胞形成的细胞液滴和不包含细胞的空白液滴不被充电。带有电荷的液滴在高压静电场中,落入指定的收集器内,完成分选收集(图 18-9)。通过设门的方法可以定义细胞亚群的区域,可统计该区域内指定细胞亚群的百分含量。

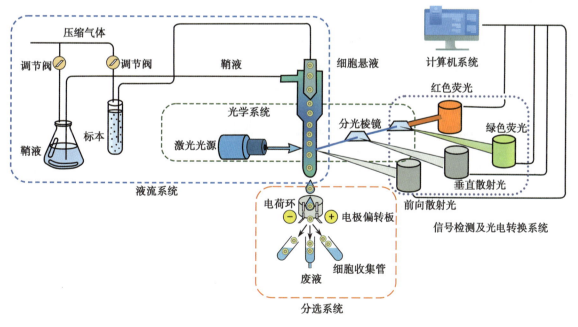

图 18-9 流式细胞仪工作原理

(一)细胞的免疫学分型

以荧光标记的单克隆抗体作为探针,FCM 可分析免疫细胞表面标志分子的表达,用于鉴定细胞亚群、谱系、细胞类型和细胞分化阶段、细胞活化状态等。例如,人 NK 细胞不表达 CD3,通常表达 CD16 和 CD56,因而以 CD3⁻、CD16⁺、CD56⁺作为标志进行鉴定。通过一组特异性荧光标记抗体(CD3-FITC、

CD16-PE、CD56-APC 单克隆抗体)与 NK 细胞表面分子结合,可鉴定 NK 细胞及其亚群。常用于免疫分型的淋巴细胞表面抗原见表 18-1。

表 18-1　用于免疫表型分析的选定淋巴细胞表面抗原

细胞类别	亚类/功能类别	表面抗原
T 细胞	总 T(Pan-T)细胞	CD2、CD3、CD5、CD7
	主要 T 细胞亚群	CD4、CD8
	与功能相关的表面抗原	CD28、CD31、CD38、CD45RA、CD45RO、CD62L、CXCR7
	活化抗原	CD25、CD40L、CD69、CD71、HLA-DR
B 细胞	总 B(Pan-B)细胞	CD19、CD20、表面免疫球蛋白
	主要 B 细胞亚群	CD5、CD21
	与功能相关的表面抗原	CD27、CD40、CD80、CD86
	活化抗原	CD23、CD25
NK 细胞	总 NK(Pan-NK)细胞	CD16、CD56
	NK 细胞亚群	CD2、CD8、CD57

　　FCM 可用于 HIV 感染后监测、血液系统恶性肿瘤的评估、免疫缺陷病和其他免疫系统疾病的评估,已成为临床实验室诊断的常规检测技术。多色 FCM 可用细胞跟踪染色评估淋巴细胞增殖,该方法可量化细胞活化和分裂的次数,还可评价免疫细胞介导的细胞毒作用。

　　淋巴细胞亚群的水平与变化可作为疾病诊断的线索以及评价疾病严重程度的指标。例如,$CD3^+T$ 细胞数量升高可见于 SLE 和类风湿关节炎等自身免疫病;$CD3^+T$ 细胞数量降低多见于免疫功能低下时,如白血病、先天性免疫缺陷、AIDS、多发性骨髓瘤、传染性单核细胞增多症以及使用免疫抑制剂与放疗时等。$CD4^+T$ 细胞与 $CD8^+T$ 细胞的比值降低可见于 AIDS、恶性肿瘤、骨髓移植恢复期和感染性疾病(如上呼吸道感染、急性巨细胞病毒感染、传染性单核细胞增多症和血吸虫病等);$CD4^+T$ 细胞与 $CD8^+T$ 细胞的比值升高可见于类风湿关节炎活动期、多发性硬化、1 型糖尿病和移植后排斥反应等。多发性骨髓瘤患者外周血 T 细胞亚群水平($CD3^+T$、$CD4^+T$、$CD4^+/CD8^+$)可用以初步评估其临床分期情况。自身免疫性淋巴增殖综合征(autoimmune lymphoproliferative syndrome,ALPS)是一种罕见的遗传疾病,以淋巴细胞凋亡异常为特征,可导致累及血细胞的自身免疫性疾病。该疾病的诊断标志之一是以流式细胞术分析表达 TCRαβ 的 $CD4^-CD8^-$ 双阴性 T 细胞的比例,其占淋巴细胞总数的 1.5% 或 $CD3^+$ 淋巴细胞的 2.5% 即为诊断 ALPS 的标准之一。通过流式细胞术对 $CD4^+T$ 细胞计数可用于监测 HIV 感染患者的免疫状态、AIDS 的分期和治疗效果评价。对于成人及 5 岁以上儿童,$CD4^+T$ 细胞计数 ≥ 500 个/μl,提示无免疫缺陷;$CD4^+T$ 细胞计数为 350~499 个/μl,提示轻度免疫缺陷;$CD4^+T$ 细胞计数为 200~349 个/μl,提示中度免疫缺陷;$CD4^+T$ 细胞计数 <200 个/μl,提示重度免疫缺陷。T 细胞、B 细胞、NK 细胞亚群常用于监测自身免疫病患者经过免疫抑制治疗后的细胞免疫功能状态,其中 T 细胞计数可用于预测患者发生感染的风险,B 细胞计数可用于反映使用 CD20 单抗后的疗效,指导下一次用药的时机。新生儿 T 细胞受体切除环(T-cell receptor excision circle,TREC)检测异常时,通常应进一步分析表达 CD45RA、CD127 或 CD62L 的初始 T 细胞水平,以确定是否患有严重 T 细胞免疫缺陷。

(二)细胞免疫学分型的诊断应用

　　FCM 的多参数分析可了解细胞属系及其分化程度,提高血液肿瘤诊断及分型的准确性、检测疗效及判断预后。例如,$CD2^+$、$CD3^-$、$CD4^-$、$CD8^-$、$CD56^+$、$CD19^-$ 的免疫表型对于侵袭性 NK 细胞白血病(aggressive NK-cell leukemia,ANKL)具有诊断意义。典型的慢性淋巴细胞白血病/小淋巴细胞淋巴瘤(chronic lymphocytic leukemia/small lymphocytic lymphoma,CLL/SLL)免疫表型为 $CD5^+$、$CD23^+$、$CD10^-$、$CD19^+$、cyclinD1$^-$、CD20 和 slg 弱阳性。套细胞淋巴瘤(mantle cell lymphoma,MCL)免疫表型

为 CD19⁺、CD20⁺、CD21⁺、CD22⁺、CD79a⁺、CD23⁻、CD200⁻，表面 Ig（通常为 IgM 和 IgD）、FMC-7 和 B 细胞淋巴瘤-2（B-cell lymphoma-2，BCL-2）阳性。CD200 是鉴别 CLL 和 MCL 较特异的免疫表型，CLL 的 CD200 阳性率为 97%~99%。因此，FCM 在非霍奇金淋巴瘤（non-Hodgkin lymphomas，NHL）诊断中起到重要补充作用，常见 NHL 的免疫表型如表 18-2 所示。此外，表面标志物和细胞周期的组合可以区分正常细胞群和肿瘤细胞。如用抗 κ 抗体、抗 λ 抗体或 B 细胞试剂将非整倍体 B 细胞克隆与正常反应性 B 细胞从淋巴细胞混合物中分离出来，也可使用细胞角蛋白作为标志物来区分肿瘤细胞和炎症细胞。

表 18-2　常见非霍奇金淋巴瘤的免疫表型

类别	名称	免疫表型
T 细胞淋巴瘤	T 细胞幼淋巴细胞白血病（T-PLL）	CD4⁺ᐟ⁻、CD8⁺ᐟ⁻、CD2⁺、CD5⁺、CD7⁺
	血管免疫母细胞性 T 细胞淋巴瘤（AITL）	CD4⁺、CD5⁺、CD10⁺ᐟ⁻、CD3⁺ᐟ⁻
	蕈样肉芽肿	CD4⁺、CD7ˡᵒʷ、CD3⁺、CD5⁺、CD45⁺
	非特殊型外周 T 细胞淋巴瘤（PTCL-NOS）	CD4⁺ᐟ⁻，通常存在 CD5 和/或 CD7 缺失
	成人 T 细胞白血病/淋巴瘤（ATLL）	CD4⁺、CD25⁺、CD3⁺、CD7ˡᵒʷ
	间变性大细胞淋巴瘤（ALCL）	CD30⁺，存在 T 细胞抗原缺失，TIA1/颗粒酶 B⁺，ALK⁺ᐟ⁻（免疫组化）
	T 细胞大颗粒淋巴细胞白血病（T-LGLL）	CD3⁺、CD4⁻、CD8⁺、CD5ˡᵒʷ 或 CD7ˡᵒʷ
B 细胞淋巴瘤	滤泡性淋巴瘤	CD45⁺、CD19ˡᵒʷ、CD20ˡᵒʷ、CD10ʰⁱᵍʰ、CD38ˡᵒʷ，单型轻链，BCL2 表达较 T 细胞升高
	慢性淋巴细胞白血病/小淋巴细胞淋巴瘤（CLL/SLL）	CD45⁺、CD5⁺、CD20ᵈⁱᵐ、CD23⁺ CD200⁺，单型轻链暗淡或消失，FMC-7⁻
	套细胞淋巴瘤（MCL）	CD45⁺、CD5⁺、CD20⁺、CD23⁻、CD200⁻，单型轻链限制性表达，FMC-7⁻
	伯基特淋巴瘤	CD45⁺、CD20⁺、CD10⁺、CD38ʰⁱᵍʰ，单型轻链，不表达 BCL2
	毛细胞白血病（HCL）	CD20ᵇʳⁱᵍʰᵗ、CD19，单型轻链，CD11c⁺、CD25⁺、CD103⁺、CD5⁻、CD10⁻
	边缘区淋巴瘤（MZL）	CD20⁺、CD19⁺、CD5⁻、CD10⁻，偶有 CD43 表达

注：TIA1，T 细胞细胞内抗原-1（T-cell intracellular antigen-1）；ALK，间变性淋巴瘤激酶（anaplastic lymphoma kinase）。

　　免疫学分型是诊断白血病的重要依据之一，国际公认的方法为 FCM。根据欧洲白血病免疫分型协作组（European Group for the Immunological Classification of Leukemias，EGIL）建议，若骨髓和外周血中，具有某些分化抗原的淋巴细胞超过 30%，髓系细胞超过 20%，考虑为白血病细胞。对于儿童白血病免疫学分型，髓细胞白血病的免疫学分型常用标志为 CD13、CD35、CD11b、CD15、CD66、CD14、CD117 及 MPO；红白血病的免疫学分型常用标志为 GlyA（血型糖蛋白 A）；巨核细胞白血病的免疫学分型常用标志为 CD41、CD42 及 CD61。成人急性髓细胞性白血病（acute myelogenous leukemia，AML）的免疫学分型常用标志为 CD117、CD33 及 CD13。急性淋巴细胞白血病（acute lymphoblastic leukemia，ALL）的亚型与对应的免疫表型如表 18-3 所示。

表 18-3　急性淋巴细胞白血病的免疫学分型

亚型	免疫学分型
B 系 ALL	CD19、CD79a、CD22 至少两个阳性
早期前 B-ALL（B-Ⅰ）	无其他 B 细胞分化抗原表达
普通型 ALL（B-Ⅱ）	CD10⁺
前 B-ALL（B-Ⅲ）	胞质 IgM⁺
成熟 B-ALL（B-Ⅳ）	胞质或膜 κ 或 λ⁺

续表

亚型	免疫学分型
T 系 ALL	胞质/膜 CD3$^+$
早期前 T-ALL（T-Ⅰ）	CD7$^+$
前 T-ALL（T-Ⅱ）	CD2$^+$和/或 CD5$^+$和/或 CD8$^+$
皮质 T-ALL（T-Ⅲ）	CD1a$^+$
成熟 T-ALL（T-Ⅳ）	膜 CD3$^+$,CD1a$^-$
α/β$^+$ T-ALL（A 组）	抗 TCRα/β$^+$
γ/δ$^+$ T-ALL（B 组）	抗 TCRγ/δ$^+$
伴髓系抗原表达的 ALL	表达 1 或 2 个髓系标志,但未满足混合表型急性白血病的诊断标准

此外,利用 FCM 对实体肿瘤的肿瘤干细胞和循环肿瘤细胞进行识别和分选,对制订有效的治疗策略、监测肿瘤的转移情况及预后评估也具有重要意义。

二、其他分选鉴定淋巴细胞亚群的方法

（一）免疫磁珠法

在免疫磁珠法（immune magnetic bead,IMB）中,细胞表面抗原能与连接有磁珠的特异性单抗相结合。在外加磁场中,通过抗体与磁珠相连的细胞被吸附而滞留在磁场中,无该种表面抗原的细胞无法在磁场中停留,从而使细胞得以分离。

（二）淘选法

用抗细胞表面标记的抗体包被培养板,加入淋巴细胞悬液,表达相应表面标记的细胞与抗体结合而贴附于培养板上,从而与悬液中的其他细胞分开。例如,用抗 CD4 抗体包被的培养板可将 CD4$^+$ T 细胞与其他 T 细胞分开。

（三）抗原肽-MHC 分子四聚体技术

根据 T 细胞活化的双识别原理,用生物工程技术将 MHC 分子在体外组装,并结合抗原表位肽,可形成抗原肽-MHC 分子复合物。用生物素标记的抗原肽-MHC 分子复合物与荧光标记的亲和素结合,由于一个荧光素标记的亲和素能结合 4 个生物素分子,这样将 4 个抗原肽-MHC 分子复合物组装在一起,称为四聚体(图 18-10)。该四聚体能与样品中的特异性 T 细胞 TCR 结合,由于四聚体能同时结合一个 T 细胞表面的 4 个 TCR,因而亲和力显著提高。用流式细胞技术即可确定待检标本中抗原特异性 T 细胞的频率。MHC Ⅰ类和Ⅱ类分子与抗原肽形成的四聚体复合物可分别鉴定表达特异性 TCR 的 CD8$^+$ T 细胞和 CD4$^+$ T 细胞。

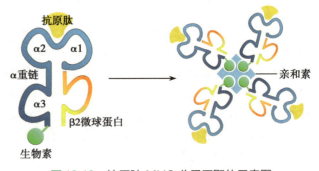

图 18-10　抗原肽-MHC 分子四聚体示意图

第三节　新兴生物学技术在免疫学诊断中的应用

随着测序技术的进步和生物信息学的发展,多组学和单细胞测序等新技术也逐渐在免疫学诊断中应用。这些技术有助于解析组织的免疫学差异和免疫组库的多样性,为疾病诊断和治疗提供新的思路。

一、组学技术

免疫基因组学（immunogenomics）是一项重要的技术和应用。通过分析免疫细胞的基因组，免疫基因组学可以揭示免疫系统的结构和功能，尤其是免疫细胞的分化、各种亚型免疫细胞的发育轨迹和功能转化等，可以分析免疫细胞在不同个体间的差异和不同时期的基因表达差异。组学分析的对象既可以是免疫细胞，也可以是其分泌的因子，还包括 HLA 分型和 MHC-肽结合亲和力预测等。免疫基因组学技术的发展将为感染、自身免疫病和肿瘤等疾病的诊断和治疗提供更多的思路和方法。

（一）转录组技术

转录组是由处于特定状态的有机体的细胞或组织转录 RNA 的集合，使用杂交的微阵列芯片或序列、RNA 测序等技术均可获得免疫细胞或组织的转录组信息。由于 mRNA 水平的改变可能先于组织学改变，转录组学可能会识别出疾病进展的基因表达谱。基因的表达水平、差异剪接、等位基因特异性表达、RNA 编辑和融合转录本均可能反映疾病诊断的重要信息。例如，使用 RNA 测序技术对糖皮质激素治疗后 T 细胞的转录谱进行分析，结果提示糖皮质激素可在 T 细胞中调节多个免疫信号通路而抑制炎症反应。

（二）蛋白质组技术

蛋白质芯片技术是实现蛋白质组学研究目标的一种重要工具。蛋白质芯片又称蛋白质微阵列（protein microarray），可实现快速、准确、高通量的检测。基本原理是将各种蛋白质抗原有序地固定于介质载体上，为待检芯片，用标记特定荧光物质的抗体样本与芯片作用，与芯片上蛋白质匹配的抗体将与之结合。再将未与芯片上蛋白质结合的抗体洗去，最后用荧光扫描仪或激光共聚焦扫描技术测定芯片上各点的荧光强度。芯片上的荧光将指示蛋白质对应的抗体及其相互结合的程度。抗体芯片是指将抗体固定到芯片表面以检测相应的抗原。抗原、抗体芯片在自身免疫病、微生物感染检测和肿瘤抗原初筛中具有广泛的应用价值。

该类技术进一步开发出了液相芯片（liquid chip），也称为悬浮芯片（suspension array），每种芯片上固定有不同的探针分子，将这些芯片悬浮于一个液相体系中。通过激光微雕技术对芯片进行激光光刻，芯片形成带有"棒状"或"点状"等编码的不同组合。样本中的待测抗体与特定芯片表面的抗原特异性结合后，再加入荧光蛋白标记的抗人 IgG 抗体，在明场下拍照识别不同编码芯片的位置，在暗场下拍照确定每个磁条码芯片所对应的荧光信号强度。最后，通过分析各编码芯片的荧光强度，可换算成对应抗体的浓度，能够实现在一个反应管中同时检测多个标志物。该方法可实现单次检测就获得抗核抗体谱、血管炎抗体谱或肌炎抗体谱等标志物信息。

二、单细胞技术

单细胞技术可揭示同一谱系免疫细胞之间的异质性，识别不同的细胞功能状态，有助于发现低丰度的细胞亚型，以更好地确定疾病类型及进展。根据分析单细胞目标物类别，可分为单细胞测序、单细胞质谱流式细胞术、单细胞免疫印迹技术等。

（一）单细胞测序

单细胞 RNA 测序（single cell RNA sequencing，scRNA-seq）技术有助于了解单个免疫细胞的基因表达谱，进而确定免疫细胞的类型、特性和功能。这项技术现在已经被广泛应用于免疫学研究中，有望进一步用于临床诊断。单细胞 RNA 测序技术可用于分析血液、次级淋巴组织、肾活检和尿液等各种样本中的免疫细胞，该技术需要新鲜的组织样本和成功的组织分离来生成高质量的数据。例如，在 HIV 急性感染之前和感染期间个体外周血单个核细胞的 scRNA-seq 可检测出 IL-1β、TNF 和抑瘤素 M（oncostatin M，OSM）等炎症相关细胞因子基因的表达差异。

针对免疫细胞 DNA 的高通量测序称为免疫组测序（IR-seq），其目标序列主要集中在 CDR3，尤其是在 TCR 组库测序中。T 细胞克隆可以近似地由不同的 CDR3 序列代表，由此，可全面评估免疫系统的多样性,深入挖掘免疫组库与疾病的关系。单细胞 V(D)J 技术以 5' 端接头的通用引物和免疫分子恒定区的巢式引物进行 V(D)J 富集,可实现成对的重链和轻链(B 细胞)或 α 和 β 链(T 细胞)的全长测序,获得大量单细胞的免疫组库数据。该技术适用于发现和鉴定新抗体,分析感染发展中的抗体进化谱系,检测免疫失调疾病的 V(D)J 重组倾向性,还可用于检测早期癌症、癌症进程和复发诊断的标志物。

(二) 单细胞质谱流式细胞术

单细胞质谱流式细胞术是新一代的多参数检测流式细胞仪。针对细胞的蛋白质种类可大致划分为胞内蛋白、膜表面蛋白以及分泌蛋白(细胞因子、抗体等),可同时用于单细胞水平检测、不同复杂细胞亚群表面分子的定性和定量检测,实现对免疫细胞群体进行精准的分型,也可解析肿瘤细胞的免疫表型,还可同时检测单细胞分泌的不同细胞因子。质谱流式的检测速度低于传统荧光流式,一般在 500 个细胞/秒以内,且细胞在电离分析后无法再次利用。

(三) 单细胞免疫印迹技术

单细胞免疫印迹技术将微流控技术与传统免疫印迹技术相结合,可在单细胞水平,高特异性地分析复杂细胞群体的表面蛋白、跨膜蛋白、胞内及核内的蛋白。通过分析肿瘤细胞的异质性和特定蛋白的表达模式,能为癌症的诊断提供重要信息。单细胞免疫印迹技术所需样本细胞量大,难以应用于分析稀有细胞样本的单细胞低丰度蛋白质。

三、人工智能

人工智能(artificial intelligence,AI)是一门交叉学科,以计算机科学和数学为基础,整合控制论、信息论、决定论等,模拟、延伸和扩展人类智能的理论、方法、技术及应用系统。研究者们也不断探索 AI 技术在辅助免疫学诊断中的应用,不过,这些尝试尚处于探索阶段,其检验结果重复性尚需提高,检测机构间的标准化也较困难。

(一) 人工智能辅助多参数流式细胞术的免疫学诊断应用

使用 AI 辅助的多参数流式细胞术可通过聚类、降维、自动分群等方法自动分析细胞计数、细胞活力、免疫表型、正常或异常的淋巴细胞亚群等参数,可以作为血液病理学初步诊断的工具。AI 技术用于流式细胞术分析,能够自动完成从数据采集到细胞门控分析的整个过程,极大缩短分析时间,减少了人为因素引入的主观性。此外,使用 AI 技术的同时,也可人工介入门控调整,有助于进一步优化结果,为 AI 模型提供持续训练的机会。

(二) 结合人工智能图像分析的多模态系统辅助免疫学诊断

AI 技术的进展促进了一系列以图像识别为基础的诊断模型的发展。使用 AI 的图像分析能力,可辅助检测人员判读间接免疫荧光法检测的抗核抗体的结果,AI 独立结果判读准确率高于 70%,不过,此类研究尚为小样本实验,该类模型还需进一步训练与测试。AI 技术还可分析包括皮肤病理、医学影像在内的多类别图像,并结合临床检查结果开展辅助诊断。例如,皮肤型红斑狼疮(cutaneous lupus erythematosus,CLE)亚型之间的鉴别诊断较为困难,并容易与许多其他皮肤病混淆,利用深度学习技术所构建的集合多重免疫组化图像(红斑狼疮皮肤组织原位 CD4/CD8/CD11b/CD19 四联多重免疫组化)、临床皮损图像、临床检验结果的多模态辅助诊断系统可实现较高诊断效能,并提升 CLE 的分型诊断及鉴别诊断能力。对于 HLA-B27 阴性的中轴型脊柱关节炎患者,其诊断通常较晚。通过使用 AI 技术辅助分析骶髂关节的磁共振影像及临床特征,可实现 HLA-B27 阴性的中轴型脊柱关节炎诊断准确度的提升。

(三) 人工智能算法鉴定生物标志物以辅助免疫学诊断

机器学习(machine learning,ML)是实现 AI 的方法之一,它专注于开发算法和统计模型,使计算机系统能够从数据中学习并作出预测或决策。作为常用的机器学习算法,以人工神经网络(artificial neural networks,ANN)分析包括 IFN-γ、表皮生长因子(epidermal growth factor,EGF)、血管内皮生长因子（vascular endothelial growth factor，VEGF）等一系列血清生物标志物，可实现对类风湿关节炎、骨关节炎患者与健康人群的区分。以机器学习算法分析类风湿关节炎患者滑膜组织的病理特点与滑膜样本的转录组测序结果，可区分出疾病的亚型与炎症程度。类似机器学习算法通过分析儿童系统性红斑狼疮患者与健康对照的差异表达基因，鉴定出了具有诊断价值的生物标志物。

第四节　免疫功能的评价及应用

免疫功能评价是通过一系列检测手段来评估机体免疫系统的健康状况和功能状态，包括固有免疫和适应性免疫功能的评价。其在肿瘤、免疫缺陷病和自身免疫病等疾病的诊断与治疗中发挥重要作用。例如，晚期肿瘤或者肿瘤广泛转移者其免疫功能明显降低；白血病缓解期发生免疫功能骤然降低者，预示有复发可能。通过监测 T 细胞、B 细胞、NK 细胞和中性粒细胞的数量与功能，有助于了解疾病的发展状态，评估治疗效果，以及预测疾病的进展和预后。

一、固有免疫功能的评价

固有免疫功能的评价包括检测中性粒细胞、NK 细胞等固有免疫细胞的功能，分析固有免疫细胞分泌的细胞因子水平，以及分析补体活性水平与成分等。

（一）中性粒细胞的数量与功能检测

中性粒细胞是固有免疫系统中的重要组成部分，它们能够迅速迁移到受损组织或感染部位，通过吞噬和杀伤细菌、真菌及病毒等病原微生物来抵御入侵，可通过释放活性氧（ROS）、溶菌酶等抗菌物质来消灭病原体，可通过释放中性粒细胞胞外诱捕网（NETs）发挥抗微生物作用。此外，中性粒细胞可分泌多种细胞因子，而参与感染性炎症和无菌性炎症。

1. 中性粒细胞的数量检测　中性粒细胞升高主要见于细菌感染，也可见于螺旋体感染，包括急性和化脓性感染、中毒、组织损伤、恶性肿瘤、急性大出血和急性溶血等。中性粒细胞数量降低见于伤寒、副伤寒、麻疹、流感等传染性疾病，以及再生障碍性贫血、粒细胞缺乏症、骨髓增生异常综合征等血液病以及自身免疫病，还可见于肿瘤放/化疗期间。

由于自身免疫性中性粒细胞减少症的血象和骨髓象与慢性特发性中性粒细胞减少症极为相似，因此，使用 FCM 检测中性粒细胞抗体成为两者鉴别的主要依据。自身免疫性中性粒细胞减少症的诊断需要结合临床表现，且能够在患者体内检出抗中性粒细胞的特异性抗体。

2. 中性粒细胞功能检测　中性粒细胞具有吞噬和杀伤病原体、分泌多种细胞因子等功能。通过评估中性粒细胞的吞噬和氧化功能，可辅助诊断和监测各种疾病，如慢性炎症性疾病、自身免疫病和肿瘤等。中性粒细胞功能检测包括趋化实验、黏附实验、NETosis 实验和杀菌功能检测。

（1）趋化实验：中性粒细胞在趋化因子（如补体产物、趋化性细胞因子等）作用下可定向运动，通过观察中性粒细胞的运动情况判定结果。

采用 Boyden 小室法可检测中性粒细胞趋化的情况，可使用 IL-8 检测中性粒细胞的趋化性。琼脂糖凝胶法可测量中性粒细胞运动的距离，观察趋化程度。过氧化物酶测定法以过氧化物酶含量反映中性粒细胞的趋化活性。

（2）黏附实验：中性粒细胞的黏附作用包括细胞-细胞、细胞-胞外基质（extracellular matrix，ECM）的黏附作用。对于中性粒细胞的黏附功能测定，可取尼龙纤维塞入毛细吸管尖端 15mm 处，将毛细吸管竖立于试管内，注入肝素抗凝血，使之通过尼龙纤维；将血样涂片并固定染色后，计数比较通过尼龙纤维前后的中性粒细胞数。黏附率（%）=1-（通过尼龙纤维后的中性粒细胞数/通过尼龙纤维前的中性粒细胞数×100%）。健康人中性粒细胞的黏附率为 65%±9%。

中性粒细胞在内皮上的黏附是其迁移到组织中的先决条件。从缺乏整合素 β2 亚单位（CD18）的 LAD-1 患者中分离的中性粒细胞表现出对内皮细胞的异常黏附，因此不能有效迁移到周围组织中，通常导致明显的粒细胞增多症。LAD-2 患者表现出岩藻糖代谢和糖蛋白生物合成的缺陷,其中性粒细胞的糖蛋白 L-选择素异常表达,虽然能介导正常的黏附功能,但细胞不能沿着内皮滚动。

（3）NETosis 实验:中性粒细胞胞外诱捕网是一种由抗微生物蛋白和 DNA 组成的网状结构,通过一种独特的中性粒细胞程序性死亡形式释放,该过程称为 NETosis。释放 NETs 是一种宿主防御的策略,可捕获并降解病原体,但 NETosis 也与包括类风湿关节炎在内的多种自身免疫病的病理状态相关。使用活细胞成像系统和实时自动定量分析来监测 NETosis 过程的中性粒细胞,可观察和评估 NETosis 过程中细胞核的膨胀和解聚阶段,以及 NETs 释放过程。

（4）杀菌功能检测:通过实验体外模拟中性粒细胞杀菌过程,可评估中性粒细胞的杀菌能力。由于中性粒细胞在杀菌过程中能量消耗增加,耗氧量也随之增加,磷酸戊糖途径代谢活力增强,葡萄糖-6-磷酸氧化脱氢。加入硝基四氮唑蓝（NBT）可以接受所脱的氢,使原本淡黄色的 NBT 还原成点状或块状的甲䏯颗粒并沉积在胞质内。计数 NBT 还原试验阳性细胞数,以反映中性粒细胞的胞内杀菌能力。

中性粒细胞在吞噬金黄色葡萄球菌过程中会伴随化学发光现象,因此可以用化学发光仪来测定中性粒细胞的吞噬功能及其代谢活性。由于中性粒细胞的氧代谢活性与其吞噬率密切相关,杀菌能力与发光强度相关,吞噬细胞化学发光测定法具有准确、灵敏、样品用量少、简便快速等优点,其灵敏度高于 NBT 还原试验。

（二）NK 细胞的数量与功能检测

与 T 细胞和 B 细胞不同,NK 细胞不具备对靶细胞的抗原特异性识别和杀伤能力。NK 细胞活化后通过细胞毒性和细胞因子（如 IFN-γ）直接参与效应功能。对 NK 细胞数量与功能的检测对监测自身免疫病患者或肿瘤患者的细胞免疫功能状态与预后评估具有重要意义。

1. NK 细胞的数量检测　循环中的 NK 细胞主要是细胞毒性 NK 细胞亚群（CD3⁻CD16⁺CD56⁺/⁻）,少量为产生细胞因子的 NK 细胞亚群（CD3⁻CD56⁺）。NK 细胞减少可见于流感病毒等感染性疾病以及大多数肿瘤患者,特别是中晚期或伴有转移的癌症患者。NK 细胞数量的上升可反映免疫系统的改善,可用于评估慢性粒细胞白血病的治疗效果和预后。

2. NK 细胞的功能检测　NK 细胞活性可反映出抗肿瘤和抗病毒感染的强度。NK 细胞活性减低可见于血液系统肿瘤、实体瘤、免疫缺陷病、AIDS 和某些感染性疾病;NK 细胞活性升高可见于宿主抗移植物反应。在临床实验室中,NK 细胞细胞毒性检测通常用 MHC I 类分子缺陷性粒细胞白血病细胞系 K562 作为靶细胞,其方法与 CTL 的检测方法类似。一般用 FCM 来测量自发或 IL-2 激活的 NK 细胞的细胞毒性。

二、适应性免疫功能的评价

适应性免疫功能检测主要是细胞免疫功能和体液免疫功能的检测。其中,T 细胞与 B 细胞功能的检测在多种疾病的诊断、治疗指导以及预后评估中具有重要的临床意义。抗体水平检测是评估个体免疫状态的重要手段,可用于疾病的监测以及感染阶段的判断等。例如,在感染初期,机体首先产生 IgM 型抗体,随后产生 IgG 型抗体。因此,检测 IgM 型抗体有助于感染的早期诊断。

（一）T 细胞的数量与功能检测

1. T 细胞的数量检测　T 细胞数量下降可见于恶性肿瘤、免疫缺陷病、SLE、类风湿关节炎、多发性神经炎以及 HIV、COVID-19 感染等情况。T 细胞数量升高见于甲状腺功能亢进症、甲状腺炎、重症肌无力、慢性活动性肝炎、SLE 活动期及器官移植排斥反应等。

CD4⁺T 细胞下降可见于恶性肿瘤、遗传性免疫缺陷症、AIDS 以及免疫抑制剂使用期间。CD8⁺T 细胞下降可见于自身免疫病和变态反应性疾病。CD4⁺T 细胞与 CD8⁺T 细胞的比例降低常见于 AIDS 以及恶性肿瘤病情进展或复发期。CD4⁺T 细胞与 CD8⁺T 细胞的比例上升可见于自身免疫病、流感病毒等病毒性感染和超敏反应等情况。

2. T细胞的功能检测　通过测定T细胞的功能,可以判断机体的细胞免疫水平,为辅助诊断、判断病情与预后、评估疗效等提供有价值的依据。

(1)T细胞增殖试验:T细胞在体外培养时,在丝裂原(PHA或ConA)或特异性抗原刺激下可转化为淋巴母细胞,产生一系列形态变化,如:细胞变大、细胞质增多、出现空泡、核仁明显、核染色质疏松等。T细胞增殖试验可检测先天性免疫缺陷患者的T细胞功能。在器官移植领域,本实验可监测受者T细胞对供体抗原的增殖反应,有助于早期识别排斥反应的风险。T细胞增殖功能的测定可采用形态学方法、^{3}H-TdR掺入法、比色法等。

(2)细胞毒试验:细胞免疫在机体抗感染及抗肿瘤免疫、移植排斥反应和自身免疫病中发挥重要作用。CTL作为细胞免疫的主要效应细胞之一,在临床诊断与研究中都很重视对其活性的测定,并将此作为了解机体细胞免疫功能和探索疾病机制的重要方法。具体方法包括^{51}Cr释放法、乳酸脱氢酶法和细胞凋亡检查法评估CTL对靶细胞的杀伤,以及使用荧光显微镜对靶细胞进行观察检测(图18-11)。

(3)结核感染T细胞斑点试验:结核感染T细胞斑点试验(T-SPOT.TB)是一种基于ELISPOT技术与IFN-γ释放试验的结核感染检测方法,依赖于功能正常的T细胞。利用ESAT6和CFP10两种结核特异性抗原刺激外周血中结核特异性T细胞分泌IFN-γ,再通过ELISPOT检测IFN-γ释放水平,以判断机体是否感染结核分枝杆菌。T-SPOT.TB试验在结核病的诊断中具有较高的灵敏度和特异性,对肺结核和肺外结核的诊断具有较大应用价值。对于痰液结核菌培养、痰结核菌荧光

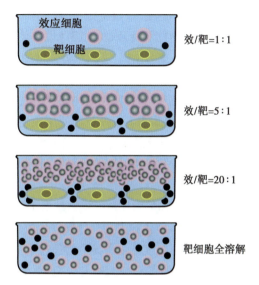

图18-11　T细胞细胞毒试验示意图
将待检的CTL与肿瘤细胞等靶细胞按一定比例预混合,一定时间后,观察靶细胞被杀伤情况。

染色涂片阴性的患者,进行T-SPOT.TB检测有助于诊断。但是,在HIV联合结核分枝杆菌感染、自身免疫性疾病或服用免疫制剂的情况下,若患者免疫抑制状态严重,则其外周血T细胞反应能力降低,可造成T-SPOT.TB检测假阴性。

(二)B细胞的数量与功能检测

B细胞具有抗体产生、抗原提呈、细胞因子分泌以及调节免疫反应等多种功能。

1. B细胞的数量检测　通过CD19⁺CD20⁺CD22⁺可鉴定B细胞,其数量升高可见于B细胞型急性淋巴细胞白血病、慢性淋巴细胞白血病、伯基特淋巴瘤(Burkitt lymphoma)等;B细胞数量下降可见于无丙种球蛋白血症、化疗期间或使用免疫抑制剂期间。

2. B细胞的功能检测　可通过下列功能试验检测B细胞的增殖与抗体产生功能。

(1)B细胞增殖试验:原理与T细胞增殖试验相同,但刺激物不同。刺激B细胞出现增殖反应的主要有富含SPA的金黄色葡萄球菌、细菌LPS等。

(2)溶血空斑试验:以绵羊红细胞(sheep red blood cells,SRBC)作为抗原免疫小鼠,从免疫小鼠脾脏分离淋巴细胞或直接用脾细胞与高浓度SRBC混合,在补体参与下抗体形成细胞周围的SRBC溶解而形成溶血小区,即溶血空斑(plaque)。每个空斑代表一个抗体形成细胞,空斑的数量反映抗体形成细胞的多少。如用SPA致敏的SRBC结合抗人球蛋白来检测人的抗体形成细胞,此法称SPA-SRBC溶血空斑试验。在此检测系统中加入抗人Ig,能与受检细胞产生的Ig结合成复合物,并通过复合物中抗人IgFc段与致敏SRBC上的SPA结合,激活补体而使SRBC溶解。空斑形成细胞的检测,是目前检测B细胞抗体产生功能的重要手段。

(3)酶联免疫斑点试验:用已知抗原包被固相载体,再加入待测的抗体产生细胞,所分泌的抗体

与包被抗原结合,在抗体形成细胞周围形成抗原-抗体复合物,加入酶标记的第二抗体与细胞上的抗体结合,作用后经显色形成不溶的颜色产物,即斑点。每个斑点代表一个活性淋巴细胞,通过底物显色反应可测知生成的抗体量。该法稳定、特异,可同时检测不同抗原诱导的抗体分泌;可应用酶联斑点图像分析仪对实验结果进行自动化分析;由于是单细胞水平检测,ELISPOT 灵敏度高,能从20 万 ~30 万细胞中检出一个分泌抗体的细胞。

(三) 体液免疫水平的检测

适应性免疫功能的评价除了对适应性免疫细胞的功能进行评估外,还可测定血清中抗体水平等。对体液中抗体的定性、定量分析有助于辅助诊断如癌症、肝病、免疫性疾病和感染性疾病等。肝脏疾病如慢性活动性肝炎、原发性胆汁性肝硬化、隐匿性肝硬化等患者血清中 IgG、IgA 和 IgM 均可升高。慢性细菌感染如肺结核、麻风患者血液中 IgG 可升高。自身免疫病时免疫球蛋白均可升高,如系统性红斑狼疮(systemic lupus erythematosus,SLE)患者以 IgG、IgA 升高较多见,类风湿关节炎患者以 IgM 升高为主。此外,布鲁顿无丙种球蛋白血症(X 连锁)患者各种免疫球蛋白水平明显低于常人。白血病、霍奇金淋巴瘤患者以及长期使用免疫抑制剂的患者也可造成获得性低免疫球蛋白血症。脑脊液中 IgG 增高可见于脑血栓、蛛网膜下腔出血、SLE 脑病、神经梅毒和重症肌无力等。脑脊液中 IgG、IgA 均增高可见于化脓性脑膜炎及结核性脑膜炎。若脑脊液中以 IgA 和 IgM 升高为主,则可能存在神经系统肿瘤。

免疫球蛋白异常增殖性疾病是由于浆细胞的异常增殖而引起机体病理损伤的一组疾病。异常免疫球蛋白是指理化和生物学性质发生改变的免疫球蛋白,主要包括血液中的 M 蛋白、血液和尿中的轻链蛋白。对免疫球蛋白异常增殖性疾病的检测可早期发现疾病、监控病情和判断预后。常用的免疫学方法有:血清区带电泳、免疫电泳、免疫固定电泳及血清免疫球蛋白定量实验等。一般应用两种以上的检测方法互相印证。对有可疑临床表现者,一般先以区带电泳分析、免疫球蛋白定量检测和尿本周蛋白定性检测作为初筛实验。对于阳性者以免疫电泳、免疫固定电泳、免疫球蛋白亚型和血清及尿中轻链蛋白的定量检测作为确诊实验。

1. **IgG 水平测定**　成人血清 IgG 的参考值为 8.6~17.4g/L。IgG 增高常见于各种慢性感染、淋巴瘤、胶原血管病、慢性肝病以及自身免疫病,如 SLE、类风湿关节炎等。单纯性 IgG 增高主要见于免疫增殖性疾病,如 IgG 型分泌型多发性骨髓瘤等。IgG 降低见于各种先天性和获得性体液免疫缺陷病、联合免疫缺陷病、轻链病、重链病、病毒感染、肾病综合征及服用免疫抑制剂的患者,也可见于甲状腺功能亢进和肌营养不良等代谢性疾病。

2. **IgM 水平测定**　成人血清 IgM 的参考值为女性 0.5~2.8g/L,男性 0.3~2.2g/L。IgM 类抗体出现早,消失快,常作为感染的早期诊断指标。IgM 增高可见于初期病毒性肝炎、肝硬化、SLE、类风湿关节炎等。新生儿血液或其脐带血中 IgM 含量显著增高则通常被视为宫内感染的一个重要指标。此外,原发性巨球蛋白血症患者的 IgM 呈单克隆性明显增高。IgM 降低见于 IgA 型多发性骨髓瘤、IgG 型重链病、先天性免疫缺陷病、免疫抑制疗法使用者、肾病综合征、淋巴系肿瘤及代谢性疾病等。

3. **IgA 水平测定**　成人血清 IgA 的参考值为 1.0~4.2g/L。IgA 增高见于 SLE、类风湿关节炎、IgA 型多发性骨髓瘤、湿疹、肝硬化和肾脏疾病等。中毒性肝损伤患者的 IgA 浓度升高程度与炎症程度存在正相关。IgA 降低见于反复呼吸道感染、非 IgA 型多发性骨髓瘤、轻链病、重链病、自身免疫病、代谢性疾病以及原发性和继发性免疫缺陷病等。

4. **IgE 水平测定**　成人血清 IgE 的参考值为 0.1~0.9mg/L。IgE 增高见于 IgE 型多发性骨髓瘤、重链病、结节病、肝脏病、类风湿关节炎、特异性皮炎、过敏性哮喘、过敏性鼻炎、荨麻疹、疱疹样皮炎、间质性肺炎、支气管肺曲菌病、嗜酸性粒细胞增多症和寄生虫感染等。检测特异性 IgE 是体外确定 I 型超敏反应变应原的关键方法。IgE 降低见于先天性或获得性丙种球蛋白缺乏症、恶性肿瘤、长期用免疫抑制剂和共济失调性毛细血管扩张症等。

基于免疫学原理检测技术以及对免疫分子、免疫细胞的检测在多种疾病的临床诊断中已得到了广泛应用,随着免疫学新理论及新技术的发展,免疫学诊断在疾病诊疗方面将发挥越来越重要的作用。

思考题

1. 简述免疫学诊断在临床医学中的应用及其意义。
2. 请列举几种常用的免疫学诊断方法,并简要说明其原理。
3. 简述免疫学诊断在感染性疾病防控中的应用。

（余　平）

第十九章

免疫预防与治疗

【学习要点】

* 免疫预防是基于免疫学原理,通过自然或者人工刺激诱导免疫应答,获得保护性免疫,从而预防疾病,免疫预防的最有效措施是接种疫苗。
* 免疫治疗是利用多种手段人为地调节机体免疫功能,从而治疗疾病。免疫治疗可以从分子、细胞和整体水平对机体的免疫功能进行干预或调控,已经在感染性疾病、自身免疫性疾病、抗移植排斥和肿瘤中显示出巨大的应用价值。

免疫预防(immunoprophylaxis)是指针对疾病易感人群采取接种疫苗,注射抗体、细胞因子或转输免疫细胞等保护性措施来增强人体抵抗疾病能力的免疫学方法。根据免疫学原理,免疫预防分为主动预防和被动预防。由于疫苗接种在消灭或控制天花、脊髓灰质炎、麻疹、白喉、百日咳等重要传染病中取得了巨大成功,因此成为免疫预防的重要措施。另外,研制对抗新发及再现传染病,预防及治疗非感染性疾病的疫苗亦成为新的研究热点。

免疫治疗(immunotherapy)是指针对机体异常的免疫功能,根据免疫学原理,利用物理、化学、生物及生物信息学、临床医学等技术,人为地调控和平衡机体的免疫功能,达到治疗疾病目的所采取的措施。免疫治疗的方法种类较多,依据不同分类标准,分为免疫增强疗法与免疫抑制疗法,特异性免疫治疗与非特异性免疫治疗以及主动免疫治疗与被动免疫治疗,各类之间互相交叉。

第一节 免 疫 预 防

免疫预防是医学史上最为经济和有效的保障健康的手段。机体受到病原体感染后会产生以保护性抗体和效应 T 细胞为主的记忆性保护免疫反应。早在 18 世纪末,Edward Jenner 就提出了疫苗研制的"模拟自然感染过程"的策略,即通过接种合适的抗原模拟上述反应从而达到预防疾病的目的。这一策略在"保护性免疫主要依赖于抗体应答、感染引发长时间免疫记忆"的一类疾病中获得成功,使得天花、脊髓灰质炎、麻疹、白喉、百日咳等重要的传染病得到了消灭或控制,延长了人类平均寿命。但这一研究策略,尚未在所有传染性疾病以及非传染性疾病中取得成功,因此疫苗研究继续拓展新的领域,聚焦免疫应答的规律和免疫稳态调节,指导设计合理有效的疫苗(vaccine)和免疫佐剂(immunoadjuvant)。免疫学反哺疫苗学的时代已经到来,新的更为完善的疫苗已经出现;同时,随着抗体、抗毒素及新型细胞因子的发现和应用,被动预防也成为疾病应急预防的重要手段。

一、免疫预防的发展简史

免疫预防包括主动和被动预防。主动预防的主要措施是接种疫苗,疫苗是接种后能使机体对相应疾病产生保护性免疫反应的生物制剂类的统称。被动预防的措施包括使用抗体、细胞因子、转输免疫细胞等应对疾病的预防手段,譬如新生儿通过胎盘接收母体 IgG 抗体,抵抗病原体侵袭;破伤风毒素中和破伤风梭菌、抗蛇毒血清与蛇毒特异性结合,形成抗原-抗体复合物,使相应的抗原失去毒性作用等。

1. 免疫预防始于早期的人痘接种　有历史记录的早期文明古国,诸如中国、埃及、印度、希腊等都有传染病的记载。古希腊人首先了解到免疫的特性及其终身持续性,immunity 一词就是在记录 14 世纪一场大瘟疫的资料中被首次使用。

疫苗接种始于人痘接种预防天花的实践。天花在传染最猖獗时导致高达 20%~30% 的病死率,幸存者也将终生留下瘢痕。在公元 10 世纪早期,印度通过皮肤、中国通过鼻腔将天花病变部位的脓液或愈合疮疤的死痂给予易感者,使他们获得免除罹患天花的能力。虽然在人痘接种部位常出现严重的损害,并伴有发疹和全身反应症状,但症状温和,更重要的是人痘接种的病死率只有 1%~2%,较自然感染的瘢痕也少得多。因此,人痘接种是有效的。

2. Jenner 牛痘接种的巨大成功开辟了免疫预防的新纪元　在 18 世纪末,英国医生 Edward Jenner 注意到挤奶女工常接触奶牛乳头,导致手上感染牛痘,引起脓疱,但不会感染天花(人痘)。Jenner 在 1796 年将一挤奶女工的牛痘脓液接种在小男孩 James Phipps 的手臂,不仅使得他免于罹患天花,还证明了接种牛痘的安全性。五年后,天花的再次流行进一步证实了这种预防接种作用的持久性,因此"种痘"技术很快传播到欧洲乃至全世界。在 19 世纪后半叶,痘苗的来源从人体转变成牛痘中获取。1896 年,英国举行了盛大的庆祝活动,以纪念 James Phipps 接种痘苗预防天花取得巨大成功,Jenner 医生也因此被世人所知和纪念。近代微生物学的奠基人、法国科学家 Louis Pasteur 以 vaccine (疫苗)作为这一免疫制剂的专有名词,以纪念 Jenner 和他发明的牛痘疫苗。正是 Jenner 医生伟大的发现,使得天花这一可怕的瘟疫终于在 1979 年被人类消灭。

3. 巴斯德时代减毒活疫苗的研究带来了第一个免疫学的黄金时代　在 Jenner 医生发明牛痘疫苗的 80 多年后,两位建立传染性疾病感染病因学的科学巨人路易斯·巴斯德(Louis Pasteur,1822—1895)和罗伯特·科赫(Robert Koch,1843—1910)揭示了疫苗的特异性免疫作用机制。巴斯德发现细菌在人工培养基上生长会丧失其毒性,并且"减毒"后的细菌将不再致病。1881 年,经人为减毒的炭疽疫苗第一次被作为疫苗使用,随后,减毒的狂犬病疫苗成功地预防了狂犬病毒在动物源的传播并挽救了人的生命。接着,Calmette 和 Guerin 从牛身上分离到了牛型结核分枝杆菌,经过长达 13 年的 213 次传代培养后,他们大胆地在新生儿中做了口服试验,后续改为皮内注射,并在新生儿抵御粟粒性肺结核和结核性脑膜炎中证明有非常明确的效果。由此,保护健康人群预防结核病的卡介苗(Bacille Calmette-Guerin,BCG)诞生了。

另一个里程碑式发现,是确定某些疾病是由细菌分泌的强力外毒素引起,如白喉和破伤风。德国细菌学家、免疫学家贝林(Behring)发现白喉抗毒素,首次成功地用马的白喉抗毒素(免疫血清)治疗白喉,成为血清疗法的创始人之一,并于 1901 年获首届诺贝尔生理学或医学奖。早先在获取抗毒素时培养上清常混有粗制毒素,因此,最初的主动免疫治疗白喉或破伤风时使用的是包含毒素和抗毒素的混合物。后续发现毒素通过甲醛变性后,仍具有诱导保护性的免疫原性,被称为类毒素,它们也是一种很好的疫苗,显著降低了传染病的发病率。

4. 索尔克(Salk)疫苗和沙宾(Sabin)疫苗带来了抗病毒疫苗的革命　1930 年,建立病毒在鸡胚尿囊绒毛膜上的组织培养技术,促进了抗黄热病疫苗(一种非常有效的减毒活疫苗)和流感疫苗(一种低成功率的灭活疫苗)的诞生。美国 John Enders 博士和他的同事们成功地在人体组织中培养了脊髓灰质炎病毒,在此基础上,Jonas Salk 博士利用灭活病毒技术成功研制出脊髓灰质炎灭活疫苗——索尔克疫苗。但索尔克疫苗因在生产技术上的失误,生产了两批没有被甲醛充分灭活的疫苗,导致了 149 例小儿麻痹症,这一不幸事件推动了口服减毒活脊髓灰质炎疫苗——沙宾疫苗的发展,并于 1961 年首次研制成功。脊髓灰质炎疫苗取得的成功,铺平了其他病毒通过组织培养来获取减毒病毒疫苗的道路。1963 年 Enders 研制出麻疹疫苗的 Edmondston 减毒株以及更加减毒的 Moraten 和 Schwartz 疫苗;1967 年研制出了流行性腮腺炎疫苗;1968 年研制出了减毒活风疹疫苗,并于 1971 年实现了麻疹-流行性腮腺炎-风疹三联疫苗这一长期设想。现在许多国家使用的麻疹-流行性腮腺炎-风疹-水痘四联疫苗在根除这四种疾病传播上获得成功。

NOTES

5. 消灭天花标志着免疫预防的巨大成功　天花疫苗发明者 Jenner 医生曾经推测天花可能被根除。20 世纪 50 年代初,欧洲、北美等地区达到了这一要求,1959 年第十二届世界卫生组织大会作出了一个重要决定:将全球消灭天花作为 WHO 的工作目标。到 1979 年,全球消灭天花证实委员会证明天花已经被消灭。天花病毒诱发的传染病被发现已有四千多年,在牛痘疫苗被使用 180 余年后,消灭天花应视为人类历史上一个光辉的成绩。

6. 脊髓灰质炎疫苗的研发是中国疫苗发展史上重要里程碑　脊髓灰质炎疫苗在中国疫苗发展史上具有举足轻重的地位。20 世纪 60 年代初,中国每年报告的脊髓灰质炎病例在 2 万至 4.3 万之间。这种疾病严重威胁儿童健康,导致许多儿童残疾甚至死亡。中国病毒学家顾方舟和研究团队临危受命,开始了脊髓灰质炎疫苗的研究工作。1959 年,中国成功研制出首批脊髓灰质炎活疫苗,1962 年进一步研制成功了糖丸减毒活疫苗。糖丸疫苗的发明是疫苗史上的一个创举,它将原本不易储存的液体疫苗转化为固体,大大延长了保存期,并方便了在农村和偏远地区的推广。1965 年,脊髓灰质炎疫苗在全国范围内逐步推广使用,并被纳入 1978 年的计划免疫项目中。通过全国范围的强化免疫活动,中国显著降低了脊髓灰质炎的发病率。到 2000 年,中国被世界卫生组织证实为无脊髓灰质炎国家,这是继全球消灭天花之后,世界公共卫生史上的又一重大成就。

7. 乙肝疫苗的成功预示着分子疫苗时代的到来　乙肝疫苗的研制成功是一个分水岭。从疫苗组分来看,虽然脑膜炎球菌的类毒素和多糖疫苗也是分子和亚基疫苗,但乙肝病毒表面抗原(HBsAg)的应用则代表了作为疫苗的单一蛋白质的新水平。它是运用 DNA 重组技术制造的第一个疫苗,也是第一个可自组成 22nm 病毒样颗粒的蛋白样本,这种聚合强劲地增加了乙肝病毒的免疫原性。乙肝疫苗首先在乙肝特殊高风险人群中接种预防,这些特殊人群包括医生、护士和血库工作者等,现在已经作为计划性免疫疫苗全面开展接种。

乙肝疫苗的巨大成功是对重组 DNA 疫苗的肯定,开创了以基因工程方法制备疫苗的新时代。

8. 免疫接种扩展计划在疾病预防和控制中发挥巨大作用　疫苗在消灭天花及控制多种传染病中取得成功,因此世界卫生组织于 1974 年提出免疫接种扩展计划(expanded programme on immunization,EPI)。从最初为全世界每年新生儿预防 6 种疾病:白喉、百日咳、破伤风、麻疹、脊髓灰质炎和结核,扩展至乙型病毒性肝炎、黄热病等。

二、免疫预防的分类

根据免疫学原理可将免疫预防(immunoprophylaxis)分为四类(表 19-1)。

表 19-1　免疫预防的分类

分类	被动预防	主动预防
特异性预防	被动特异性预防	主动特异性预防
非特异性预防	被动非特异性预防	主动非特异性预防

被动特异性预防是指采用抗原或病原特异性免疫效应制剂作用于机体而预防疾病的发生。其中应用最多的是抗原特异性抗体或抗血清,常在高危人群中配合主动特异性免疫措施使用。

被动非特异性预防是指采用抗原或病原的非特异性免疫效应制剂作用于机体而预防疾病的发生。这些免疫措施产生对抗原或病原的非特异性免疫力,如干扰素、胸腺肽、免疫球蛋白等,一般在缺少主动免疫措施时使用。

主动特异性预防是指采用抗原(疫苗)免疫机体,即采用疫苗接种的方法,使之产生特异性保护性免疫,从而预防疾病。此为免疫预防最主要和最有效手段。

主动非特异性预防采用病原体非直接相关抗原刺激机体产生免疫反应,以提高对靶病原体的免疫力。

三、疫苗

疫苗的目的是激发保护性免疫反应以预防疾病,而疫苗本身又不会诱发疾病。一个理想的疫苗将引起与自然感染疾病相同程度或更好的免疫反应。由于大部分疫苗一次性免疫达不到这一标准,因此需要再次地给予疫苗,以使免疫记忆发生作用,即在再次接触抗原时产生更快、更强的免疫应答,所以,疫苗守护人类健康。

疫苗分为预防性和治疗性疫苗,预防性疫苗的接种对象是健康人群,目的是预防疾病的发生。治疗性疫苗的接种对象是患有疾病的人群,目的是调动机体的免疫系统产生免疫应答,治疗疾病。这些疫苗是围绕着固有免疫应答和适应性免疫应答研制的。下面分别从疫苗的种类、组分、递送和应用四个方面进行介绍。

(一)疫苗的种类

现有的大多数疫苗是预防性疫苗,主要针对感染性疾病激发保护性免疫反应。随着生物技术的快速发展,越来越多的疾病特异性抗原被发现,因此,针对疾病患者的治疗性疫苗不断被研发,并通过免疫应答发挥治疗效应。

预防性和治疗性疫苗的研制除了对疫苗组分使用更为精准,还在疫苗工艺、递送系统和疫苗佐剂配伍等方面更为深入。因此,现有疫苗根据不同组分和工艺分为三类:第一类疫苗包括传统的灭活疫苗、减毒活疫苗和类毒素疫苗;第二类疫苗包括由微生物的天然成分及其产物制成的亚单位疫苗、具有抗原免疫原性基因重组的重组疫苗、结合疫苗等;第三类疫苗的代表为核酸疫苗。此外,近年来还有 DC 细胞疫苗等新型疫苗。

1. 第一类疫苗

(1)灭活疫苗(inactivated vaccine):又称死疫苗,选用免疫原性强的病原体经大量培养后,用理化方法灭活制成。死疫苗主要诱导特异性抗体的产生,为维持血清抗体水平,常需多次接种,有时会引起较重的注射局部和/或全身反应。由于灭活的病原体不能进入宿主细胞内增殖,不能通过内源性抗原提呈诱导细胞毒性 T 细胞(cytotoxic T lymphocyte,CTL)的产生,免疫效果有一定局限性。

(2)减毒活疫苗(live-attenuated vaccine):用减毒或无毒力的活病原微生物制成。传统的制备方法是将病原体在培养基或动物细胞中反复传代,使其失去或明显降低毒力,但保留免疫原性。例如,牛型结核分枝杆菌在人工培养基上多次传代后制成卡介苗。减毒活疫苗接种类似隐性感染或轻症感染,病原体在体内有一定的生长繁殖能力,免疫效果良好、持久,除诱导机体产生体液免疫外,还产生细胞免疫,经自然感染途径接种还形成黏膜局部免疫。其不足之处是疫苗在体内存在着回复突变的风险。免疫缺陷者和孕妇一般不宜接种减毒活疫苗。

(3)类毒素疫苗(toxoid vaccine):用细菌的外毒素经 0.3%~0.4% 甲醛处理制成。因其已失去外毒素的毒性,但保留免疫原性,接种后能诱导机体产生抗毒素。

2. 第二类疫苗

(1)亚单位疫苗(subunit vaccine):是去除病原体中与激发保护性免疫无关的成分,保留有效免疫原成分制作的疫苗。有效免疫原成分可以通过理化方法裂解病原体获得,也可以利用 DNA 重组技术制备。通过 DNA 重组技术制备的亚单位疫苗又称为重组抗原疫苗(recombinant antigen vaccine)。重组抗原疫苗不含活的病原体或病毒核酸,安全有效,成本低廉,已获准使用的有重组乙型肝炎病毒表面抗原疫苗、重组口蹄疫疫苗和重组莱姆病疫苗等。

(2)重组载体疫苗(recombinant vector vaccine):是将编码病原体有效免疫原的基因插入载体(减毒的病毒或细菌)基因组中,接种后随疫苗株在体内的增殖,大量表达所需的抗原。如果将多种病原体的有关基因插入载体,则成为可表达多种保护性抗原的多价疫苗。使用最广的载体是痘苗病毒,用其表达的外源基因很多,已用于甲型和乙型肝炎、麻疹、单纯疱疹、肿瘤等疫苗的研究。

(3)结合疫苗(conjugate vaccine):细菌荚膜多糖属于 TI 抗原,不需 T 细胞辅助即可直接刺激 B

NOTES

细胞产生 IgM 类抗体,对婴幼儿的免疫效果很差。结合疫苗是将细菌荚膜多糖连接于其他抗原或类毒素,为细菌荚膜多糖提供了蛋白质载体,使其成为 TD 抗原。结合疫苗能引起 T、B 细胞的联合识别,B 细胞可产生 IgG 类抗体,明显提高了免疫效果。已获准使用的结合疫苗有 b 型流感嗜血杆菌疫苗、脑膜炎球菌疫苗和肺炎链球菌疫苗等。

3. 第三类疫苗

（1）核酸疫苗(nucleic acid vaccine):又称基因疫苗(genetic vaccine),是把致病微生物特定抗原的一个或者一段基因(DNA 或 RNA)直接导入人体细胞中,让人体细胞自己生产这些抗原,并刺激机体产生对该抗原的免疫应答,从而使接种者获得相应的免疫保护。核酸疫苗通常包括 DNA 疫苗和RNA 疫苗两大类。DNA 疫苗中的 DNA 可以长期存在于接种者的细胞内,持续表达抗原,因而 DNA疫苗具有更持久的保护效果,适合大规模接种。由于 DNA 疫苗的免疫保护效果相对较弱,可以采用和编码细胞因子如 IL-12、IL-23 或粒细胞-巨噬细胞集落刺激因子(granulocyte-macrophage colony-stimulating factor,GM-CSF)的质粒混合的方式,使编码保护性抗原的 DNA 疫苗免疫更有效。相比而言,RNA 疫苗被送入肌肉细胞的细胞质,然后肌肉细胞产生编码的蛋白质,安全性更高,且 mRNA 在引导特定抗原生成方面更具优势,可塑性更高。例如,当病毒发生变异,传统疫苗可能需要重新从头研发,而 mRNA 疫苗只需简单修改相应的基因即可迅速投入临床试验和应用,大大缩短了新疫苗问世时间。2023 年,诺贝尔生理学或医学奖授予 Katalin Karikó 和 Drew Weissman 博士,以表彰其"在核苷碱基修饰方面的发现,使得开发有效针对 COVID-19 的 mRNA 疫苗成为可能。"

（2）其他新型疫苗:合成肽疫苗(synthetic peptide vaccine)是根据有效免疫原的氨基酸序列设计和合成的免疫原性多肽,以期用最小的免疫原性肽激发有效的适应性免疫应答。食用疫苗(edible vaccine)是用转基因方法,将编码有效免疫原的基因导入可食用植物细胞的基因组中,免疫原即可在植物的可食用部分稳定地表达和积累,人类和动物通过摄食达到免疫接种的目的。黏膜疫苗(mucosal vaccine)是通过黏膜途径接种的疫苗,这类疫苗不仅诱导黏膜局部免疫,同时诱导全身免疫。透皮疫苗(transdermal vaccine)是将抗原和佐剂接种于完整皮肤表面,通过表皮的朗格汉斯细胞识别、加工抗原并将其提呈给 T 细胞,从而引发强烈的体液免疫和细胞免疫。

(二) 疫苗的组分

疫苗的设计与疫苗的组分与结构、递送系统及配方有关。疫苗组分(vaccine component)主要包括抗原(免疫原)和佐剂,疫苗的递送系统(vaccine delivery system)将免疫原递送到免疫系统以启动免疫反应。疫苗的配方(formulation)是在对疫苗的组分、递送系统确定的同时,将疫苗作为一种药物或生物制品而确定的疫苗内所含的组分、成分及其比例等。

1. 疫苗的抗原　疫苗设计中最重要的是选择合适的抗原(免疫原)。就微生物而言,每种微生物拥有成千上万个对宿主动物或人而言是外源的分子,由于大部分外源分子不能激发免疫应答,因此,必须确定能激发特异性免疫保护反应的抗原,通过免疫识别研究确认保护性抗原、保护性表位,这通常需要在感染人群中确认。对于更复杂的病原体,如寄生虫,并不能马上发现哪种抗原是有效的,还必须进行相关免疫力的观察和检测,考虑到微生物的分型、变异等情况,使得免疫原的选择较为复杂。

免疫原选择的基本原则是:①优势抗原(优势表位);②保护性抗原(保护性表位);③保守性强的抗原或表位;④能引发长期免疫记忆的抗原或表位。在上述基本原则的基础上,还应考虑免疫原的结构,如对抗原提呈细胞靶向基团的引入、抗原结构复杂性和分子大小等。因此,高效疫苗的结构设计应以精细的免疫保护、免疫调节、免疫病理为基础。基于免疫信息学的计算机辅助疫苗设计可提供帮助。

2. 疫苗的佐剂　佐剂(adjuvant)是指具有增强抗原免疫原性和疫苗效果的物质和配方,铝盐是迄今为止使用最广泛的用于人的主要佐剂。常用的铝佐剂包括氢氧化铝佐剂、磷酸铝佐剂等。现有的研究结果认为铝佐剂的作用方式主要有:抗原储存作用、提高机体固有免疫应答、增强抗原提呈、增强 Th2 细胞介导的适应性免疫应答、激活 B 细胞诱导抗体产生、激活补体作用等。除此之外,还有其他类型的佐剂正处于研发阶段,下面举例介绍。

（1）细菌和细菌产物:在实验中,除灭活的结核分枝杆菌外的各种细菌也大多曾被用作佐剂。如果一种灭活的细菌制品本身具有高度抗原性,这种佐剂就可促进与之一起注射的抗原的免疫反应。例如,已经证明百日咳鲍特菌是典型 Th2 反应促进剂,短小棒状杆菌是 Th1 反应促进剂,而巴西日本圆线虫则可诱导强烈的 IgE 反应。

在细菌产物中,多肽和脂质成分都很重要。多肽如胞壁酰二肽,低致热原性、低毒性、合成的莫拉丁酯等。脂质是革兰氏阴性菌内毒素的成分之一,这些内毒素分子是强有力的佐剂,由于内毒素的毒性太大,将其改构后的 Lipid A 成为一种低毒但保留了免疫激活能力的佐剂。

（2）化学辅剂:许多化学药品可作为免疫增强剂,如多聚核苷酸 poly-I:C 和 poly-A:U、维生素 D_3、硫化葡聚糖、胰岛素等。

（3）细胞因子:细胞因子可在以下三个方面影响免疫反应:①激活抗原提呈细胞;②促进淋巴细胞的活化、增殖和分化;③调节免疫反应,因而具有成为佐剂的可能。IL-2、IL-4、IL-6、IL-10、GM-CSF、IL-12 等都先后被作为佐剂进行研究。

（4）黏膜免疫佐剂:黏膜免疫系统包括淋巴组织组成的器官(如扁桃体、腺样体、Peyer 集合淋巴结和阑尾)和单个淋巴滤泡。和系统性感染相比,黏膜的自然感染导致的免疫反应时间相对较短,这些使得黏膜免疫佐剂特别重要。黏膜免疫佐剂包括许多可增强黏膜淋巴组织对抗原摄取的物质。例如,细菌、病毒能使大量的树突状细胞(dendritic cell,DC)聚集在气管上皮并随后向淋巴结移行,提示工程化表达抗原的细菌或病毒可能提供足够的佐剂效应。霍乱肠毒素(cholera endotoxin,CT)是现有研究中最为有效的黏膜佐剂,大肠埃希菌不耐热肠毒素(heat-labile enterotoxin,LT)、破伤风毒素的 C 片段在某种程度上有相同的作用。因为 CT、LT 毒性太大,通过单一氨基酸替代突变所获得的 CT 和 LT 的衍生物(CTK63 和 LTK63)则极大地减少了毒性。

(三) 疫苗的递送

疫苗递送系统(delivery system)是指通过合适的方式将免疫原递送到免疫系统以启动免疫反应,其与疫苗的效力直接相关。良好的疫苗递送系统可以将免疫原高效递送给 MHC I 类或II类分子并被有效提呈在细胞表面。随着细胞生物学和抗原提呈机制的研究不断进展,对抗原递送系统的认识也在快速发展。抗原递送系统的发展趋势是微粒化和缓释化。

1. 抗原微粒化　抗原沉积后免疫原性会得到提高。通过明矾沉淀作用,氢氧化铝或磷酸铝将抗原结合到凝胶样沉淀剂上,或者通过电荷相互作用形成凝胶提高免疫原性。现在多利用蛋白的自组装特性或者人工设计微粒结构以增强免疫反应。鞭毛蛋白易于自组成多聚体,HBsAg、HBcAg 自组成病毒样颗粒(virus-like particle,VLP)。这种自组装微粒可增强其自身的免疫原性,对其他与之相连的抗原也有增强作用。脂质体、免疫刺激复合物则是人工微粒体的例子。脂质体、免疫刺激复合物均可诱导 Th1 和 Th2 应答,显著提高多肽疫苗的递送效率和免疫原性。

2. 抗原聚合作用和多聚体　将小分子或免疫原性差的抗原与聚合物结合,或者抗原与抗原结合形成聚合体可提高免疫原性,如抗原与聚丙烯、聚氧乙烯的聚合物、甘露糖聚合物或 β-1,3-葡萄糖聚合物结合等。抗原与甘露糖的交联在氧化条件下进行时,聚合产物选择性地激活 Th1 细胞反应,伴随显著的细胞毒性 T 细胞应答、T 细胞分泌大量干扰素(interferon,IFN),但只有低效价的抗体产生;如反应是在还原条件下进行的,结果则相反,该聚合物选择性激活 Th2 反应,伴随 IL-4 及良好的 IgG1 抗体产生,但只有少量的 CTL 产生。

多肽抗原有更好的方法聚合。可通过固相合成多肽时氨基末端残基丙烯化,得到的多肽通过自由基诱导的聚合作用而聚合,也可将多肽抗原直接合成为以赖氨酸为核心的分支寡聚物。

3. 抗原缓慢释放和微型包囊　弗氏佐剂、乳剂均是储蓄抗原、缓慢释放的传统方法,这类递送系统常作为佐剂研究。油包水乳剂由表面活性剂和稳定的微滴状的水组成,水溶性的抗原能与这些水滴相混合。另一种方法是水包油乳剂:油滴由能被代谢的鲨烯组成,直径为 150nm,乳化剂可选择

Tween80 和 Span85 混合物。除非疏水性极强，抗原不会稳固地与油滴结合，因此使用机会较少。

可被生物降解的微胶囊能包裹免疫刺激分子和抗原，延长抗原的吸收，作为一个长期贮存池，可实现注射后在不同时间脉冲样释放抗原。微粒大小和聚合物的成分直接影响释放时间，一种理想的微胶囊是能模拟一个初次剂量与两次加强免疫剂量的微粒混合物。生物降解的微胶囊最常用的材料是多丙交酯-co-乙交酯聚合物，其作为可生物降解的缝合材料已应用多年，显示了自身的安全性和非反应原性。这种递送系统把需多次注射的疫苗变成更为方便的"一次注射"疫苗，在疫苗预防领域有很大应用价值。

(四) 疫苗的应用

在疾病控制和根除的计划实施过程中，婴幼儿疫苗的计划免疫取得了成功。随着科技的进步，疫苗的发展和应用已从预防传染病扩展到许多非传染病领域，而且已经不再是单纯的预防制剂，通过调整机体的免疫功能，疫苗已成为有前途的治疗性制剂。

1. 计划免疫　计划免疫（planed immunization）是根据某些特定传染病的疫情监测和人群免疫状况分析，有计划地用疫苗进行免疫接种，预防相应传染病，以最终达到控制乃至消灭相应传染病的目的而采取的重要措施。

我国儿童计划免疫的常用疫苗有：卡介苗、脊髓灰质炎疫苗、百白破疫苗、麻疹活疫苗和乙型肝炎疫苗。2007 年国家免疫规划确定 14 个疫苗预防 15 个病种（表 19-2）。

表 19-2　国家免疫规划疫苗接种程序表

疫苗名称	第一次	第二次	第三次	加强	预防传染病
卡介苗	出生				结核病
乙肝疫苗	出生	1 月龄	6 月龄		乙型病毒性肝炎
脊髓灰质炎疫苗	2 月龄	3 月龄	4 月龄	4 周岁	脊髓灰质炎
百白破疫苗	3 月龄	4 月龄	5 月龄	18~24 月龄	百日咳、白喉、破伤风
白破疫苗	6 周岁				白喉、破伤风
麻风疫苗	8 月龄				麻疹、风疹
麻腮风疫苗	18~24 月龄				麻疹、流行性腮腺炎、风疹
乙脑疫苗	8 月龄	2 周岁			流行性乙型脑炎
A 群流脑疫苗	6~18 月龄				流行性脑脊髓膜炎
A+C 群流脑疫苗	3 周岁	6 周岁			流行性脑脊髓膜炎
甲肝疫苗	18 月龄				甲型肝炎
以上为儿童免疫规划疫苗，以下为重点人群接种疫苗					
出血热双价					出血热
炭疽减毒活疫苗					炭疽
钩体灭活疫苗					钩体病

2. 计划外免疫疫苗　计划外的预防性疫苗不仅针对病原微生物，还针对肿瘤。同时，除了预防性疫苗，针对疾病的治疗性疫苗也在慢性持续性感染、肿瘤等疾病中被研发，进入临床试验以及临床应用。下面举例介绍预防性疫苗。

（1）流感病毒疫苗：不管是流行性还是季节性流感，由于它们的变异明显，因此对病毒流行株的流行病学监测就成为预防性疫苗研制的关键。获得流行株后，一般采用反向遗传学方法制备疫苗株，再通过传统病毒培养、病毒灭活方法制造疫苗。这类疫苗一般产生较强的抗体应答。由于制造工艺的原因,不同批次疫苗的成分会有差异。

（2）人乳头状瘤病毒（human papilloma virus,HPV）疫苗:人乳头状瘤病毒与 99.7% 的宫颈癌有关,第一个用于预防 HPV 相关疾病的疫苗于 2006 年获得许可,至今已有 6 种预防性 HPV 疫苗获得许可。所有疫苗都是使用重组 DNA 和细胞培养技术从纯化的 L1 结构蛋白制备的,该结构蛋白自我组装形成 HPV 类型特异性的空壳,称为 VLPs。所有 HPV 疫苗都含有针对高危 HPV 16 型和 18 型的VLPs,九价疫苗还含有针对高危型人乳头状瘤病毒 31、33、45、52 和 58 型的 VLPs,四价和单价疫苗含有 VLPs,还可预防与 HPV 6 型和 11 型相关的肛门生殖器疣。所有 HPV 疫苗适用于 9 岁或 9 岁以上的女性,并被许可使用至 26 或 45 岁,一些 HPV 疫苗也获准用于男性。

（3）人类免疫缺陷病毒（human immunodeficiency virus,HIV）疫苗:研发出有效的 HIV 疫苗是全球卫生工作的重点,但 40 多年来,多种 HIV 疫苗,包括灭活疫苗、减毒活疫苗、亚单位疫苗、多肽疫苗、载体疫苗、核酸疫苗等,在临床疗效测试中都没有显示出高疗效,阻碍 HIV 疫苗开发的主要科学障碍是病毒前所未有的遗传变异性、病毒持续潜伏期的迅速建立以及与诱导广谱中和抗体（broadly neutralizing antibodies,bNAbs）的挑战。但是研究显示,在没有接受抗病毒治疗的前提下,有 1% 的艾滋病感染者可以获得生存,推测与他们的免疫系统产生特定的 HIV 抗体有关,该抗体可以识别病毒表面蛋白质特征,并且消灭体内的人类免疫缺陷病毒,这一研究发现为诱导 bNAbs 的疫苗研发带来希望。此外,旨在诱导 T 细胞反应的疫苗、mRNA 作为输送平台的疫苗等也是 HIV 疫苗研究的热点。

第二节　免　疫　治　疗

免疫治疗是通过调节和平衡免疫应答从而达到治疗疾病的目的。

一、免疫治疗的分类

（一）根据诱导免疫应答的正向或负向,将免疫治疗分为免疫增强和免疫抑制疗法

免疫增强疗法（immunoenhancement therapy）指能诱导机体免疫应答增强的方法,主要用于治疗感染、肿瘤、免疫缺陷等免疫功能低下相关疾病,通常使用非特异性免疫增强剂、疫苗、抗体、过继免疫细胞、细胞因子等。

免疫抑制疗法（immunosuppressive therapy）是以抑制机体免疫应答为目的,主要用于治疗由于免疫功能亢进引起的疾病,包括过敏、自身免疫病、移植排斥、炎症等。免疫抑制疗法使用的制剂包括非特异性免疫抑制剂、淋巴细胞及其表面分子的抗体、诱导免疫耐受的疫苗等。

（二）根据诱导免疫应答的专一性,将免疫治疗分为特异性免疫治疗和非特异性免疫治疗

特异性免疫治疗（specific immunotherapy）指诱导对特异性抗原的特异性免疫应答,主要是接种疫苗,转输抗原特异性免疫细胞和发挥抗体特异性治疗。

非特异性免疫治疗（nonspecific immunotherapy）指不针对任何特异性的致病因素,只在整体水平上增强或者抑制机体的免疫应答水平。非特异性免疫治疗主要是临床上非特异性免疫增强剂和免疫抑制剂的应用,其特点是作用没有特异性,对机体的免疫功能呈现广泛增强或抑制。

（三）根据治疗制剂的特点,将免疫治疗分为主动免疫治疗和被动免疫治疗

主动免疫治疗（active immunotherapy）指在疾病发生之前或早期阶段,给机体输入抗原性物质,利用抗原提呈细胞,主动激活机体的免疫应答。例如疫苗的应用,创伤后破伤风类毒素的应用,狂犬咬伤后狂犬病疫苗的应用等均属于主动免疫治疗。其中疫苗是主动免疫治疗的典型,除了预防性疫苗,还有治疗性疫苗。

被动免疫治疗（passive immunotherapy）指在疾病发生后,机体免疫力受损,需要体外免疫制剂被动转输,增强对抗疾病的能力。常见的有:将自体的免疫细胞在体外基因编辑或者活化处理后回输自

身治疗疾病,该疗法又称过继免疫治疗(adoptive immunotherapy)。还有,将免疫制剂包括抗体、小分子免疫肽、免疫效应细胞等用于被动免疫治疗。

二、常用免疫治疗方法

根据治疗的生物学分类,以下从分子、细胞、免疫调节剂三方面介绍免疫治疗。

(一)分子免疫治疗

分子免疫治疗指利用生物分子制剂调节机体的免疫应答,常见的分子制剂有抗原、抗体、细胞因子以及微生物制剂等。

1. 抗原为基础的免疫治疗 抗原是引起免疫应答的始动因素,正常情况下,抗原可以诱导机体发生免疫应答,产生免疫保护作用。如果机体免疫系统异常,则可能发生超敏反应、免疫缺陷、自身免疫病等病理性免疫应答。针对机体异常的免疫状态,人工给予抗原以增强免疫应答或诱导免疫耐受来治疗疾病,称为以抗原为基础的免疫治疗。以抗原为基础的免疫治疗有两种策略:一是增强机体对抗原的免疫应答,治疗感染、肿瘤等疾病;二是诱导免疫耐受,治疗自身免疫病、超敏反应性疾病以及移植排斥反应等。

(1)用抗原增强免疫应答:将用于诱导机体产生免疫应答的抗原制备成疫苗,用于疾病治疗的疫苗称为治疗性疫苗。基于抗原的治疗性疫苗包括肿瘤抗原疫苗和微生物抗原疫苗等。例如,肿瘤多肽疫苗常用多肽和重组病毒载体制备,可激活特异性T细胞,诱导CTL抗肿瘤效应;乙型肝炎多肽疫苗以乙肝病毒pre-S和S抗原中的T细胞表位作为免疫原,可促进乙肝病毒慢性感染者体内病毒的清除。细胞成分及完整细胞也可作为免疫原进行主动免疫治疗。完整细胞包括活细胞和死细胞疫苗,例如减毒细菌或死细菌疫苗。细胞成分包括类毒素疫苗、荚膜多糖疫苗等。在肿瘤抗原未知的情况下,应用肿瘤细胞提取物(蛋白或mRNA)致敏DC细胞,可制备DC瘤苗。下面举例介绍肿瘤的治疗性疫苗。

肿瘤治疗性疫苗通过增强机体对肿瘤抗原的免疫应答从而控制或清除肿瘤。肿瘤疫苗种类很多,包括肿瘤多肽或蛋白疫苗、重组疫苗、核酸疫苗、细胞疫苗等。

1)肿瘤多肽或蛋白疫苗:是将肿瘤抗原的多肽或蛋白与载体结合作为疫苗。以人工合成的TAA多肽或构建表达TAA的重组病毒制备肿瘤多肽疫苗,它可以模拟T细胞识别的肿瘤抗原表位,不经加工就可与MHC分子结合,进而激活特异性T细胞,诱导CTL抗瘤效应;由于热休克蛋白(HSP)具有"伴侣抗原肽"(chaperone antigenic peptide)的作用,从肿瘤组织中提取的HSP可结合不同的抗原肽,形成多种HSP-肽复合物,这种复合物免疫后可激活多个CTL克隆,从而产生较强的抗肿瘤效应。

2)肿瘤重组病毒疫苗:是核酸疫苗的一种,它是用减毒的病毒(痘苗病毒或腺病毒)代替质粒载体,将编码有效免疫原的肿瘤抗原基因插入其基因组中。接种后,一方面病毒可持续表达大量的目的抗原,另一方面病毒本身也可作为免疫佐剂,可更有效地进行主动肿瘤免疫治疗。已选用的肿瘤抗原有黑色素瘤的GP97、癌胚抗原、p53基因突变型、p185以及腺癌MUC1的核心肽等。这些重组病毒疫苗已经用于荷瘤动物模型的治疗。

3)肿瘤溶瘤病毒疫苗:溶瘤病毒是一种治疗性肿瘤疫苗载体,由于它本身带有肿瘤溶解的作用,使得疫苗的抗肿瘤效应得以增强。如针对黑色素瘤患者设计的新型溶瘤疫苗OncoVEX,瘤内直接注射后,一方面在肿瘤细胞中复制增殖,溶解肿瘤细胞;另一方面将抗原传递给抗原提呈细胞,诱发全身的抗肿瘤免疫应答。我国国家食品药品监督管理局于2005年批准重组人5型腺病毒注射液(H101)联合化疗用于晚期鼻咽癌的治疗。2015年,美国和欧洲相继批准I型单纯疱疹病毒T-VEC治疗晚期黑色素瘤。溶瘤病毒作为一种新型肿瘤免疫制剂,在肿瘤基础和临床研究中不断取得突破,有望在未来肿瘤免疫治疗领域发挥重要作用。

(2)用抗原诱导免疫耐受:自身免疫病的治疗性疫苗原理是通过口服抗原诱导免疫耐受。例如,口服 MBP 治疗多发性硬化、口服胶原治疗类风湿关节炎、口服胰岛素治疗 1 型糖尿病。尽管治疗性疫苗通过多个机制发挥作用,但诱导调节性 T 细胞亚群可能是其中重要机制之一,目前已经启动了口服耐受原作为负调疫苗的临床试验,用于多发性硬化、葡萄膜炎、类风湿关节炎等。其中,负调疫苗在多发性硬化的临床研究中最为成功。

2. 抗体为基础的免疫治疗 以抗体为基础的免疫治疗,主要用于抗感染、抗肿瘤和抗移植排斥反应。抗体治疗的原理包括中和毒素、介导溶解靶细胞、中和炎症因子活性、阻断免疫细胞表面原有受体与配体间相互作用、通过免疫细胞表面抑制性受体激活细胞内抑制信号等。治疗性抗体主要包括免疫血清、单克隆抗体和基因工程抗体,每种类型的治疗性抗体各有其特点。

(1)多克隆抗体(polyclonal antibody,pAb):传统方法用抗原免疫动物制备的血清制剂,包括以下两类。

1)抗感染的免疫血清:抗毒素血清主要用于治疗和紧急预防细菌外毒素所致疾病;人免疫球蛋白制剂主要用于治疗丙种球蛋白缺乏症和预防麻疹、传染性肝炎等。

2)抗淋巴细胞免疫球蛋白:用人 T 细胞免疫动物制备免疫血清,再从免疫血清中分离纯化免疫球蛋白,将其注入人体,在补体的参与下使 T 细胞溶解破坏。该制剂主要用于器官移植受者,阻止移植排斥反应的发生,延长移植物存活时间,也用于治疗某些自身免疫病。

(2)单克隆抗体(monoclonal antibody,McAb):简称单抗,是由一个 B 细胞克隆,针对单一抗原表位产生的结构均一、高度特异的抗体。1986 年,美国批准了第一个治疗用的抗 CD3 分子的鼠源单抗 OKT3 进入市场,用于临床急性心、肝、肾移植排斥反应的治疗。1997 年,第一个用于临床癌症治疗的单抗——抗人 CD20 单抗(利妥昔单抗)获得批准,用于临床治疗恶性 B 细胞淋巴瘤。国际上已批准一百多种治疗性抗体,其中大多数与免疫治疗相关,用于治疗肿瘤、自身免疫病、感染性疾病、心血管疾病和抗移植排斥等(表 19-3)。针对 PD-1、PD-L1 等免疫检查点分子的免疫检查点抑制剂(immune checkpoint inhibitor,ICI)疗法被认为是肿瘤免疫治疗的重大突破。

1)肿瘤相关靶分子:对于单克隆抗体药物而言,靶分子的特异性十分重要,直接决定该药物的治疗效果。抗体药物针对的肿瘤相关靶分子可分为三类。第一,肿瘤细胞表面高表达的一些与肿瘤发生发展相关的表面分子,如表皮生长因子受体(epidermal growth factor receptor,EGFR)家族成员 HER1、HER2、HER3 等,B 淋巴细胞瘤表面的 CD20 分子也属于这一类;第二,肿瘤细胞分泌到肿瘤微环境中的一些细胞因子,如许多实体瘤细胞大量分泌血管内皮生长因子(vascular endothelial growth factor,VEGF),可刺激血管生成,促进肿瘤生长;第三,免疫细胞表面的抑制分子,如 T 细胞表面表达的细胞毒性 T 淋巴细胞相关抗原 4(CTLA-4)、程序性死亡受体 1(PD-1)等,这些分子与配体结合后能抑制 T 细胞活化,从而抑制机体的抗肿瘤免疫反应。单克隆抗体药物阻断这些靶分子的受体-配体相互作用,能促进肿瘤细胞的清除,是肿瘤免疫治疗的一个重要的手段。

2)治疗性单克隆抗体药物作用机制:主要有三种。①靶点封闭作用:抗体作为拮抗剂,阻断受体-配体的结合,从而阻断细胞内的信号转导,终止其生物学效应;②抗体依赖细胞介导的细胞毒作用(antibody-dependent cell-mediated cytotoxicity,ADCC):单克隆抗体药物通过其 Fc 段,与表达 Fc 受体的免疫细胞特异性结合,介导免疫细胞对表达药物靶点的靶细胞的细胞毒作用,杀伤靶细胞;③靶向载体作用:抗体药物的特异性强,亲和力好,因此除了裸抗体之外,抗体还可以作为靶向载体,通过偶联化疗药物、生物毒素、放射性同位素等细胞毒性物质,制备成抗肿瘤单抗偶联物,也称免疫偶联物。利用抗体的结合特异性,这些细胞毒性物质被靶向性地携带至肿瘤病灶局部,特异性地杀伤肿瘤细胞,而对正常细胞没有影响,这样能大大提高疗效,降低对机体的毒副作用。还可以偶联一些生物酶,生物酶在体内利用抗体的导向性聚集在靶细胞周围,催化没有作用的药物前体生成功能性药物,实现对靶细胞的特异性作用。另外,亲和素-生物素特异性配对也常见于免疫偶联物中。偶联了一个亲和素分子的抗体能同时结合四个生物素化的偶联物,提高了偶联效率,增强了免疫偶联物的疗效(图 19-1)。

（3）基因工程抗体（genetic engineering antibody）：是通过 DNA 重组和蛋白质工程技术，在基因水平上对抗体分子进行切割、拼接或修饰，重新组装成的新型抗体分子。基因工程抗体保留了天然抗体的特异性和主要生物学活性，去除或减少了无关的结构，并赋予抗体分子新的生物学功能，因此，它比天然抗体具有更广泛的应用前景。

表 19-3　已批准生产和临床使用的单克隆抗体

治疗性抗体名称（通用名）	适应证
肿瘤	
抗 CD20 单抗（利妥昔单抗）	非霍奇金淋巴瘤
抗 HER2 单抗（曲妥珠单抗）	转移性乳腺癌
抗 CD33 单抗（吉妥珠单抗）	急性髓细胞性白血病
抗 PD-1 单抗（帕博利珠单抗、西米普利单抗、纳武利尤单抗）	黑色素瘤、非小细胞肺癌、头颈鳞状细胞等
抗 PD-L1 单抗（阿替利珠单抗、阿维鲁单抗、度伐利尤单抗）	膀胱癌、非小细胞肺癌
抗 CTLA-4 单抗（伊匹木单抗）	晚期黑色素瘤
抗 CD19 单抗（他法西单抗）	复发或难治性弥漫性大 B 细胞淋巴瘤
抗 VEGF 单抗（贝伐珠单抗）	转移性结直肠癌，非小细胞肺癌，肝细胞癌、复发性胶质母细胞瘤等
急性移植排斥反应	
抗 CD3 单抗（莫罗单抗）	肾移植后急性排斥反应
抗 CD25 单抗（巴利昔单抗）	肾移植后急性排斥反应
炎性病、自身免疫病和过敏性疾病	
抗 TNF-α 单抗（阿达木单抗、英夫利西单抗）	克罗恩病，类风湿关节炎、银屑病关节炎、溃疡性结肠炎、强直性脊柱炎
抗 IgE 单抗（奥马珠单抗）	持续性哮喘
抗 α4 整合单抗（那他珠单抗）	多发性硬化，克罗恩病
抗 CD20 单抗（利妥昔单抗、奥美珠单抗、奥法妥木单抗）	多发性硬化
抗 IL-17A 单抗（司库奇尤单抗、依奇珠单抗）	银屑病、强直性脊柱炎
抗 IL-36R 单抗（佩索利单抗）	银屑病
抗 FcRn 单抗（罗泽利昔珠单抗）	全身性重症肌无力
抗 C5 单抗（依库珠单抗）	阵发性睡眠性血红蛋白尿症
其他	
抗 GpⅡb/Ⅲa 单抗（阿贝西单抗）	预防冠状动脉血管成形术中发生血栓
抗呼吸道合胞病毒单抗（帕利珠单抗、尼塞韦单抗）	预防儿童在高危期呼吸道合胞病毒感染
抗肌凝蛋白单抗（喷英西单抗）	心肌梗死引起的胸痛定位、心肌梗死和心肌炎的造影
抗 ANGPTL3 单抗（依维库单抗）	高血脂
抗 TSLP 单抗（特泽鲁单抗）	哮喘
抗 C1 单抗（苏替莫单抗）	冷凝集素病
抗 Aβ 单抗（阿杜卡单抗）	阿尔茨海默病

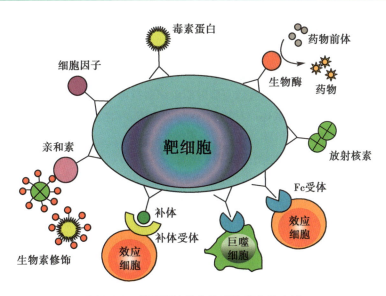

图 19-1 单克隆抗体在免疫治疗中的应用

所制备的单抗多为鼠源性抗体,应用到人体后,人体会产生人抗鼠抗体(human anti-mouse antibody,HAMA)反应,从而影响其疗效发挥,甚至可发生超敏反应。为了降低鼠源性单抗的免疫原性,减少 HAMA 产生,人们对鼠源性抗体进行人源化改造,产生了多种人源化改造的基因工程抗体。根据人源化程度的差异,最早的人源化抗体是人-鼠嵌合抗体(chimeric antibody),逐渐地随着人源化程度的提高,又出现了人源化抗体(humanized antibody)和全人源抗体(human antibody)。

人-鼠嵌合抗体由鼠源性抗体的 V 区与人抗体的 C 区融合而成。此类抗体保留了鼠源性抗体的特异性和亲和力,又降低了其对人体的免疫原性,同时还可对抗体进行类别转换,产生特异性相同,但可介导不同效应的抗体分子。例如,将细胞毒性较弱的 IgG2b 转换成细胞毒性较强的 IgG1 或 IgG3,从而增强抗体免疫治疗的效果。人-鼠嵌合抗体人源化程度不高,抗体的 V 区还是鼠源性的。

为了进一步减少人-鼠嵌合抗体中的鼠源性成分,人们将鼠源性抗体 V 区中的互补决定区(complementarity determining region,CDR)序列移植到人抗体 V 区框架中,构成 CDR 移植抗体(CDR-grafted antibody),即人源化抗体。人源化抗体分子中的鼠源性成分很少,只在决定抗体特异性的 CDR 区域,因此其免疫原性比嵌合抗体显著减弱(图 19-2)。

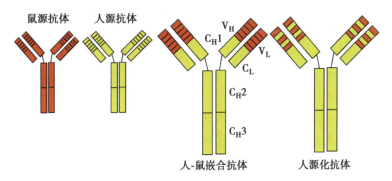

图 19-2 两种人源化改造抗体
C. 恒定区;V. 可变区;H. 重链;L. 轻链。

保持和提高抗体的亲和力、降低抗体的免疫原性是抗体药物基因工程改造的两大原则。在嵌合抗体、人源化抗体成功的基础上,通过核糖体、噬菌体、酵母展示技术及转基因鼠技术,逐步提高人源化程度至 100%,生产出来的基因工程抗体为全人源抗体。全人源抗体是人源化改造最彻底的基因工程抗体,在人体应用不会激发针对抗体的免疫应答。

通过基因工程等技术改造的抗体如下。

1）小分子抗体（small molecular antibody）：是指只包含完整抗体分子的某些功能片段（V区），分子量仅为抗体分子的1/12~1/3的一类基因工程抗体。小分子抗体的优点为：仅含抗体V区结构，免疫原性弱；分子量小，易通过血管壁，可有效克服肿瘤组织对抗体的屏障作用；无Fc段，不与细胞膜上的FcR结合，有利于作为导向药物载体。其缺点为：与靶细胞表面抗原的结合力较弱；体内半衰期短，很快被清除，从而影响肿瘤局部的抗体浓度。

小分子抗体从大到小分为五大类，依次为Fab片段、Fv片段、单链抗体、单域抗体、最小识别单位。其特点如下：第一，Fab片段由V_H、C_H1及完整的L链组成，大小为完整抗体的2/3。Fab片段穿透实体瘤的能力很强，在体内有较高的肿瘤灶/血液浓度比。Abciximab于1993年获批应用于临床治疗心脏缺血并发症，是第一个获批的仅包含Fab片段的小分子抗体。雷珠单抗（Ranibizumab）和赛妥珠单抗（Certolizumab）分别是抗VEGF和TNF-α的Fab段单抗药物，于2006年和2008年获批应用于临床。第二，Fv片段由V_H和C_H1组成，没有L链，其大小仅为完整抗体分子的1/3。第三，单链抗体（single chain antibody，SCA）由一接头将V_H和V_L连接成一条多肽链，又称单链Fv（scFv），其大小为完整抗体分子的1/6。单链抗体的穿透力强，容易进入局部组织发挥作用。第四，单域抗体（single domain antibody）由V_H单一结构域组成，其大小相当于完整抗体的1/12。第五，最小识别单位（minimal recognition unit，MRU）是由单个CDR构成的小分子抗体，其大小仅为完整抗体的1%左右。MRU虽然能与抗原结合，但其亲和力极低，应用受限。

2）噬菌体抗体：是将克隆的人抗体V区基因与一种丝状噬菌体DNA上编码外壳蛋白的基因连接，转染细菌后在其膜表面表达Fab片段（或scFv）-噬菌体外壳蛋白的融合蛋白。通过特异性抗原筛选噬菌体抗体库，即可获得携带特异性抗体基因的克隆，从而大量制备特异性抗体。通过噬菌体表面展示技术构建一种噬菌体抗体文库，可供产生针对多种特异性抗原的人源化抗体，克服建立人-人杂交瘤的困难；又由于细菌增殖快，培养成本低，适合大规模产业化，因此，该技术为临床上大量应用抗体提供了可能性。

3）胞内抗体（intracellular antibody）：通过基因工程技术，获得仅在细胞内表达并作用于胞内靶分子的抗体或抗体片段，称为胞内抗体。胞内抗体多为scFv。如针对HIV gp120的胞内抗体，能使gp120滞留在胞内，阻止其向细胞表面转移，从而减少gp120介导的细胞感染效应。

4）抗体偶联药物（antibody-drug conjugates，ADCs）：由靶向特异性抗原的单克隆抗体与小分子细胞毒性药物通过连接子链接而成，兼具传统小分子化疗的强大杀伤效应及抗体药物的肿瘤靶向性。ADCs由三个主要部分组成：负责选择性识别癌细胞表面抗原的抗体，负责杀死癌细胞的药物有效载荷，以及连接抗体和有效载荷的连接子。自2000年第一个ADCs吉妥珠单抗（Mylotarg）获得批准用于治疗急性髓细胞性白血病以来，截至2023年，全球共有16种ADCs获批上市。其中，针对HER2的T-DXd（ENHERTU）在难治性HER2阳性转移性乳腺癌患者的治疗中显示出显著的抗肿瘤活性。

5）双功能抗体（bifunction antibody，BfAb）：即同一抗体分子的两个抗原结合部位可分别结合两种不同抗原表位的抗体。BfAb是人工设计的抗体，在结构上是双价的。BfAb的一个抗原结合部位与靶细胞（如肿瘤细胞）表面的抗原结合，另一个抗原结合部位可与效应物（药物、效应细胞等）结合，将效应物直接导向靶组织，在局部聚集和发挥作用。作为治疗肿瘤用的BfAb主要靶向肿瘤相关抗原和效应细胞表面抗原，如TAA加CD3、TAA加CD16等。

6）双特异性抗体（bispecific antibody，BsAb）：通常具有两个结合位点，其中一个与肿瘤细胞特异性抗原结合，另一个与T细胞上的CD3结合。针对CD19和CD3的双特异性抗体（BLINCYTO）于2014年获批上市，用于治疗B细胞恶性肿瘤。双特异性T细胞衔接子（bi-specific T cell engagers，BiTEs）已经在临床试验中显示出对多种恶性肿瘤的治疗效果，特别是在治疗血液系统肿瘤方面，如急性淋巴细胞白血病和非霍奇金淋巴瘤。由于其独特的作用机制和良好的治疗前景，BiTEs已成为癌症免疫治疗领域的重要技术。

随着各种基因工程抗体技术的逐渐成熟,以抗体为基础的免疫治疗将在肿瘤、自身免疫病、移植排斥反应、炎症性疾病等治疗中发挥更大作用。

3. 细胞因子为基础的免疫治疗 细胞因子具有广泛的生物学功能,不仅在机体免疫应答中具有重要作用,而且调节许多基本的生命活动。体内细胞因子的变化明显影响机体的生理或病理过程,调整机体细胞因子网络的平衡已成为免疫治疗的重要对策。应用重组细胞因子作为药物用于疾病的治疗统称为细胞因子疗法。机体由于某些病理生理作用引起体内某种细胞因子缺乏或过剩,引起免疫学功能紊乱,导致疾病发生。细胞因子疗法(cytokine therapy)通过输入外源性细胞因子或阻断内源性细胞因子,纠正体内细胞因子网络失衡,恢复正常的免疫应答状态,以达到治疗疾病的目的,是临床常用的免疫治疗方法。

(1)细胞因子补充疗法:是指向患者体内输入外源性细胞因子,发挥细胞因子的生物学作用,达到预防和治疗疾病的目的。利用基因工程生产的重组细胞因子,有数十种已被批准在临床使用(表19-4),还有多种细胞因子在临床试验中。

表19-4 已批准上市的细胞因子类药物

名称	适应证
IFN-α	白血病、病毒性肝炎、恶性肿瘤、艾滋病
IFN-β	多发性硬化
IFN-γ	慢性肉芽肿病、类风湿关节炎、恶性肿瘤、生殖器疣、过敏性皮炎
G-CSF	自身骨髓移植、化疗后粒细胞减少、白血病、艾滋病、再生障碍性贫血
GM-CSF	自身骨髓移植、化疗后粒细胞减少、艾滋病、再生障碍性贫血
EPO	慢性肾衰竭所致贫血、肿瘤或化疗所致贫血、失血后贫血
IL-2	恶性肿瘤、艾滋病、免疫缺陷病
IL-11	肿瘤或化疗所致血小板减少
IL-12	恶性黑色素瘤
sTNFR II-Fc	类风湿关节炎
PDGF	糖尿病所致腿足溃疡

注:PDGF,血小板衍生生长因子。

干扰素依抗原性不同可分为IFN-α、IFN-β和IFN-γ,各有其独特的性质和生物学活性,临床应用适应证也不尽相同。IFN-α主要用于治疗病毒性感染和肿瘤,对于乙型肝炎、丙型肝炎、带状疱疹、慢性宫颈炎等有较好疗效,对于血液系统肿瘤如毛细胞白血病等疗效较显著;IFN-β主要用于治疗多发性硬化;IFN-γ的免疫调节作用比IFN-α强,但其治疗效果不如IFN-α,主要用于治疗类风湿关节炎、慢性肉芽肿病等。

许多细胞因子具有直接或间接的抗肿瘤效应,包括IL-2、IL-4、IL-6、IFN、TNF-α、GM-CSF等,其中IL-2最早被批准用于肾细胞癌的治疗。IL-2与IFN-α、化疗药物联合使用治疗恶性肿瘤疗效显著。TNF-α对多种肿瘤有免疫效应,但临床毒副作用较大。TNF-α与化疗药物联合局部用药对转移性黑色素瘤、软组织肉瘤和结肠癌的治疗效果令人鼓舞,联合治疗(联合用药)是肿瘤免疫治疗发展的趋势和方向。

临床主要应用的促进造血的细胞因子是GM-CSF和粒细胞集落刺激因子(granulocyte colony stimulating factor,G-CSF),用于治疗各种粒细胞低下患者,降低化疗后粒细胞减少程度,提高机体对化疗药物的耐受剂量,提高治疗肿瘤的效果。在骨髓移植中可使中性粒细胞等尽快恢复、降低感染率,对再生障碍性贫血和 AIDS 亦有疗效。应用红细胞生成素（erythropoietin,EPO）治疗肾性贫血已经取得疗效。

（2）细胞因子阻断疗法:是通过阻断细胞因子与受体结合及其信号转导,抑制细胞因子的病理生理作用（图 19-3）。细胞因子只有与受体结合,并经信号转导才能发挥生物学作用。临床上许多疾病与细胞因子的病理生理作用有关,因而细胞因子受体是治疗某些疾病的靶点。可溶性细胞因子受体通过竞争抑制细胞因子与靶细胞膜受体的结合,参与体内细胞因子的负向调控,在多种疾病的治疗中有显著疗效。重组可溶性 I 型 TNF 受体（soluble TNF receptor I,sTNFR I）在类风湿关节炎和感染性休克的临床试验中证实有效;重组可溶性 IL-1 受体（soluble IL-1 receptor,sIL-1R）能抑制移植排斥和实验性自身免疫病;重组可溶性 II 型 TGF-β 受体（soluble TGF-β II receptor,sTGFβR II）能阻断 TGF-β 介导的免疫抑制和致纤维化作用,在抗肿瘤和抗纤维化实验中有较好的疗效。此外,TNF 单抗可以减轻或阻断感染性休克的发生;IL-1 受体拮抗剂（interleukin-1 receptor antagonist,IL-1Ra）对于炎症、自身免疫病具有较好的疗效。

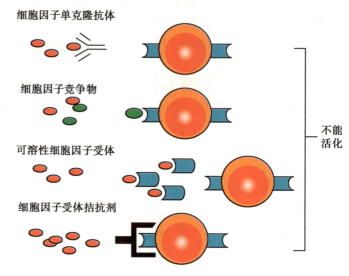

图 19-3　细胞因子阻断和拮抗疗法

（3）细胞因子基因疗法（cytokine gene therapy）:是将细胞因子或其受体基因通过不同技术导入机体内,使其在体内持续表达并发挥治疗效应。细胞因子在体内半衰期短,临床需要反复注射才有一定疗效,可能会产生严重副作用。为了克服上述缺陷,研究者通过基因工程的方法使细胞因子基因在体内持续表达,从而发挥治疗作用。临床上又常与其他疗法结合,如以细胞免疫为基础的将细胞因子基因转染免疫效应细胞;以肿瘤疫苗为基础的将细胞因子基因转染肿瘤细胞;以造血干细胞移植为基础的将细胞因子基因转染造血干细胞等,目的都是激发机体的免疫反应,增强效应细胞功能,减少毒副作用。已有多项细胞因子基因疗法试用于临床,治疗恶性肿瘤、感染和自身免疫病。

（二）细胞免疫治疗

细胞免疫治疗是将自体或异体的造血细胞、免疫细胞或肿瘤细胞经体外培养、诱导扩增或负载抗原后回输机体,以激活或增强机体的免疫应答。下面以细胞疫苗、过继免疫细胞治疗、干细胞治疗为例进行介绍。

1. 细胞疫苗　迄今为止,临床试验注册机构已经登记了数百项有关细胞疫苗用于治疗多种恶性肿瘤的临床研究,有一些已经显现了一定的作用,包括黑色素瘤细胞疫苗、前列腺癌疫苗 Provenge（属于 DC 疫苗）等。细胞疫苗有望在未来肿瘤免疫治疗领域发挥重要作用。

肿瘤 DC 细胞疫苗是把肿瘤细胞提取物（蛋白、多肽或 mRNA）荷载到 DC 细胞,用以制备 DC 细胞疫苗。研究最多的是黑色素瘤相关抗原 gp100。一项有关 gp100 疫苗的 III 期临床研究显示,gp100 DC 瘤苗能明显提高患者的临床反应率,延长患者无进展生存时间和总体生存时间。前列腺癌疫苗 Provenge 是以患者的自体 DC 荷载前列腺特异性抗原（PSA）,致敏后将 DC 瘤苗转输回体内,用于诱导增强的细胞免疫应答,攻击体内肿瘤。前列腺癌疫苗的临床应用在癌症治疗性疫苗领域起到了重要的推动作用。

2. 过继免疫细胞治疗　自体淋巴细胞经体外激活、增殖后回输患者体内,直接杀伤肿瘤或激发机体抗肿瘤免疫效应,称为过继免疫细胞治疗,是基于适应性免疫应答理论的被动免疫疗法。

（1）淋巴因子激活的杀伤细胞（lymphokine activated killer cell,LAK）:是外周血单个核细胞（peripheral blood mononuclear cell,PBMC）经体外 IL-2 培养后诱导产生的一类新型杀伤细胞,其杀伤肿瘤细胞不需抗原致敏,且无 MHC 限制性。LAK 主要来源于 NK 细胞,临床广泛应用于肿瘤和慢性病毒感染的非特异性免疫治疗。

（2）细胞因子诱导的杀伤细胞（cytokine-induced killer cell,CIK cell）:是 PBMC 经抗 CD3 单克隆抗体加 IL-2、IFN-γ、TNF-α 等细胞因子体外诱导分化获得的具有 CD3$^+$CD56$^+$表型的杀伤细胞,其增殖效率和杀伤活性均明显强于 LAK 细胞,对白血病和某些实体肿瘤有较好的疗效。

（3）肿瘤浸润淋巴细胞（tumor infiltrating lymphocyte,TIL）:是从患者肿瘤组织分离的浸润淋巴细胞,经体外 IL-2 诱导扩增后回输患者体内,具有比 LAK 细胞更强的特异性肿瘤杀伤活性。

（4）树突状细胞:能直接摄取、加工和提呈抗原,刺激体内初始 T 细胞活化;通过直接或间接的方式促进 B 细胞增殖活化,调节体液免疫应答;可刺激记忆 T 细胞活化,诱导再次免疫应答。将从患者外周血分离的 PBMC 在体外用 IL-4、GM-CSF 等诱导扩增为具有强大抗原提呈功能的 DC,继而用肿瘤抗原、肿瘤抗原多肽荷载于 DC 表面,回输患者体内,诱导机体产生大量具有特异性细胞毒功能的 T 细胞,对肿瘤细胞发挥特异性杀伤作用。临床多用于前列腺癌、黑色素瘤、复发性骨髓瘤和结肠癌等的免疫治疗。

（5）嵌合抗原受体 T 细胞（chimeric antigen receptor T cell,CAR-T）:是直接将可以识别肿瘤抗原的抗体片段基因与 T 细胞活化所需信号分子胞内段（包括 CD3ζ 链、CD28 和 4-1BB 等共刺激分子）基因结合,构建成嵌合抗原受体,通过基因转导的方式导入 T 细胞,赋予 CAR-T 识别肿瘤抗原并迅速活化杀伤肿瘤细胞的能力,同时又规避了 MHC 限制性。CAR-T 主要应用于非实体瘤的治疗。此外,近年来还研发了嵌合抗原受体（CAR）NK 细胞疗法（CAR-NK）、嵌合抗原受体（CAR）巨噬细胞（macrophage）疗法（CAR-M）进行肿瘤治疗。CAR-NK 细胞是利用成熟的嵌合抗原受体（CAR）技术,对 NK 细胞进行改造,使其在保留 NK 细胞原有广泛杀伤肿瘤能力的前提下,又能利用其独特的靶细胞识别机制,将目标精准锁定在特定的抗原上,从而提高抗肿瘤效果。CAR-M 细胞是从患者的血液中分离单核细胞,然后用抗原特异性嵌合受体（与癌细胞上的蛋白结合）进行修饰,修饰后细胞再输回患者体内;CAR-M 可利用 CAR 的胞外结构域识别肿瘤抗原,并触发 CAR 的胞内信号转导结构域,激活巨噬细胞并诱导对肿瘤细胞的吞噬作用。CAR-NK、CAR-M 的临床疗效有待进一步验证。

3. 干细胞治疗　免疫细胞来源于造血干细胞,体内造血干细胞的分化有赖于骨髓与胸腺微环境。造血干细胞移植是在造血或免疫功能极度低下的情况下,移植自体或同种异体的造血干细胞,从而达到促进造血和免疫功能的目的,已经成为癌症、造血系统疾病、自身免疫病等免疫治疗的重要手段。移植所用的干细胞来源于人类白细胞抗原（human leukocyte antigen,HLA）型别相同的供者,可采集骨髓、外周血或脐带血,分离 CD34$^+$干/祖细胞。

骨髓移植是取患者自体或健康志愿者的骨髓经处理后回输给患者,骨髓中的干细胞进入患者体内定居、分化、繁殖,帮助患者恢复造血功能和免疫力。临床上用于治疗免疫缺陷病、再生障碍性贫血和白血病等。自体骨髓移植须处理后再回输,但难以除尽残余的白血病细胞,影响疗效;异体骨髓移植寻找 HLA 相配的供体很难,移植物抗宿主病的发生率高。因此,临床上骨髓移植治疗受到限制。外周血中干细胞数量很少（CD34$^+$细胞仅占 0.01%~0.09%）,但采集方便。采集前须使用 G-CSF 等细胞因子,将干细胞从骨髓动员到外周血,但同样存在 HLA 配对困难问题。脐带血中干细胞含量与骨髓相似（CD34$^+$细胞达 2.4%）,其增殖能力强,HLA 表达较低,免疫原性弱,容易达到免疫重建,且来源方便,可以部分代替同种异体骨髓移植。

近年来,利用干细胞诱导生成胰岛 β 细胞移植已取代外源胰岛素成为治疗糖尿病的新型生物疗法。1 型糖尿病是一种由 T 淋巴细胞介导的自身免疫病。胰岛 β 细胞受损导致胰岛素分泌不足,因此 1 型糖尿病患者需要完全依赖外源胰岛素治疗,胰岛移植结合免疫抑制已成功应用于 1 型糖尿病的治疗,但由于供体器官严重缺乏、需要终身免疫抑制以及胰岛移植后难以长期存活等问题限制了临床应用。因此,干细胞替代疗法有望成为治疗 1 型糖尿病的医学发展新途径。干细胞具备的增殖能力和分化潜能使其成为胰岛素分泌细胞的潜在来源,还可以解决免疫排斥的难题。胰腺干细胞、胚胎干细胞、骨髓干细胞、脐带血干细胞等均可定向诱导分化为胰岛 β 细胞,或使用药物增加胰岛 β 细胞再生进而发挥治疗糖尿病作用。2024 年我国在国际上首次利用诱导多能干细胞(iPS 细胞/iPSC)来源的自体再生胰岛移植,成功治愈了胰岛功能严重受损的糖尿病病例。胰岛移植治疗在 1 型糖尿病治疗领域取得了显著进展,尤其是利用干细胞技术的最新研究成果,为糖尿病患者带来了新的希望。

(三) 免疫调节剂

免疫调节剂是指可以非特异地增强或抑制免疫功能,广泛用于肿瘤、感染、免疫缺陷和自身免疫病治疗的制剂。它是一类分子结构各不相同,作用机制也不尽相同的物质。按其作用可分为免疫增强剂和免疫抑制剂,近年来还发现中医药可调节免疫应答。

1. 免疫增强剂　免疫增强剂是指具有促进和调节免疫应答功能的制剂,通常对免疫功能正常者无影响,而对免疫功能异常,特别是免疫功能低下者有促进作用。免疫增强剂可与抗原联合使用,延长抗原在局部的停留(储存效应)并使之较缓慢地释入全身,还可通过诱导抗原提呈细胞尤其是 DC 的活化提高免疫系统的"警惕性"。但疗效有限,临床上一般仅用于辅助治疗。

(1)免疫因子:是指传递免疫信号,调节免疫效应的蛋白分子,除了细胞因子外,还包括转移因子、免疫核糖核酸和胸腺肽。转移因子(transfer factor)是由致敏的淋巴细胞经反复冻融或超滤获得的低分子量混合物,包括游离氨基酸、核酸和多肽等,因其能介导迟发型超敏反应的转移而称为转移因子。其特点是分子量小、无抗原性、副作用小,而且无种属特异性,例如从猪、牛等的脾脏中提取的转移因子能在人体中介导细胞免疫反应。免疫核糖核酸(immune RNA,iRNA)是从抗原致敏的淋巴组织中提取的核糖核酸物质。iRNA 具有传递特异性免疫信息的能力,并且过继转移的细胞免疫活性不受种属影响。主要作用于 T、B 淋巴细胞,诱导特异性免疫应答,临床应用于治疗肿瘤及病毒、真菌感染。胸腺肽(thymopeptide)是从小牛或猪胸腺中提取的可溶性多肽混合物,包括胸腺素、胸腺生长素等,可促进胸腺内前 T 细胞转化为 T 细胞,并进一步分化成熟为具有多种功能的 T 细胞亚群,提高细胞免疫功能,临床常用于感染性疾病的免疫治疗。

(2)化学合成药物:如左旋咪唑(levamisole)能增强功能低下或受抑制的免疫细胞活性,促进 T 细胞增生,增强 NK 细胞活性,对细胞免疫低下的机体具有较好的免疫增强作用,而对正常机体作用不明显。临床常用于慢性反复感染和肿瘤放/化疗后的辅助治疗。西咪替丁(cimetidine)与抑制性 T 细胞的 H2 受体结合,阻断组胺对其的活化作用,增强辅助性 T 细胞活性,促进细胞因子和抗体的产生,从而增强机体免疫功能。异丙肌苷(isoprinosine)可促进 T 细胞增殖和巨噬细胞活化,抑制多种 DNA 病毒和 RNA 病毒复制,主要用于抗病毒辅助治疗。

(3)某些微生物或其成分:某些微生物或其成分可促进抗原提呈细胞对抗原的摄取,上调共刺激分子水平,提高 Th 细胞和 CTL 活性,增强巨噬细胞功能。

2. 免疫抑制剂　免疫抑制剂能抑制机体的免疫功能,常用于防止移植排斥反应的发生和自身免疫病的治疗。

(1)激素制剂:肾上腺糖皮质激素是临床上应用最早的非特异性抗炎药物,也是应用最普遍的经典免疫抑制剂,能有效减少外周血 T、B 细胞的数量,明显降低抗体水平,尤其是初次应答抗体水平,通过抑制巨噬细胞活性来调控迟发型超敏反应。糖皮质激素是治疗严重Ⅱ、Ⅲ、Ⅳ型超敏反应和自身免疫病的首选药物,也可以用于防治移植排斥反应。常用的糖皮质激素有氢化可的松、泼尼松、泼尼松龙及甲泼尼龙等制剂。

(2)化学合成药:主要有烷化剂和抗代谢药。常用的烷化剂包括氮芥、苯丁酸氮芥、环磷酰胺等。

其主要作用是抑制 DNA 复制和蛋白质合成,阻止细胞增生分裂。抗代谢药主要有嘌呤和嘧啶类似物以及叶酸拮抗剂两大类。前者如硫唑嘌呤,主要作用于 S 期,抑制肌苷酸转化为腺苷酸或鸟苷酸,从而抑制 DNA 合成,小剂量则明显抑制 T 细胞免疫,抑制细胞免疫强于体液免疫,临床主要用于抑制器官移植排斥反应。后者如甲氨蝶呤,其化学结构与叶酸相似,可竞争性抑制二氢叶酸还原酶,其对该酶的亲和力较二氢叶酸强 100 倍,从而减少四氢叶酸生成,阻止 DNA 复制,对体液免疫和细胞免疫均有抑制作用。另外,甲氨蝶呤可抑制中性粒细胞趋化,减少 IL-1、IL-6、IL-2 的产生,具有较强的抗炎作用,临床主要用于治疗自身免疫病和肿瘤。

（3）真菌代谢产物:用于免疫抑制的主要有环孢素和西罗莫司。环孢素（cyclosporin A,CsA）是从真菌代谢产物中分离的环状多肽。作为一类作用很强,毒性很小（无骨髓抑制作用）的细胞免疫抑制剂,其对 Th 细胞活化呈高度选择性抑制,主要是通过阻断 T 细胞内 IL-2 基因转录,抑制 IL-2 依赖的 T 细胞活化,是治疗器官移植排斥反应最有效的药物之一。西罗莫司（rapamycin）是从链霉菌属丝状菌发酵物提取的大环内酯类抗生素,与 CsA 有协同作用,主要是通过阻断 IL-2 启动的 T 细胞增殖作用而选择性地抑制 T 细胞,临床主要用于器官移植和自身免疫病的治疗。

（4）基因工程多肽:免疫抑制剂基因工程多肽是一类通过基因工程技术改造的多功能生物分子,它们在肿瘤免疫治疗中发挥着关键作用。例如,PD-1/PD-L1 抑制剂就是一种典型的免疫抑制剂基因工程多肽,它能够阻断癌细胞表面的 PD-L1 与免疫细胞上的 PD-1 结合,从而解除免疫细胞的抑制状态,恢复其攻击癌细胞的能力。另一个例子是 CTLA-4 抑制剂,它通过阻止 CTLA-4 与其配体结合,激活 T 细胞对肿瘤的免疫应答。这些具体的免疫抑制剂基因工程多肽在临床应用中已经展现出显著的抗肿瘤效果,为癌症患者带来了新的治疗希望。

3. 中医药对免疫应答的调控　中医药可以调节免疫系统,增强免疫细胞的活性或功能。同时,中医药还注重通过调整身心平衡,改善睡眠质量和食欲等,提高患者的免疫力。多数补益类（滋阴、补气、补血）中药及其提取成分一般都有免疫增强或免疫调节作用,尤其是这些药物的多糖类成分或苷类成分,能激活 T 淋巴细胞、巨噬细胞、DC,提高细胞因子及抗体水平,以增强或调节免疫功能。

（1）青蒿素（artemisinin）:青蒿素作为一种具有广谱抗疟疾活性的药物,近年来研究发现它在调节免疫系统平衡中发挥作用。例如,青蒿素可以抑制系统性红斑狼疮（SLE）患者异常的免疫反应,改善患者预后。

（2）黄芪（radix astragali）:黄芪中的皂苷、类黄酮和多糖被认为是黄芪的主要生物活性成分,发挥免疫调节、免疫治疗等功能。例如,黄芪多糖（astragalus polysaccharides,APS）通过激活免疫效应相关细胞和抑制有害黏附分子等途径,调节免疫平衡,缓解机体过度免疫应激。

（3）人参（panax ginseng）:人参含有丰富的活性成分,如人参皂苷、多糖、人参酸等,这些成分能够刺激和增强免疫细胞的活性和功能。

（4）麻黄碱（ephedrine）:麻黄碱是一种从中药麻黄中提取的生物碱,具有调节免疫功能的药理作用,能促进淋巴细胞增殖,增强 T、B 细胞活性,提高抗病原微生物能力。

（5）雷公藤（Tripterygium wilfordii）:雷公藤中的多种活性成分,如雷公藤多苷和雷公藤内酯等,能够有效抑制免疫系统的异常活化,减轻炎症反应,从而在治疗自身免疫病如类风湿关节炎、系统性红斑狼疮等方面发挥重要作用。

中医药在免疫治疗中的应用有多种方式:①通过中药配方的口服或汤剂的方式进行治疗。中药配方根据患者的病情和症状进行个性化的调配,包括选用黄芪、党参等药物来刺激和调节免疫细胞的活性和功能。②通过针灸和艾灸等技术刺激穴位,调节气血运行,平衡阴阳,促进身体的自愈能力。③通过中药汤药熏蒸、外敷等方式直接作用于皮肤或呼吸道,以改善局部免疫环境,促进伤口愈合和炎症消退。值得注意的是,中医药的使用应与传统的免疫治疗方法相结合,以达到协同作用,提高治疗效果。

思考题

1. 疫苗有什么作用?
2. 临床上常用的分子免疫治疗方法有哪些?
3. 单克隆抗体在免疫治疗中的应用有哪些?

（储以微）

推荐阅读

1. 曹雪涛 . 医学免疫学 . 2 版 . 北京：人民卫生出版社，2021.
2. 曹雪涛 . 医学免疫学 . 8 版 . 北京：人民卫生出版社，2024.
3. MURPHY K，WEAVER C，BERG L. Janeway's Immunobiology. 10th ed. NewYork：W. W. Norton & Company，2022.
4. PUNT J，STRANFORD S，JONES P，et al. Kuby Immunology. 8th ed. NewYork：W. H. Freeman，2019.
5. ABBAS A K，LIGHTMAN A H，PILLAI S. Cellular and Molecular Immunology. 10th ed. Philadelphia：Elsevier，2021.

中英文名词对照索引